Egid Strehl (Hrsg.)

Fertigarzneimittel

Ein Lehrbuch für
pharmazeutisch-technische Assistenten

Fachbücher für pharmazeutisch-technische Assistenten

Fertigarzneimittel

Ein Lehrbuch für pharmazeutisch-technische Assistenten

herausgegeben von Dr. Egid Strehl
Leiter der Apotheke des Universitätsklinikums Freiburg i. Br.

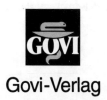

Govi-Verlag

Die Deutsche Bibliothek – CIP-Einheitsaufnahme

Fertigarzneimittel : ein Lehrbuch für pharmazeu-
tisch-technische Assistenten / hrsg. von Egid Strehl.-
Frankfurt am Main ; Eschborn : Govi-Verl., 1995
ISBN 3-7741-0509-X
NE: Strehl, Egid [Hrsg.]

ISBN 3-7741-0509-X

© 1995 Govi-Verlag Pharmazeutischer Verlag GmbH · Frankfurt am Main/Eschborn

Umschlaggestaltung: G. Österreicher, Wiesbaden
Zeichnungen: Margret Poor, Mainz
Druck und Verarbeitung: Lengericher Handelsdruckerei Jürgen Bossemeyer GmbH + Co. KG,
49525 Lengerich/Westf.

Printed in Germany

Vorwort

Die Berufsgruppe der Pharmazeutisch-technischen Assistentinnen (Assistenten stets eingeschlossen) hat von Anfang an die in sie gesetzten Erwartungen, u.a. eine kompetente Unterstützung für die Apothekerschaft zu sein, mit Herz und Verstand angenommen und ihre Ausbildung ehrgeizig an den praktischen Erfordernissen orientiert weiterentwickelt. Pharmazeutisch-technische Assistentinnen sind insbesondere aus öffentlichen und Krankenhausapotheken heute nicht mehr wegzudenken. Hier wie dort sind sie in die Abgabe von Arzneimitteln entweder direkt an den Patienten oder an vorgebildete Pflegekräfte wesentlich eingebunden. Das dafür erforderliche Fachwissen können sie jedoch nur dann bereitstellen, wenn sie in ihrer Berufsfachschule in »Arzneispezialitätenkunde« als in einem für die Praxis besonders wichtigen Kernfach gründlich ausgebildet wurden. Insbesondere für die direkte Abgabe von Fertigarzneimitteln an den Patienten und für die Beratung im Handverkauf ist ein solides Wissen über Medikamente unerläßlich. Eine sichere Beratung setzt Übersicht über viel verlangte Fertigarzneimittel ebenso voraus wie grundlegendes Wissen über hochwirksame moderne Arzneistoffe. Ebenso müssen Hinweise gegeben werden zu Anwendungsmodalitäten, Nebenwirkungen, Gegenanzeigen und Wechselwirkungen. Schließlich sind Basiskenntnisse über die Funktionsweise und krankheitsbedingten Veränderungen der mit Pharmaka zu behandelnden Organe bzw. Organsysteme unabdingbar. Insbesondere wird von Pharmazeutisch-technischen Assistentinnen sowohl Verantwortungsbewußtsein und Kritik gegenüber in Arzneimittel gesetzte Erwartungen – sind sie erfüllbar oder unrealistisch? – aber auch Verständnis für die Grenzen ihrer eigenen Kompetenz erwartet.

Das vorliegende Lehrbuch, das sich nun zusammen mit einer nur geringen Zahl weiterer Fachbücher für dasselbe Stoffgebiet um eine breite Akzeptanz seitens der Pharmazeutisch-technischen Assistentinnen in Ausbildung und Berufspraxis bewirbt, versucht den oben zitierten Anforderungen weitestgehend Rechnung zu tragen. Es wurde von zehn Autoren kooperativ verfaßt, die alle Erfahrung haben in der Unterrichtung des Faches Fertigarzneimittelkunde bzw. Pharmakologie, sei es an einer PTA-Schule selbst, in Krankenpflegekursen an Kliniken oder durch Vorlesungstätigkeit im Fach Pharmakologie an der Universität. Sie wollen den an das Wissen von Pharmazeutisch-technischen Assistentinnen über Arzneimittel gestellten Anforderungen möglichst weit entsprechen und nicht weniger auch die Erwartungen bereits berufserfahrener Pharmazeutisch-technischer Assistentinnen an ein gutes Fachbuch bestmöglich erfüllen. Deshalb legten die Verfasser sämtliche Buchkapitel schon im Beruf stehenden Pharmazeutisch-technischen Assistentinnen zur kritischen Beurteilung vor und arbeiteten deren Anregungen ein. Außerdem wurden die Lehrinhalte am Lernzielkatalog für das Unterrichtsfach Arzneispezialitätenkunde an den Berufsfachschulen für Pharmazeutisch-technische Assistentinnen im Bundesland Bayern ausgerichtet. Dementsprechend wurden den ganze Organsysteme beeinflussenden Arzneimittelgruppen jeweils Vorbemerkungen zu Anatomie und Physiologie vorangestellt, soweit beide für den Angriff und die Wirkweise der hauptsächlichen Präparategruppen von Bedeutung sind. Um den Dozenten bei einer didaktisch vorteilhaften systematischen Gestaltung der Unterrichtsstunde ebenso zu unterstützen wie die Lernenden bei der Aneignung des Unterrichtsstoffes, wird der Lehrstoff eines jeden Kapitels nach Möglichkeit in einem gleichförmigen modularen Aufbau angeboten: Einer straffgefaßten Begriffserklärung folgen (patho)-physiologische Grundlagen, die das Verständnis der danach vorgestellten Arzneimittelgruppen erleichtern sollen. Diese werden im anschließenden Hauptteil ausführlicher vorgestellt und präzise besprochen. Dabei wird jeweils auch auf die etwaige Verschreibungspflicht hingewiesen. Integrierte Tabellen und Skizzen sollen den Überblick und die vertikalen und horizontalen Zusammenhänge noch besser erkennen lassen. Der Lehrstoff wird stets mit einem Fragenkomplex abgeschlossen. Dieser soll den Lernenden zu einer objektiven Selbstbeurteilung seiner Wissenstiefe bzw. zur Realisierung der Lücken in seinen Kenntnissen verhelfen.

Ein Glossar am Schluß des Lehrbuches unterstützt den Leser dabei, schließlich sicher mit den häufig verwendeten Fachausdrücken und Spezialtermini der Pharmakologie umzugehen.

Auch wenn Herausgeber und Autorenteam sich sehr bemühten, mit den bei ihrer bisherigen Lehrtätigkeit gemachten Erfahrungen ein aktuelles Unterrichtsbuch zu schreiben, mit dem sowohl Lehren als auch Lernen leichtfällt, sind sie dennoch sehr aufgeschlossen für Rückmeldungen seitens der Dozenten, Schüler und dem übrigen damit arbeitenden Leserkreis. Dabei schließen sie schon heute in lobende und ermunternde Meinungsäußerungen und Urteile alle ein, die sie bei ihrer Arbeit unterstützten. Besonders danken sie Frau Sandra Vetter, die nicht nur ihre Praxiserfahrungen als Pharmazeutisch-technische Assistentin einbrachte, sondern auch sehr bereitwillig einen wesentlichen Anteil bei der technischen Erstellung des Manuskriptes leistete. Frau Dr. Christiane Eckert-Lill sind die Autoren für viele hervorragende Vorschläge für eine didaktisch und optisch ansprechende Gestaltung sehr verbunden.

Freiburg, München, Nürnberg, Passau im April 1995

S. Bornhöft
B. Frick
C. Groth-Tonberge
J. Heni
B. Schreiber
E. Schwarzmüller
W. Speckner
E. Strehl
R. van Gemmern
T. Wurm

Inhaltsverzeichnis

Die mit ❖ gekennzeichneten Fertigarzneimittel unterliegen der Verschreibungspflicht, d.h. sie dürfen nur auf ein ärztliches Rezept abgegeben werden.

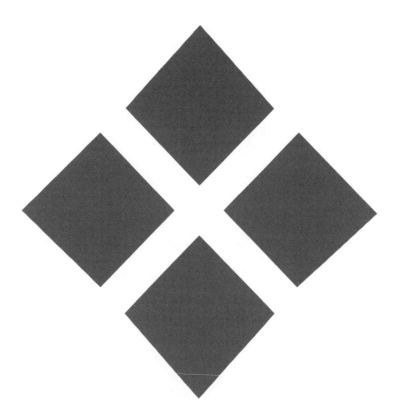

ALLGEMEINE
ARZNEIMITTELLEHRE

Das Arzneimittel – Wesen und Werdegang

E. Strehl

Arzneimittel im Sinne des Arzneimittelgesetzes (AMG) sind Stoffe und Zubereitungen aus Stoffen, die dazu bestimmt sind, durch Anwendung am oder im menschlichen Körper:

1. Krankheiten zu heilen, zu lindern, zu verhüten oder zu erkennen,
2. die Beschaffenheit, den Zustand oder die Funktionen des Körpers oder seelische Zustände erkennen zu lassen (Diagnostika),
3. vom menschlichen Körper erzeugte Wirkstoffe oder Körperflüssigkeiten zu ersetzen (Substitutionstherapie),
4. Krankheitserreger, Parasiten oder körperfremde Stoffe zu beseitigen oder unschädlich zu machen (Infektionstherapie),
5. die Beschaffenheit, den Zustand oder die Funktionen des Körpers oder seelische Zustände zu beeinflussen.

1. Herkunft von Arzneimitteln

Arzneilich wirksame Stoffe können unterschiedlicher Herkunft sein (Tab. 1):

– aus der unbelebten Natur (sogenannte »anorganische« Stoffe),
– aus der belebten Natur (sogenannte »organische« Substanzen),
– halb- oder totalsynthetisch hergestellte Verbindungen.

Tabelle 1: Herkunft von Arzneistoffen

Anorganische Naturstoffe		Organische Naturstoffe					Synthetische Wirkstoffe	
Elemente	Verbindungen	Pflanzen/-bestandteile	Pflanzeninhaltsstoffe	aus tierischen Geweben	aus menschlichen Geweben	halbsynthetisch	vollsynthetisch
Schwefel (Schwefelbad Dr. Klopfer®)	Glaubersalz Salzsäure	Kamillenblüten Pfefferminzblätter Baldrianwurzel	Morphin Rizinusöl Digitalisglykoside	Heparin Pankreatin Insulin	Humanalbumin Serum Faktor VIII	Penicillinderivate Glucocorticoide	Acetylsalicylsäure (Aspirin®) Diazepam (Valium®)

2. Fertigarzneimittel

Aus den genannten Wirkstoffen werden unter Verwendung von sogenannten Hilfs-stoffen Arzneizubereitungen (Darreichungsformen, z.B. Tabletten, Salben) herge-stellt, die von pharmazeutischen Firmen als *Fertigarzneimittel* in einer Endverbrau-cher-Packung in den Handel gebracht werden.

Als pharmazeutische »Hilfsstoffe« werden Stoffe bezeichnet, die keine nennens-werte Eigenwirkung zeigen. Sie dienen entweder als Wirkstoffträger, verbessern den Geschmack, verschönern das Aussehen oder können die Arzneizubereitung länger haltbar oder besser anwendbar machen.

Beispiele für Hilfsstoffe sind: Milchzucker, Stärke (Tablettenfüllmittel), Gelatine (Bestandteil von Kapselhüllen), Vaselin (Salbengrundlage), Benzoe-, Sorbinsäure (Konservierungsmittel).

3. Entwicklung eines Arzneimittels

3.1 Die Wirkstoffsuche

In chemischen Laboratorien von pharmazeutischen Firmen, Universitäten und For-schungsinstituten wird an Pflanzen, Bestandteilen des tierischen und menschlichen Organismus oder an chemisch synthetisierten Stoffen geforscht. Manchmal wird jahrzehntelang systematisch mit unterschiedlichem Erfolg gesucht. Manchmal wird aber auch ein neuer Arzneistoff per Zufall gefunden. Die Trefferwahrscheinlichkeit, daß eine neu gefundene Substanz den an Arzneimittel zu stellenden Forderungen hinsichtlich Wirksamkeit und Unbedenklichkeit entspricht, ist ca. 1:6000. Um die Entwicklung neuer Wirkstoffe, die enorme Kosten verursacht (bis zu 300 Mio. DM), zu beschleunigen, bedienen sich die Wissenschaftler heute der Computertechnik zum Entwerfen von Wirkstoffmolekülen, die bisherige Substanzen an Wirksamkeit übertreffen sollen. Für eine neuentdeckte Wirksubstanz wird zunächst die Formel und die chemische Bezeichnung ermittelt (Abb. 1).

Chemische Bezeichnung:
(R,S)-1-[[α-(2-Isopropoxyethoxy)-p-tolyl]oxy]-3-(isopropylamino)-2-propanolofumarat

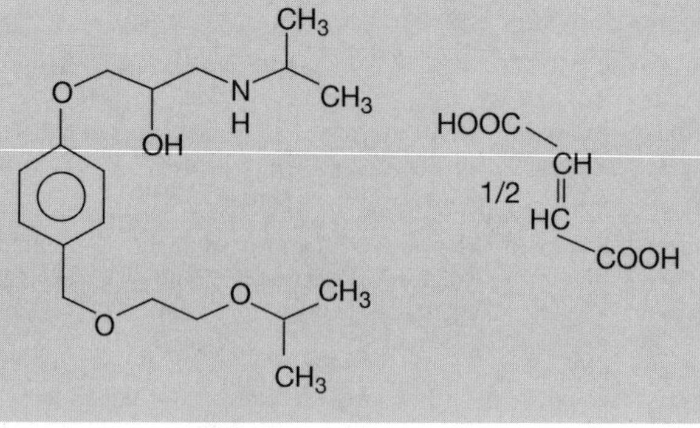

Abb. 1: Chemische Struktur von Bisoprololfumarat (2:1)

Die pharmazeutische Firma beantragt für diese Substanz einen Patentschutz, der ihr die Alleinverfügungsrechte über das Präparat bzw. den Wirkstoff für wenigstens 20 Jahre, unter Umständen sogar noch länger ermöglicht.

3.2 Präklinische Untersuchungen (am Tier)

An Tieren wie Mäusen, Ratten und Meerschweinchen wird die neue Substanz auf Wirksamkeit getestet (Screening). Dabei scheiden bereits über 90 % der Prüfsubstanzen aus, da sie im Tiermodell nicht das erwartete Wirkspektrum zeigen oder z.B. eine zu hohe akute Toxizität (Giftigkeit) aufweisen. Zeigt der Stoff jedoch die gewünschte Wirkung, wird er auch größeren Tieren wie Affen, Hunden und Katzen verabreicht. Mit Hilfe radioaktiv markierter Substanzen wird beobachtet, wie der neue Stoff im Körper verteilt, abgebaut und ausgeschieden wird.

Im Rahmen der Tierversuche werden die Prüfsubstanzen auch getestet auf:

Toxizität: Bestimmung der LD_{50} (LD = letale Dosis; in diesem Fall wird die Wirkstoffmenge ermittelt, bei der 50 % der eingesetzten Versuchstiere sterben)

Mutagenität: wirkt die neue Wirksubstanz erbgutschädigend?

Teratogenität: löst die Testsubstanz bei Embryo[1] und Fetus[2] Mißbildungen aus?

Kanzerogenität: erzeugt die Prüfsubstanz bei den Versuchstieren Krebsgeschwülste?

3.3 Entwicklung der geeigneten Darreichungsformen

Hat der neue Stoff bei den genannten Prüfungen gut abgeschnitten, werden unter Verwendung von Hilfsstoffen Darreichungsformen entwickelt, die eine genaue Dosierung zur Erzielung der bestmöglichen Wirksamkeit ermöglichen. Stabilitätsuntersuchungen für diese Arzneiformen schließen sich an.

3.4 Klinische Prüfung (am Menschen)

Der Übergang von Tierversuchen zur klinischen Prüfung am Menschen darf nur vorgenommen werden, wenn die Tierversuche erwarten lassen, daß die Prüfsubstanz zur Anwendung am Menschen geeignet ist und gegenüber schon bekannten Verbindungen Vorteile aufweist. Üblicherweise läuft die klinische Prüfung in vier Phasen ab (Tab. 2).

Phase I
Der Arzneistoff wird an (ca. 6 bis 20) gesunden, freiwilligen Testpersonen (Probanden) in Dosen verabreicht, die weit unterhalb der im Tierversuch ermittelten toxischen Dosen liegen. Es werden Ergebnisse über Verträglichkeit und Veränderungen des Stoffes im menschlichen Organismus gesammelt. Ferner erhalten die Prüfer er-

---

1) Embryo: Schwangerschaftsprodukte bis zum 85. Tag, danach Fetus.
2) Fetus (Syn.: Foetus, Fötus, Foet, Fet): Schwangerschaftsprodukt nach Abschluß der Embryonalperiode (bis 85. Tag) bis zur Geburt.

Tabelle 2: Phasen der Klinischen Arzneimittelprüfung

Phase I	Verträglichkeitsprüfung an gesunden Testpersonen
Phase II	Testung der Wirkung an ausgesuchten Krankenhauspatienten
Phase III	Erforschung des Wirk- und Nebenwirkungsprofils am großen Kollektiv stationärer und ambulanter Patienten
Markteinführung	Das Präparat kann unter einem Spezialitätennamen (z.B. Concor®) in allen Apotheken mit einer ärztlichen Verschreibung erworben werden.
Phase IV	Testung des Fertigarzneimittels auf neue Indikationsgebiete, u.U. auch neue Einschränkungen des Anwendungsbereichs (Kontraindikationen)
Merke	Arzneimittel für Klinische Prüfungen werden von der Hersteller-/Vertriebsfirma direkt an den Prüfarzt ausgehändigt, sie erscheinen normalerweise nicht in Apotheken. Darüberhinaus dürfen Prüfarzneimittel nicht den Handelsnamen (z.B. Claforan®) tragen, sondern einen speziellen Prüfcode (z.B. HR 756).

ste Erkenntnisse darüber, ob sich die gewählte Darreichungsform und ihre Galenik gut eignen und welche Blut- und Laborwerte durch die Prüfsubstanz verändert werden.

Phase II

Das neue Arzneimittel wird in der Klinik an einer kleinen Gruppe von Patienten (ca. 30 bis 50) im vorgesehenen Indikationsgebiet mit deren Einverständnis getestet. Ebenso wird versucht, die günstigste Dosierung für die erwartete Wirkung zu finden und bereits eventuelle Nebenwirkungen zu entdecken. Auch erste Wechselwirkungen mit anderen Medikamenten dieser Patienten können erkannt werden.

Phase III

Die Prüfung der Substanz wird an einer großen Anzahl Patienten (mehrere Tausend) in Kliniken und Arztpraxen fortgeführt. Hierbei wird die nachgewiesene Wirksamkeit abgesichert und zugleich können auch seltenere Nebenwirkungen (bei weitem aber noch nicht alle!) erfaßt werden. Weitere Wechselwirkungen und Kontraindikationen (Anwendungseinschränkungen) treten in dieser Studienphase gewöhnlich zutage.

Zulassung und Ausbietung

Erst wenn Ergebnisse über Wirksamkeit, Qualität und Unbedenklichkeit ihres neuen Arzneimittels vorliegen, kann die pharmazeutische Firma die Zulassung beim Bundesinstitut für Arzneimittel und Medizinprodukte in Berlin beantragen unter Angabe eines rechtlich geschützten Handelsnamens, in unserem Beispiel Concor® (® = registered). Zudem besitzt die Substanz einen internationalen Freinamen = generic name = INN = **I**nternational **N**onproprietary **N**ame, in diesem Fall Bisoprolol. Das Präparat erhält eine Zulassungsnummer. Damit das neue Arzneimittel möglichst nicht unkontrolliert und mißbräuchlich angewendet wird, fällt es zunächst fünf Jahre unter die automatische Verschreibungspflicht. Danach entscheidet die Behörde, ob die Verschreibungspflicht fortbestehen soll oder aufgehoben werden kann.

Phase IV

Auch nach der Zulassung unterliegt ein Arzneimittel noch einer ständigen Überwachung durch Ärzte, Apotheker und die Hersteller- bzw. Vertriebsfirmen. In dieser Zeit (Phase IV der Arzneimittelprüfung) werden neue, bisher noch nicht erkennbare Nebenwirkungen vom Bundesinstitut für Arzneimittel und Medizinprodukte und den Arzneimittelkommissionen der Ärzte und Apotheker gesammelt. Es ist keine Seltenheit, daß sich durch neue Erkenntnisse die Beurteilung eines auf dem Markt befindlichen Präparates ändert. So kann das Bundesinstitut für Arzneimittel und Medizinprodukte für ein Medikament einer Indikationserweiterung zustimmen, aber auch restriktive Maßnahmen veranlassen, wie Änderung der Packungsbeilage, Indikationseinschränkung oder es kann, als letzte Maßnahme, die Zulassung widerrufen.

Fragen zur Lernkontrolle

1. Führen Sie wesentliche Kriterien für ein »Arzneimittel« in Anlehnung an die Definition des Arzneimittelgesetzes an!
2. Wozu werden beispielsweise bei der Arzneimittelherstellung Hilfsstoffe benötigt?
   – Nennen Sie Beispiele für Hilfsstoffe!
3. Welchen Untersuchungen wird ein Arzneistoff unterzogen:
   – vor der klinischen Erprobung?
   – von Beginn der klinischen Prüfung bis zur Zulassung?
4. In welche Abschnitte kann die klinische Prüfung am Menschen unterteilt werden?
5. Woran erkennen Sie, ob ein Arzneimittel zugelassen ist?
6. Welche Behörde ist bei uns für die Zulassung von Arzneimitteln zuständig?
7. Wie lange besteht die automatische Verschreibungspflicht für neue Arzneistoffe?
8. Welche speziellen Erkenntnisse sollen in der Phase IV der Arzneimittelprüfung gewonnen werden?

Rechtliche Vorschriften für den Verkehr mit Arzneimitteln

C. Groth-Tonberge

C. Groth-Tonberge

Begriffs-erklärung

1. Das Arzneimittelgesetz (AMG)

Der Verkehr mit Arzneimitteln ist durch das Gesetz über den Verkehr mit Arzneimitteln (AMG) vom 24. August 1976 geregelt. Zuletzt wurde dieses Gesetz am 9. August 1994 geändert. Ziel des Arzneimittelgesetzes ist es, im Interesse einer ordnungsgemäßen Arzneimittelversorgung von Mensch und Tier insbesondere die Qualität, Wirksamkeit und Unbedenklichkeit der Arzneimittel sicherzustellen:

– Demnach ist es verboten, bedenkliche Arzneimittel, z.B. mit abgelaufenem Haltbarkeitsdatum, Arzneimittel minderer Qualität, z.B. nach falscher Lagerung, oder irreführender Aufmachung in den Verkehr zu bringen.

– Ferner schreibt das AMG die genaue Kennzeichnung, Name und Anschrift des Unternehmens, Chargenbezeichnung, wirksame Bestandteile und Menge, Zulassungsnummer, Angabe »verschreibungspflichtig« bzw. »apothekenpflichtig«, und die Packungsbeilage vor. Zusätzlich muß ein offenes Verfallsdatum, »verwendbar bis: ...«, angegeben werden, sowie ein Monopräparat als solches gekennzeichnet werden.

– Die Packungsbeilage muß in deutscher Sprache Angaben über zugelassene Anwendungsgebiete, Kontraindikationen, Wechselwirkungen, Nebenwirkungen, Warnhinweise, z.B. Einschränkungen der Reaktionsfähigkeit im Straßenverkehr und am Arbeitsplatz bzw. Verbot der Anwendung in der Schwangerschaft, enthalten.

– Auch die Abgabe als verschreibungspflichtige, apothekenpflichtige oder frei verkäufliche Arzneimittel wird im Arzneimittelgesetz geregelt.

– Das AMG fordert außerdem den Nachweis der Qualität und der therapeutischen Wirksamkeit, bevor ein Arzneimittel von der zuständigen Bundesoberbehörde = Bundesinstitut für Arzneimittel und Medizinprodukte in Berlin zugelassen wird. Die Zulassung kann in begründeten Fällen widerrufen werden, z.B. neue Erkenntnisse über gravierende Nebenwirkungen, und muß im Abstand von fünf Jahren verlängert werden.

– Im AMG wird der Schutz von Personen geregelt, die sich freiwillig einer klinischen Prüfung zur Verfügung stellen, z.B. durch eine Probandenversicherung.

– Das AMG verpflichtet die pharmazeutischen Unternehmer, für mögliche Schäden nach bestimmungsgemäßem Gebrauch zu haften (Gefährdungshaftung).

– Das AMG verlangt eine zentrale Erfassung von Informationen über Arzneimittel-risiken (siehe Kapitel Neben- und Wechselwirkungen), um dann entsprechende Maßnahmen ergreifen zu können.

– Ab 1.1.1994 gilt für Medizinprodukte, sterile Einmalartikel wie Spritzen, Kanülen, chirurgisches Nahtmaterial u.a., die bisher unter das Arzneimittelgesetz fielen, das Medizinproduktegesetz.

2. Das Betäubungsmittelgesetz (BtmG)

Das Betäubungsmittelgesetz regelt die gesamte Rechtslage über den Verkehr mit Betäubungsmitteln. Es enthält Bestimmungen für die Überwachung, Lagerung und Vernichtung von Betäubungsmitteln, für die Dokumentation über ihren Verbleib, sowie für die Ahndung von Ordnungswidrigkeiten und Straftaten.

Begriffs-erklärung

Betäubungsmittel sind die dem Betäubungsmittelgesetz unterliegenden Substanzen mit hohem Suchtpotential wie Pethidin (Dolantin®✧), Morphin (MST Mundipharma®✧), Buprenorphin (Temgesic®✧) u.a. Sie müssen gesondert in einem Betäubungsmittelschrank aufbewahrt werden und gegen unbefugte Entnahmen gesichert sein.

Der Betäubungsmittelverkehr allgemein unterliegt der Überwachung des Bundesinstitutes für Arzneimittel und Medizinprodukte; für die Apotheke ist die Behörde der Länder = Gesundheitsamt zuständig.

2.1 Nachweis über Verbleib und Bestand von Betäubungsmitteln

Nach der Betäubungsmittel-Verschreibungsverordnung (BtMVV) muß jede Apotheke zum Nachweis über den Verbleib von Betäubungsmitteln ein Betäubungsmittelbuch mit fortlaufend nummerierten Seiten führen. Darin muß der Bestand für jedes Betäubungsmittel einzeln für alle Darreichungsformen protokolliert werden. Der verantwortliche Apotheher (im Krankenhaus der Stationsarzt) ist verpflichtet, monatlich die Eintragungen und die Bestände zu prüfen und mit seinem Namenszeichen zu bestätigen.

Die Vernichtung von verfallenen Betäubungsmitteln muß durch den Apotheker in Gegenwart von zwei Zeugen erfolgen; eine Wiederverwendung von Resten muß ausgeschlossen sein. Die Vernichtung wird im Betäubungsmittelbuch mit Angaben über Menge, Datum und der drei Unterschriften protokolliert. Die Betäubungsmittelbücher sind drei Jahre von der letzten Eintragung an gerechnet aufzubewahren.

2.2 Ausfertigung und Belieferung eines Betäubungsmittelrezeptes nach der Betäubungsmittel-Verschreibungsverordnung (BtMVV)

Der Arzt darf nur im Rahmen der ärztlichen Behandlung und wenn die Anwendung am oder im menschlichen Körper begründet ist, Betäubungsmittel verschreiben. Nach der 5. Betäubungsmittelrechts-Änderungsverordnung, die am 1.2.1994 in Kraft trat, ist das Verschreiben von Betäubungsmitteln dadurch vereinfacht worden,

DAS ARZNEI-
MITTEL –
WESEN UND
WERDEGANG

daß die Grenzen der zulässigen Höchstmengen neu festgelegt wurden, und daß in begründeten Einzelfällen diese Höchstmengen überschritten werden dürfen.

Betäubungsmittelrezepte sind grüne, 3teilige amtliche Formblätter (ein Original mit zwei Durchschlägen). Das Original mit einem Durchschlag dient dem Patienten zur Vorlage in der Apotheke, der zweite Durchschlag verbleibt beim Arzt. Jedes BtM-Rezept hat am Rand die BGA-Nummer des verschreibenden Arztes, die Rezepte dürfen nur von ihm verwendet werden. Ausnahme: im Vertretungsfall dürfen die Rezepte dem Vertreter des Arztes übertragen werden. Der Vermerk »in Vertretung« ist anzubringen. Auf einem BtM-Rezept bzw. BtM-Anforderungsschein müssen dringend eine ganze Reihe von Angaben gemacht werden (Tab. 1).

Tabelle 1: Notwendige Angaben auf einem BtM-Rezept oder BtM-Anforderungsschein

- Name, Vorname und Anschrift des Patienten bzw. Name und Bezeichnung des Krankenhauses einschließlich der Teileinheit (Station o.ä.) – und dessen Anschrift
- das Austellungsdatum (das Rezept hat eine Gültigkeit von sieben Tagen)
- Name, Berufsbezeichnung (Arzt) und Anschrift einschließlich der Telefonnummer des Verschreibenden
- die Angabe »A« im Kreis, wenn der Arzt für einen Patienten mehr als ein BtM verordnet, die vorgeschriebenen Höchstmengen überschritten hat oder für länger als 30 Tage verordnet hat. In diesem Fall muß innerhalb von drei Tagen eine Meldung an die zuständige Landesbehörde erfolgen. Für den Stationsbedarf dürfen an einem Tag mehrere Betäubungsmittel ohne Berücksichtigung von Höchstmengen verschrieben werden

handschriftlich:
- die Bezeichnung des Fertigarzneimittels, mit Angabe
- der Darreichungsform (d.h. Tabletten, Tropfen, etc.)
- der Gewichtsmenge des enthaltenen Betäubungsmittels je Packungseinheit (bei Injektions- und Tropfflaschen) bzw. je abgeteilter Form (bei Ampullen, Suppositorien, Tabletten) in g oder mg
- der Stückzahl (die Stückzahl ist in arabischen Ziffern zu vermerken und in Worten zu wiederholen)
- Gebrauchsanweisung mit Einzel- und Tagesangabe oder Vermerk »gemäß schriftlicher Anweisung«
- die ungekürzte Unterschrift des Verschreibenden

2.3 Beispiel einer BtM-Verordnung

Temgesic sublingual Tabl.
0,216 mg, Nr. 60 (sechzig)

Musterrezepte für BtM-Verordnungen finden sich im rosa Anhang der Roten Liste.

Fragen zur Lernkontrolle

1. Welchen Zweck soll das Arzneimittelgesetz erfüllen?
2. Welche Vorschriften zum Schutz des Patienten enthält das Arzneimittelgesetz?
3. Wie müssen Arzneimittel nach dem AMG gekennzeichnet sein?

4. Welche Vorschriften sind im BtmG verankert?
5. Welche Vorschriften müssen bei der Vernichtung von Betäubungsmitteln beachtet werden?
6. Welche Angaben muß ein Betäubungsmittelrezept enthalten?
   – Welche davon sind vom Arzt eigenhändig auszufüllen?
7. Wie lange ist ein Betäubungsmittelrezept gültig?

Arzneimittelhaltbarkeit und Lagerung

E. Schwarzmüller

1. Allgemeine Vorbemerkungen zur Arzneimittelhaltbarkeit

Arzneimittel sind nicht unbegrenzt ohne Wirkungsverlust haltbar. Das deutsche Arzneimittelgesetz (AMG) schreibt vor, daß Arzneimittel, deren Wirkstoffgehalt wegen zu langer oder nicht sachgerechter Lagerung auf weniger als 90 % der angegebenen Menge abgesunken ist, nicht mehr angewendet werden dürfen. Beispielsweise gilt eine Tablette mit 4 mg Dexamethason als verfallen, wenn der Wirkstoffgehalt durch chemische Abbaureaktionen weniger als 3,6 mg ($\triangleq$ 90 %) beträgt.

Da dieser Wirkstoffverlust äußerlich nicht erkannt werden kann, sind seit 1990 alle Arzneimittel mit einem sogenannten offenen Verfallsdatum gekennzeichnet. Vor 1990 produzierte Medikamente weisen häufig kein offenes Verfallsdatum aus. Bei diesen Präparaten kann der Apotheker die Haltbarkeitsfrist aus der auf die Packung gedruckten Chargenbezeichnung (Ch.-Bez.:) entschlüsseln. Unter einer Charge versteht man die jeweils in einem einheitlichen Herstellungsgang erzeugte Menge eines Arzneimittels, z.B. 5000 Flaschen à 200 ml Gelusil®Liquid.

Merke

Medikamente, deren Verfallsdatum überschritten ist, dürfen nicht mehr angewendet werden!

Die festgelegte Haltbarkeitsfrist gilt nur, wenn das Arzneimittel bis zu diesem Datum auch stets vorschriftsmäßig gelagert wurde. Bei nicht sachgemäßer Lagerung kann sich die Haltbarkeit beträchtlich verkürzen. Eventuell aus den Wirkstoffen entstandene Zersetzungsprodukte tragen nicht zur Besserung bzw. Heilung der zu behandelnden Krankheit bei, sondern können im Gegenteil dem Patienten schaden, weil sie z.B. toxisch sind oder eine Allergie verursachen.

2. Arzneimittelhaltbarkeit

Arzneimittel sind bei der Lagerung vielen Einflüssen ausgesetzt, die ihre Wirksamkeit vermindern (Tab. 1). Von einer sachgerechten Lagerung erwartet man, daß das Medikament vor allen unerwünschten und vermeidbaren Einwirkungen gesichert wird. Damit können ein konstanter Wirkstoffgehalt und eine intakte Arzneiform über einen möglichst langen Zeitraum aufrechterhalten werden.

Tabelle 1: Faktoren, die die Haltbarkeit von Arzneimitteln beeinflussen

- Zeit
- Temperatur
- Licht
- Feuchtigkeit
- Luftsauerstoff
- Mikroorganismen und Ungeziefer
- Mechanische Beschädigungen

Zeit

Gründe für den Verderb von Arzneimitteln sind die Instabilität des Arzneistoffes, der Hilfsstoffe und der galenischen Form. Das Ausmaß der Zersetzungsreaktionen (chemischer oder physikalischer Art) oder der Verkeimung ist immer zeitabhängig. Je älter ein Arzneimittel ist, desto weiter ist der Verderb fortgeschritten. Die Geschwindigkeit der haltbarkeitsbeschränkenden Reaktionen hängt zum einen von den nachfolgend beschriebenen Einflüssen ab, aber auch von der jeweiligen Arzneiform. So sind Puder, Pulver, Tabletten und Dragees relativ stabile Arzneiformen, in denen die Zersetzungsreaktionen bei richtiger Lagerung (kühl, trocken) sehr langsam ablaufen.

Diese Präparate sind deshalb häufig fünf Jahre haltbar, haben also eine »lange Laufzeit«. Im Gegensatz dazu sind Lösungen, Suspensionen und Emulsionen (z.B. Cremes, Lotionen) besonders anfällig für zeitbedingte Qualitätseinbußen. Grund hierfür sind die in Gegenwart von Wasser schneller ablaufenden chemischen Reaktionen und die größere Instabilität der Arzneiform. Diese Präparate haben deshalb im allgemeinen kürzere Laufzeiten.

Neben dem übergeordneten Faktor Zeit sind die weiteren Einflüsse auf die Haltbarkeit »äußere« Faktoren, die wertmindernde Reaktionen starten oder beschleunigen können. Je nach Art der Lagerung des Arzneimittels, können diese Faktoren beeinflußt werden und sich damit günstig oder ungünstig auf die Haltbarkeit auswirken.

Temperatur

Eine hohe Lagertemperatur beeinträchtigt normalerweise die einwandfreie Beschaffenheit von Arzneimitteln deutlich, da bei höherer Temperatur Zersetzungsvorgänge schneller ablaufen. Als Faustregel gilt, daß sich bei einer Temperaturerhöhung um 10 °C die Zersetzungsgeschwindigkeit etwa verdoppelt, d.h. die Haltbarkeitsfrist sich halbiert. Daraus ist ersichtlich, wie wichtig die richtige Lagertemperatur ist. Ein Spezialfall stellen Zäpfchen dar, die schon nach kurzem Wärmeeinfluß schmelzen können und deren galenische Form damit irreversibel zerstört ist.

Licht

Eine Reihe von Zersetzungsreaktionen können durch Licht gestartet oder beschleunigt werden. Lichtempfindliche Pharmaka werden z.B. in Braunglas abgefüllt bzw. sie müssen bis zur Anwendung im lichtabweisenden Umkarton belassen werden. Besonders ungünstig wirkt sich direkte Sonneneinstrahlung auf die Haltbarkeit von

Arzneimitteln aus, da diese dann zusätzlich noch erwärmt werden und dadurch die chemische Alterung beschleunigt wird.

Feuchtigkeit

Feuchtigkeit und Nässe beeinträchtigen vor allem Granulate, Pulver, Puder und Brausetabletten; sie begünstigen außerdem einen Schimmelbefall und damit die Bildung der hochgiftigen Aflatoxine (Schimmelpilzgifte). Es ist daher abzuraten, Arzneimittel im Badezimmer aufzubewahren.

Luftsauerstoff

Zusammen mit weiteren Faktoren kann auch Luftsauerstoff den Verderb labiler Arzneistoffe vorantreiben, z.B. Fettverderb oder Vitamin C-Inaktivierung durch Luftoxidation. Medikamente, z.B. ölige Arzneiformen sind also bestmöglich vor Luftzutritt zu schützen, indem die Behältnisse dicht verschlossen werden. Gleichzeitig ist damit auch ein Schutz gegen die Luftfeuchtigkeit gegeben.

Mikroorganismen und Ungeziefer

Bakterien und andere Keime verschaffen sich auf demselben Weg Zugang zu Arzneimitteln wie Luft und Feuchtigkeit. Deshalb dürfen Medikamente keinesfalls in undichten bzw. beschädigten Gefäßen aufbewahrt werden.

Mechanische Beschädigungen

Die Haltbarkeit von Medikamenten leidet auch durch häufiges Ausfüllen und Umpacken (keinesfalls dürfen bei solchen Manipulationen die Packungsbeilage und die Chargennummer verloren gehen!). Da Haarrisse in Glas- oder Kunststoffflaschen unter Umständen mit bloßem Auge gar nicht entdeckt werden, müssen stoßempfindliche Arzneimittelbehältnisse vorsichtig transportiert und weiterbehandelt werden. Bei Ampullen und Infusionsflaschen können Haarrisse zum Eindringen von unsteriler Luft führen und damit die unbedingt erforderliche Sterilität solcher Arzneimittel gefährden. Nur eine intakte Umhüllung schützt die Wirkstoffe optimal und erhält die Wirksamkeit so lange, wie sie das Verfallsdatum ausweist.

3. Lagertemperatur

Das seit 1991 gültige Deutsche Arzneibuch (DAB10) gibt folgende Lagertemperaturen an:

– Raumtemperatur: 15 bis 25 °C
  Diese Lagertemperatur ist für den weitaus größten Teil der Arzneimittel ausreichend.

– Kalt: 8 bis 15 °C
  Dieser Temperaturbereich ist normalerweise in einem Keller anzutreffen und günstig z.B. für die Aufbewahrung von Suppositorien und Salben.

– Kühlschrank: 2 bis 8 °C
  Im Kühlschrank werden vorzugsweise Plasmaderivate, Sera und Impfstoffe, man-

che Enzym- und Vitaminpräparate, Hormone wie Oxytocin und Insuline sowie biologische Reagenzien gelagert. Ferner müssen viele aus Trockensubstanzen hergestellte Injektabilia, Antibiotikasäfte und Augenarzneimittel in Behältnissen zur Mehrfachentnahme bis zum Aufbrauchen im Kühlschrank zwischengelagert werden. Das Datum der ersten Entnahme muß auf dem Gefäß vermerkt werden. Die Aufbrauchfrist hängt vielfach davon ab, ob das Präparat konserviert ist oder nicht. Bei Insulinen, die in der Regel konserviert sind, liegt die Verbrauchsfrist je nach Präparat zwischen drei und vier Wochen. Augentropfen müssen nach Anbruch innerhalb von vier Wochen aufgebraucht werden. Wichtig ist in jedem Fall, sich aus der Packungsbeilage hierüber zu informieren!

ARZNEI-
MITTELHALT-
BARKEIT UND
LAGERUNG

– Tiefgekühlt: unterhalb von –15 °C
Tieffrieren ist beispielsweise erforderlich für Prostaglandin-Gel, das auf Vorrat hergestellt wurde, oder für Fibrinkleber.

Fragen zur Lernkontrolle

1. Wann ist nach den Qualitätsanforderungen des AMG ein Arzneimittel als verfallen zu betrachten?
   – Welche Folgen kann die Anwendung eines verfallenen Medikaments für den Patienten haben?
2. Was verstehen Sie unter Chargenbezeichnung?
3. Nennen Sie die sieben qualitätsmindernden Einflüsse auf Arzneimittel!
4. Nennen Sie exakt die vier vom gültigen Deutschen Arzneibuch vorgegebenen Temperaturbereiche für eine korrekte Arzneimittellagerung (je ein Beispiel anfügen)!

Orale Arzneiformen

S. Bornhöft

Begriffs-erklärung

Man unterscheidet zwischen der eigentlichen oralen Applikation (per os), d.h. Schlucken der Arzneiform sowie den besonderen Applikationsarten lingual (auf der Zunge) und sublingual (unter der Zunge).

1. Orale Applikation

Die orale Aufnahme eines Arzneimittels ist der Normalfall der Medikamenteneinnahme und wird gewählt, wann immer es möglich ist. Das Schlucken einer Tablette oder eines Saftes entspricht der normalen Nahrungsaufnahme. Die Einnahme ist unkompliziert, bedarf keiner besonderen Vorbereitungen und kann exakt dosiert werden. Um eine systemische Wirkung zu erreichen, muß sich der Arzneistoff vollständig lösen und über die Schleimhaut des Magen-Darm-Trakts resorbiert, d.h. in die Blutbahn aufgenommen werden.

Die Geschwindigkeit und das Ausmaß der Aufnahme in den Blutkreislauf hängen ab von:
– den Stoffeigenschaften des Arzneistoffes, z.B. von seiner Löslichkeit im sauren Magensaft,
– der Art der Arzneiform, z.B. von der Zerfallsgeschwindigkeit der Tablette,
– der Funktionstüchtigkeit des Magen-Darm-Trakts, z.B. ungenügende Aufnahme von Arzneistoff bei Diarrhoe,
– möglichen Wechselwirkungen (Interaktionen) mit der Nahrung oder anderen Medikamenten.

Das Zerfallen der Arzneiform, das Lösen des Wirkstoffs und die Resorption benötigen eine gewisse Zeit, so daß die Wirkung eines oralen Arzneimittels nicht sofort einsetzt. Aus eigener Erfahrung ist allen bekannt, daß z.B. die Wirkung einer Kopfschmerztablette erst nach etwa einer halben Stunde beginnt.

Wenn ein Präparat in einer Notsituation sofort wirken muß oder eine Resorption aus dem Magen-Darm-Trakt nicht möglich ist, müssen andere Applikationsarten gewählt werden, z.B. die parenterale oder rektale, in manchen Fällen auch die linguale bzw. sublinguale.

2. Linguale bzw. sublinguale Applikation

Bei einigen wenigen Arzneistoffen erreicht man einen schnellen Wirkungseintritt, wenn sie lingual bzw. sublingual verabreicht werden. Das Arzneimittel wird dabei auf oder unter die Zunge gebracht und dort einige Zeit belassen. Über die gut durchblutete Mundschleimhaut erfolgt eine schnelle Resorption. Beispiele für eine solche Anwendung sind Nitroglycerin-Spray®❖ beim Angina pectoris-Anfall, oder das Opiat Temgesic®❖ (Buprenorphin). ORALE ARZNEI-FORMEN

3. Orale Darreichungsformen

Die oralen Darreichungsformen werden in zwei Großgruppen eingeteilt, die festen und flüssigen Zubereitungen (Abb. 1).

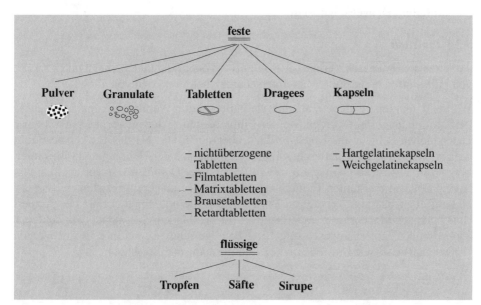

Abb. 1: Einteilung der oralen Darreichungsformen

3.1 Feste Oralia

3.1.1 Pulver, Granulate

Pulver sind aus kleinen, trockenen und festen Teilchen zusammengesetzt, die zum Teil Hilfsstoffe wie geschmacksverbessernde Zusätze und Füllmittel enthalten. Sie neigen bei Feuchtigkeit leicht zum Verklumpen. Äußerlich angewandte Pulver werden als Puder bezeichnet. Sie enthalten neben den Wirkstoffen »Trägerstoffe«, wie Talk, Zinkoxid oder weißen Ton.

Granulate sind körnerförmige Gebilde. Sie bestehen aus Pulverteilchen, die durch Bindemittel (wie z.B. Gelatine), zusammengekittet sind. Granulate sind meist besser wasserlöslich als Pulver. Viele Arzneistoffe werden (mit Hilfsstoffen) erst zu Granulaten verarbeitet, weil sie dann besser in Kapseln abgefüllt oder zu Tabletten verpreßt werden können.

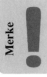

Anwendungshinweise

- Pulver in der angegebenen Menge Wasser auflösen!
- Nach Auflösen des Pulvers darf im Glas kein Bodensatz übrigbleiben!
- Werden Pulver bzw. Granulate als Ganzes geschluckt, viel Flüssigkeit dazu trinken, damit nichts in der Speiseröhre haften bleibt und diese u.U. schädigt!
- Die aufgelösten Pulver bzw. Granulate müssen bald eingenommen werden!
- Pulver trocken lagern!

3.2 Tabletten, Dragees, Kapseln

3.2.1 Tabletten

Tabletten werden durch Verpressen von Pulvern oder Granulaten, meist unter Zusatz von Hilfsstoffen hergestellt. Man unterscheidet mehrere Arten von Tabletten.

Während nichtüberzogene Tabletten lediglich durch Verpressen von Wirk- und Hilfsstoffen hergestellt werden, werden Filmtabletten nach dem Verpressen mit einer hauchdünnen Schicht aus Kunststofflack überzogen. Die Art des Lackes bestimmt die galenischen Eigenschaften der Tablette. Wenn sich der Überzug nicht im sauren Magensaft auflöst, sondern erst im Zwölffinger- oder Dünndarm, so spricht man von einer magensaftresistenten Filmtablette. Ein solcher magensaftresistenter Überzug bewirkt einerseits eine verzögerte Wirkstofffreigabe und einen Schutz des Arzneistoffs vor der Magensäure; andererseits wird die Magenschleimhaut von schleimhautreizenden Stoffen abgeschirmt. Die Überzüge schützen die Tablette auch gegen Umwelteinflüsse, wie Luftfeuchtigkeit und mechanische Belastung.

Anwendungshinweis

Filmtabletten dürfen nur dann geteilt werden, wenn dies in der Packungsbeilage ausdrücklich gestattet wird.

Bei Matrixtabletten ist der Arzneistoff in ein gitterartiges Gerüst (Matrix) aus Wachs bzw. Kunststoff eingebettet, aus dem er nach Einnahme langsam freigesetzt wird und so über einen längeren Zeitraum kontinuierlich ins Blut gelangt. Somit wird eine retardierte Wirkung erreicht. Die leere Matrix wird unter Umständen mit dem Stuhl wieder ausgeschieden (sogenannte formstabile Ausscheidung z.B. bei Corangin® Tabletten). Ein Patient, der deshalb die Wirksamkeit eines Präparates anzweifelt, muß über den Sachverhalt aufgeklärt werden.

Brausetabletten lösen sich in kurzer Zeit in Wasser auf. Der Arzneistoff wird dann in Form einer Lösung eingenommen. Diese Tabletten müssen trocken in fest verschlossenen Behältnissen gelagert werden.

Während sich die Nomenklatur der bisher beschriebenen Tablettenarten auf die Herstellungsmethode bezieht, bezeichnet der Ausdruck Retardtablette die Art der Wirkstoffabgabe. Es gibt keine Norm für Retardtabletten; eine Tablette wird dann als Retardtablette bezeichnet, wenn die Wirkstoffabgabe verzögert ist oder sich über länge-re Zeit erstreckt. Dieses Ziel der protahierten Freisetzung kann erreicht werden, z.B. mit den oben beschriebenen Filmtabletten oder Matrixtabletten. Retardtabletten ha-ben den Vorteil der größeren Patienten-Compliance (Patientenmitarbeit), da sie we-niger oft eingenommen werden müssen als normale Tabletten. Mit Retardtabletten kann man gleichmäßige Wirkstoffspiegel im Blut erreichen und Blutspiegelspitzen vermeiden. Für Retarddragees und Retardkapseln gelten sinngemäß die gleichen Aussagen.

3.2.2 Dragees

Dragees werden durch Überziehen eines Tablettenkerns z.B. mit Zuckerschichten, Lacken und Wachsen hergestellt. Der Überzug kann den Tablettenkern vor der Zer-setzung durch die Magensäure schützen oder eine verzögerte Wirkstofffreigrabe be-wirken. Man spricht dann von magensaftresistenten bzw. von Retarddragees.

Vorteile von Dragees gegenüber Tabletten:

– Dragees lassen sich wegen ihrer glatten, kantenlosen Oberfläche besser schlucken.
– Schlechter Geschmack und Geruch der Wirkstoffe z.B. von Knoblauch werden überdeckt.
– Der Wirkstoff ist vor Licht, Luft und Feuchtigkeit geschützt.

Nachteile gegenüber Tabletten:

– Dragees sind nicht teilbar.
– Der Überzug bei Dragees bewirkt einen verzögerten Wirkungseintritt, der manch-mal unerwünscht ist.

3.2.3 Kapseln

Kapseln enthalten den Arzneistoff in einer löslichen oder verdaulichen Hülle (meist Gelatine). Man unterscheidet zwei Arten von Kapseln:

– Hartgelatinekapseln sind aus zwei Kapselteilen zusammengesteckt. Sie enthalten meist Pulver, Granulate oder kleine Tablettchen (Minitabletten).

– Weichgelatinekapseln werden während ihrer Herstellung gefüllt. Sie können ohne Beschädigung nicht geöffnet werden. Sie enthalten meist zähflüssige, ölige oder pastöse Flüssigkeiten.

Kapseln werden unzerkaut geschluckt. Eine Ausnahme sind die Zerbeißkapseln: Diese werden zerbissen, damit der freigesetzte Wirkstoff über die Mundschleimhaut resorbiert werden kann (Nitrolingual®❖ Kapseln).

Anwendungshinweis

Tabletten, Dragees und Kapseln sollen im Sitzen oder Stehen mit viel Wasser eingenommen werden, damit der Wirkstoff keine lokalen Reizerscheinungen in der Speiseröhre auslösen kann, z.B. durch eine hängengebliebene klebrige Kapsel!

4. Flüssige Oralia

4.1 Tropfen, Säfte, Sirupe

4.1.1 Tropfen

Tropfen sind flüssige Arzneizubereitungen, die Arzneistoffe in Wasser, Alkohol oder anderen Flüssigkeiten gelöst enthalten. Alkohol ist eine bevorzugte Grundlösung für Tropfen, da sich viele Arzneistoffe gut darin lösen; günstig wirkt sich auch die konservierende Eigenschaft von Alkohol aus. Wenn Tropfen Alkohol enthalten, muß es auf der Packung deklariert sein! Dies ist wichtig bei möglichen Wechselwirkungen mit anderen Medikamenten sowie bei Kleinkindern, alkohol- und leberkranken Patienten.

Als Richtlinie für die Dosierung von Tropfen gilt:
- 20 Tropfen wäßriger Zubereitung entsprechen 1 ml,
- 50 Tropfen alkoholischer Zubereitung entsprechen 1 ml.

4.1.2 Säfte und Sirupe

Säfte sind flüssige Arzneizubereitungen in Form von Emulsionen, Suspensionen oder klaren Lösungen, die löffelweise dosiert werden. Eine Emulsion ist eine feine Verteilung einer Flüssigkeit in einer anderen, worin sie nicht löslich ist (z.B. Wasser in Öl). Eine Emulsion kann flüssig (Obstinol®) oder halbfest (z.B. Cremes) sein. Eine Suspension ist eine Aufschwemmung von feinen, festen Teilchen in einer Flüssigkeit, in der sie unlöslich sind.

Unter einem Sirup wird ein zuckerhaltiger Saft verstanden.

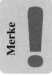

Wird nicht mit Hilfe eines mitgelieferten Meßlöffels dosiert, so gilt:

1 Kaffeelöffel	=	5 ml
1 Dessertlöffel	=	10 ml
1 Eßlöffel	=	15 ml

Anwendungshinweise

- Säfte in Form von Suspensionen müssen vor Gebrauch aufgeschüttelt werden.

- Säfte, die erst durch Auflösen fertiggestellt werden, sind nur begrenzt haltbar. Eventuell müssen sie im Kühlschrank zwischengelagert werden (Packungsbeilage beachten!).

- Wichtig bei Diabetikern: Säfte enthalten oft Zucker (siehe Packungsbeilage); die Broteinheiten müssen berücksichtigt werden, gegebenenfalls muß auf zuckerfreie Tropfen oder Tabletten ausgewichen werden.

Tropfen und Säfte haben eine ganze Reihe von Vorteilen: Sie sind leicht für Säuglinge, Kleinkinder oder Schluckbehinderte einzunehmen. Wenn sie aromatisiert sind, werden sie von Kindern auch bereitwillig akzeptiert. Im Gegensatz zu festen Arzneiformen können sie individueller dosiert werden. Sie wirken auch rascher als feste Arzneiformen, da der Wirkstoff bereits gelöst bzw. fein verteilt vorliegt. ORALE ARZNEIFORMEN

Fragen zur Lernkontrolle

1. Von welchen Faktoren hängen Ausmaß und Schnelligkeit der Arzneistoffresorption nach oraler Gabe ab?
2. Was ist bei der Lagerung und Anwendung von Pulvern zu beachten?
3. Worin unterscheiden sich Tabletten und Dragees hinsichtlich ihres Aufbaus?
4. Welche Arten von Tabletten werden nicht über die Magen- oder Darmschleimhaut resorbiert?
5. Welche zwei Besonderheiten ermöglicht ein magensaftresistenter Überzug von Dragees?
6. Wie sollen Tabletten, Dragees und Kapseln eingenommen werden?
7. Wieviele Tropfen ergibt 1 ml Wasser bzw. Alkohol?
8. Welche Punkte sind bei der Anwendung von Säften zu beachten?
9. Aus welchen Gründen bieten sich (alkoholfreie) Tropfen und Säfte für Säuglinge an?

Parenterale Arzneiformen

B. Schreiber

Parenterale Arzneiformen sind Zubereitungen von Arzneimitteln, die unter Umgehen des Magen-Darm-Trakts gegeben werden. Dazu zählen Injektionslösungen und Infusionslösungen.

Diese Art der Anwendung kann notwendig werden:

– wenn der Arzneistoff aus dem Magen-Darm-Trakt nicht genügend resorbiert wird,
– wenn das Arzneimittel im sauren Milieu des Magens nicht beständig ist, z.B. Insulin,
– wenn beim Patienten Erbrechen oder starke Diarrhoe vorliegt,
– wenn der Patient bewußtlos ist, z.B. im Schock oder während bzw. nach Operationen,
– wenn eine Wirkung nur an einem eingegrenzten Körperareal eintreten soll, z.B. eine örtliche Betäubung durch Lokalanästhetika bei der Zahnbehandlung.

Die parenterale Anwendung besitzt den Vorteil der schnelleren und zuverlässigeren Wirkung und ist im Gegensatz zur oralen Gabe unabhängig von der Verläßlichkeit des Patienten bei der Einnahme (»Compliance«).

1. Arten parenteraler Applikation

1.1 Parenterale Applikation unter Umgehung einer Resorptionsbarriere

Die maximale Konzentration eines Arzneistoffes im Blut wird nach i.v.-Gabe am schnellsten erreicht, bei oraler Gabe (größte Resorptionsbarriere) gelangt substanzabhängig nur ein Teil des Arzneistoffs ins Blut (Abb. 1).

Bei den folgenden Applikationsarten entfällt die Resorptionsbarriere, d.h. der Transport des Arzneistoffs durch eine Zellmembran entlang des Verdauungskanals. Der Wirkeintritt ist i.a. sehr schnell. Als Beispiele seien genannt:

– intravenös (i.v.):
  Bei der intravenösen Verabreichung gelangt das Medikament direkt in die Vene und damit in die Blutbahn, wo es allerdings durch das anströmende Blut schnell verdünnt wird. Die i.v.-Applikation ist die parenterale Applikationsart, die am häufigsten eingesetzt wird. In der Regel erreicht der Arzneistoff den Wirkort sehr schnell (Abb. 2).

– intraarteriell (i.a.):
Das Medikament wird in die Arterie injiziert, z.B. Zytostatika bei Lebertumor (Abb. 3). Der Arzneistoff erreicht in hoher Konzentration das Zielorgan und wird nur wenig verdünnt.

– intrakardial (i.k.):
Man appliziert das Arzneimittel direkt ins Herz, z.B. Adrenalin zur Durchbrechung eines Herzstillstandes.

– intrathekal (i.th.):
Das Arzneimittel wird in den Liquorraum zur Umgehung der Blut-Hirn- bzw. der Blut-Rückenmark-Schranke verabreicht, z.B. zur Rückenmarksanästhesie oder bei Infektionen oder Tumoren des ZNS.

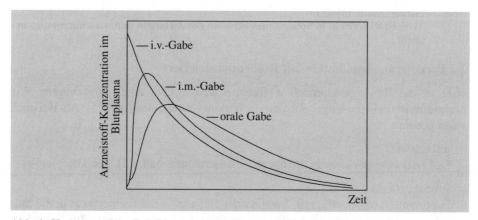

Abb. 1: Konzentrations-Zeit-Diagramme im Blutplasma
Verlauf der Konzentration eines Arzneistoffs im Blut: Die maximale Konzentration wird nach i.v.-Gabe am schnellsten erreicht, bei oraler Gabe (größte Resorptionsbarriere) gelangt nur ein Teil des Arzneistoffs ins Blut.

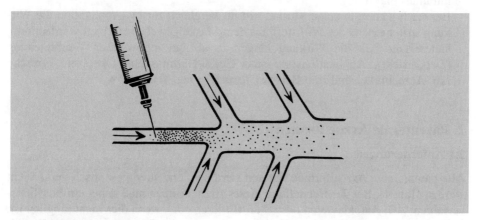

Abb. 2: Intravenöse Injektion
Schnelle Verdünnung des Arzneistoffs durch das zuströmende Blut.

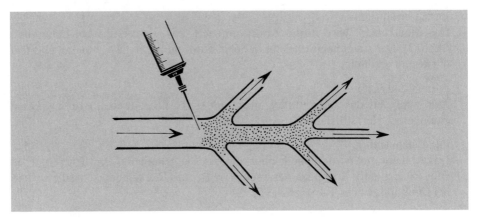

Abb. 3: Intraarterielle Injektion
Arzneistoff erreicht in hoher Konzentration das Zielorgan und wird nur wenig verdünnt.

1.2 Parenterale Applikation mit Resorptionsbarriere

Hier ist ein Resorptionsprozeß zwischengeschaltet, um einen langsameren Wirkungseintritt und eine länger anhaltende Wirkung zu erzielen (Abb. 1). Als Beispiele
seien genannt:

– intracutan (i.c.):
  Es findet eine Injektion in die oberen Hautschichten statt, z.B. bei Allergietests.

– subcutan (s.c.):
  Bestimmte Arzneistoffe, z.B. Insulin oder Heparin, werden unter bzw. in die Sub-
  cutis (Unterhaut) appliziert und von dort aus langsam resorbiert. Im Schockzu-
  stand darf nicht s.c. injiziert werden, da wegen mangelnder Blutversorgung dann
  keine ausreichende Resorption aus dem subcutanen Fettgewebe mehr erfolgen
  kann. Applikationsorte sind Bauch-, Oberschenkel-, z.T. auch Oberarmhaut.

– intramuskulär (i.m.):
  Bei der Injektion in einen Muskel tritt im Vergleich zur i.v.-Applikation die Wirkung später ein, da der Wirkstoff aus dem Muskelgewebe resorbiert werden muß;
  andererseits hält die Wirkung länger an als bei intravenöser Verabreichung
  (Depoteffekt). Applikationsorte sind Gesäß/Hüftmuskeln, Oberarm. Typische
  i.m.-Arzneimittel sind zum Beispiel Tetanol®❖ und Tetagam®❖.

2. Parenterale Arzneiformen

2.1 Anforderungen

Alle parenteralen Arzneiformen müssen steril sein und streng aseptisch verabreicht
werden (Tab. 1). Bei der Herstellung dieser Arzneiformen muß daher ein Sterilitäts-
verfahren, z.B. Autoklavieren oder Sterilfiltrieren oder, wenn dies nicht möglich ist,
eine streng aseptische Arbeitsweise mit Sterilisation der Gefäße und ggf. der Einzel-

bestandteile eingehalten werden. Bei der Lagerung muß auf die richtige Temperatur und ggf. Lichtschutz (besonders bei Infusionslösungen) geachtet werden.

Tabelle 1: Anforderungen an parenterale Arzneiformen

- Sterilität   = Freiheit von vermehrungsfähigen Mikroorganismen
- Pyrogenfreiheit   = Freiheit von fiebererzeugenden Stoffen, z.B. Stoffwechselproduk- te von Bakterien, abgetötete Bakterien, Reste von Bakterienzell- wänden
- Schwebstofffreiheit = Freiheit von ungelösten Partikeln – Ausnahme: Suspensionen zur i.m. Injektion; Suspensionen und ölige Lösungen dürfen nicht in Blutgefäße injiziert werden

2.2 Einzeldarstellung parenteraler Arzneizubereitungen

2.2.1 Injektionslösungen

Injektionslösungen besitzen ein Volumen bis 20 ml und werden innerhalb kürzerer Zeit injiziert. Es können wäßrige oder ölige Lösungen, Emulsionen oder Suspensionen sein.

Werden Injektionslösungen erst durch Auflösen einer sterilen Trockensubstanz oder durch Verdünnen eines Konzentrats fertiggestellt, so ist unbedingt:

- das angegebene Lösungsmittel in der richtigen Menge zu verwenden,
- die fertiggestellte Injektionslösung in der Regel im Kühlschrank zu lagern, wenn sie nicht sofort appliziert wird bzw. nur in Teilmengen verabreicht wird (Packungsbeilage beachten).

Arzneimittel in Mehrdosenbehältnissen, z.B. Insuline, Lokalanästhetika oder Injektionsnarkotika müssen nach erstmaliger Entnahme oft kühl gelagert werden und haben nur noch eine beschränkte Haltbarkeit (Anbruchsdatum anbringen).

Im allgemeinen sind Mehrdosenbehältnisse mit den in den Arzneibüchern bzw. dem DAC beschriebenen Konservierungsmitteln konserviert. Injektionen, die nicht konserviert sind, müssen in der Regel innerhalb von 24 Stunden aufgebraucht werden (Packungsbeilage beachten).

2.2.2 Infusionslösungen

Infusionslösungen besitzen ein Volumen von 100 bis 1000 ml, zum Teil bei mehrtägigen Dauerinfusionen bis 3000 ml. Sie werden kontinuierlich meist über mehrere Stunden infundiert und sind nicht konserviert.

Infusionslösungen ermöglichen:

- eine kontinuierliche Verabreichung von zugemischten Arzneistoffen, um eine gleichbleibende Plasmakonzentration eines Arzneistoffes zu erreichen,
- eine parenterale Elektrolyt- und Wasserzufuhr,
- die parenterale Ernährung mit Elektrolyt-, Eiweiß- und Fettlösungen (Kapitel Infusionen),
- die Verabreichung von Blutbestandteilen und Blutersatzlösungen.

PAREN-
TERALE
ARZNEI-
FORMEN

Da bei den Infusionslösungen größere Mengen Flüssigkeit als bei den Injektionslösungen ins Körperinnere gelangen, wird außer der Sterilität, Pyrogenfreiheit und
Schwebstofffreiheit zusätzlich gefordert:

Isotonie

Die Lösung muß den gleichen osmotischen Druck wie Blutplasma aufweisen. Falls
die Infusionslösung grob vom osmotischen Druck des Blutes abweicht, ist sie durch
geeignete Zusätze zu isotonisieren oder, zum Beispiel bei Infusionskonzentraten wie
Mannitol 20 %, entsprechend zu verdünnen.

Euhydrie

Die Lösung sollte so weit wie möglich an den pH-Wert des Blutes (pH = 7,4)
angenähert sein, um für den Patienten Schmerzen bei der Infusion herabzusetzen.

Bei Kleinkindern und alten Menschen ergeben sich veränderte Volumenverhältnisse
im Vergleich zum Erwachsenen. Hier sind zum Teil besondere Vorsichtsmaßnahmen
bzw. Ausnahmen zu beachten.

Fragen zur Lernkontrolle

1. Welche parenteralen Applikationsarten kennen Sie?
   – Bei welcher tritt die Wirkung am schnellsten ein?
2. Welche Anforderungen stellen Sie an Injektions- und Infusionslösungen, damit
   sie den Patienten nicht schädigen?
3. Warum ist in einer Notfallsituation, z.B. Schock, die i.v.-Gabe von Arzneimitteln
   vorteilhaft, die s.c.- oder i.m.-Gabe dagegen in der Regel nicht angebracht?
4. Was versteht man unter Pyrogenen, Isotonie und Euhydrie im Zusammenhang mit
   Parenteralia?
5. Welche Behandlungsziele werden mit Infusionen verfolgt?
6. Warum müssen alle parenteralen Arzneiformen steril sein?

Topisch applizierte Arzneiformen

W. Speckner

1. Darreichungsformen zur topischen Applikation

Normalerweise ist das Ziel einer lokalen (topischen) Applikation eine hohe Konzentration des Arzneistoffes an der applizierten Stelle. Dabei soll die vom Körper resorbierte Wirkstoffmenge in der Regel vernachlässigbar klein sein, um systemische Wirkungen auszuschließen. Es kann aber auch mittels einer topischen Applikation eine systemische Wirkung erwünscht sein, z.B. bei Suppositorien oder transdermalen therapeutischen Systemen.

Folgende Darreichungsformen werden lokal appliziert:

– Lösungen, Emulsionen
– Salben, Cremes, Gele
– Sprays
– Puder
– Augen-, Ohren- und Nasentropfen
– Suppositorien
– Pflaster.

Man unterscheidet dabei eine ganze Reihe von Applikationsarten (Tab. 1).

Tabelle 1: Topische Applikationsarten

Applikationsart	Applikationsort	verwendete Arzneiformen
epicutan	auf die Haut	Salben, Puder, Lösungen
percutan	in die Haut einreiben	Rheumasalben, Heparinsalben
nasal	auf die Nasenschleimhaut	Nasentropfen, -salben, -sprays
konjunktival	auf die Bindehaut des Auges	Augentropfen, -salben
otal	in den Gehörgang	Ohrentropfen, -salben
pulmonal	Inhalation in die Lunge	Dosieraerosole, Inhalationslösungen
rektal	auf die Rektumschleimhaut	Suppositorien, Salben
vaginal	auf die Vaginalschleimhaut	Vaginalsuppositorien, -cremes-, -tabletten

Übersicht

2. Gruppen topisch applizierter Arzneiformen

2.1 Salben, Cremes, Pasten, Gele

Salben, Cremes, Pasten, Gele, Emulsionen, Lotionen u.ä. sind streichfähige Zubereitungen, die entsprechend ihrer physikochemischen Eigenschaften für verschiedene Anwendungszwecke gedacht sind.

Grundsätzlich sollten fettere Salben eher bei trockener Haut, fettarme bzw. fettfreie eher bei fettiger Haut eingesetzt werden. Cremes vom »Öl in Wasser«-Typ sind fettärmer als Cremes vom »Wasser in Öl«-Typ. Erstere lassen sich auch leichter wieder von der Haut abwaschen.

Pasten haben abdeckende, aufsaugende und abtrocknende Eigenschaften und werden zur Behandlung nässender Hauterkrankungen (z.B. Ekzeme) genutzt. Reste der alten Paste sollten vor dem erneuten Auftragen abgewaschen werden.

Gele eignen sich als nichtfettende Zubereitungen zur Applikation auf die Haut bei Talgdrüsenüberfunktion (Seborrhoiker). Wirkstofffreie Gele werden wegen ihrer kühlenden Wirkung verwendet.

Die Tiefenwirkung eines Arzneistoffes in verschiedenen Arzneiformen nimmt in folgender Reihenfolge zu:

> Puder < Paste < Lösung < O/W-Creme < W/O-Creme < Fettsalbe <
> Okklusionsverband

Okklusionsverband: Die aufgetragene Salbe wird mit einer luft- und wasserdichten Folie abgedeckt, um eine bessere Penetration des Wirkstoffs durch die Haut zu erreichen.

2.2 Suppositorien

Bei Suppositorien (Zäpfchen) muß unterschieden werden, ob das Therapieziel eine lokale oder eine systemische Behandlung ist. Bei der Behandlung von Hämorrhoiden wird nur eine lokale Entzündungshemmung und Juckreizstillung angestrebt. Die Wirkstoffe sollten nicht resorbiert werden. Dagegen müssen beim Einsatz von analgetischen oder krampflösenden Zäpfchen für eine Wirkung die Arzneistoffe aus der Zäpfchenmasse heraus resorbiert werden.

2.2.1 Rektalsuppositorien

Eine Anwendung von Suppositorien ist vorteilhaft :

– bei Kindern,
– bei schluckunwilligen bzw. bewußtlosen Patienten (neben einer parenteralen Applikation),
– wenn der Wirkstoff bei oraler Gabe nicht vertragen wird (mit Erbrechen als Folge)
– bei verletzter Speiseröhre,
– wenn der Wirkstoff im Magen-Darm-Trakt inaktiviert würde.

Die Anwendung von Suppositionen hat aber auch Nachteile. Aus Zäpfchen wird Topisch applizierte Arzneiformen meist ein geringerer Prozentsatz an Arzneistoff resorbiert als z.B. aus Tabletten. Deshalb enthalten Suppositorien meist eine höhere Wirkstoffkonzentration. Der Wirkungseintritt erfolgt häufig langsamer als nach Einnahme einer Tablette, da der Wirkstoff aus der fetthaltigen Zäpfchengrundmasse schlechter freigesetzt wird und dadurch die Resorption durch die Schleimhaut des Rektums verzögert wird.

Andere rektal applizierte Arzneiformen:

- Rektalkapseln
- Rektalsalben
  Diese werden nur lokal als entzündungshemmende oder lokalanästhetisch wirkende Salben eingesetzt,
- Klysmen (Klistiere, für Einläufe)
  Hinweis: Klistiere über 50 ml sollten vor der Anwendung auf Körpertemperatur gebracht werden.

2.2.2 Vaginalsuppositorien

Vaginalsuppositorien (Vaginalzäpfchen, -ovula) sind meist ei- oder kugelförmig (sie werden in diesem Fall als Globuli = Kugeln bezeichnet) und werden als Lokaltherapeutika eingesetzt, die z.B. antiparasitär, antimykotisch oder entzündungshemmend wirken.

Andere vaginale Arzneiformen sind Vaginalkapseln, Vaginalsalben und Vaginaltabletten

2.3 Augenarzneimittel

2.3.1 Augentropfen

Da das Auge auf das Einbringen von Fremdstoffen sehr empfindlich reagiert, werden an Augentropfen besondere Anforderungen gestellt:

Sie müssen steril, isotonisch, euhydrisch und schwebstofffrei sein.

Anwendungshinweise

Merke

- Augentropfen körperwarm anwenden, zum Einträufeln in den Bindehautsack den Kopf nach hinten legen, beide Augen öffnen und nach oben blicken. Unterlid mit dem Finger (Hände gut reinigen!) nach unten ziehen und einen Tropfen einträufeln. Danach Auge schließen und hin und her bewegen oder leicht massieren. Da die Tränenflüssigkeit die Arzneistofflösung verdünnt und die Permeation durch die Schleimhäute schnell erfolgt, lieber nur einen Tropfen und dafür öfter anwenden.

- Nach Anbruch (Anbruchdatum anbringen!) nicht länger als vier Wochen verwenden, da sonst die Gefahr der mikrobiellen Verunreinigung und damit einer Augeninfektion zu groß ist.

- Unkonservierte Augentropfen, z.B. notwendig bei chirurgischen Eingriffen am Auge, dürfen nur bis 24 Stunden nach Anbruch angewendet werden. Für Patienten mit Allergien gegen Konservierungsmittel stehen heute häufig unkonservierte Augentropfen in Einzeldosispipetten zur Verfügung.

2.3.2 Augensalben

Augensalben sind sterile, besonders weiche Salben, die reizfrei sein sollen. Suspendierte (fein verteilte) Arzneistoffe dürfen, um reizfrei vertragen zu werden, eine bestimmte Größe (25 bis 50 µm) nicht überschreiten.

Augensalben bleiben im Gegensatz zu Augentropfen viel länger im Auge, so daß der Wirkstoff länger und intensiver wirken kann.

Sie behindern allerdings die klare Sicht und sollten deshalb bevorzugt über Nacht angewendet werden.

2.3.3 Augenbäder

Augenbäder (Augenwässer) sind sterile wäßrige Lösungen zum Waschen oder Spülen des Auges, z.B. bei Unfällen oder Entzündungen. Sie werden mit Augenbadewannen oder Augenduschflaschen angewendet.

2.4 Ohrentropfen

Als Träger für Ohrentropfen wird meist Glycerol verwendet. Wasserfreies Glycerol ist unschädlich, lokal bestens verträglich, und gibt Keimen keine Möglichkeit der Vermehrung. Außerdem kann es durch osmotische Effekte den Innendruck in der Paukenhöhle im Ohr herabsetzen und selbst schon leicht analgetisch wirken.

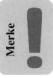

Anwendungshinweis

Ohrentropfen körperwarm applizieren, in seitlicher Lage zwei bis fünf Tropfen einbringen und anschließend mit Watte den Gehörgang verschließen.

2.5 Pflaster

Man unterscheidet grundsätzlich zwei Arten wirkstoffhaltiger Pflaster:

– Pflaster als Arzneiträger mit lokaler Wirkung (z.B. Rheumapflaster),

– Pflaster mit systemischer Wirkung (Transdermale therapeutische Systeme): Diese »TTS« stellen einen Spezialfall der topischen Applikation dar. Ein TTS gibt kontinuierlich Wirkstoff über eine längere Zeitspanne an die Blutbahn ab. Die Resorption ist also Vorrausetzung für die Wirkung. Auf diese Weise können z.B. Hormone, Nitroverbindungen, Nicotin und Scopolamin verabreicht werden z.B. Estraderm TTS®❖, Nitroderm TTS®❖, Nicotinell TTS®, oder Scopoderm TTS®❖.

Anwendungshinweis

Das TTS darf nur auf gesunde, ggf. rasierte, trockene Hautflächen geklebt werden. Nach Entfernung der Abziehfolie soll die Klebeschicht nicht berührt und das Pflaster gut angepreßt werden. Nach dem Ankleben sind die Hände zu waschen!

Fragen zur Lernkontrolle

1. In welcher Reihenfolge nimmt bei halbfesten Zubereitungen die Tiefenwirkung des Wirkstoffs zu?
2. Bei welchen Hauttypen bevorzugt man eine Fettsalbe, bei welchen ein Gel?
3. Nennen Sie Situationen für die Anwendung von Suppositorien!
4. Welche Vorteile bzw. Nachteile kann die Gabe eines Arzneistoffes als Zäpfchen gegenüber einer Tablette haben?
5. Welche Anwendungshinweise geben Sie in der Beratung bei der Abgabe von Augentropfen?
6. Welche Anwendungshinweise kann man bei der Abgabe von TTS-Präparaten an den Patienten weitergeben?

Pharmakokinetik, Pharmakodynamik und Nebenwirkungen

E. Strehl

Die *Pharmakologie* (Pharmakon = Arzneistoff; Logos = Lehre, also: Lehre von den Arzneistoffen) erforscht die biologischen Wirkungen der Arzneimittel auf den gesunden und kranken Organismus. Die *Pharmakokinetik* untersucht die Einflüsse des Organismus (Magen-Darm-Kanal, Nieren, Leber, Blut etc.) auf Arzneimittel, d.h. das Schicksal, das ein Arzneistoff im Organismus erleidet. Die *Pharmakodynamik* beschreibt umgekehrt die Wirkungen eines Arzneistoffes (Pharmakons) auf den Körper (wie, wo und warum wirkt ein Medikament?). Pharmakokinetik und Pharmakodynamik sind Teilgebiete der Pharmakologie.

1. Pharmakokinetik

Die Vorgänge, die einen Wirkstoff von der Aufnahme bis zum Ausscheiden aus dem Körper beeinflußen bzw. verändern, lassen sich gliedern in:

Invasion (Arzneimittelaufnahme)

- Applikation (Aufbringen bzw. Einbringen des Arzneimittels auf/in den Organismus),
- Resorption (Aufnahme in das Blut),
- Verteilung (durch den Blutkreislauf in die Gewebe, Organe etc.).

Evasion (Arzneimittelausscheidung)

- Metabolisierung (Umwandlung) vor allem in der Leber,
- Elimination (Ausscheidung) überwiegend über die Nieren und den Stuhl (Faeces).

1.1 Invasion

1.1.1 Applikation und Resorption

Gleich nach der Einnahme einer Tablette beginnen Wirkstoff und Organismus aufeinander einzuwirken: die Tablette gelangt über die Speiseröhre in den Magen. Dort wird der Wirkstoff freigesetzt und gelangt durch die Schleimhaut des Magen-Darm-Kanals in die Blutbahn. Diese sogenannte *Resorption* hängt vom Arzneistoff selbst und von der Arzneiform ab. Dabei spielen eine Rolle:

- die Teilchengröße des Wirkstoffs (je kleiner, desto größer die Resorption),
- die Löslichkeit des Wirkstoffs in Körperflüssigkeiten,
- die Applikationsart (am günstigsten bei Injektionen).

Die Resorption verzögernde Faktoren sind die gelegentlich *gleichzeitige Nahrungsaufnahme* (z.B. kalte Speisen) oder die Verabreichung von *Depot- oder Retardformen*. Zur Erzielung eines Depoteffektes kann ein Dragee z.B. mit einem quellbaren Lack überzogen werden, der den Wirkstoff nur verzögert freigibt. Aber auch die Bindung eines Arzneistoffs an Ionenaustauscherharze oder der Einsatz sogenannter osmotischer Systeme sind Retardierungsmöglichkeiten. Depot-Arzneimittel vereinfachen die Einnahme (täglich nur eine Dosis), fördern somit die Compliance (Befolgung der ärztlichen Anweisungen) und steigern so den Therapieeffekt (siehe Kapitel Orale Arzneiformen).

PHARMAKO-KINETIK, PHARMAKODYNAMIK UND NEBENWIRKUNGEN

1.1.2 Arzneistoffverteilung

In der Blutbahn wird der Arzneistoff mit dem Blutstrom transportiert und gelangt aufgrund des Konzentrationsgefälles normalerweise vom Blut ins Gewebe; es stellt sich ein Gleichgewicht ein. Die Verteilung im Fettgewebe und Interstitium (Zell-Zwischenraum) hängt vom Arzneistoff selbst und von der Durchblutung der Gewebe und Organe ab. Der Wirkstoff kann sich jedoch nicht gleichmäßig über den gesamten Organismus verteilen, da beispielsweise die Blut-Hirn-Schranke (Barriere zwischen Blutgefäßen und Hirnzellen) nur fettlösliche Stoffe passieren läßt. Eine weitere Barriere ist die Plazenta während der Schwangerschaft, die nur für kleinere Arzneistoffmoleküle durchlässig ist.

Einfluß der Plasmaeiweißbindung

Je nach seiner chemischen Natur wird ein Arzneistoff im Blutkreislauf unterschiedlich stark an Proteine (Plasma-, Gewebeproteine) gebunden. Die für jede Substanz *charakteristische Plasmaeiweißbindung* schützt den Wirkstoff vor chemischem Umbau (Biotransformation) und Ausscheidung. Der gebundene Anteil ist inaktiv; wirken kann nur der ungebundene Anteil. Arzneimittel wie Marcumar®❖ (blutgerinnungshemmender Arzneistoff) weisen eine Plasmaeiweißbindung von ca. 99 % auf, d.h. nur 1 % kann seine Wirkung direkt und sofort entfalten. Es wird jedoch laufend soviel Wirkstoff wieder aus der Plasmaproteinbindung freigegeben wie freie Substanz über Urin oder Faeces ausgeschieden wird. Plasmaproteine binden Arzneistoffe also nur vorübergehend und wirken somit wie ein Arzneistoffdepot. Werden zwei Medikamente, die an Plasmaproteine gebunden werden, gleichzeitig verabreicht, kann ein Arzneistoff durch den anderen aus der Plasmaeiweißbindung verdrängt werden. Es kann zu Überdosierungserscheinungen kommen (siehe Kapitel Wechselwirkungen!).

Einfluß des First-pass-Effektes

Ebenso wie die Plasmaeiweißbindung beeinflußt der sogenannte *First-pass-Effekt* (Einfluß der 1. Leberpassage) die Konzentration des Arzneistoffs am Wirkort: Ein aus dem Magen-Darm-Trakt resorbierter Arzneistoff gelangt mit dem venösen Blut über die Pfortader in die Leber. Dort wird sogleich der Wirkstoff von den Leberenzymen ab- bzw. umgebaut (metabolisiert). Beispielsweise wird das herz- und blutdruckwirksame Präparat Dociton®❖ bereits beim ersten Leberdurchgang zu ca. 70 % abgebaut. Bei dem Koronartherapeutikum Nitroglycerin (z.B. in Nitrolingual®❖) ist

PHARMAKO-
KINETIK,
PHARMAKO-
DYNAMIK
UND NEBEN-
WIRKUNGEN

der First-pass-Effekt so ausgeprägt, daß das Präparat perlingual gegeben werden muß. Hierbei wird der Wirkstoff im Mundbereich resorbiert; er gelangt also unter Umgehung der Leber über die obere Hohlvene direkt zum Herz.

1.2 Evasion

Im Zuge der Ausscheidung aus dem Organismus unterliegt das Pharmakon folgenden Einflüssen:

1.2.1 Biotransformation

Die Biotransformation (Stoffumwandlung durch Enzymtätigkeit im Körper) läuft in zwei Phasen ab. Im ersten Schritt wird der Arzneistoff durch verschiedene chemische Reaktionen (Spaltung, Oxidation, Reduktion etc.) in eine besser wasserlösliche und damit leichter ausscheidbare Form überführt. In der zweiten Phase werden die Abbauprodukte mit Hilfe von anderen Enzymen an andere Stoffwechselprodukte (z.B. Glucuronsäure) gekoppelt und ausgeschieden.

Enzyminduktion, Enzyminhibition

Einige Arzneimittel lassen bei ihrer Leberpassage vermehrt arzneimittelabbauende Enzyme entstehen und erhöhen damit die Biotransformationsrate auch anderer gleichzeitig gegebener Pharmaka. Dadurch wird deren Anwesenheit im Blut verkürzt und ihre Wirkung reduziert. Diesen Vorgang nennt man *Enzyminduktion*. Wichtige Enzyminduktoren sind Barbiturate, z.B. Luminal®❖, Phenaemal®❖ (Wirkstoff: Phenobarbital); Tegretal®❖, Timonil®❖ (Wirkstoff: Carbamazepin); Epanutin®❖, Phenhydan®❖, Zentropil®❖ (Wirkstoff: Phenytoin); Eremfat®❖, Rifa®❖, Rimactan®❖ (Wirkstoff: Rifampicin) und Rastinon®❖ (Wirkstoff: Tolbutamid).

Neben den erwähnten Enzyminduktoren gibt es auch zahlreiche Arzneistoffe, welche die Biotransformationsprozesse hemmen und damit die Wirkung von Pharmaka verstärken. Das bekannteste Beispiel eines solchen Enzyminhibitors ist der Wirkstoff Cimetidin (Tagamet®❖ u.a.). (siehe Kapitel Wechselwirkungen ...).

1.2.2 Elimination

Abgebaute Arzneistoffe werden auf verschiedenen Wegen aus dem Körper ausgeschieden (eliminiert). Die wichtigsten Ausscheidungswege sind:

– renal (über die Nieren mit dem Harn als Hauptausscheidungsweg für kleine, wasserlösliche Moleküle),
– biliär (über die Galle mit den Faeces, für größere Arzneistoffmoleküle),
– pulmonal (über die Lunge mit dem Atem),
– transdermal (über Hautporen),
– über die Muttermilch während der Stillzeit.

Die beiden letztgenannten Ausscheidungswege spielen jedoch nur eine untergeordnete Rolle.

1.3 Weitere Begriffe und Phänomene der Pharmakokinetik

PHARMAKO-
KINETIK,
PHARMAKO-
DYNAMIK
UND NEBEN-
WIRKUNGEN

1.3.1 Arzneistoffkumulation

Manche Arzneistoffe können sich im Körper nach zu häufiger Einnahme ansammeln, sie kumulieren. Von *Kumulation* eines Pharmakons im Organismus spricht man, wenn pro Zeiteinheit mehr Substanz zugeführt wird, als in derselben Zeit ausgeschieden werden kann (Abb. 1). Damit steigt das Risiko toxischer Nebenwirkungen. Zu den stark kumulierenden Verbindungen gehören u.a. gewisse Barbiturat-Schlafmittel (z.B. Luminal®❖), einige Benzodiazepine (z.B. Valium®❖) und Digitoxin (Digimerck®❖). Die Ursache ist eine sehr lange Halbwertszeit des Arzneistoffs und/oder kurze Dosierungsintervalle. Eine Kumulation kann ebenfalls bei Nieren- oder Leberinsuffizienz eintreten. Um dies zu vermeiden, ist die Dosis zu reduzieren und/oder das Applikationsintervall zu verlängern.

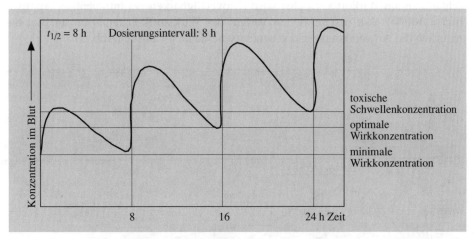

Abb. 1: **Kumulation eines Pharmakons, wenn bei der folgenden Dosis die Menge der vorangehenden Dosis noch nicht vollständig eliminiert ist.**

1.3.2 Plasmahalbwertszeit

Die Plasmahalbwertszeit (Eliminationshalbwertszeit) ist diejenige Zeitspanne, nach der die Konzentration eines Arzneistoffs im Blut auf die Hälfte abgesunken ist, z.B. Novalgin®❖ 4 bis 7 Stunden, Valium®❖ 24 bis 48 Stunden, Digimerck®❖ 6 bis 8 Tage.

1.3.3 Enterohepatischer Kreislauf

Unter dem Enterohepatischen Kreislauf sind folgende pharmakokinetische Abläufe zu verstehen: Stoffe, die biliär ausgeschieden werden, gelangen mit der von der Leber gebildeten Galle in den Darm. Dort können Enzyme den Arzneistoff strukturell so verändern, daß er lipidlöslicher (fettlöslicher) wird und erneut aus dem Darmlumen in das Blut aufgenommen (rückresorbiert) wird. Von dort transportiert ihn das Blut erneut in die Leber (Abb. 2). Das Pharmakon wird also erst verzögert ausgeschieden.

PHARMAKO-
KINETIK,
PHARMAKO-
DYNAMIK
UND NEBEN-
WIRKUNGEN

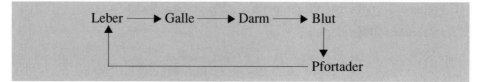

Abb. 2: Enterohepatischer Kreislauf (schematisch)

1.3.4 Bioverfügbarkeit

Bei einer korrekten Arzneimitteldosierung muß neben der Halbwertszeit, dem enterohepatischen Kreislauf und anderen Parametern noch die Bioverfügbarkeit eines Arzneistoffs berücksichtigt werden. Hierunter versteht man Geschwindigkeit und Ausmaß, mit der ein Arzneistoff aus seiner Arzneiform freigesetzt, resorbiert und schließlich am Wirkort verfügbar wird (Bioverfügbarkeit bei intravenöser Applikation = 100 %). Auf den zeitlichen Verlauf der Wirkstoffkonzentration im Blut hat natürlich die Anwendungsweise einen entscheidenden Einfluß (Abb. 3).

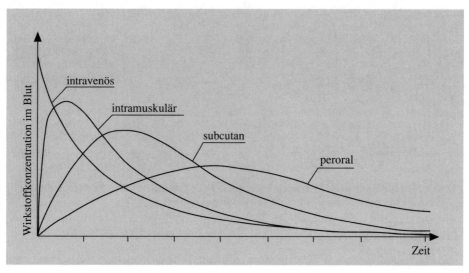

Abb. 3: Zusammenhang zwischen Applikationsart und Zeitverlauf der Wirkstoffkonzentration im Blut

2. Pharmakodynamik (Arzneimittelwirkungen)

Wichtige Forschungsgebiete der Pharmakodynamik (Wissensgebiet über die Wirkweise von Arzneimitteln) sind z.B.:

– Wie kommt eine bestimmte Arzneimittelwirkung grundsätzlich zustande? Welche Wechselwirkungen treten zwischen einem Pharmakon und seinen Bindungsstellen (Rezeptoren) oder in einer Körperzelle auf (Pharmakon-Rezeptor-Wechselwirkung).

- Welcher Zusammenhang besteht zwischen der Arzneimitteldosis und der Stärke des ausgelösten Effektes (Dosis-Wirkungsbeziehung)?

- Wie beeinflußt der molekulare Aufbau (Struktur) eines Arzneistoffes die hervorgerufene Wirkung nach Art und Stärke (qualitativ und quantitativ) (Frage nach Struktur-Wirkungsbeziehungen)?

- Wie ist die genaue Wirkweise eines Arzneimittels (was ereignet sich im submikroskopischen Bereich auf molekularer Ebene?)?

PHARMAKO-
KINETIK,
PHARMAKO-
DYNAMIK
UND NEBEN-
WIRKUNGEN

2.1 Pharmakon-Rezeptor-Wechselwirkungen

Auf den Membranen der unterschiedlichen Körperzellen, aber auch im Zellinneren, befinden sich biologisch besonders aktive Stellen, die als Bindungsstellen, sogenannte *Rezeptoren*, für körpereigene Substanzen und Arzneistoffe verstanden werden können. Reagieren Arzneistoffe mit derartigen Rezeptoren, wird ein biologischer Effekt ausgelöst, z.B. die Erweiterung der Venen mit folgender Blutdrucksenkung. Spezielle Arzneistoffe haben eine Vorliebe für spezifische Rezeptoren; man nennt das Affinität. Haben die aufgenommenen Arzneistoffmoleküle eine gleichgerichtete Wirkung wie die körpereigenen Überträgerstoffe, spricht man von *Agonisten*. Verdrängen Pharmaka körpereigene Wirkstoffe, z.B. Hormone, von den wirkungsvermittelnden Rezeptoren mit der Folge eines gegenteiligen Effektes, werden solche Arzneimittel als *Antagonisten* (Gegenspieler) dieser aktiven Körpersubstanzen bezeichnet, diese Pharmakon-Rezeptor-Wechselwirkung selbst heißt Antagonismus. Verstärkt bzw. unterstützt der Arzneistoff dagegen den Effekt des physiologischen Wirkstoffes, spricht man von *Synergismus*.

2.2 Dosis-Wirkungsbeziehungen

Einen deutlichen Einfluß auf die Wirkstärke von Arzneimitteln hat das Körpergewicht des Patienten. 50 mg eines Arzneistoffes verursachen bei einem 50 kg schweren Menschen in der Regel einen stärkeren biologischen Effekt, z.B. Blutdrucksenkung, als bei einem 100 kg wiegenden Patienten. Deshalb müssen stark wirksame, toxikologisch bedenkliche Pharmaka, z.B. Krebstherapeutika, entweder nach dem Körpergewicht oder noch genauer nach der Körperoberfläche (ermittelt aus Körperlänge und Gewicht) dosiert werden.

Auch die interindividuelle Empfindlichkeit (biologische Streuung) verursacht eine schwankende Wirkstärke einer bestimmten Arzneimitteldosis; ähnliches ist ja auch von der Alkoholwirkung bekannt. Als Anhaltspunkte für die Wirkstärke von Arzneimitteln – auch im Vergleich untereinander – können die *effektive Dosis* 50 (ED_{50}) und die *letale Dosis* 50 (LD_{50}) betrachtet werden. Schläfern beispielsweise 10 mg eines Narkotikums 50 von 100 Versuchsmäusen ein, so sind diese 10 mg die ED_{50}; sterben andererseits bei 100 mg desselben Präparates 50 der 100 Versuchsmäuse, so ist mit 100 mg die LD_{50} erreicht.

Der sogenannte *therapeutische Quotient* ist definiert als LD_{50}/ED_{50}, d.h. für obiges Beispiel 100 mg/10 mg ist 10 der therapeutische Quotient. Anders ausgedrückt: Für das Testnarkotikum liegt die LD_{50} um den Faktor 10 über der ED_{50}.

PHARMAKO-
KINETIK,
PHARMAKO-
DYNAMIK
UND NEBEN-
WIRKUNGEN

Die *therapeutische Breite* bzw. der therapeutische Konzentrationsbereich beschreibt die Differenz zwischen der minimalen wirksamen Dosis und derjenigen Dosis, bei der die ersten wahrnehmbaren bzw. meßbaren toxischen Wirkungen zu erwarten sind (Abb. 4). Für eine ausreichende therapeutische Wirkung ist es wichtig, daß die minimal wirksame Arzneistoffkonzentration über eine bestimmte Zeit und um einen bestimmten Faktor überschritten werden kann, ohne daß bereits der Bereich der toxischen Konzentration erreicht wird. Beispielsweise kann man von einer günstigen therapeutischen Breite sprechen, wenn ein Arzneimittel bereits in einer Dosis von 5 mg wirkt, aber erst ab 1,5 g ernsthafte Nebenwirkungen aufweist.

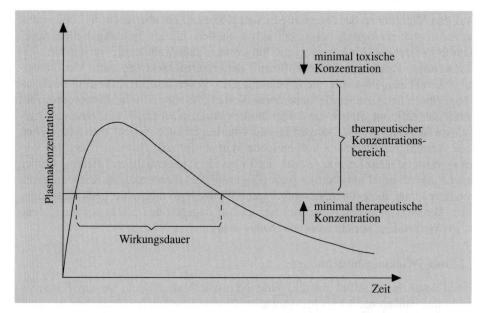

Abb. 4: Ermittlung des therapeutischen Konzentrationsbereichs durch Bestimmung der minimalen therapeutischen und der minimalen toxischen Wirkstoffkonzentration

Der therapeutische Quotient ist ein Maß für die therapeutische Breite eines Arzneistoffes, die den Sicherheitsabstand zwischen therapeutischer und toxischer Wirkung beschreibt. Ein Pharmakon ist um so ungefährlicher, je größer seine therapeutische Breite bzw. sein therapeutischer Quotient sind.

2.3 Struktur-Wirkungsbeziehungen

Besonders wirksame, aber nebenwirkungsarme Arzneimittel lassen sich an den Universitäten und in den pharmazeutischen Firmen nur entwickeln, wenn die Zusammenhänge zwischen chemischer Struktur von Pharmaka und der gewünschten Wirkung im Organismus verstanden sind. So beruht die gerinnungshemmende Wirkung der sogenannten Cumarinderivate auf ihrer strukturellen Ähnlichkeit mit dem Vitamin K, das die Blutgerinnung fördert. Die Cumarine sind aber typische Antagonisten der Vitamin K-Wirkung (vgl. 2.1).

2.4 Wirkweise von Arzneimitteln

PHARMAKO-
KINETIK,
PHARMAKO-
DYNAMIK
UND NEBEN-
WIRKUNGEN

Arzneimittel üben auf zellulärer Ebene auf den Organismus biochemische und/oder physikalische Effekte aus. Beispielsweise können sie:

– Synthesevorgänge in Körperzellen blockieren (Arzneimittel gegen Krebsge-schwülste),

– die Versorgung der Zelle mit Elektrolyten oder Nährstoffen, z.B. mit Glucose be-einflussen,

– die Funktion von Enzymen oder Botenstoffen verändern, z.B. Blockade des En-zyms Cholinesterase, das den Überträgerstoff Acetylcholin abbaut. Die Acetyl-cholinwirkung hält dann länger an.

2.4.1 Placebo-Wirkung

Eine Sonderform einer »Arzneimittelwirkung« ist der sogenannte Placebo-Effekt. Er kommt durch ein Scheinmedikament (z.B. eine Tablette, die nur aus Milchzucker besteht) infolge rein psychischer Beeinflussung des Patienten zustande.

Placebo-Zubereitungen werden bei der Prüfung von Arzneimitteln eingesetzt, um objektiv beurteilen zu können, ob bestimmte Organerscheinungen bzw. Wirkungen auch tatsächlich auf den Substanzeigenschaften des Pharmakons beruhen, oder auf sogenannten suggestiv-psychogenen Wirkungen, die schon allein durch die ärztliche Betreuung des Patienten auftreten können.

Bei der Arzneimittelprüfung bedient man sich hierbei entweder des einfachen Blind-versuchs (nur der Patient weiß nicht, ob er einen Wirkstoff (Verum) erhält oder ein Placebo) oder des doppelten Blindversuchs, bei dem selbst der Arzt nicht weiß, ob er mit dem Verum oder einem Placebo behandelt. Die letztere Methode liefert bei rich-tiger Versuchsanordnung und korrekter statistischer Auswertung die zuverlässigsten und objektivsten Aussagen über die Wirkungen und Nebenwirkungen eines Arznei-mittels beim Menschen, da jegliche Suggestiveinflüsse hierbei ausgeschaltet sind.

2.4.2 Nebenwirkungen

»Wenn behauptet wird, daß eine Substanz keine Nebenwirkungen zeigt, so besteht der dringende Verdacht, daß sie auch keine Hauptwirkung hat« (G. Kuschinsky, Pharmakologe).

Arzneimittel werden nach der Aufnahme in das Blut mit diesem im ganzen Organis-mus verteilt. Dabei gelangen sie an ihre eigentlichen Wirkorte (ein Digitalispräparat z.B. an die Herzmuskelzellen), aber auch an Stellen, wo sie unerwünschte Wirkun-gen auslösen (das obengenannte Herzpräparat kann z.B. im Zentralnervensystem Stellen reizen, die Übelkeit und Erbrechen auslösen). Solche nachteiligen, also nicht gewünschten Begleiterscheinungen bei der Arzneimitteltherapie werden als Neben-wirkungen bezeichnet. Die erwünschte Hauptwirkung und die unwillkommene Ne-benwirkung sind untrennbar miteinander verbunden. Sie liegen u.a. in den Eigen-schaften des Arzneistoffes begründet und sind dosisabhängig (Tab. 1). Neben leich-ten Nebenwirkungen (Magendrücken, vorübergehende Verstopfung, leichter Blut-

PHARMAKO-
KINETIK,
PHARMAKO-
DYNAMIK
UND NEBEN-
WIRKUNGEN

druckabfall u.a.) können bei manchen Arzneimitteln auch schwere, ja sogar lebensbedrohliche Nebenwirkungen auftreten, z.B. Gehörverlust, Schock, Kreislaufversagen, Atemstillstand.

Nebenwirkungen von Arzneimitteln liefern auch einen der Gründe dafür, daß ständig nach neuen Medikamenten weitergesucht wird, die die vorhandenen durch eine stärkere Hauptwirkung und/oder durch weniger oder leichtere Nebenwirkungen übertreffen sollen.

Tabelle 1: Faktoren, von denen Arzneimittelnebenwirkungen abhängig sind

- Einzeldosis (das Risiko steigt mit der Dosiserhöhung)
- Gesamtdosis = Behandlungsdauer (das Risiko nimmt mit der Länge der Anwendung zu)
- Alter, körperliche Verfassung und individuelle Empfindlichkeit des Patienten
- sonstige Erkrankungen des Patienten (z.B. Ausscheidungsstörungen bei Nierenschäden, Leberfunktionsstörungen)
- Anzahl der gleichzeitig verabreichten Arzneimittel (die Nebenwirkungen verschiedener Pharmaka können sich addieren)

Nebenwirkungen von Arzneimitteln können toxischer oder allergischer Art sein. Weiterhin können Arzneimittel zu einer Fruchtschädigung führen.

2.4.2.1 Toxische Nebenwirkungen

Toxische Nebenwirkungen sind streng arzneistoffspezifisch und dosisabhängig, d.h. bei entsprechend hoher Dosierung treten sie – im Gegensatz zu bestimmten allergischen Nebenwirkungen – bei jedem Menschen auf.

Beispiele:

- Die Antibiotikagruppe der Aminoglykoside ist bei der Behandlung schwerer bakterieller Infektionen in bestimmten Situationen nahezu unersetzlich. Die Anwendung hoher Dosen dieser Antibiotika über längeren Zeitraum verursacht einen irreparablen Gehörverlust.

- Krebstherapeutika (Zytostatika) können auch bislang gesunde Körperzellen schädigen oder langfristig sogar zu bösartigem Wachstum veranlassen, eine eigentlich paradoxe Wirkung.

2.4.2.2 Allergische Nebenwirkungen

Allergische Reaktionen auf Pharmaka sind nicht streng dosisabhängig und hängen u.a. von der Anwendungshäufigkeit und der Art der Anwendung (topisch oder systemisch) ab. Allergien treten grundsätzlich erst beim zweiten oder wiederholten Kontakt des Körpers mit einem Arzneimittel auf, also erst, nachdem durch einen symptomlos verlaufenden Erstkontakt mit diesem Stoff während einer Latenzzeit eine sogenannte *Sensibilisierung* stattgefunden hat.

Allergien beruhen auf Antigen-Antikörper-Reaktionen. Antigene, auch Allergene genannt, sind körperfremde Stoffe, z.B. Fremdeiweiß, Polysaccharide, Arzneimittel,

Bakterien, Viren, Nahrungs-, Waschmittel- und Kosmetikazusätze, Metalle, Tierhaare, Blütenstaub u.v.a.. Der Körper bildet gegen derartige Antigene ganz spezifische Antikörper. Diese Antikörper werden als Immunglobuline bezeichnet. Grundsätzlich sind Soforttyp-Allergien von solchen zu unterscheiden, die erst verzögert beginnen (Spätreaktionen).

PHARMAKO-
KINETIK,
PHARMAKO-
DYNAMIK
UND NEBEN-
WIRKUNGEN

Soforttyp-Allergie

Zu den Sofortreaktionen gehört die sogenannte Anaphylaxie. Sie wird hauptsächlich durch IgE-Antikörper vermittelt. Diese setzen hochaktive körpereigene Stoffe, wie z.B. Histamin und Bradykinin, frei, die ihrerseits typische anaphylaktische Schockreaktionen, beispielsweise massiven Blutdruckabfall und Atemnot provozieren. Während der anaphylaktische Schock die schwerste, unter Umständen lebensbedrohliche Verlaufsform einer Soforttyp-Allergie darstellt, gibt es auch eine Reihe milderer Verlaufsformen, z.B. Urticaria (Nesselsucht), Rhinitis, Konjunktivitis, »Herzklopfen« oder Asthmaanfälle. Bei einigen Menschen können z.B. Penicillinantibiotika alle Schweregrade von anaphylaktischen Reaktionen hervorrufen.

Spättyp-Allergie

Die allergischen Reaktionen vom Spättyp werden durch spezifisch veränderte (sensibilisierte) Lymphozyten ausgelöst. Diese sind erst nach Tagen, manchmal sogar erst nach Wochen voll ausgeprägt. Spätreaktionen äußern sich u.a. folgendermaßen:

– durch Hautreaktionen, dazu gehört z.B. die Tuberkulinreaktion (siehe Kapitel Antibakterielle Chemotherapeutika),

– durch Kontaktallergie, z.B. durch Nickel, Chromsalze, Färbemittel,

– durch Abstoßung von Transplantaten, wenn die sogenannten HLA-Antigene des Spenderorgans mit denen des Empfängers zu wenig verwandt sind.

2.4.3 Fruchtschädigung (teratogene, embryotoxische Wirkungen)

Zu den schwerwiegenden Nebenwirkungen von Arzneimitteln gehören auch deren Teratogenität (Mißbildungen auslösende Wirkung) und deren embryotoxische (den Embryo schädigende) Wirkung. Deshalb muß vor der Anwendung noch wenig bekannter Arzneimittel in der Schwangerschaft eine sorgfältige Risikoabwägung vorgenommen werden. Als Stoffe mit hohem teratogenen Potential gelten z. B. Zytostatika und Antiepileptika (Tab. 2).

Zahlreiche Arzneimittel, die durch die sogenannte Plazentaschranke in das fetale Blut gelangen, können auch in späteren Schwangerschaftsstadien noch Nebenwirkungen auslösen, z.B.:

– erhöhte Abort-/Fehlgeburtgefahr durch Abführmittel, Narkosemittel, sogenannte Mutterkornalkaloide,

– Zahnanomalien, Skelettschäden durch Tetracyclin-Antibiotika,

– Maskulinisierung weiblicher Feten durch männliche Sexualhormone (Androgene), durch Gestagene sowie durch Anabolika.

PHARMAKO-
KINETIK,
PHARMAKO-
DYNAMIK
UND NEBEN-
WIRKUNGEN

Tabelle 2: Auswahl von Stoffen mit teratogenen oder embryotoxischen Risiken während verschiedener Stadien der Schwangerschaft (meist 1. Trimenon)

Stoffgruppe bzw. Arzneistoff	Stoffgruppe bzw. Arzneistoff
ACE-Hemmer	Diuretika
Anabolika	Spironolacton
Antidiabetika	Thiazide
Biguanide	Gichtmittel
Sulfonylharnstoffe	Allopurinol
Antihypertonika	Colchicin
Calciumantagonisten	Hormone
Reserpin	Androgene
Antibiotika und synth. Antiinfektiosa	Gestagene
Aciclovir	Estrogene (hohe Dosierung)
Aminoglykoside	Glucocorticoide
Antimykotika (systemisch)	Laxantien (außer Quellstoffe und Lactulose)
Chinolone	Lipidsenker
Ethambutol	CSE-Hemmer
Ganciclovir	Molsidomin
Griseofulvin	Mutterkornalkaloide
Mefloquin	Prostaglandine
Rifampicin	Retinoide (systemisch)
Sulfonamide	Thyreostatika
Tetracycline	Vitamin A (hohe Dosierung)
Trimethoprim	Vitamin D (hohe Dosierung)
Vancomycin	ZNS-wirksame Verbindungen
Zidovudin	Opiat-Analgetika
Antikoagulantien (oral)	Barbiturate
Cumarin-Derivate	Lithiumsalze
Antirheumatika	Zytostatika
Chloroquin	
Indometacin	
Phenylbutazon	

Zur Verringerung des teratogenen und/oder embryotoxischen Risikos sollte während der Schwangerschaft folgendes bedacht werden:

– Arzneimittel sind während der gesamten Dauer der Schwangerschaft einer strengen Risiko-/Nutzenabschätzung zu unterziehen.

– Besonders in der Frühschwangerschaft (1. Trimenon) sollten Medikamente nur bei absolut vitaler Indikation verabreicht werden.

– Neu auf den Markt gekommene Präparate sollten wegen der fehlenden Langzeiterfahrung vermieden und nach Möglichkeit durch altbewährte Mittel ersetzt werden.

2.4.4 Arzneimittelabhängigkeit

Auch die Entstehung einer psychischen und oft auch physischen Abhängigkeit bei mißbräuchlichem Dauergebrauch bestimmter Arzneimittel muß als Nebenwirkung von Pharmaka angesehen werden:

Die Weltgesundheitsorganisation (World Health Organization = WHO) faßt unter dem Begriff »drug dependence« (Arzneimittel- bzw. Drogenabhängigkeit) verschiedene Formen und Ausprägungen des Arzneimittelmißbrauchs zusammen: Arzneimittel werden mißbräuchlich eingenommen, um deren psychische Effekte zu erleben oder um die unangenehmen Effekte ihres Fehlens (Entzugserscheinungen) zu vermeiden. PHARMAKO-KINETIK, PHARMAKO-DYNAMIK UND NEBEN-WIRKUNGEN

Am Anfang der Arzneimittelabhängigkeit steht die *Gewöhnung* oder *Toleranzentwicklung*. In diesem Abhängigkeitsstadium muß wegen der häufigen vorausgegangenen Zufuhr die Dosis des Pharmakons bereits laufend erhöht werden, um noch dieselben beabsichtigten Pharmakoneffekte zu erreichen.

Dieser Abhängigkeitsgrad geht fließend in die *Gewohnheitsbildung* über. Sie ist gekennzeichnet durch das Verlangen nach regelmäßiger Einnahme, um dadurch in einen euphorischen Zustand, – gleichzusetzen mit psychischer Abhängigkeit – zu kommen. Da beim Absetzen des Medikaments noch keine Entzugserscheinungen auftreten, ist noch keine körperliche (physische) Abhängigkeit gegeben. Das Endstadium des Arzneimittelmißbrauchs ist die *Sucht*. Sie ist definiert durch einen Zustand periodischer oder chronischer Vergiftung durch ein Pharmakon, die sich nicht nur für den/die Süchtige(n) nachteilig auswirkt, sondern auch für das soziale Umfeld.

Zum Wesen der Sucht gehören:

- der Zwang, die Einnahme des Mittels fortzusetzen und es sich unter allen Umständen – auch um den Preis krimineller Handlungen – zu beschaffen,
- die Tendenz zur Dosissteigerung bis zu Tagesmengen, die für Nichtsüchtige absolut tödlich wären,
- die psychische und meist auch physische Abhängigkeit von der Wirkung des Mittels. Das Absetzen der Substanz führt beim Süchtigen zu unangenehmen Entzugssymptomen, wie z.B. Zittern, Schweißausbrüche, Kreislaufkollaps.

Zu den Substanzgruppen, die eine Arzneimittelabhängigkeit nach sich ziehen, gehören z.B. Barbiturate, Psychostimulantien (»Weckamine«), gewisse Benzodiazepine, stark wirksame Schmerzmittel (Opiat-Analgetika), Cocain (psychische Abhängigkeit) und andere Drogen.

Fragen zur Lernkontrolle

1. Grenzen Sie die Begriffe Pharmakologie, Pharmakokinetik und Pharmakodynamik durch Definitionen gegeneinander ab!
2. Durch welche pharmakokinetischen Prozesse wird ein Arzneistoff verändert?
3. Welche Bedeutung hat die Plasmaeiweißbindung für den Arzneistoff?
   - Welche Auswirkung hat eine hohe Plasmaeiweißbindung bei der gleichzeitigen Einnahme von anderen Arzneimitteln?
4. Definieren Sie »Therapeutische Breite«!
   - Welche Bedeutung spielt die therapeutische Breite für die Dosierung eines Arzneimittels?
5. Was verstehen Sie unter einem »Enterohepatischen Kreislauf«?
   - Welche Auswirkungen hat er auf Wirkungsdauer und Nebenwirkungen?

PHARMAKO-
KINETIK,
PHARMAKO-
DYNAMIK
UND NEBEN-
WIRKUNGEN

6. Was verstehen Sie unter »First-pass-Effekt«?
   – Wie wirkt sich der First-pass-Effekt auf die Konzentration des Arzneistoffes am Wirkort aus?
7. Erklären Sie die Begriffe Synergismus und Antagonismus!
8. Von welchen Faktoren sind Arzneimittelnebenwirkungen abhängig?
9. Grenzen Sie die Begriffe Gewöhnung, Gewohnheitsbildung und Sucht durch Definitionen gegeneinander ab!

Wechselwirkungen und Unverträglichkeiten von Arzneimitteln

E. Strehl

1. Wechselwirkungen

Von Wechselwirkungen (Interaktionen) zwischen Arzneimitteln spricht man, wenn zwei oder mehr zeitgleich oder zeitnah verabreichte Arzneistoffe sich gegenseitig in ihrer Wirkung beeinflussen. Die Wirkung eines oder mehrerer Pharmaka kann dabei entweder abgeschwächt oder aufgehoben (z.B. bei der Gabe von Gegenmitteln = Antidota) oder sogar bis zur Vergiftung (Intoxikation) verstärkt werden. Interaktionen können entweder den Weg von Arzneimitteln durch den Organismus und/oder die Wirkstärke der verschiedenen Pharmaka beeinflussen. Im ersteren Fall handelt es sich um pharmakokinetische, im letzteren Fall um pharmakodynamische Wechselwirkungen (Tab. 1).

Tabelle 1: Einteilung von Arzneimittelinteraktionen

pharmakokinetische Arzneimittelinteraktionen	pharmakodynamische Arzneimittelinteraktionen
Sie betreffen: • Resorption • Verteilung • Verstoffwechselung beruhend auf: Enzyminduktion oder Enzyminhibition • Ausscheidung	Sie treten zutage als: • Synergismus • Antagonismus

1.1 Pharmakokinetische Wechselwirkungen

Derartige Wechselwirkungen zwischen Arzneimitteln treten auf, wenn einer der interagierenden Arzneistoffe die pharmakokinetischen Prozesse der Resorption, Verteilung, Metabolisierung und/oder Elimination von anderen Arzneistoffen verändert.

1.1.1 Wechselwirkungen bei der Arzneistoffresorption

Die Resorption eines Arzneistoffes kann durch einen zweiten Arzneistoff sowohl in der Geschwindigkeit als auch im Ausmaß verstärkt oder vermindert werden.

Beispiele für ein vermindertes Ausmaß einer Arzneimittelresorption:

Mehrwertige Ionen, wie Calcium, Magnesium, Aluminium, enthalten z.B. in Antacida (säurebindende Magenpräparate, z.B. gegen Sodbrennen) oder wie Calcium in

WECHSEL-
WIRKUNGEN
UND UNVER-
TRÄGLICH-
KEITEN VON
ARZNEI-
MITTELN

Milch und Käse, können im Magen-Darm-Trakt mit noch nicht resorbierten Tetracyclin-Antibiotika, z.B. Doxycyclin (Vibramycin®❖), schwerlösliche, nicht resorbierbare Komplexe bilden. Auch Eisen- und Wismutpräparate können auf diese Weise die Resorption von Arzneimitteln in unterschiedlichem Ausmaß beeinträchtigen. Ebenso können Medizinalkohle oder Kaoprompt®H, die beide bei Durchfall eingesetzt werden, gleichzeitig verabreichte Arzneimittel, z.B. Digimerck®❖, binden und damit überhaupt nicht oder nicht ausreichend zur Wirkung kommen lassen.

Beispiele für eine verminderte Resorptionsgeschwindigkeit von Arzneimitteln:

Der gewünschte Therapieerfolg bleibt auch aus, wenn bestimmte Arzneimittel wie das Schilddrüsenpräparat Euthyrox®❖ oder einige Antibiotika wie Isocillin®❖, Megacillin®❖ zusammen mit Nahrung eingenommen werden. Die Wirkstoffe werden dann zeitlich verzögert und oft auch ungenügend resorbiert.

Beispiele für eine verbesserte Resorption von Arzneimitteln:

Umgekehrt können gleichzeitig eingenommene Nahrungsbestandteile, beispielsweise fetthaltige, die Resorption bestimmter Arzneimittel (sogenannter »lipophiler«), z.B. die des Antibiotikums Erythrocin®❖ auch verbessern. Der Einnahmezeitpunkt in Relation zu einer Mahlzeit muß daher genau beachtet werden (Packungsbeilage aufmerksam lesen!).

1.1.2 Wechselwirkungen bei der Arzneistoffverteilung

Manche Arzneistoffe werden bei der Verteilung im Organismus an Eiweißstoffe des Blutes (Plasmaproteine) gebunden. Wird gleichzeitig ein zweiter Arzneistoff verabreicht, der ebenfalls eine (sehr) hohe Plasmaproteinbindung (> 90 %) aufweist, verdrängt dieser den zuerst gebundenen Wirkstoff aus dessen Eiweißbindung und erhöht dadurch den nicht gebundenen Anteil dieses Wirkstoffes im Blut und sekundär auch im Gewebe. Dies hat eine stärkere Wirkung des verdrängten Pharmakons zur Folge.

Beispiel:
Acetylsalicylsäure (ASS, Aspirin®) hat eine sehr hohe Plasmaeiweißbindung und kann deshalb eine derartige Wechselwirkung, also Wirkungsänderungen anderer Arzneistoffe auslösen. So kann die gleichzeitige Einnahme von Acetylsalicylsäure und einem oralen Antidiabetikum der Sulfonamidreihe wie z.B. Rastinon®❖, Euglucon®❖, Glutril®❖ zu einer Hypoglykämie dadurch führen, daß diese Substanzen durch ASS aus der Plasmaeiweißbindung verdrängt werden und dadurch ihr freier, also direkt wirksamer Wirkstoffspiegel ansteigt.

1.1.3 Wechselwirkungen bei der Metabolisierung infolge Enzyminduktion und Enzymhemmung

Enzyminduktion

Verschiedene Arzneimittel können eine Vermehrung von abbauenden Enzymen in der Leber veranlassen und so ihren eigenen Abbau und den anderer Stoffe beschleunigen. Man bezeichnet dies als Enzyminduktion. Die Folge davon ist, daß sowohl die eigene Wirkstärke und Wirkdauer des Arzneimittels als auch die vieler Begleitmedikamente vermindert wird.

Beispiele:

Luminal®❖ (Wirkstoff: Phenobarbital; gegen epileptische Anfälle) oder Rifa®❖ (Wirkstoff: Rifampicin; zur Therapie der Tuberkulose) beschleunigen z.B. den Abbau von Ovulationshemmern (»Pille«): Das Risiko einer unerwünschten Schwangerschaft steigt dadurch an; beide Stoffe beschleunigen aber auch den Abbau von Marcumar®❖, so daß über eine verstärkte Gerinnungsneigung z.B. ein erneuter Herzinfarkt ausgelöst werden kann. Auch die enzyminduzierende Wirkung von Alkohol bei chronischer Einnahme kann die Inaktivierung von Arzneimitteln, z.B. Zentropil®❖, INH®❖, beschleunigen.

WECHSEL-
WIRKUNGEN
UND UNVER-
TRÄGLICH-
KEITEN VON
ARZNEI-
MITTELN

Enzyminhibition

Manche Arzneimittel werden wegen ihrer strukturellen Ähnlichkeit von demselben Enzym abgebaut. Die Enzymkapazität ist aber begrenzt; deshalb kann einer der Arzneistoffe nach zeitnaher Applikation von anderen ähnlichen Wirkstoffen nicht mehr abgebaut werden, weil er durch einen anderen kompetitiv vom Enzym ferngehalten wird. Man bezeichnet dies als Enzyminhibition. Die Folge davon ist, daß der Arzneistoff sich im Blut anreichert und gravierende Nebenwirkungen hervorrufen kann.

Beispiele:

Marcumar®❖ hemmt den Abbau des Antiepileptikums Zentropil®❖, so daß davon toxische Konzentrationen entstehen können. Symptome wie innere Unruhe, Sehstörungen, Schwindel treten auf. Bei gleichzeitiger Einnahme von Diazepam-Präparaten (z.B. Valium®❖) und Cimetidin (Tagamet®❖) ist mit einer verlängerten und – bei Mehrfacheinnahme – auch verstärkten Wirkung von Diazepam zu rechnen (Müdigkeit, Verkehrsuntüchtigkeit).

Einer Enzymhemmung kommt es ebenfalls gleich, wenn ein Arzneistoff die Synthese von metabolisierenden Enzymen blockiert oder diese Enzyme verstärkt abbaut. Dadurch wird die Metabolisierung eines Zweitpharmakons verzögert und somit seine Wirkung verlängert. Auf diese Weise kann das Antibiotikum Chloramphenicol (Paraxin®❖) die Wirkung des Antiepileptikums Phenytoin (Zentropil®❖) steigern; Schwindel, Ataxie (Störung der Bewegungskoordination) und Übelkeit sind die Folgen.

1.1.4 Wechselwirkungen bei der Ausscheidung

Die meisten Arzneistoffe werden über die Niere (renal) ausgeschieden. Dabei können sich Arzneistoffe in ihrer Ausscheidung gegenseitig behindern, so daß einer der gleichzeitig verabreichten Wirkstoffe, statt in den Harn zu gelangen, noch länger im Blut zurückgehalten wird und deshalb eine verstärkte Wirkung bzw. Nebenwirkungen zeigt.

Beispiel:

Durch die Einnahme der Chinolone (»Gyrasehemmer«) Ciprofloxacin (Ciprobay®❖) oder Enoxacin (Gyramid®❖) wird der enzymatische Abbau und damit die Elimination von Theophyllin-Präparaten (z.B. Euphyllin®❖) gehemmt, d.h. der Theophyllin-Spiegel steigt und theophyllinbedingte Nebenwirkungen wie Übelkeit und Herzjagen treten auf.

WECHSEL-
WIRKUNGEN
UND UNVER-
TRÄGLICH-
KEITEN VON
ARZNEI-
MITTELN

1.2 Pharmakodynamische Wechselwirkungen

Pharmakodynamische Interaktionen treten in Erscheinung, wenn bei der gleichzeitigen Anwendung verschiedener Arzneimittel sich die Wirkung eines Arzneistoffes durch die gleichsinnige Wirkung eines oder mehrerer weiterer Arzneistoffe verstärkt (Synergismus) oder durch eine gegenläufige Wirkungsweise abschwächt bzw. gänzlich verliert (Antagonismus).

Beispiele für einen Synergismus:

– Therapeutisch wird der Synergismus von Codein, das im ZNS Schmerzen hemmt, mit peripher angreifenden Analgetika, z.B. Acetylsalicylsäure in Kombinationspräparaten ausgenutzt, z.B. Combaren®❖, Dolomo®❖, Gelonida NA®❖, Lonarid®❖, Nedolon P®❖.

– Patienten, die an hohem Blutdruck leiden, stehen unter einer Dauertherapie mit Antihypertonika (blutdrucksenkende Arzneimittel). Die zusätzliche Gabe von Psychopharmaka, z.B. Valium®❖ kann den Blutdruck in unerwünschter Weise noch weiter senken.

– In dem häufig verwendeten Chemotherapeutikum Cotrimoxazol (Bactrim®❖, Eusaprim®❖) sind die beiden antibakteriellen Wirkstoffe Sulfamethoxazol und Trimethoprim enthalten. Während die Einzelsubstanzen Bakterien nur im Wachstum hemmen, tötet die Kombination beider Stoffe die Erreger sogar ab.

– Patienten unter Behandlung mit Herzglykosiden reagieren empfindlich auf die gleichzeitige Zufuhr von Calciumsalzen; es treten Anzeichen einer Digitalisvergiftung auf. Der Synergismus tritt also als Toxizitätssteigerung zutage.

Beispiele für einen Antagonismus:

– Die Wirkung der Muskelrelaxantien Pancuronium®❖, Norcuron®❖, Alloferin®❖ u.a. kann beispielsweise durch die Gabe von Prostigmin®❖ aufgehoben werden.

– Die narkotische Wirkung von Dormicum®❖ und anderer Benzodiazepine kann binnen Minuten durch den Antagonisten (Gegenspieler) Anexate®❖ wieder beendet werden.

1.3 Wechselwirkungen zwischen Arzneistoffen und Nahrungsmitteln

Es gibt vielfältige Einflüsse von Nahrungsmitteln auf die Wirksamkeit von Arzneimitteln, die hier nicht näher behandelt werden können. Wichtig ist es jedoch, beim Studium der Packungsbeilage darauf zu achten, ob ein Arzneimittel ausdrücklich vor, zu oder nach einer Mahlzeit einzunehmen ist. Dadurch lassen sich zumindest gravierende unvorhersehbare Änderungen in der Wirksamkeit verhindern (siehe 1.1.1).

2. Inkompatibilität (Unverträglichkeit) von Arzneistoffen untereinander vor der Anwendung

Eine *Inkompatibilität* zwischen Arzneimitteln tritt durch physikalisch-chemische Reaktionen zutage, die die Pharmaka teilweise oder ganz unwirksam werden lassen. Solche Inkompatibilitätsreaktionen laufen bereits vor der Anwendung der Pharmaka am Patienten, also noch außerhalb des Körpers ab, beispielsweise bei der Vorbereitung zur Anwendung durch Zumischen bzw. Zuspritzen von Ampulleninhalten zu einer Infusion. *Wechselwirkungen* (Interaktionen) treten dagegen erst nach der Applikation, also im Organismus auf. Eine Inkompatibilität kann also als eine extrakorporale (in vitro) Interaktion aufgefaßt werden.

2.1 Arten von Inkompatibilitäten vor der Anwendung

Hinsichtlich der Wahrnehmbarkeit sind folgende Inkompatibilitäten unterscheidbar:

– sichtbare (manifeste):
  Verfärbungen, Ausfällungen, Trübungen etc.,

– versteckte (larvierte):
  Neue (unbekannte) Reaktionsprodukte entstehen, die mit bloßem Auge nicht sichtbar, sondern nur mit speziellen empfindlichen Analysengeräten nachweisbar sind.

2.1.1 Chemisch-physikalische Inkompatibilitäten

Sie sind an einer Ausflockung, Trübung, Verfärbung oder Kristallbildung erkennbar. Die Ursachen liegen z.B. in einer Salzbildung aus den zusammengemischten Arzneistoffen oder zu starken pH-Veränderungen (pH = Maß für die saure bzw. basische Reaktion einer Lösung) in der Infusionsflasche.

2.1.2 Durch Licht (rein physikalische) hervorgerufene Veränderungen

– Thioctacid® (Alpha-Liponsäure) bleibt nur unter Lichtausschluß über sechs Stunden in physiologischer Kochsalzlösung stabil; Licht zersetzt den Wirkstoff vorzeitig.

– Adalat®❖ pro infusione (Wirkstoff: Nifedipin) ist bei Tageslicht maximal eine Stunde haltbar und sollte daher auch während der Infusionszeit vor Licht geschützt werden, lichtundurchlässige Infusionssysteme verwenden bzw. lichtdicht mit Alufolie einpacken.

2.2 Sonstige zur Wirkminderung von Arzneistoffen führende Einflüsse und Reaktionen

2.2.1 Zeitabhängige Instabilität von Pharmaka

Ist die Einlaufzeit einer Infusion sehr lang, kann sich der Wirkstoff zersetzen, z.B. ist das Antibiotikum Bactrim®❖ nur eine Stunde lang in Jonosteril® stabil. Diese Zeitspannen müssen also bei der Infusionsgeschwindigkeit berücksichtigt werden.

WECHSEL-
WIRKUNGEN
UND UNVER-
TRÄGLICH-
KEITEN VON
ARZNEI-
MITTELN

2.2.2 Adsorption von Wirkstoffen an Behälter- und Schlauchmaterial

Insulin wird von Glas, Polyethylen und PVC adsorbiert. Es ist daher ratsam, Insulin nur kleinen Infusionsvolumina zuzusetzen bzw. noch besser mittels Spritzen oder mit einem Perfusor nur durch möglichst kurze Infusionsschläuche zu applizieren, um Adsorptionsverluste auf diese Weise gering zu halten. Durch Zusatz von Human-albumin ließen sich Adsorptionsverluste von Insulin verringern, allerdings um den hohen Preis des teuren Albumins.

Tabelle 2: Ursachen einer Inaktivierung von gelösten Arzneistoffen

- Chemisch-physikalische Inkompatibilität mit anderen Wirkstoffen nach Vermischung in ein und derselben Lösung
- physikalische Einflüsse: Lichteinwirkung auf photolabile Stoffe
- zeitabhängige Instabilität von Stoffen nach Auflösung
- Adsorption an Behälter- bzw. Zuleitungsmaterialien

2.2.3 Für Zumischungen ungeeignete Infusionen

Infusionslösungen, denen grundsätzlich keine weiteren Arzneistoffe aus Ampullen zugemischt werden sollten, sind Fettemulsionen wie z.B. Lipofundin®, Intralipid® (Ausnahme: fettlösliche Vitamine), hochkonzentrierte Zuckerlösungen, Vitamin-lösungen, Aminosäureinfusionslösungen (Aminofusin®, Aminoplasmal® u.a.), Kon-zentratlösungen zur Osmotherapie (z.B. Mannitol-Lösungen = Osmosteril®, Osmo-fundin®) sowie Konzentratlösungen zur Korrektur des Säure-Basen-Haushaltes.

Grundsätzlich können Arzneistoffe am unbedenklichsten einer 5prozentigen Glucoselösung oder einer 0,9prozentigen Kochsalzlösung zugemischt werden (auf jeden Fall aber Packungsbeilage lesen!).

Vorgehensweise bei der Anfertigung einer Mischinfusion zur Vermeidung von Inkompatibilitäten:

- die Packungsbeilage genau lesen,
- bei Unklarheiten, ob ein Arzneistoff einer bestimmten Infusion zugemischt werden darf, den Apotheker fragen,
- beim Zumischen auf Trübung, Ausflockungen, Farbveränderungen, Gasbil-dung, Wärmeentwicklung, Abkühlung achten,
- wegen der schlechten Transparenz von Kunststofffflaschen sollten Mischinfu-sionen nur in Glasflaschen angesetzt werden,
- nur Infusionslösungen verwenden, die zum Zumischen geeignet sind (z.B. physiologische Kochsalz-, Ringer-, Glucose 5%-Lösungen),
- aseptisch arbeiten,
- die Infusionslösung nach Zuspritzen gut durchmischen,
- die Mischinfusion möglichst umgehend applizieren (keinesfalls auf Vorrat zu-bereiten; das ist durch das Arzneimittelgesetz ohnehin verboten!),
- zugemischte Medikamente müssen unbedingt nach Art und Menge unter An-gabe der Misch- und Einlaufzeit auf der Flasche vermerkt werden.

Fragen zur Lernkontrolle

1. Was verstehen Sie unter Wechselwirkungen?
   – Was verstehen Sie unter Inkompatibilitäten?
2. Nennen Sie drei bis vier Beispiele zu pharmakokinetisch bedingten Wechselwirkungen!
3. Nennen Sie drei bis vier Beispiele zu pharmakodynamisch bedingten Wechselwirkungen!
4. Nennen Sie je eine Wechselwirkung, die beruht auf Enzyminduktion bzw. auf Enzyminhibition!
5. Nennen Sie ein Beispiel, in dem der Synergismus zwischen verschiedenen Arzneimitteln therapeutisch ausgenutzt wird!
6. Welche zwei Typen von Inkompatibilitäten werden grundsätzlich unterschieden?
7. Welche Infusionslösungen sind generell am ehesten zum Zuspritzen von Arzneimitteln geeignet?

SPEZIELLE ARZNEIMITTELLEHRE

Das Gehirn

S. Bornhöft

1. Einführung

Das Gehirn, auch Encephalon oder Cerebrum genannt, bildet zusammen mit dem Rückenmark das Zentrale Nervensystem (ZNS). Es gilt als wichtigstes Schalt- und Steuerzentrum des Körpers. Verschiedenartigste Reize der Umwelt werden hier aufgenommen, verarbeitet, bewertet und beantwortet. Zudem werden Organfunktionen überwacht und koordiniert. Das Gehirn liegt geschützt unter der knöchernen Schädeldecke in der Schädelhöhle und wiegt im Mittel ca. 1330 g.

An seiner Oberfläche befinden sich die Meningen (Hirnhäute): Der Liquorraum zwischen den Meningen ist mit der Gehirn-Rückenmarksflüssigkeit gefüllt. Diese besteht größtenteils aus Wasser mit Spuren von Eiweiß, Zucker und wenigen Leukozyten. Druck von außen auf das Gehirn wird durch diese Flüssigkeit abgefangen. Die Halsschlagader und die Wirbelsäulenschlagader, die sich an der Gehirnbasis vereinigen, sorgen für die Blutversorgung. Die Blut-Hirn-Schranke bzw. die Blut-Liquor-Schranke bilden Barrieren für Stoffe aus den Blutgefäßen in das Gehirn und Rückenmark.

Man spricht von Liquorgängigkeit bei Substanzen, die in der Lage sind, in das Gehirn zu passieren. Dies betrifft z.B. Nährstoffe, wie Glucose, Aminosäuren und auch bestimmte Medikamente. In der Regel benötigt das Molekül lipophile Eigenschaften, um in das Gehirn zu penetrieren.

Energieträger für das Gehirn ist die Glucose, die aerob und anaerob verwertet wird. Das Gehirn benötigt eine gute Durchblutung, damit eine gute Sauerstoff- und Nährstoffversorgung garantiert ist, da es über keine Energiespeicher verfügt.

2. Anatomie des Gehirns

Das Gehirn wird in verschiedene Abschnitte untergliedert:

- Großhirn (Endhirn oder Telecephalon),
- Zwischenhirn (Diencephalon),
- Mittelhirn (Mesencephalon),
- Kleinhirn (Cerebellum),
- Brücke (Pons),
- Nachhirn (verlängertes Mark oder Medulla oblongata).

DAS GEHIRN

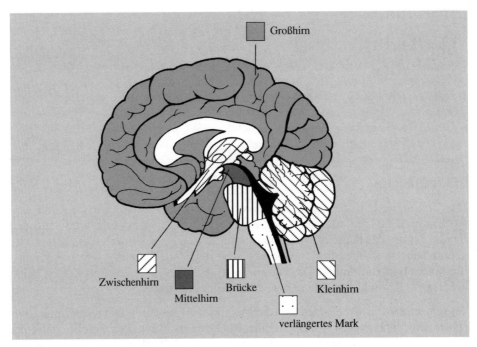

Abb. 1: Schematische Darstellung des Gehirns

2.1 Großhirn

Das Großhirn hat im Laufe der Evolution des Menschen an Größe und Leistungsfähigkeit sehr zugenommen und nimmt den größten Raum im Gehirn ein.

Es untergliedert sich in die zwei Großhirn-Hemisphären (Hirnhälften), die über den
sogenannten Balken miteinander in Verbindung stehen. Die Oberfläche der Hirnhälften ist durch Falten mit Windungen und Furchen vergrößert. Den daraus entstehenden Rindenfeldern lassen sich bestimmte Funktionen zuordnen: Motorische Zentren sind für die Willkürmotorik verantwortlich. Sensorische Rindenfelder mit Seh-
zentrum, Hörzentrum, Zentren für Schmerzempfinden, Sprachzentren usw. befinden
sich ebenfalls in bestimmten Feldern. Bewußtsein, Wille, Lernfähigkeit, Gedächtnis
und Intelligenz sind im Großhirn lokalisiert.

Wie ein Saum (Limbus) umgibt ein weiterer Gehirnabschnitt, der aus dem Endhirn
entwickelt wurde, den Balken, verlängertes Mark und Mittelhirn und wird daher als
limbisches System bezeichnet. Es ist für eine gefühlsmäßige Bewertung von Informationen zuständig. Gefühle wie Freude, Glück, Angst, Wut, Zorn und Unlust entstehen hier. Auch das vegetative Nervensystem mit den inneren Organen kann vom
limbischen System beeinflußt werden. Bei Überbelastung durch Reizüberflutung
kann es zu Fehlsteuerungen mit psychischen Reaktionen wie Depressionen, Angst,
Antriebslosigkeit oder Wutausbrüchen sowie Erkrankungen der inneren Organe
kommen.

2.2 Zwischenhirn

Zum Zwischenhirn gehören Thalamus, Hypothalamus und Hypophyse.

Der Thalamus beinhaltet eine große Nervenzellansammlung, die als Hauptsammel- und Umschaltstelle fast aller zur Großhirnrinde von Sinnesorganen führender Nerven gilt. Riech-, Tast-, Temperatur-, Schmerzempfinden sowie Seh- und Gehörfunktion als auch Tiefensensibilität müssen diese Schaltstelle zur Großhirnrinde passieren, wobei unwesentliche Informationen abfiltriert werden. Der Thalamus wird deshalb auch oft »Tür zum Bewußtsein« genannt. Weiterhin werden von der Großhirnrinde Impulse zu den motorischen Zentren geleitet und Informationen zwischen Hirnabschnitten vermittelt.

Der Hypothalamus ist das Steuerzentrum vegetativer Zentren. Blutdruck, Atmung, Temperatur und endokrine Funktionen werden durch den Hypothalamus geregelt. Es ist die übergeordnete Leitstelle für Hormone. Verschiedene Releasing-Hormone werden hier gebildet. Auch auf die Verdauung kann der Hypothalamus Einfluß nehmen.

Die Hypophyse (Hirnanhangsdrüse) ist dem Hypothalamus unterstellt. Sie besteht aus zwei Hauptteilen, dem Hypophysenvorderlappen und dem Hypophysenhinterlappen. Sie ist die wichtigste Hormondrüse des Menschen.

2.3 Mittelhirn

Das Mittelhirn schließt sich an das Zwischenhirn an und stellt ebenfalls eine Umschaltstelle für Nervenbahnen dar.

2.4 Kleinhirn, Brücke, verlängertes Mark und Formatio reticularis

Wie das Großhirn ist auch das Kleinhirn aus zwei Hemisphären aufgebaut. Seine Aufgaben sind die Koordination von Bewegungsabläufen, Raumorientierung und die Regulierung des Muskeltonus und des Gleichgewichts. Es ist deshalb mit sensiblen und motorischen Nervenbahnen verbunden.

Die Brücke leitet motorische Bewegungsimpulse von der Großhirnrinde zum Kleinhirn.

Das verlängerte Mark verbindet Rückenmark und Brücke. Zentren mit lebenswichtigen Schutzfunktionen sind hier lokalisiert: Brechzentrum, Hustenreflexzentrum, Kaureflexzentrum, Schluckreflexzentrum, Lidschlagreflexzentrum, Atemzentrum und Vasomotorenzentrum.

Ebenfalls im Stammhirn befindet sich als dichtes Nervengeflecht die Formatio reticularis. Diese Region steuert den Schlaf-Wach-Rhythmus, das Bewußtsein sowie Aufmerksamkeit, den Muskeltonus und ist an endokrinen und vegetativen Funktionen beteiligt.

Analgetika

S. Bornhöft

Analgetika sind Substanzen, die in therapeutischer Dosierung zu einer Verringerung oder Unterdrückung des Schmerzempfindens führen, ohne dabei narkotisierend zu wirken.

1. (Patho-)physiologische Grundlagen der Schmerzauslösung, Schmerzleitung und Schmerzempfindung

Schmerz ist ein unangenehmes, aber lebenswichtiges Warnsignal für den Körper. Er tritt auf, wenn ein Organ geschädigt ist. Als Symptom hilft er, Krankheiten zu lokalisieren, z.B. bei einer Lungenembolie, durch plötzlich auftretende Brustschmerzen, bei Angina pectoris durch anfallsartige Schmerzen im Oberbauchbereich und Brustbein, in den linken Arm ausstrahlend, bei einer Nebenhöhlenentzündung durch in der Stirn auftretenden Schmerz.

Bei der Schmerzentstehung werden durch mechanische, thermische, chemische oder elektrische Reize Schwellenwerte (Schmerzschwellen) erreicht. Es kommt zur Freisetzung bestimmter Schmerzstoffe. Diese führen zu einer Gewebeschädigung und lokale Schmerzrezeptoren werden aktiviert. Zu den Schmerzstoffen zählen:

- Gewebshormone wie Histamin, Bradykinin und Prostaglandine,
- Wasserstoff-Ionen (pH-Wert-Erniedrigung),
- K^+-Ionen (Anstieg im Interstitium),
- Überträgerstoffe wie Serotonin und Acetylcholin.

Schmerzrezeptoren, auch Nozizeptoren genannt, sind freie Nervenendigungen, die sich sowohl in der Haut, in tiefergelegenem Gewebe, wie Bindegewebe, Knochenhaut, sowie in den Eingeweiden befinden. Deshalb spricht man auch von Oberflächen-, Tiefen- und Eingeweideschmerzen. Die Schmerzreize werden zum Rückenmark fortgeleitet. Hier werden erste Schmerzreflexe wie Flucht- oder Abwehrreaktionen, z.B. das Wegziehen der Hand bei Berührung heißer Gegenstände, ausgelöst. Außerdem wird der Schmerzimpuls über bestimmte Nervenfasern zum ZNS weitergeleitet. Vegetative Reaktionen wie Blutdruckabfall und Schweißausbrüche werden in Bereichen der Formatio reticularis ausgelöst. Je nachdem, über welche Bahnen der Schmerz weitergeleitet wird, wird er vom Thalamus, der Hauptumschaltstelle, erkannt und bewertet. Nervenfasern führen von hier weiter zum limbischen System, wo eine individuelle emotionale Verarbeitung stattfindet. Im Cortex (Großhirnrinde) wird der Schmerz bewußt wahrgenommen und zusammen mit dem Kleinhirn finden kooridinierte Abwehrreaktionen statt (Abb. 1).

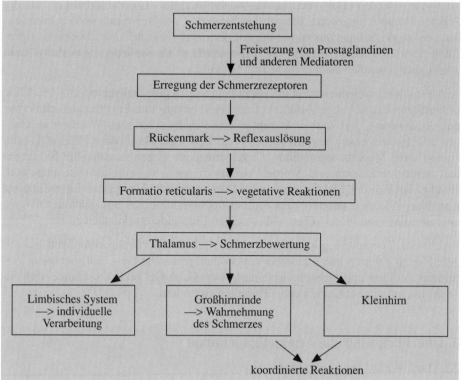

Abb. 1: Schmerzverarbeitung im Organismus

Unser Körper ist selbst in der Lage, durch körpereigene Poly- und Oligopeptide, Endorphine genannt, Schmerzen zu unterdrücken. Sie sorgen dafür, daß der Organismus nach bestimmten Ereignissen noch handlungsfähig bleibt, so z.B. nach Verletzung bei einem Verkehrsunfall. Therapeutisch können sie jedoch nicht eingesetzt werden, da sie als Peptide schnell abgebaut werden. Außerdem können sie die Blut-Hirn-Schranke nicht passieren.

2. Arzneimittel zur Behandlung von Schmerzzuständen

In der Schmerzbehandlung kommen verschiedene Medikamente zum Einsatz. In erster Linie sind die Analgetika (Schmerzmittel) zu nennen, die in diesem Kapitel näher dargestellt werden sollen. Sie werden nach ihrer Wirkstärke und ihrem Wirkungsmechanismus in zwei Gruppen eingeteilt:

– Stark wirksame Analgetika mit überwiegend zentralem Angriff, auch Opiate, Opioide oder Hypnoanalgetika genannt.

– Schwach bis mittelstark wirksame Analgetika mit vorwiegend peripherem Angriff (außerhalb des ZNS), zusätzlich fiebersenkenden (antipyretischen), zum Teil entzündungshemmenden (antiphlogistischen) und antirheumatischen Eigenschaften.

ANALGETIKA Weiterhin werden Lokalanästhetika (siehe Kapitel Lokalanästhetika) in der Schmerztherapie eingesetzt. Sie werden bevorzugt bei Nervenschmerzen angewendet, um lokale Schmerzen zu beseitigen, ohne das Bewußtsein zu beeinträchtigen. Auch Narkotika haben analgetische Eigenschaften. Da sie jedoch das Bewußtsein ausschalten, kommen sie hier nicht zum Einsatz.

Außer mit Medikamenten kann man Schmerzen auch physikalisch bekämpfen. Kälte in Form von Eispackungen/-Beuteln findet bei Nerven- und Entzündungsschmerzen ihre Anwendung. Bei starken krampfartigen Beschwerden sind Wärmeanwendungen z.B. mittels einer Wärmflasche vorzuziehen. Die Akupunktur ist eine aus der chinesischen Medizin stammende Therapiemethode gegen funktionelle Störungen und Schmerzerkrankungen. Werden zusätzlich noch Stromfrequenzen eingesetzt, spricht man von der Elektroakupunktur. Durch gezielte chirurgische Eingriffe kann man Nervenbahnen durchtrennen und so Schmerzleitungen ausschalten. Oft geht dies allerdings mit motorischen und sensiblen Empfindungseinbußen einher.

Psychische Therapiemöglichkeiten können auch Schmerzwahrnehmungen beseitigen. Hierzu gehören unter anderem psychotherapeutische Gesprächstherapien, Autogenes Training und Muskelentspannungstechniken. Oft genügen schon einfühlende Worte, um die Schmerzen eines Patienten zu lindern.

3. Überblick über die Analgetikagruppen

3.1 Stark wirksame Analgetika

Zu den stark wirksamen Analgetika zählen Morphin und seine Abkömmlinge.

3.2 Schwach bis mittelstark wirksame Analgetika

Nach ihrer chemischen Struktur teilt man die schwachen bis mittelstarken Analgetika in vier Gruppen ein, die sowohl als Mono- als auch als Kombinationspräparate im Handel sind:

– Salicylsäurederivate,
– Pyrazolonderivate,
– p-Aminophenolderivate,
– Arylpropionsäure- und Arylessigsäurederivate.

4. Einzeldarstellung der Analgetikagruppen

4.1 Stark wirksame Analgetika »Opiate«

Die stark wirkenden Analgetika entfalten ihre Wirkung über die zentralen Opiatrezeptoren, an denen normalerweise die körpereigenen Endorphine angreifen. Prototyp dieser Substanzgruppe ist das Morphin, das aus Opium isoliert werden konnte (Abb. 1). Opium ist ein Extrakt, der aus der Porenkapsel des Schlafmohns (Papaver somniferum) gewonnen wird. Dieser Extrakt enthält ca. 25 Alkaloide, wie z.B. Papaverin, Narkotin, Codein, Thebain und Nacein.

Morphin hat überwiegend analgetische, aber auch geringe antitussive Wirkung. Die ANALGETIKA therapeutische Anwendung von Morphin ist jedoch nicht unproblematisch, da es zur Sucht führen kann.

Es werden daher immer wieder Verbindungen gesucht, die weniger ausgeprägte Suchteigenschaften als Morphin besitzen. So wurden die halbsynthetischen Derivate wie Hydromorphin und Pentazocin sowie die vollsynthetischen Präparate wie Fentanyl, L-Methadon und Pethidin entwickelt. Bisher ist es jedoch nicht gelungen, das Abhängigkeitspotential wesentlich zu verringern.

> Während man die natürlich vorkommenden Pharmaka als Opiate bezeichnet, werden die halb- und vollsynthetischen Substanzen als Opioide bezeichnet.

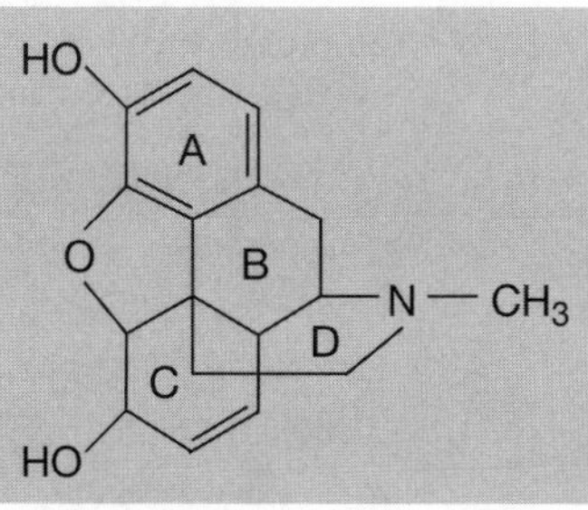

Abb. 2: Struktur-Charakteristika des Morphins

Das Morphinmolekül besitzt ein Phenanthren-Grundgerüst (Ring A, B, C).

Für die analgetische Wirkung ist von Bedeutung die Phenolstruktur im Ring A, der Methylrest am Stickstoffatom sowie die Veretherung, Veresterung oder Ketonstruktur am alkoholischen C_6-Atom.

4.1.1 Opiate und ihre Wirkungen am Beispiel des Morphins

Opiate haben sowohl zentrale als auch periphere Wirkungen.

Zentrale Opiatwirkungen

– Die Schmerzwahrnehmung wird unterdrückt.
– In therapeutischer Dosierung setzt eine Sedation ein, die jedoch in höherer Dosierung in Bewußtlosigkeit übergehen kann.
– Die Stimmungslage wird in der Regel verbessert; Euphorie kann sich entwickeln, zum Teil tritt aber auch ein gegensätzlicher Effekt (Dysphorie) auf.
– Bei langem Gebrauch kommt es zur Gewöhnung (Toleranzentwicklung) mit Zwang zur Dosissteigerung. Nach dem Absetzen treten Entzugssymptome auf, die sowohl psychischer (Unruhe, Angst) als auch physischer Art (Zittern, Krämpfe, Schweißausbrüche, Erbrechen, Durchfall) sein können.

– Hemmung des Atemzentrums mit Gefahr eines Atemstillstandes (Apnoe). Vorsicht!
– Hemmung des Hustenzentrums.
– Anfänglich werden durch Stimulation des Brechzentrums Übelkeit und Erbrechen ausgelöst (Früheffekt), später werden die Brechreflexe ausgeschaltet (Späteffekt).
– Pupillenverengung (Miosis).
– Blutdruckabfall bis zum möglichen Kreislaufkollaps.

Periphere Opiatwirkungen

Die peripheren Opiatwirkungen betreffen den Tonus der glatten Muskulatur (Tab. 1).

Tabelle 1: Periphere Opiatwirkungen

Tonuserhöhung	Folgen
• des Magens	—> Pyloruskonstriktion mit verzögerter Magenentleerung (Völlegefühl, Oberbauchbeschwerden)
• des Darms	—> Einschnürung mit spastischer Obstipation
• der Harnblase	—> Verkrampfung der Blasenmuskulatur mit Harnsperre (cave bei Prostatahyperplasie!)
• der Gallenblase	—> Kontraktion des Sphinkter oddi mit Koliken (Nicht einsetzen bei Gallenkolik oder Pankreatitis!)
	Pentazocin und Pethidin wirken weniger spasmogen

Pharmakokinetik des Morphins

Morphin wird oral oder parenteral (in der Regel i.m. oder s.c.) appliziert, wobei der parenteralen Darreichung die stärkere Wirkung zukommt, da Morphin in der Darmschleimhaut und in der Leber schnell metabolisiert wird (First-pass-Effekt). Meist gibt man den oralen Darreichungsformen den Vorzug, da durch Retardierungsmaßnahmen geringere Einnahmefrequenzen erforderlich sind. Denn ansonsten wird Morphin mit einer Halbwertszeit von ca. drei Stunden sehr schnell ausgeschieden. Die Tageshöchstdosis kann bis zu 400 mg in besonderen Fällen betragen. Morphin kann die Blut-Hirn-Schranke passieren und ist plazentagängig (nicht in der Schwangerschaft einsetzen!).

Anwendungsgebiete

Bei starken Schmerzen, die mit anderen Analgetika nicht mehr behandelbar sind, ist die Gruppe der Opiate indiziert, so z.B. bei Tumorschmerzen oder starken Schmerzen nach einer Operation. Aufgrund möglicher Toleranzentwicklung und Suchtgefahr bei längerem Einsatz (> 14 Tage) sollte man sie vorsichtig einsetzen. Die meisten Opiate und Opioide unterliegen der Betäubungsmittel-Verschreibungsverordnung (Tab. 2; siehe auch Kapitel Rechtliche Vorschriften für den Verkehr mit Arzneimitteln). Bei Patienten, die im Sterben liegen, können Morphin und seine Derivate bedenkenlos gegeben werden, da hier keine Rücksicht auf etwaige Sucht genommen werden muß. Dies gilt zum Beispiel für Krebspatienten mit unerträglichen Schmerzen.

Tabelle 2: Opiat/Opioid-Fertigarzneimittel zur Schmerzausschaltung

Wirkstoff	Handelspräparate	Betäubungsmittel bzw. verschreibungspflichtiges Arzneimittel
Morphin	MSI®❖Ampullen, MST®❖-Tabletten, Morphin Merck®❖	BTM
Alfentanil	Rapifen®❖	BTM
Buprenorphin	Temgesic®❖	BTM
Fentanyl	Fentanyl®❖	BTM
Hydromorphon	Dilaudid®❖	BTM
L-Methadon	L-Polamidon®❖	BTM
Pentazocin	Fortral®❖	BTM
Pethidin	Dolantin®❖	BTM
Piritramid	Dipidolor®❖	BTM
Sufentanil	Sufenta®❖	BTM
Nefopam	Ajan®❖	kein BTM, aber verschreibungspflichtig
Dextropropoxyphen	Develin®❖	kein BTM, aber verschreibungspflichtig
Tramadol	Tramal®❖	kein BTM, aber verschreibungspflichtig
Tilidin + Naloxon[1] 1) Opiatantagonist	Valoron N®❖	kein BTM, aber verschreibungspflichtig
Morazon	Rosimon-Neu®❖	kein BTM, aber verschreibungspflichtig

Für die Anästhesie werden Fentanyl (Fentanyl®❖) oder Sufentanil (Sufenta®❖) verwendet, ca. 100mal stärker als Morphin wirkende Analgetika, jedoch mit besonders kurzer Halbwertszeit. Die Narkose wird gut steuerbar. Außerdem werden sie in Kombination mit dem Neuroleptikum Droperidol in der Neuroleptanalgesie verwendet.

Opiatabhängigkeit

Eine Morphineinnahme führt zur psychischen und physischen Abhängigkeit. Das bedeutet, daß nach Absetzen Entzugssymptome wie Morphinhunger, Depressionen, Unruhe, Tränenfluß, Reizbarkeit, Schnupfen, Erbrechen, Diarrhoe, Schlaflosigkeit, Blutdruckanstieg, Krämpfe bis hin zum Kollaps auftreten. Der Süchtige baut körperlich und geistig zunehmend ab, der Körper vergiftet sich. Er gerät schnell in den Teufelskreis von Anschaffen und Dosiserhöhungen, damit er dieselbe Morphinwirkung empfindet. Dies kann bis zum Tod führen.

4.1.2 Morphinantagonisten

Bei der Opiatvergiftung ist vor allem die Atemdepression lebensbedrohlich. Sie kann durch Opiatantagonisten wie Naloxon (Narcanti®❖) und Naltrexon (Nemexin®❖) durch kompetitive Hemmung aufgehoben werden (Abb. 3). Sie werden parenteral verabreicht, da starke First-pass-Effekte auftreten. Zusätzlich wird der Patient künstlich beatmet. Temgesic®❖ (Buprenorphin) läßt sich aufgrund seiner starken Rezeptorbindung nicht antagonisieren.

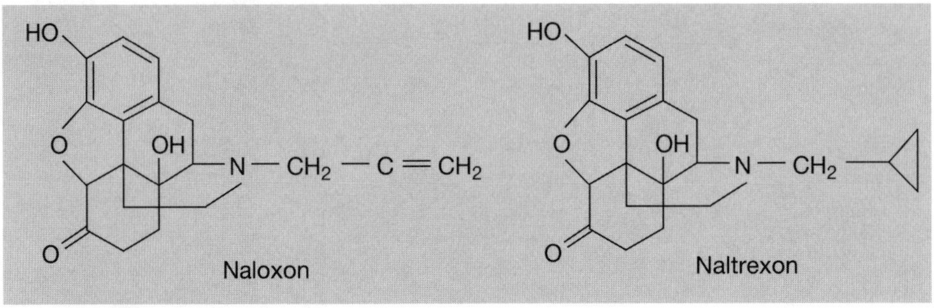

Abb. 3: Strukturformel von Naloxon und Naltrexon

4.1.3 Codein

Codein, auch im Rohopium enthalten, ist chemisch mit dem Morphinmolekül nahe verwandt. Es hat jedoch nur eine geringe analgetische Wirkung (ca. 10 % werden im Körper in Morphin umgewandelt), allerdings eine ausgesprochene antitussive Wirkung. Codein gehört nicht zu den Betäubungsmitteln, ist aber verschreibungspflichtig. Als Monopräparat wird es bei starkem trockenem Reizhusten eingesetzt (siehe Kapitel Antitussiva). Außerdem verstärkt Codein in Kombinationspräparaten die Wirkung schwach wirksamer Analgetika. Oral wird keine Sucht erzeugt, parenteral hat es aber bei Morphinabhängigen den gewünschten Effekt.

4.1.4 Heroin

Heroin (Diamorphin, auch ein Morphinderivat) ist nicht therapeutisch verwendbar, da es zu einer zu starken Abhängigkeit führt (Abb. 4).

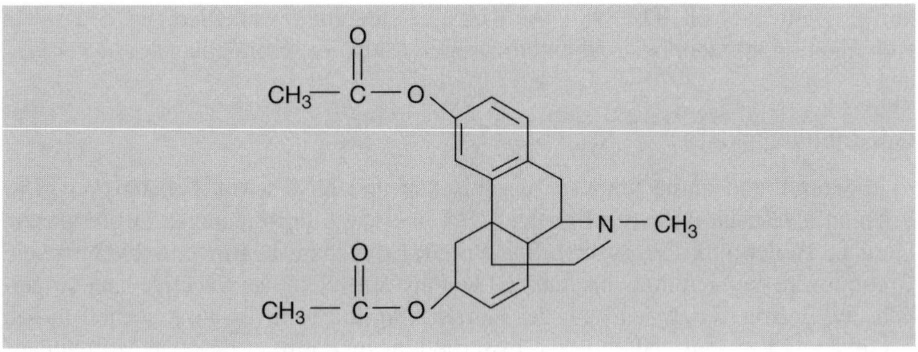

Abb. 4: Strukturformel von Heroin

4.2 Schwach bis mittelstark wirkende Analgetika

Substanzprofil peripherer Analgetika

Die schwächer wirksamen Analgetika bewirken üblicherweise keine Sucht. Sie haben außer der analgetischen zusätzlich antipyretische (fiebersenkende) und zum Teil antiphlogistische/antirheumatische (entzündungshemmende) Wirkungen.

Prostaglandine sind Lokalhormone, die als Mediatorsubstanzen bei Schmerzen freigesetzt werden. Sie setzen die Empfindlichkeit der Schmerzrezeptoren herauf und sind gleichzeitig oft am Entzündungsgeschehen beteiligt. Sie rufen zusammen mit Leukotrienen Rötung, Schwellung und Schmerzen hervor (siehe auch Kapitel Gewebshormone/Antihistaminika).

Von Fieber spricht man üblicherweise bei Körpertemperaturen, die über 38 °C liegen. Normal beträgt die Körper-Kerntemperatur 37 °C. Der Temperatur-Sollwert ist dabei im Wärmeregulationszentrum des Hypothalamus erhöht worden. Dies wird ausgelöst durch exogene Pyrogene, wie Bakterienpeptide/-toxine und Viren, die wiederum körpereigene (endogene) fiebererzeugende Stoffe wie die Prostaglandine freisetzen, die den Sollwert der Temperatur heraufsetzen. Die Wärmeabgabe wird gedrosselt, die Hautgefäße kontrahieren sich »man friert«. Gleichzeitig wird die Wärmeproduktion gesteigert. Dies äußert sich in Muskelzittern (Schüttelfrost).

> Periphere Analgetika hemmen die Schmerzentstehung sowie Entzündungsreaktionen und stabilisieren den Sollwert der Körpertemperatur.

Merke

4.2.1 Salicylsäurederivate

COOH

O — C — CH$_3$

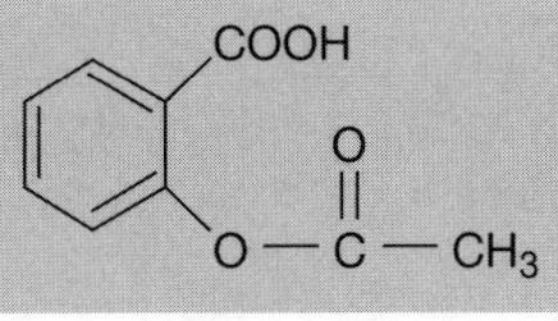

Abb. 5: Strukturformel von Acetylsalicylsäure

Wirkungen

Salicylsäurederivate wirken stärker analgetisch als reine Salicylsäure und sind besser verträglich (Tab. 3, Abb. 5). Verwendet werden sie in der Schmerz- und Fiebertherapie. In hohen Dosierungen wirken sie auch antiphlogistisch, jedoch treten dann die Nebenwirkungen stärker hervor. Eine weitere Wirkung ist die Hemmung der Thrombozytenaggregation. Dies führt zu einer Durchblutungsverbesserung und wird nach Myokardinfarkt ausgenutzt. Hier steht Colfarit® (Acetylsalicylsäure in mikroverkapselter Form) zur Verfügung, das besser resorbiert wird und geringere Nebenwirkungen zeigt.

Nebenwirkungen

Salicylatderivate werden im Magen gut resorbiert, reizen jedoch die Magenschleimhaut und können Magenblutungen hervorrufen. Weitere Nebenwirkungen sind Bronchospasmen, Ohrensausen, Schwerhörigkeit und Schwindel. In der Schwangerschaft sollten sie nicht eingenommen werden, da sie plazentagängig sind. Sie verzögern Wachstum und Geburt.

Interaktionen

Kombinationen mit anderen NSAR (nicht-steroidalen Antirheumatika) oder Glucocorticoiden erhöhen die Gefahr der Entstehung eines Magen-/Darm-Ulcus. Antidiabetika und Cumarine werden in ihrer Wirkung verstärkt, da sie aus ihrer Plasmaeiweißbindung verdrängt werden.

Salicylatvergiftung

Eine Salicylatvergiftung äußert sich in einer Atemlähmung. Man beatmet dann mit einem Luft-Kohlendioxid-Gemisch und infundiert Bicarbonat, um den Harn zu alkalisieren und die aufgetretene Acidose zu beseitigen. Durch Diuretikagabe wird zusätzlich die Salicylatausscheidung gefördert.

4.2.2 Pyrazolonderivate

Der bekannteste Vertreter dieser Gruppe ist das Metamizol = Novaminsulfon, im Handel als Novalgin®❖, Baralgin®❖, Novaminsulfon®❖ (Tab. 3, Abb. 6). Es besitzt gute analgetische, antipyretische und antiphlogistische Eigenschaften, wirkt zusätzlich spasmolytisch und wird bei starken Koliken eingesetzt. Mögliche Nebenwirkungen sind Schock, Allergie und drastisches Absinken der Leukozytenzahl. Ein harmloses Abbauprodukt des Metamizols färbt den Harn rot.

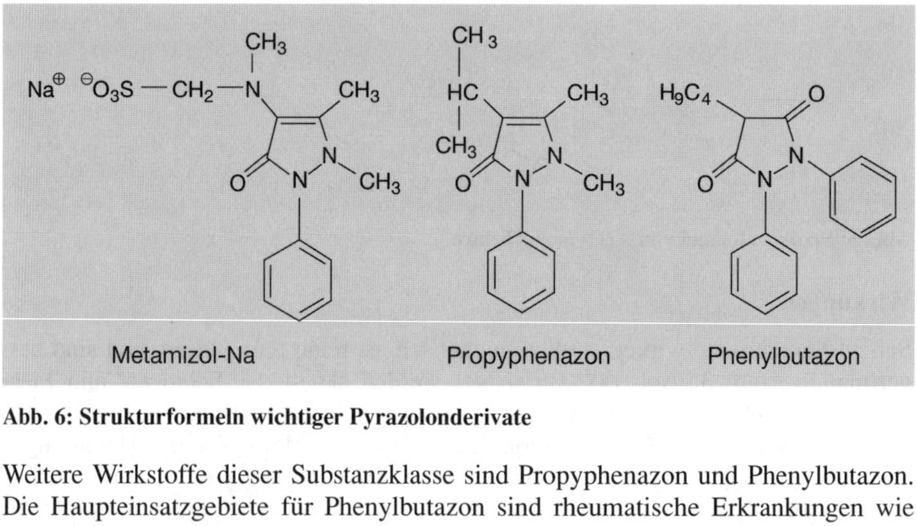

Abb. 6: **Strukturformeln wichtiger Pyrazolonderivate**

Weitere Wirkstoffe dieser Substanzklasse sind Propyphenazon und Phenylbutazon. Die Haupteinsatzgebiete für Phenylbutazon sind rheumatische Erkrankungen wie z.B. Morbus Bechterew und der akute Gichtanfall. Als weitere Derivate sind im Handel: Oxyphenbutazon (Phlogont®❖) sowie Azapropazon (Prolixan®❖).

Nebenwirkungen sind allergische Reaktionen, wie Asthma und Urtikaria, Krämpfe bei Kleinkindern und Magen-/Darmbeschwerden.

4.2.3 p-Aminophenolderivate

Paracetamol ist gut analgetisch und antipyretisch wirksam, hat aber kaum antiphlogistische Eigenschaften (Tab. 3). Es wird bei Zahn- und Kopfschmerzen eingesetzt. Im Gegensatz zu Phenacetin, das aufgrund seiner Nierentoxizität (Methämoglobin-Bildung) aus dem Handel genommen wurde, hat Paracetamol weniger Nebenwirkungen. Bei ständigem Gebrauch kann jedoch eine Anämie (Verkürzung der Lebensdauer von Erythrozyten) entstehen. Außerdem treten dann starke Leberschäden mit Nekrosen und Nierenschädigungen (interstitielle Nephritis) auf. Die letale Dosis beginnt bei ca. 15 g, der Tod tritt ein durch Leberausfallkoma und akutes Nierenversagen.

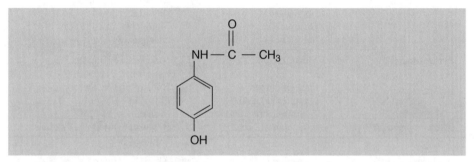

Abb. 7: Strukturformel von Paracetamol

Als Antidot gibt man Substanzen, die als Glutathionvorstufe die toxischen Metaboliten des Paracetamols binden. Hierzu zählt das N-Acetylcystein, das als Fluimucil® und Mucolytikum »Lappe«® im Handel ist.

4.2.4 Arylpropionsäure und Arylessigsäurederivate

Ursprünglich als nicht-steroidales Antirheumatikum entwickelt, wurde Ibuprofen (ein Arylpropionsäure-Derivat) eingeführt (Tab. 3, Abb. 8). Es hat gute analgetische Wirkung in einer Dosierung von 200 mg und wird bei Kopf-, Zahn-, Menstruationsschmerzen und Fieber eingesetzt. Die Nebenwirkungen entsprechen denen der Salicylate. Jedoch wurden in jüngerer Zeit in seltenen Fällen Hirnhautentzündungen (aseptische Meningitis) und Nierenschäden beobachtet.

Andere, auch analgetisch wirkende Substanzen werden hauptsächlich in der Rheumatherapie eingesetzt, da sie vorwiegend entzündungshemmende Wirkung haben. Hierzu gehören z.B. Diclofenac (Voltaren®❖) und Indometacin (Amuno®❖) und (Indophlogont®❖), die unter den NSAR (nicht-steroidalen Antirheumatika) besprochen werden.

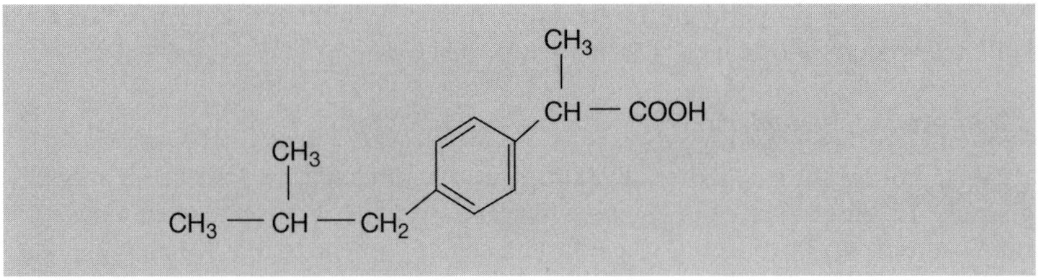

Abb. 8: Strukturformel von Ibuprofen

Tabelle 3: Präparate mit schwach bis mittelstark wirkenden Analgetika

Wirkstoffgruppe	Wirkstoff	Handelspräparate
Salicylsäurederivate	Acetylsalicylsäure	Aspirin®, ASS®, Boxazin+C®, Godamed®, Spalt®
	Benorilat	Benortan®
	Diflunisal	Fluniget®
	Salsalat	Disalgesic®
Pyrazolonderivate	Metamizol	Novalgin®❖, Baralgin®❖, Novaminsulfon®❖
	Phenylbutazon	Butazolidin®❖, Demoplas®❖
	Oxyphenbutazon	Phlogont®❖
	Azapropazon	Prolixan®❖
p-Aminophenolderivate	Paracetamol	Benuron®, Enelfa®, Tylenol®, Vivimed N®
Arylpropionsäure- und Arylessigsäurederivate	Ibuprofen	Aktren®, Brufen®, Ibu-Vivimed®, Imbun®, Seclodin®, Tabalon®
	Diclofenac	Voltaren®❖
	Indometacin	Amuno®❖, Indo-Phlogont®❖

4.3 Kombinationspräparate von Analgetika

Analgetikakombinationen werden gern eingesetzt, um Wirkungen zu verstärken und Nebenwirkungen zu reduzieren. Nachteilig ist jedoch, daß man bei auftretenden Nebenwirkungen diese nicht gleich einer Substanz zuordnen kann.

Analgetische Mischpräparate enthalten oft auch noch Zusätze (Tab. 4 und 5):

– Coffein zur Belebung und Anregung. Dies führt allerdings oft zu einem Dauergebrauch und damit Mißbrauch. Ungünstig ist weiterhin die Einnahme eines solchen Schmerzmittels vor dem Schlafengehen, da dies natürlich die Schlafbereitschaft vermindert,
– Sedativa wie z.B. Barbiturate (obsolet!),
– Spasmolytika zur Krampflösung,
– B-Vitamine,
– Vitamin C,
– Codein: verstärkt die analgetische Wirkung der schwach wirksamen Analgetika.

Tabelle 4: Analgetikakombinationen ohne Codein

Kombinationen	ASS	Pyrazolon-Derivate	Paracetamol	Spasmolytika	Coffein	Vit. C
Aspirin+ C®	+					+
Boxacin+ C®	+					+
Buscopan plus®		+		+		
Dismenol®		+		+		
Doppelspalt N®	+	+		+	+	
Eumed®		+			+	+
Klar®	+				+	
Melabon®	+		+		+	
Neuralgin N®	+		+		+	
Optalidon N®		+			+	
Spalt N®		+	+		+	
Thomapyrin®	+		+		+	

Tabelle 5: Kombinationen mit Codein

Kombinationen	ASS	Pyrazol-Derivate	Paracetamol	Coffein	Codein
Baralgin comp.®❖		+			+
Dolomo T/N®❖	+		+		+
Dolviran®❖*	+			+	+
GelonidaNA®❖	+		+		+
Gentarol®❖	+		+	+	+
Talvosilen®❖			+		+
Treupel®❖	+		+		+

Fragen zur Lernkontrolle

1. In welche zwei große Gruppen sind die Analgetika unterteilbar?
2. Nennen Sie physiologische Schmerzmediatoren!
3. An welchen drei pathophysiologischen Prozessen sind Prostaglandine als Mediatoren beteiligt?
4. Nennen Sie wahlweise drei zentrale Wirkungen von Opiaten/Opioiden!
5. Nennen Sie drei periphere Wirkungen des Morphins und anderer Opioide!
6. Nennen Sie drei Kennzeichen, die auf eine Opiat-Überdosierung/Opiatvergiftung hinweisen!
7. Nennen Sie wahlweise vier Opiate (Handelsnamen), die der BTM-Verschreibungspflicht unterliegen!
8. Nennen Sie wahlweise zwei bis drei stark wirksame Schmerzmittel (Handelsnamen), die ohne Vorlage eines BTM-Rezeptes erhältlich sind!
9. Bei welchen Schmerzen sind stark wirksame Analgetika indiziert?
10. Wie entsteht Fieber?
11. Welche Symptome zeichnen eine Entzündung aus?
12. Welche großen Gruppen schwächer wirksamer Analgetika sind unterscheidbar?

ANALGETIKA

13. Welches schwache Analgetikum wirkt auch spasmolytisch?
    – Welches schwache Analgetikum wirkt nicht antiphlogistisch?

14. Nennen Sie wahlweise die Handelsnamen von drei bis vier Monopräparaten aus der Gruppe der schwächer wirksamen Analgetika!

15. Nennen Sie zwei bis drei Kombinationspräparate mit schwächer wirksamen Analgetika!

16. Nennen Sie wahlweise vier bis fünf Indikationen für periphere Analgetika!

17. Nennen Sie allgemein vorkommende Nebenwirkungen der sogenannten schwachen Analgetika!

Antirheumatika

J. Heni

Antirheumatika sind Arzneimittel zur Behandlung von Krankheiten des sogenannten rheumatischen Formenkreises. Darunter versteht man unterschiedliche entzündliche und degenerative, meist fortschreitend verlaufende Schädigungen des Bindegewebes (Mesenchym). Vorwiegend sind kleine Gelenke betroffen, wie Finger und Zehen. Leitsymptom ist der Gelenkschmerz.

1. Pathophysiologie rheumatischer Erkrankungen

Die rheumatischen Erkrankungen lassen sich in drei Gruppen einteilen (Abb. 1).

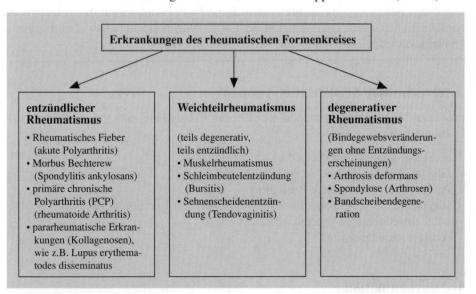

Abb. 1: Einteilung rheumatischer Erkrankungen

Ursachen des Rheumatismus

Rheuma kann unterschiedliche Ursachen haben. Das rheumatische Fieber wird z.B. durch bestimmte β-hämolysierende Streptokokken verursacht. Als Ursache der primären chronischen Polyarthritis wird eine pathologische Reaktion des Immunsystems in Form einer Autoimmunerkrankung vermutet. Dabei bildet das körpereigene Immunsystem Antikörper gegen die Gelenkinnenhaut (Synovialmembran), welche sich daraufhin entzündet und weitere Antigene freisetzt, die wiederum das Geschehen fortschreiten lassen. Durch die gleichzeitige Freisetzung von Mediatorsubstanzen wie z.B. Leukotriene und Prostaglandine werden phagozytierende, zellschädigende Blutzellen, wie Granulozyten und Makrophagen, in das Bindegewebe angelockt. Die Phagozyten setzen destruktive Enzyme frei, welche wiederum die Gewebeschädigung vorantreiben. Schließlich treten Knorpelschäden auf, die bis zur Zerstörung und Versteifung der Gelenke führen können. Die fortschreitenden Verschleißerscheinungen führen schließlich zum degenerativen Rheumatismus.

2. Medikamentöse Therapie des Rheumatismus

Bestimmte Formen von rheumatischen Erkrankungen lassen sich durch operative Entfernung der entzündeten Synovia therapieren. Nichtmedikamentöse Behandlungsformen wie z.B. Massagen, Bestrahlungen, Rheuma-, Fango- und Moorlaugenbäder können bei rheumatischen Beschwerden unterstützend eingesetzt werden. Eine Gewichtsreduktion kann häufig zu einer Entlastung der Gelenke führen. Gezielte Bewegung und Training der befallenen Gelenke kann sich ebenfalls günstig auf den Krankheitsverlauf auswirken.

Das durch Bakterien verursachte rheumatische Fieber wird kausal durch Gabe von Antibiotika behandelt. Die Mehrzahl der Erkrankungen des rheumatischen Formenkreises kann jedoch nur symptomatisch behandelt werden.

3. Arzneimittel/Arzneimittelgruppen

Folgende Medikamentengruppen werden zur Behandlung von rheumatischen Erkrankungen eingesetzt:

- nicht-steroidale Antirheumatika (Antiphlogistika),
- Glucocorticoide (steroidale Antirheumatika),
- Antibiotika (insbesondere Penicillin),
- sogenannte »Basistherapeutika« (einschließlich der Immunsuppressiva),
- lokal anwendbare Antirheumatika,
- sonstige »Rheumamittel«.

4. Antirheumatika

4.1 Nicht-steroidale Antirheumatika (NSAR)

Wirkweise

Diese Gruppe besitzt ausgeprägte antiphlogistische (entzündungshemmende) Eigenschaften. Sie unterscheiden sich chemisch dadurch von den ebenfalls entzündungshemmend wirkenden Hormonen der Nebennierenrinde (siehe 4.2 Glucocorticoide), daß sie kein Steroidgrundgerüst aufweisen. Daher die Namensgebung »nicht-ste-

roidale Antirheumatika«. Sie wirken nur rein symptomatisch. Durch Hemmung der ANTI-
Prostaglandinbiosynthese besitzen diese Verbindungen analgetische, antipyretische RHEUMATIKA
und starke antiphlogistische Wirkungen (Kapitel Analgetika). Eine Übersicht über
die nicht-steroidalen Antirheumatika gibt Tabelle 1.

Nebenwirkungen

Als Nebenwirkungen können auftreten: Magen-Darm-Störungen, Übelkeit, Erbrechen, allergische Reaktionen von Hautausschlägen bis zum Schock, Asthmaaus-
lösung, Schwindel, Blutbildveränderungen wie Leukopenie, Agranulozytose,
Thrombozytopenie, z.T. Nierenschäden und Ödembildung.

4.2 Glucocorticoide

Wirkweise

Die Hormone der Nebennierenrinde (Hydrocortison und Cortison) besitzen u.a. eine
ausgeprägte antiphlogistische Wirkung, d.h. sie unterdrücken Entzündungen und
Schwellungen des Gewebes. Außerdem wirken sie immunsuppressiv. Da Auto-
immunvorgänge bei bestimmten Krankheiten des rheumatischen Formenkreises mit-
beteiligt sind, können Glucocorticoide aufgrund der immunsuppressiven Wirkkom-
ponente bei diesen Erkrankungen mit Erfolg eingesetzt werden (Tab. 1).

Glucocorticoide sind jedoch nur angezeigt bei akuten Schüben entzündlicher rheumatischer Erkrankungen und bei nicht ausreichender Wirkung der übrigen Antirheumatika.

Nebenwirkungen

Corticoide haben eine Reihe von Nebenwirkungen. Aufgrund der immunsuppressiven Wirkung erhöhen sie das Infektionsrisiko. Sie verändern die Stoffwechsellage,
die sich in Hyperglykämie (Steroiddiabetes), Cushing-Syndrom (Vollmondgesicht,
Stammfettsucht, Stiernacken), Gewichtszunahme und Ödeme äußert. Sie verzögern
die Wundheilung, rufen Osteoporose, Steroidakne und Glaukom hervor und können
Magen-Darmgeschwüre wieder aktivieren.

4.3 Antibiotika

Bei rheumatischem Fieber, das durch Streptokokken hervorgerufen wird, ist die Gabe des parenteral zu verabreichenden Penicillin G oder zur Rezidivprophylaxe das
oral anwendbare Baycillin®❖ (Propicillin) angezeigt. Bei Penicillin-Unverträglich-
keit kann auf Erythromycin (z.B. Erythrocin®❖) ausgewichen werden (Kapitel
Antibakterielle Chemotherapie). Diese Präparate erfordern unter Umständen eine
jahrelange Therapie.

4.4 Basistherapeutika

Bei chronisch entzündlichen Rheumaprozessen nichtbakterieller Art werden die sogenannten Basistherapeutika eingesetzt, wenn die nicht-steroidalen Antirheumatika

Präparate

Tabelle 1: Übersicht Antirheumatika

Wirkstoffgruppe	Wirkstoff	Handelspräparate
Nicht-steroidale Antirheumatika		
Anthranilsäurederivate	Mefenaminsäure	Parkemed®❖
	Nifluminsäure	Actol®❖
Arylessigsäurederivate	Diclofenac	Voltaren®❖
Indolessigsäurederivate	Indometacin	Amuno®❖, Indo-Phlogont®❖
Arylpropionsäurederivate	Ibuprofen	Brufen®❖
	Ketoprofen	Alrheumun®❖
	Naproxen	Proxen®❖
	Tiaprofensäure	Surgam®❖
Oxicamderivate	Piroxicam	Felden®❖
Pyrazolone	Phenylbutazon	Butazolidin®❖, Ambene®❖
	Oxyphenbutazon	Phlogont®❖
	Mofebutazon	Mofesal®❖
Glucocorticoide	Deflazacort	Calcort®❖
	Hydrocortison	Hydrocortison®❖
	Prednison	Decortin®❖
		Solu-Decortin H®❖
	Methylprednisolon	Urbason®❖
	Dexamethason	Fortecortin®❖, Millicorten®❖
	Fluocortolon	Ultralan®❖
	Triamcinolon	Delphicort®❖, Volon®❖
Antibiotika	Penicillin G	Penicillin G®❖
	Propicillin	Baycillin®❖
	Benzylpenicillin-Benzathin	Tardocillin®❖
	Erythromycin	Erythrocin®❖
Basistherapeutika	Aurothioglucose	Aureotan®❖
	Aurothiopolypeptid	AuroDetoxin®❖
	Chloroquin	Resochin®❖
	D-Penicillamin	Metalcaptase®❖, Trolovol®❖
	Azathioprin	Imurek®❖
	Cyclophosphamid	Endoxan®❖
	Chlorambucil	Leukeran®❖
	Methotrexat	Methotrexat®❖
Lokal anwendbare Antirheumatika	Indometacin	Amuno®❖ Gel
	Etofenamat	Rheumon®❖ Gel
	Nicotinsäureester	Finalgon forte®, Rubriment® Öl
	Diclofenac	Voltaren Emulgel®❖
	Cayenne Pfeffer u.a.	ABC-Pflaster®
Sonstige Rheumamittel	Vitamin B-Komplex	Neurobion N forte®
	Vitamin E	Optovit E®
	Extrakt aus der Teufelskralle (Harpagophytum)	Defencid®, Doloteffin®

keine ausreichende Wirkung zeigen. Sie stellen eine Basis dar (deshalb Basisthera- ANTI-
peutika!) und können mit den akut wirkenden Mitteln kombiniert werden. Sie haben RHEUMATIKA
eine Reihe von Nebenwirkungen. Die Wirkung setzt erst nach einer längeren Latenzzeit ein.

Folgende Präparategruppen gehören dazu (Tab. 1):

– Goldverbindungen: Aureotan®❖ Ampullen (Aurothioglucose),
  AuroDetoxin®❖ (Aurothiopolypeptid),
  Sie müssen in der Regel i.m. gespritzt werden, da sie oral nicht resorbiert werden.
– das Antimalariamittel: Resochin®❖ (Chloroquin),
– das Schwermetallantidot: Metalcaptase®❖, Trolovol®❖ (D-Penicillamin),
– Immunsuppressiva: Imurek®❖ (Azathioprin), Endoxan®❖ (Cyclophosphamid),
  Leukeran®❖ (Chlorambucil) und Methotrexat®❖ (Methotrexat).

Wirkweise

Diese Medikamente wirken alle ähnlich, indem sie lysosomale Enzyme freisetzen
oder aktivieren, die Makrophagenaktivität hemmen, die Quervernetzungsbildung
des Kollagens fördern und pathologische Makroglobuline (Rheumafaktoren) ab-
bauen.

Nebenwirkungen

Zu den starken Nebenwirkungen dieser Verbindungen zählen Nierenschäden, z.T.
Leberschädigungen, gastrointestinale Beschwerden, Haut- und Schleimhautschäden
und Blutbildveränderungen (ständige Blutbildkontrollen sind notwendig). Ungefähr
ein Drittel der Patienten müssen ihre Therapie aufgrund der nicht tolerierbaren Nebenwirkungen abbrechen.

Immunsuppressiva werden bei schweren Erkrankungen eingesetzt, um eine Autoimmunerkrankung zu unterdrücken. Endoxan®❖, Leukeran®❖ und Methotrexat®❖
werden aufgrund ihrer zytotoxischen Wirkung auch als Zytostatika eingesetzt (Kapitel Zytostatika). Daraus erklären sich auch die z.T. schweren Nebenwirkungen einer
Therapie mit diesen Medikamenten, wie z.B. Knochenmarkdepression, Anämie,
Leukozytopenie, Thrombozytopenie, Haarausfall (Alopezie), Schädigung des Darm-
epithels, Hyperurikämie, Nausea und Erbrechen. Bei Methotrexat versucht man,
durch die Gabe von Calciumfolinat die Nebenwirkungen zu vermindern.

4.5 Lokal anwendbare Antirheumatika

Der Vorteil von topisch applizierbaren Antirheumatika besteht in der aufgrund der
fehlenden systemischen Wirkung geringeren Nebenwirkungsrate. Lokal anwendbare
Antirheumatika enthalten als Wirkstoffe z.B. durchblutungsfördernde (hyperämisie-
rende) Stoffe, schmerzlindernde Stoffe und Lokalanästhetika (Tab. 1).

4.6 Sonstige »Rheumamittel«

Zusätzlich wird versucht, Nervenschmerzen mit Vitamin B-Präparaten zu lindern,
z.B. Neurobion N forte®, Neurotrat® (Vitamin B-Komplex) (Tab. 1). Vitamin E-

ANTI-
RHEUMATIKA

Präparate (α-Tocopherol) sollen möglicherweise oxidative Prozesse aufhalten und die Zellen vor agressiven Substanzen schützen (Optovit E®).

Extrakte der südafrikanischen Pflanze Harpagophytum procumbens (Teufelskralle) sind z.B. unter dem Namen Defencid® und Doloteffin® als Antirheumatika im Handel.

Sogenannnte »Rheuma-Bäder« enthalten u.a. durchblutungsfördernde und schmerzstillende Substanzen (z.B. Fichtennadelextrakte und Salicylsäurederivate) und wirken dadurch leicht hyperämisierend und schmerzstillend. Die in Moorlaugen enthaltenen Huminsäuren sollen ebenfalls eine positive Wirkung bei rheumatischen Erkrankungen besitzen. Präparatebeispiele sind: ABC-Bad®, Rheumasan Bad® und Leukona Rheuma Bad®.

Fragen zur Lernkontrolle

1. In welche sechs großen Gruppen lassen sich Rheumatherapeutika einteilen?
2. Nennen Sie ein paar der wichtigsten Nebenwirkungen der sogenannten nichtsteroidalen Antirheumatika!
3. Welche für die Rheumatherapie eingesetzten Präparate werden auch noch für andere Indikationen verwendet?
   – Präparate:
   – zusätzliche Indikation(en):

Spasmolytika

B. Frick

Spasmolytika mildern oder lösen kolikartige Schmerzen (Spasmen), die von einem übersteigerten Spannungszustand der glatten Muskulatur herrühren.

Begriffs-erklärung

1. (Patho-)physiologische Grundlagen

Spasmen können auftreten z.B. am Magen-Darm-Trakt, an den Harn- und Gallen-wegen, an den weiblichen Genitalorganen und an der Bronchialmuskulatur. Häufig werden sie hervorgerufen durch eine erhöhte Aktivität des parasympathischen Ner-vensystems. Es entfaltet seine Wirkung durch Reizung von Nerven mit dem speziel-len Überträgerstoff *Acetylcholin.* In den durch den Parasympathikus innervierten Organen kann Acetylcholin Krämpfe auslösen, die durch Spasmolytika günstig be-einflußbar sind.

2. Medikamentöse Behandlung von Spasmen

Der erhöhte Tonus der glatten Muskulatur kann mit Spasmolytika reduziert werden. Angriffspunkte dieser krampflösenden Wirkstoffe sind die glatte Muskelfaser selbst und/oder das parasympathische Nervensystem. Auch Schmerzmittel aus der Pyrazo-lonreihe wie Metamizol (z.B. Novalgin®❖) haben eine spasmolytische Wirkkompo-nente (siehe Kapitel Analgetika).

3. Einteilung der Spasmolytika

Spasmolytika werden eingeteilt in:

- muskulotrope Spasmolytika, die direkt an der Muskelfaser angreifen,
- neurotrope Spasmolytika, die über das parasympathische Nervensystem auf die glatte Muskulatur wirken,
- neurotrop-muskulotrope Spasmolytika, die einen Mischtyp darstellen.

4. Spasmolytisch wirkende Arzneimittel

4.1. Muskulotrope Spasmolytika

Die Substanzen dieser Gruppe wirken ohne Beteiligung vegetativer Nerven direkt auf die glatte Muskelzelle ein. Sie werden nach dem auf diese Weise wirkenden Papaverin auch als *papaverinartige Spasmolytika* bezeichnet (Tab. 1). Papaverin kommt zu etwa 1% im Opium vor. Es erschlafft alle glatten Muskeln einschließlich der Blutgefäßmuskulatur.

Papaverin wird eingesetzt bei:

– Spasmen der Bronchien, des Magen-Darm-Traktes, der Gallen- und Harnwege und des Uterus,
– peripheren Durchblutungsstörungen,
– erektiler Impotenz durch Injektion in den Schwellkörper (z.T. in Kombination mit Phentolamin).

Auch Kollateral®❖ (Moxaverin) gehört in diese Wirkstoffgruppe. Es entspricht in seinen Wirkungen dem Papaverin.

4. 2 Neurotrope Spasmolytika (Parasympatholytika)

Diese Stoffe können die spastisch kontrahierte glatte Muskulatur von Bronchien, Magen-Darm-Kanal, Gallenwegen, Harnblase und weiblichen Genitalorganen zum Erschlaffen bringen, indem sie Acetylcholin reversibel von den Rezeptoren auf den o.g. Organen verdrängen; sie antagonisieren also die Acetylcholinwirkung. Wegen ihrer dämpfenden Wirkung auf den Parasympathikus werden sie als *Parasympatholytika* bezeichnet (siehe auch Kapitel Parasympathomimetika, Parasympatholytika).

Neben der spasmolytischen Wirkung lösen diese Wirkstoffe weitere für Parasympatholytika typische Organreaktionen aus: Erhöhung der Herzfrequenz (in hohen Dosen), eine Reduzierung der Tränen-, Speichel-, Schweiß- und Verdauungssäftesekretion und eine Pupillenerweiterung

Beim Einsatz als Spasmolytikum sind diese Wirkungen unerwünscht, stellen also *Nebenwirkungen* dar. Es gibt jedoch Einsatzgebiete wie die Narkosevorbereitung oder die Augenheilkunde, bei denen einige dieser Wirkungen gerade erwünscht sind (siehe z.B. Kapitel Narkosemittel). Bei einer Überdosierung/Vergiftung mit Atropin treten u.a. die oben beschriebenen Nebenwirkungen als Symptome auf.

Leitsubstanz der Parasympatholytika ist das in der Tollkirsche enthaltene *Atropin*. Atropin wird trotz guter Wirksamkeit bei Spasmen weniger angewendet, da die oben beschriebenen Organreaktionen stärker ausfallen, als bei den synthetischen Spasmolytika. Dazu kommen bei höherer Dosierung zentrale Nebenwirkungen wie Unruhe und Desorientiertheit.

Chemisch mit Atropin verwandt sind die synthetischen Präparate Buscopan® (Butylscopolamin) und Spasmex®❖ (Trospiumchlorid) (Tab. 1). Sie wirken selektiver auf den Magen-Darm-Trakt sowie die Gallen- und Harnwege.

Buscopan® unterscheidet sich von Atropin im Wesentlichen durch seine quartäre Ammoniumstruktur (Abb. 1). Diese polare Struktur und die damit verbundene geringe Lipophilie (Fettlöslichkeit) bewirken, daß Buscopan® im Gegensatz zu Atropin die Blut-Hirn-Schranke *nicht* überwinden kann und dementsprechend auch keine zentralen Nebenwirkungen hat. Die geringe Lipophilie ist aber auch die Ursache,

daß Buscopan® nach oraler Gabe kaum resorbiert wird; es sollte parenteral oder rek- SPASMO-
tal verabreicht werden.   LYTIKA

H₃C—N

H

O

C = O

CH₂OH

Atropin

CH_3

H_9C_4—N⊕

O

H

O

C = O

CH₂OH

Br⊖

Butylscopolaminbromid
(Buscopan®)

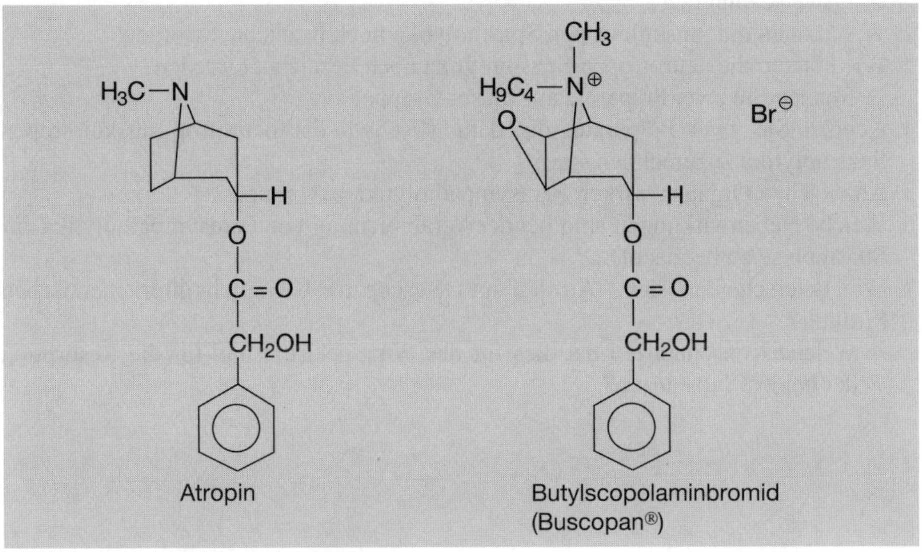

Abb. 1: Strukturformel von Atropin und Butylscopolamin

4.3 Neurotrop-muskulotrope Spasmolytika

Einige spasmolytische Präparate wirken als Mischtyp sowohl muskulotrop als auch
neurotrop. Es handelt sich hierbei also um neurotrop-muskulotrope Spasmolytika.
Hierzu zählen z.B. Drofenin, Duspatal®❖ (Mebeverin) und das als Urologikum (bei
vermehrtem Harndrang) eingesetzte Dridase®❖ (Oxybutynin) (Tab. 1).

Tabelle 1: Spasmolytika

Präparate

Wirkgruppe Wirkstoff	Handelspräparate
muskulotrop wirkend 　Papaverin 　Moxaverin	Papachin®❖, Paveron®❖ Kollateral®❖
neurotrop wirkend (Parasympatholytika) 　Atropin 　Butylscopolamin 　Trospiumchlorid	Atropin®❖ Buscopan® Spasmex®❖
neurotrop-muskulotrop wirkend 　Drofenin 　Oxybutynin 　Mebeverin	Bestandteil in Cibalen® und Spasmo-Cibalgin® Dridase®❖ Duspatal®❖

Fragen zur Lernkontrolle

1. In welche drei Untergruppen kann man Spasmolytika entsprechend ihrer Wirkungsweise einteilen?
2. Wie können die muskulotropen Spasmolytika noch bezeichnet werden?
3. Wie können die neurotropen Spasmolytika noch bezeichnet werden?
   – Nennen Sie zwei Präparate aus dieser Gruppe!
4. Nennen Sie zwei Präparate, die dem Mischtyp der neurotrop-muskulotropen Spasmolytika zuzurechnen sind!
5. An welchen Organen wirken Parasympatholytika bevorzugt?
6. Welche Nebenwirkungen sind bei der Verabreichung von Parasympatholytika zur Spasmolyse zu beobachten ?
7. Wie unterscheiden sich   Atropin und Buscopan® bezüglich ihrer chemischen Struktur?
   – Welche Konsequenzen hat dies für das Wirkspektrum und für die Resorption der beiden Substanzen?

Muskelrelaxantien

W. Speckner

Muskelrelaxantien sind Arzneimittel, die eine Erschlaffung (Relaxation) der quergestreiften Skelettmuskulatur verursachen. Je nach ihrem Angriffsort unterscheidet man zentrale und periphere Muskelrelaxantien. Letzere werden unterteilt in stabilisierende und destabilisierende Muskelrelaxantien (Abb. 1).

Im Gegensatz hierzu senken Spasmolytika den Spannungszustand (Verkrampfung) der glatten Muskulatur, z.B. von Darm, Blase, Uterus und Bronchien.

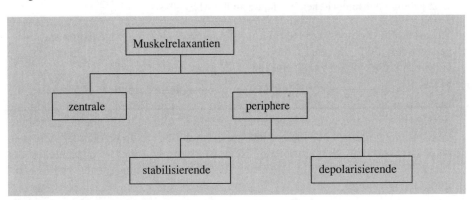

Abb. 1: Einteilung der Muskelrelaxantien

1. (Patho-)physiologische Grundlagen

1.1 Periphere Muskelrelaxation

Periphere Muskelrelaxantien werden zur Erschlaffung quergestreifter (willkürlich beeinflußbarer) Muskeln verwendet (Skelettmuskulatur). Angriffspunkt ist die Umschaltstelle vom motorischen Nerven zur Muskelzelle (motorische Endplatte) (Abb. 2).

Dort bewirkt unter Vermittlung von Calciumionen der biochemische Transmitter Acetylcholin eine Depolarisation, die zur Kontraktion des Muskels führt (neuromuskuläre Erregungsübertragung).

Eine Muskelrelaxation kann auf zweierlei Weise herbeigeführt werden:

– Durch Blockade der Erregungsleitung vom Nerv auf den Muskel an der motorischen Endplatte. In diesem Fall blockiert das Muskelrelaxans die Rezeptoren für

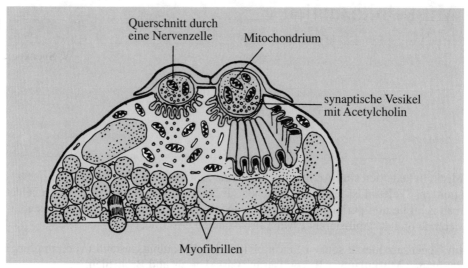

Abb. 2: Feinbau der motorischen Endplatte an der Muskelfaser

Acetylcholin (kompetitive Hemmung). Es handelt sich um sogenannte stabilisierende oder nicht depolarisierende Muskelrelaxantien. Als Antagonisten stehen Cholinesteraseblocker zur Verfügung, z.B. Prostigmin®❖.

– Durch Zufuhr von acetylcholinanalogen muskelrelaxierenden Pharmaka, die nicht so rasch wieder abgebaut werden können. Die Rezeptoren der Endplatte werden längere Zeit besetzt (Dauerdepolarisation) und so wird eine langanhaltende Muskelerschlaffung bewirkt. Man spricht in diesem Fall von depolarisierenden Muskelrelaxantien. Neu auftretende Reize werden nicht mehr weitergeleitet, der Muskel kann nicht kontrahiert werden. Es gibt keine Antagonisten zur Beendigung der Wirkung.

1.2 Zentrale Muskelrelaxation

Myotonolytika (den Muskeltonus lösende Stoffe) wirken auf Rückenmarks- und Hirnstammebene. Die Muskelerschlaffung, die durch zentrale Muskelrelaxantien ausgelöst wird, ist nicht so ausgeprägt wie bei den peripheren Muskelrelaxantien. Sie vermindern zwar die Muskelspannung der Skelettmuskulatur, die Kontraktionsfähigkeit des Muskels bleibt jedoch erhalten. In höheren Dosen wirken diese Arzneimittel zentral sedierend.

2. Behandlungsmöglichkeiten

2.1 Allgemeine Maßnahmen

Im Einzelfall kann ein Behandlungsversuch erfolgen mit physikotherapeutischen Maßnahmen (Gymnastik, Entspannungsübungen, Massagen, Bädertherapie). Bei Wadenkrämpfen kann ein Versuch mit Magnesium-Präparaten gemacht werden, da diese häufig aus einem entsprechenden Mangel dieses Minerals resultieren.

2.2 Einsatzgebiete der Muskelrelaxantien

Indikationen für periphere Muskelrelaxantien sind:

- größere operative Eingriffe unter Narkose,
- Intubation (zum Zweck einer künstlichen Beatmung),
- Intoxikation mit Krampfgiften (z.B. Strychnin),
- infektionsbedingte Krampfzustände (z.B. bei Tetanus, Tollwut),
- in der Psychiatrie bei der Elektroschockbehandlung (zur Vermeidung von Muskelrissen),
- bei spastischen Zuständen der quergestreiften Muskulatur (z.B. infolge Querschnittslähmung, Kinderlähmung, multipler Sklerose).

Indikationen für zentrale Muskelrelaxantien sind:

- Muskelkater, Muskelverspannungen, Wadenkrämpfe,
- spastische Verspannungen der Skelettmuskulatur, z.B. durch Bandscheibenschäden, Zervikal- oder Schulter-Arm-Syndrom, Traumata, rheumatische Erkrankungen oder Infektionen,
- spastische Paresen (unvollständige bzw. teilweise Lähmungserscheinungen),
- multiple Sklerose (MS).

3. Einzeldarstellung der Präparategruppen

3.1 Periphere Muskelrelaxantien

Curare, das Pfeilgift der südamerikanischen Indianer, ist als Muskelrelaxans in der Medizin schon lange bekannt. Strukturell von Curare leiten sich die folgenden Präparate ab, die als stabilisierende Muskelrelaxantien wirken. Sie haben wie die Curare-Alkaloide komplizierte Strukturformeln:

- Alcuronium (Alloferin®❖)
- Vecuronium (Norcuron®❖)
- Pancuronium (Pancuronium®❖)
- Atracurium (Tracrium®❖)

Als depolarisierendes Muskelrelaxans wird für eine kurzdauernde Muskelerschlaffung Suxamethonium (Pantolax®❖, Lysthenon®❖) verwendet (Abb. 3).

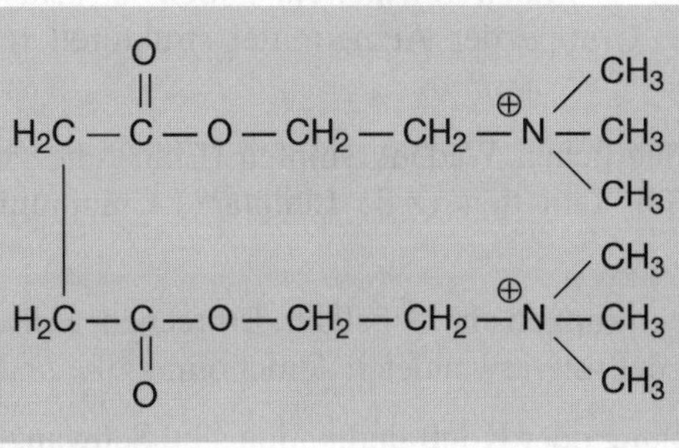

Abb. 3: Strukturformel Suxamethonium (strukturverwandt mit Acetylcholin)

MUSKEL-
RELAXANTIEN
Alle bisher genannten peripheren Muskelrelaxantien müssen parenteral appliziert werden, da sie nach oraler Aufnahme zu langsam resorbiert würden, deshalb kann auch mit Curare erlegtes Wild gefahrlos verzehrt werden.

Nebenwirkungen der peripheren Muskelrelaxantien können sein: Herzrhythmusstörungen, Bronchokonstriktion, Blutdruckabfall, Tachykardien aber auch Bradykardien, Anstieg der Herzfrequenz, Speichel- und Bronchialsekretion, Hemmung der gastrointestinalen Motilität, histaminähnliche Hautreaktionen, Muskulatur und Muskelschmerzen. Bei der Anwendung von Suxamethonium kann es zu einer malignen Hyperthermie kommen.

Wechselwirkungen erfolgen mit Inhalationsnarkotika, Lokalanästhetika, bestimmten Antiinfektiva (Amphotericin B, Aminoglykoside, Polypeptide, Polymyxin), Magnesiumsalzen, Diuretika, Chinidin. Sie verstärken die neuromuskuläre Blockade.

3.2 Mischtyp Dantrolen

Dantrolen (Dantrolen®✣ i.v. Röhm, Dantamacrin®✣ Kapseln) wirkt im Gegensatz zu den bisher besprochenen Präparaten zentral und peripher (Mischtyp) und kann bei Spasmen nach Hirn- oder Rückenmarksverletzungen auch oral verabreicht werden. Es blockiert partiell die Freisetzung von Calciumionen für die elektromechanische Kopplung. Als Infusion wird es zur Behebung einer malignen Hyperthermie eingesetzt, einer genetisch bedingten massiven Erhöhung der Körpertemperatur unter Narkotikaeinfluß, die ohne Behandlung letal verläuft.

Nebenwirkungen sind Schwindel, Müdigkeit, Photosensibilisierung und Hepatotoxizität.

3.3 Botulinustoxin A

Botulinustoxin A ist eines der stärksten bekannten Gifte. Es wird vom anaeroben Clostridium botulinum gebildet und blockiert die Erregungsübertragung an der neuromuskulären Endplatte. Seit 15.10.1993 ist das Präparat Botox®✣ zur Therapie des idiopathischen Blepharospasmus (Lidkrampf) mittels lokaler Injektion durch erfahrene Ärzte zugelassen.

3.4 Zentrale Muskelrelaxantien (Myotonolytika)

Die Wirkungsweise der zentralen Muskelrelaxantien ist sehr komplex. Dementsprechend ist auch die Gruppe der Arzneimittel strukturell recht unterschiedlich (Tab. 1).

Außerdem wird bei nächtlichen Wadenkrämpfen (Einnahme vor dem Schlafengehen) verwendet: Chinin Tabletten (z.B. Limptar®, Chininum aethylcarbonicum »Buchler«).

Hauptsächliche Nebenwirkungen sind Übelkeit, Erbrechen, Schwindelgefühl, Sedierung sowie die Effekte der mitverwendeten Anticholinergika und Analgetika.

Strenge Indikationsstellung oder Kontraindikation sind Schwangerschaft, Anfallsleiden (Epilepsie), Muskelschwäche (Myasthenia gravis), Leberschäden.

Tabelle 1: Zentrale Muskelrelaxantien (typische Vertreter)

Präparate

Wirkstoff	Handelspräparate
Memantin	Akatinol®❖, Memantine®❖
Baclofen	Lebic®❖, Lioresal®❖
Mephenesin	DoloVisano®❖
Chlormezanon	Muskel-Trancopal®❖
Orphenadrin	Norflex®❖
Chlorzoxazon	in Paraflex®❖ spezial
Tizanidin	Sirdalud®❖
Tetrazepam	Musaril®❖
Diazepam	Valium®❖

Wechselwirkungen bestehen mit allen zentral dämpfenden Pharmaka (Sedativa, Antidepressiva), Alkohol, Analgetika und Antihypertonika (Verstärkung der Blutdrucksenkung).

Fragen zur Lernkontrolle

1. Wo und wie entfalten periphere bzw. zentrale Muskelrelaxantien ihre Wirkung?
2. Nennen Sie die Handelsbezeichnungen von zwei bis drei peripher wirksamen Muskelrelaxantien!
3. Nennen Sie drei Indikationen für periphere Muskelrelaxantien!
4. Mit welchen Präparategruppen bestehen Wechselwirkungen zu den peripheren Muskelrelaxantien?
5. Welches Medikament kann die kompetitive Hemmung des Acetylcholins durch periphere Muskelrelaxantien antagonisieren?
6. Wie werden zentrale Muskelrelaxantien noch genannt?
   – Nennen Sie vier Fertigarzneimittel aus dieser Gruppe!
7. Welche Nebenwirkungen treten bei zentralen Muskelrelaxantien auf?

Lokalanästhetika

B. Frick

Begriffs-
erklärung

Lokalanästhetika werden zur örtlichen Betäubung verwendet; sie schalten reversibel (vorübergehend) und örtlich begrenzt Schmerzempfindungen aus. Im Gegensatz zu Narkotika ist der Patient ansprechbar und kann Anweisungen des Arztes befolgen, das Bewußtsein bleibt also unbeeinflußt.

1. Physiologische Grundlagen der Erregungsübertragung

Eine örtliche oder fortgeleitete Erregung einer Nervenzelle wird durch eine Depolarisation des elektrischen Ruhepotentials der Nervenmembran hervorgerufen. Diese Depolarisation ist Folge eines schnellen Einstroms von Natriumionen in die Nervenzelle.

2. Wirkweise der Lokalanästhetika

Lokalanästhetika dichten die Natriumkanäle in der Nervenmembran ab und vermindern oder verhindern so eine Erregungsleitung durch Natriumeintritt in die Zelle. Je dünner die Nervenfasern, desto empfindlicher sind sie gegenüber den Lokalanästhetika. So ist die Reizleitung in den dünnen, sensorischen (u.a. schmerzleitenden) Nervenfasern bereits blockiert, während die Reizleitung in den dickeren, motorischen Nervenbahnen noch intakt ist. Dies erklärt die Tatsache, daß z.B. in der betäubten Lippe kein Schmerzempfinden mehr vorhanden ist, sie aber trotzdem noch bewegt werden kann.

Die sensorischen Empfindungen lassen unter der Einwirkung von Lokalanästhetika in folgender Reihenfolge nach und kehren in umgekehrter Reihenfolge zurück:

Schmerz -> Geschmack -> Wärme/Kälte -> Berührung -> Druck

Den Lokalanästhetika werden häufig Adrenalin = Epinephrin (Suprarenin®❖) bzw. Noradrenalin (Arterenol®❖) zugesetzt. Sie verengen als sogenannte Vasokonstringentien die Gefäße und

– verlangsamen so den Abtransport der Lokalanästhetika und verlängern deren Wirksamkeit,

– vermeiden, daß gefährlich hohe (toxische) Konzentrationen über die Blutbahn
zum Herzen gelangen und

– führen zu einem schwach durchbluteten Operationsfeld, in welchem ein chirur-
gischer Eingriff bei besserer Sicht einfacher und gefahrloser vorgenommen werden kann.

Von Adrenalin oder Noradrenalin dürfen Höchstdosen nicht überschritten werden,
da sie als Sympathomimetika – Medikamente, die die Sympathikusaktivität erhöhen – Herzklopfen, Angstgefühle, Blutdruckanstieg, Extrasystolen bis Kammerflimmern hervorrufen können.

Neben den genannten α-Sympathomimetika werden auch Analoga des Hypophysen-
hinterlappenhormons Adiuretin wie z.B. Ornipressin (Por 8 Sandoz®✦) zum gleichen
Zweck eingesetzt.

3. Struktur und Einteilung der Lokalanästhetika

3.1 Einteilung nach der chemischen Struktur

Alle Lokalanästhetika sind nach einem gemeinsamen Schema aufgebaut, das nach
seinem Entdecker auch »Löfgrensches Schema« genannt wird (Abb. 1). Im Allgemeinen besteht der lipophile Rest aus einer aromatischen Gruppe, der hydrophile
Rest aus einer Aminogruppe. Die Zwischenkette stellt fast immer eine Estergruppe
oder eine Amidgruppe dar. Entsprechend der chemischen Struktur der Zwi-
schengruppe spricht man auch von Lokalanästhetika vom Ester- bzw. Amidtyp.

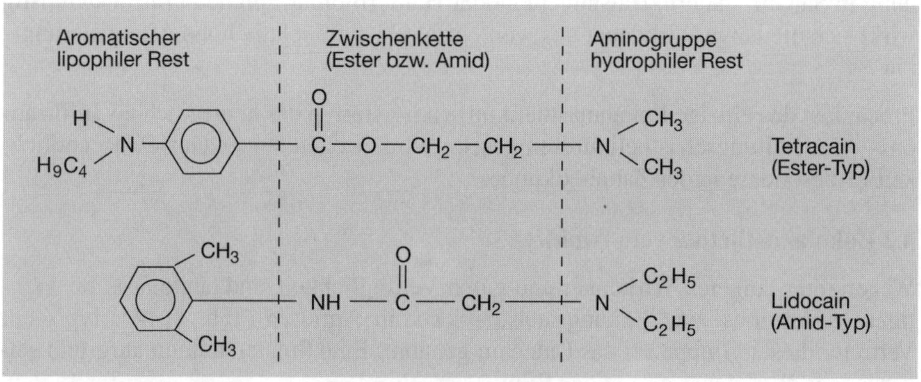

Abb. 1: Grundstruktur der Lokalanästhetika nach Löfgren

3.2 Einteilung nach Anwendungsgebieten

Folgende, wichtige lokale Anästhesieformen können unterschieden werden:

Oberflächenanästhesie

Das Lokalanästhetikum wird als Lösung, Salbe, Gel, Puder oder Spray auf die
Schleimhaut aufgebracht (z.B. bei Intubation, Endoskopie oder Katheterisierung)

und diffundiert zu den sensorischen Nervenendigungen. Je fettlöslicher das Lokalanästhetikum ist, desto besser ist seine Wirkung.

Infiltrationsanästhesie

Sie wird in der Zahnheilkunde und bei chirurgischen Eingriffen eingesetzt. Das Lokalanästhetikum wird in das Gewebe injiziert und diffundiert zu den sensiblen Endorganen. Auch kleine Nervenstämme können dabei blockiert werden.

Leitungsanästhesie

Sie wird ebenfalls in der Zahnheilkunde und bei chirurgischen Eingriffen angewandt. Die zu betäubenden Nerven werden gezielt umspritzt und ihre Erregbarkeit dadurch blockiert. Damit können größere Flächen bzw. Körperregionen betäubt werden.

4. Lokalanästhetika

Cocain war das erste Lokalanästhetikum und wurde erstmals 1884 bei Augenoperationen eingesetzt. Weil es suchterregend wirkt, unterliegt es den betäubungsmittelrechtlichen Bestimmungen und wird heute als Lokalanästhetikum kaum noch verwendet.

4.1 Lokalanästhetika vom Estertyp

Benzocain wird nur als Oberflächenanästetikum eingesetzt; es findet z.B. Verwendung in Salben, Pudern, Halstabletten oder Hämorrhoidalzäpfchen (Tab. 1). Günstig wirkt sich die lange Wirkdauer aus, von Nachteil ist die relativ hohe Allergisierungsrate.

Procain ist das einzige Lokalanästhetikum vom Estertyp das heute noch als Infiltrations- oder Leitungsanästhetikum eingesetzt wird, wegen seiner Gewebefreundlichkeit insbesondere in der Zahnheilkunde.

4.2 Lokalanästhetika vom Amidtyp

Wegen ihrer längeren Wirkdauer und guten Verträglichkeit sind heute fast alle wichtigen Infiltrations- und Leitungsanästhetika vom Amidtyp (Tab. 1). Als typischer Vertreter dieser Gruppe sei das Lidocain genannt. Eine Sonderstellung aufgrund seiner langen Wirkdauer nimmt das Bupivacain ein.

4.3 Nebenwirkungen bei der Applikation von Lokalanästhetika

Schon bei normaler Dosierung können Lokalanästhetika gelegentlich allergische Reaktionen, wie Exantheme, Urtikaria, anaphylaktischer Schock usw. hervorrufen.

Lokalanästhetika hemmen auch am Herzen die Erregungsbildung und -ausbreitung (ähnlich Chinidin). Diese Wirkung wird z.B. bei Lidocain (Xylocain®) zur Behandlung von Herzrhythmusstörungen therapeutisch eingesetzt. Bei Überdosierung kann es allerdings zu einer Frequenzabnahme bis hin zum Herzstillstand kommen.

Lokalanästhetika gelangen nach Überdosierung oder versehentlicher intravasaler In- LOKAL-ANÄSTHE-TIKA
jektion ins ZNS und hemmen dort die Erregungsausbreitung; Unruhe, Zittern, Erbrechen, Krämpfe bis hin zum Koma und zentraler Atemlähmung können die Folge
sein.

Tabelle 1: Lokalanästhetika

Wirkstoff	Handelspräparate	Hauptverwendung
Estertyp		
Benzocain (Ethoform)	Anaesthesin®	Oberflächenanästhetikum
Oxybuprocain	Novesine®	dto.
Procain	Novocain®	Infiltrations- und Leitungsanästhetikum
Amidtyp		
Lidocain	Xylocain®	Oberflächen-, Infitrations- und
	Xyloneural®	Leitungsanästhetikum
Mepivacain	Meaverin®	dto.
	Scandicain®	
Articain	Ultracain®❖	Infiltrations- und Leitungsanästhetikum
Butanilicain	Hostacain®	dto.
Prilocain	Xylonest®	dto.
Etidocain	Dur-Anest®❖	Leitungsanästhetikum
Bupivacain	Carbostesin®❖	Leitungsanästhetikum mit Langzeitwirkung

Anmerkung: Kombinationspräparate von Lokalanästhetika mit Vasokonstringentien z.B. Xylocain
mit Adrenalin® sind stets verschreibungspflichtig = ❖!

Fragen zur Lernkontrolle

1. Durch welche Vorgänge an der Nervenmembran läßt sich die Wirkung der Lokalanästhetika erklären?
2. In welcher Reihenfolge nehmen Sinnesempfindungen nach Applikation von Lokalanästhetika ab?
3. Geben sie verschiedene Anwendungsmöglichkeiten für Lokalanästhetika an!
4. Warum werden Lokalanästhetika Adrenalin oder Noradrenalin zugesetzt?
5. Nennen Sie Präparate (Handelsnamen) zur Oberflächenanästhesie, Infiltrations-
anästhesie und Leitungsanästhesie.
6. Welche Nebenwirkungen können nach Überdosierung oder versehentlicher intravasaler Injektion von Lokalanästhetika auftreten?
7. Welches sind die gemeinsamen chemischen Strukturmerkmale der Lokalanästhetika?
8. Warum spricht man von Lokalanästhetika vom Ester- bzw. Amidtyp?

Narkosemittel

E. Schwarzmüller

Narkosemittel (Narkotika) bewirken durch Angriff am Zentralnervensystem (ZNS) reversible Schmerz- und Bewußtlosigkeit als Voraussetzung für einen größeren operativen oder diagnostischen Eingriff. Chemisch gehören sie unterschiedlichen Stoffgruppen an. Im Gegensatz zum Schlafzustand ist der Patient in Narkose nicht weckbar, die Schutzreflexe sind nicht auslösbar. Zu einigen Hypnotika (z.B. Barbiturate) bestehen jedoch fließende Übergänge, d.h. allein die Dosis entscheidet, ob das Präparat Schlaf oder Narkose erzeugt.

Lokalanästhetika bewirken im Gegensatz zu den Narkotika eine nur regionale Schmerzunempfindlichkeit, ohne dabei das Bewußtsein zu beeinträchtigen. Sie lassen sich also klar von den Narkosemitteln abgrenzen (Kapitel Lokalanästhetika!).

1. Physiologische Vorbemerkungen zur Narkose

Bei der Durchführung einer Narkose werden mit zunehmender Narkotikakonzentration vier Stadien in der nachfolgenden Reihenfolge durchlaufen, bei Beendigung der Narkose in umgekehrter Reihenfolge:

– Analgesiestadium
  Der Patient nimmt keine Schmerzen mehr wahr und wird bewußtlos (Amnesie).

– Exzitationsstadium (Erregungsstadium)
  In diesem Narkosestadium sind die Reflexe gesteigert, die Atmung ist unregelmäßig; zusätzlich können Husten und Erbrechen auftreten. Deshalb soll dieses Stadium möglichst schnell durchlaufen werden.

– Toleranzstadium
  In diesem Stadium sind unerwünschte Reflexe ausgeschaltet; der Muskeltonus ist weitgehend aufgehoben, es kann operiert werden.

– Asphyxiestadium/Paralysestadium (Erstickungsstadium)
  In diesem bei Überdosierung von Narkotika erreichten Stadium wird auch das verlängerte Rückenmark (Medulla oblongata) ausgeschaltet, so daß es zu Atemstillstand und Kreislaufversagen kommt. Ohne künstliche Beatmung und geeignete weitere Maßnahmen tritt in wenigen Minuten der Tod des Patienten ein.

Bei der Narkose werden also folgende Funktionen des ZNS ausgeschaltet: Bewußt- NARKOSE-
sein, Schmerzempfindung, Abwehrreflexe und Muskelspannung, u.U. durch spezi- MITTEL
fisch wirkende Medikamente ausgelöst.

2. Narkoseverfahren

Folgende drei Narkoseverfahren werden unterschieden: Inhalationsnarkose, Injektionsnarkose und Neuroleptanalgesie.

Wirkungsweise von Narkosemitteln

Der Wirkungsmechanismus von Inhalationsnarkotika ist im einzelnen unbekannt. Man geht heute von einer Einlagerung der Narkosemittel in die Membranen zentraler Nerven und einer nachfolgenden Änderung der physikalisch-chemischen Eigenschaften der Membranen aus. Hierdurch wird die Nervenreizleitung reversibel blockiert. Die Injektionsnarkotika unterbrechen die Impulsübertragung in verschiedenen Arealen des ZNS.

Narkosebreite

Unter der Narkosebreite versteht man den Dosierungsspielraum zwischen dem Erreichen der gewünschten Narkosetiefe und dem Beginn des Asphyxiestadiums. Sie ist eine Sonderform der therapeutischen Breite eines Medikamentes. Die Narkosebreite ist bei allen Narkosemitteln sehr gering. Bereits beim Überschreiten der für das Toleranzstadium erforderlichen Konzentration um 50 % ist die letale Dosis erreicht.

Steuerbarkeit einer Narkose

Steuerbarkeit einer Narkose bezeichnet die Möglichkeit, die Narkosetiefe kurzfristig zu steigern oder verringern zu können.

Prämedikation

Unter Prämedikation versteht man eine narkosevorbereitende und unterstützende Medikamentengabe. Dazu gehört z.B.:

– die Gabe von Schlafmitteln am Vorabend; sie sollen vor der Operation den Patienten vor Schlaflosigkeit schützen;

– die Gabe von Beruhigungsmitteln (Tranquillantien); sie sollen die Angst vor dem ungewissen Ereignis dämpfen;

– die Gabe von Antihistaminika und Antiemetika; sie sollen Allergie bzw. Erbrechen vorbeugen;

– die Gabe von Analgetika; sie sollen die Schmerzempfindlichkeit lindern;

– die Gabe von Parasympatholytika und Sympatholytika; hiermit soll der Tonus des vegetativen Nervensystems gesenkt werden. Besonders wichtig ist hierbei die Prämedikation mit Atropin, um das Herz gegen eine streßbedingte überschießende Vagusreizung (Bradykardie, Herzstillstand) abzuschirmen.

Kombinationsnarkose

Eine klassische Kombinationsnarkose vereinigt ein Injektionsnarkotikum (Narkose-einleitung), ein Muskelrelexans sowie ein Inhalationsnarkotikum (Forene®❖, Halo-than®❖, Ethrane®❖ u.a.) mit Lachgas und Sauerstoff. Durch die Einführung der Prä-medikation und der Kombinationsnarkose konnte das Narkoserisiko entscheidend gesenkt werden.

3. Narkotika-Arten

Aus den obengenannten Narkoseverfahren ergeben sich folgende Typen von Narko-semitteln: Inhalationsnarkotika, Injektionsnarkotika und Medikamente für die Neu-roleptanalgesie. Moderne Narkosemethoden kombinieren geeignete Mittel und sen-ken so das Narkoserisiko.

4. Pharmakologische Wirkungen

4.1 Inhalationsnarkotika

Frühere inhalative Narkotika waren Chloroform und Ether (Diethylether), die wegen ihrer Nachteile (Ether ist z.B. explosiv) durch modernere (s.u.) ersetzt wurden. Nur Lachgas (N_2O, Stickoxydul), das erste Inhalationsnarkotikum überhaupt, wird auch heute noch verwendet.

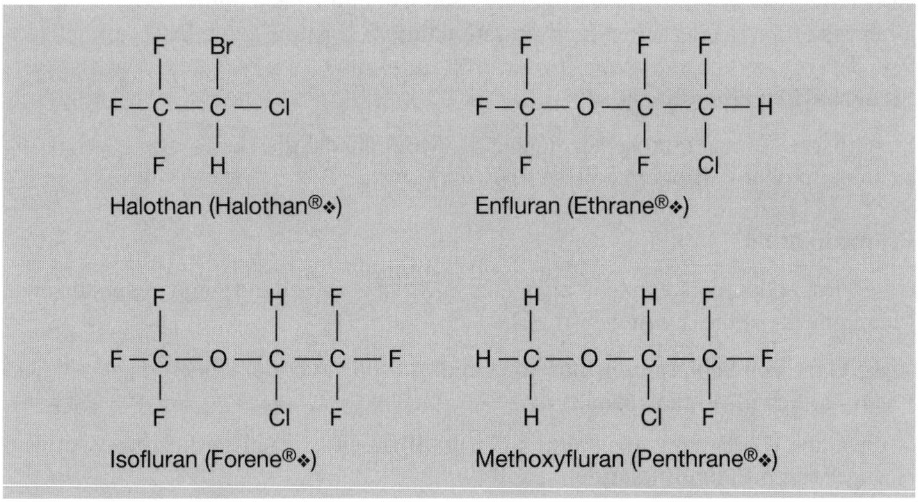

Abb. 1: Strukturformeln moderner Inhalationsnarkotika

Moderne, heute verwendete Inhalationsnarkotika sind Enfluran (Ethrane®❖), Isoflu-ran (Forene®❖), Halothan (Halothan®❖) und Methoxyfluran (Penthrane®❖) (Abb. 1). Im Gegensatz zum gasförmigen Stickoxydul sind dies verdampfbare Flüssigkeiten.

Die Inhalationsnarkotika haben unterschiedliche pharmakologische Eigenschaften, sodaß individuell entschieden werden muß, welches verwendet wird.

4.2 Injektionsnarkotika

Injektionsnarkotika werden für kurze chirurgische Eingriffe oder zur Narkoseeinleitung in Kombination mit Inhalationsnarkotika eingesetzt. Ihrer chemischen Struktur nach gehören einige Injektionsnarkotika zu den Barbituraten bzw. Thiobarbituraten, z.B. Methohexital (Brevimytal®❖) und Thiopental (Trapanal®❖). Andere wie Propofol (Disoprivan®❖), Etomidat (Hypnomidate®❖) und Ketamin (Ketanest®❖) weisen keine chemische Verwandtschaft mit diesen und untereinander auf. Auch ein neueres Präparat aus der Reihe der Benzodiazepine – Midazolam (Dormicum®❖) – eignet sich gut als Injektionsnarkotikum. Es wird zur Operationsvorbereitung, zur Narkoseeinleitung und für die Kurzzeitnarkose verwendet.

4.3 Medikamente für die Neuroleptanalgesie

Bei der Neuroleptanalgesie wird ein Neuroleptikum gleichzeitig mit einem stark wirksamen Analgetikum injiziert. Als Neuroleptikum ist vor allem Droperidol (Dehydrobenzperidol®❖), als Analgetikum Fentanyl®❖ gebräuchlich. Das Neuroleptikum hat dabei die Funktion, psychisch und vegetativ zu dämpfen, die Angst zu nehmen und den kommenden Ereignissen gegenüber eine gewisse Indifferenz (Gleichgültigkeit) zu entwickeln. Die Neuroleptanalgesie wird bei bestimmten längerdauernden Operationen (Thoraxchirurgie, Hirnchirurgie) und bei Risikopatienten, schlechter Allgemeinzustand, hohes Alter, Leber-, Nierenschäden, eingeschränkte Herzleistung, bevorzugt.

Fragen zur Lernkontrolle

1. Welche verschiedenen Narkosestadien kann man unterscheiden und welche Bedeutung haben sie?
2. Was beinhalten die Begriffe »Narkosebreite«, »Kombinationsnarkose« und »Steuerbarkeit einer Narkose«?
3. Welche Arzneimittel bzw. Arzneimittelgruppen setzt man ein, um das Gesamtnarkoserisiko drastisch zu senken?
   – Wie wird diese Narkosevorbehandlung in der Fachsprache bezeichnet?
4. Nennen Sie einige bedeutsame Inhalations- und Injektionsnarkotika!
5. Was sind die Indikationen für eine Neuroleptanalgesie?

Hypnotika/Sedativa

S. Bornhöft

S. Bornhöft

Begriffs-erklärung

Sedativa (Beruhigungsmittel) und Hypnotika (Schlafmittel) sind Arzneimitel, die in niedriger Dosierung sedierend, in höherer Dosis hypnotisch (schlafanstoßend) wirken. Beide Gruppen unterscheiden sich in der Wirkstärke. Sie fördern die Schlafbereitschaft.

Durch sie wird die Schlafschwelle schneller erreicht. Ihre Angriffsorte liegen in der Formatio reticularis und im Limbischen System des Zentralen Nervensystems.

1. (Patho-)physiologische Grundlagen des Schlafes

Die Übergänge von Beruhigung zum Schlaf, vom Schlaf zur Narkose und von der Narkose über das Coma bis hin zum Tod sind fließend.

Beruhigung —> Schlaf —> Narkose —> Coma —> Tod

Der Schlaf weist folgende physiologische Merkmale auf:

– verlangsamte Herz- und Atemtätigkeit,
– verminderter Muskeltonus,
– erniedrigter Blutdruck,
– verminderter Stoffwechsel,
– verengte Pupillen.

Der Schlaf stellt einen lebensnotwendigen Vorgang dar, in dem sich der Körper regeneriert und erholt. Der Schlaf-Wachrhythmus des Menschen dauert ca. 25 Stunden bei völliger Isolation (Abb. 1). Gesteuert wird er durch die sogenannte »innere Uhr«. Durch die Umwelt mit ihrem Hell-Dunkel-Tagesablauf wird diese Periodik auf ca. 24 Stunden angepaßt, man spricht von einem zirkadianen Rhythmus. Verschieben sich Tages- und Nachtzeiten, so z.B. auf Reisen, in Urlaubszeiten oder bei geänderten Arbeitszeiten, ist der Körper in der Lage, sich in wenigen Tagen diesem veränderten Tag-Nacht-Ablauf anzupassen.

Der physiologische Schlaf wird in zwei Phasen unterteilt: Den orthodoxen (NON-REM) und den paradoxen (REM) Schlaf (Abb. 2). Die orthodoxen Schlafphasen (normale Schlafphasen unterschiedlicher Tiefe) lassen sich einteilen in Einschlaf-, Leichtschlaf-, Mitteltiefschlaf- und Tiefschlafphasen. Die vier orthodoxen Schlaf-

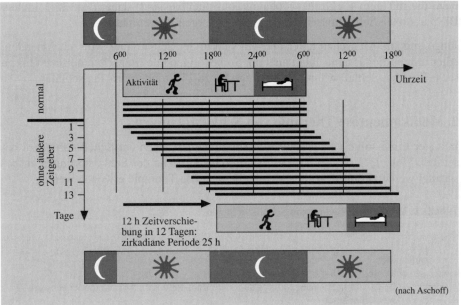

Abb. 1: Schlaf-Wachrhythmus des Menschen

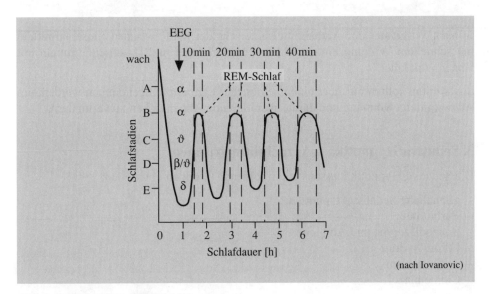

Abb. 2: Schlafstadien, REM-Schlaf

phasen dauern in der Regel ca. 90 Minuten und werden in sich wiederholenden Zyklen zum Morgen hin immer kürzer und seltener. Sie werden von den paradoxen Schlafphasen unterbrochen. Diese Phasen, in denen geträumt wird (zu erkennen an schnelleren Augenbewegungen = **R**apid **e**ye **m**ovements = REM und an Hirnströmen, die mit dem Elektronencephalogramm meßbar sind) dauern ca. 20 Minuten. Die paradoxen Schlafphasen werden gegen Morgen immer häufiger.

Junge und alte Menschen unterscheiden sich in der Schlafdauer. Mit zunehmendem Alter nimmt die Gesamtschlafdauer ab. So benötigen alte Menschen nur noch bis zu sechs Stunden Schlaf, während Säuglinge bis zu 17 Stunden pro Tag schlafen.

2. Medikamentöse Therapie von Schlafstörungen

In erster Linie sollte versucht werden, mögliche Ursachen der Schlafstörung zu beseitigen (Tab. 1). Erst wenn diese Faktoren als Ursache der Schlafstörungen ausgeschaltet werden können, sollte eine medikamentöse Therapie erwogen werden.

Tabelle 1: Mögliche Ursachen von Schlafstörungen

- Streß
- Straßenlärm
- eine schlechte Schlafunterlage
- ungesunde Ernährungsweise, z.B. vor dem Schlafengehen Kaffee trinken oder schwere Speisen zu sich nehmen
- psychische Erkrankungen
- Schmerzen
- chronische Erkrankungen, z.B. Herzinsuffizienz

Je nach Wirkdauer der Arzneimittel unterscheidet man zwischen Einschlafmitteln mit schnellem Wirkungseintritt und kurzer Wirkdauer und Durchschlafmitteln mit langer Wirkdauer.

Schlafmittel sollten nur über einen begrenzten Zeitraum eingenommen werden, um Arzneimittelgewöhnung und daraus resultierende Abhängigkeit zu verhindern.

3. Sedativa/Hypnotika – Arzneimittelgruppen

Die Sedativa/Hypnotika lassen sich in folgende Gruppen unterteilen:

- pflanzliche Sedativa/Hypnotika,
- Barbiturate,
- Benzodiazepine und Ähnliche,
- Chloralhydrat,
- Antihistaminika,
- Clomethiazol.

4. Einzeldarstellung der Präparate und Präparategruppen

4.1 Pflanzliche Sedativa/Hypnotika

Pflanzliche Schlafmittel enthalten Inhaltsstoffe aus Baldrian (Radix Valerianae), Hopfen (Strobuli Lupuli), Passionsblume (Herba Passiflorae), Melisse (Folia Melissae) oder Johanniskraut (Herba Hyperici). Sie werden oft in Arzneimittelpräparaten kombiniert (Tab. 2). Die Sedativa auf pflanzlicher Basis sind nebenwirkungsarm und besitzen kein stoffabhängiges (allenfalls ein psychisches) Abhängigkeitspotential.

HYPNOTIKA/ SEDATIVA

Tabelle 2: Pflanzliche Sedativa/Hypnotika (Kombinationspräparate)

Handelspräparate	Baldrian	Hopfen	Melisse	Passionsblume
Baldriparan®	+	+		
Euvegal N®	+		+	+
Hovaletten®	+			
Moradorm®	+	+		+
Plantival®	+			+
Sedariston®	+		+	
Tenerval®	+		+	
Valdispert®	+			
Vivinox®	+	+		

4.2 Barbiturate

4.2.1 Struktur-Charakteristika

Die Barbiturate sind 5,5-disubstituierte Barbitursäure-Derivate (Abb. 3).

R$_1$/R$_2$ = variable Molekülgruppe

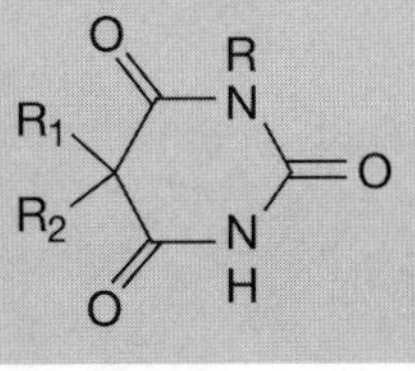

Abb. 3: Grundstruktur der Barbiturate

Erst durch die lipophilen Reste am C$_5$-Atom bekommt das Molekül Eigenschaften zur Überwindung der Blut-Hirn-Schranke mit sedativ/hypnotischem Effekt. Die Wahl der Substituenten entscheidet dann weiterhin über kurz-, mittel- oder langer Wirkdauer (Tab. 2).

Tabelle 3: Einteilung der Barbiturate nach ihrer Wirkdauer

Wirkdauer	Wirkstoff	Handelspräparate
mittellang	Pentobarbital	Medinox®❖, Repocal®❖, Neodorm®❖
	Vinylbital	Speda®❖
lang	Phenobarbital	Luminal®❖, Phenaemal®❖

4.2.2 Anwendungsgebiete

Die Barbiturate haben heutzutage ihre Bedeutung in der Schlaftherapie verloren. Sie wirken dämpfend auf die Formatio reticularis, je nach Dosis sedativ, hypnotisch oder narkotisch. Eingesetzt werden sie noch als Narkotika und Antiepileptika. Barbiturate sind grundsätzlich verschreibungspflichtig. Höhere Dosierungen fallen unter die BTM-Verschreibungsverordnung. Seit der Einführung der Benzodiazepine werden die Barbiturate nur noch selten bei Schlafstörungen eingesetzt.

4.2.3 Nebenwirkungen

– Sie stören den paradoxen Schlaf erheblich (Verminderung der REM-Phasen), so daß ein unphysiologischer Schlaf resultiert, der weniger erholsam ist.

– Sie führen zu »Hangover« (Überhangeffekten). Es treten Erschöpfung, Schwindel, Lethargie am Morgen nach der Barbiturateinnahme auf, da Barbiturate wegen oftmals langer Wirkdauer (langer Halbwertszeit) noch am nächsten Morgen nachwirken.

– Suchtentwicklung und Abhängigkeit sind möglich, denn Barbiturate erzeugen bei manchen Patienten Euphorie und weiteres Verlangen nach dem Arzneimittel. Barbiturate bewirken eine Enzyminduktion. Dadurch werden arzneistoffabbauende Enzyme in der Leber stimuliert. Folge dieser Toleranzentwicklung ist, daß der Patient, um dieselbe schlafanstoßende Wirkung zu erreichen, die Dosis erhöhen muß.

– Allergische Reaktionen mit Exanthemen, Blutbildveränderungen und Ödemen treten auf.

– Blutdruckabfall ist zu beobachten.

4.2.4 Wechselwirkungen

Cumarine und orale Kontrazeptiva werden in ihrer Wirkung durch vermehrten Abbau durch Leberenzyme abgeschwächt.

4.2.5 Barbituratvergiftung

Sie äußert sich in Bewußtlosigkeit, zentraler Atemlähmung, Hypoxiezuständen und Unterkühlung. Als Sofortmaßnahme muß intubiert und beatmet werden. Man gibt große Mengen isotonische Kochsalzlösung und alkalisiert den Harn, um die Barbituratausscheidung zu steigern.

4.3 Benzodiazepine

Benzodiazepine gehören zu der am häufigsten als Schlafmittel eingesetzten Substanzgruppe. Alle Benzodiazepine sind verschreibungspflichtig. Aufgrund erhöhtem Mißbrauch wurde Flunitrazepam 2 mg (Rohypnol®❖ 2 mg) unter die BTM-Verschreibungsverordnung gestellt.

4.3.1 Struktur

Die Wirkung der 1,4-Benzodiazepine ist an die Struktur mit intaktem Diazepin-Ring gebunden (Abb. 4).

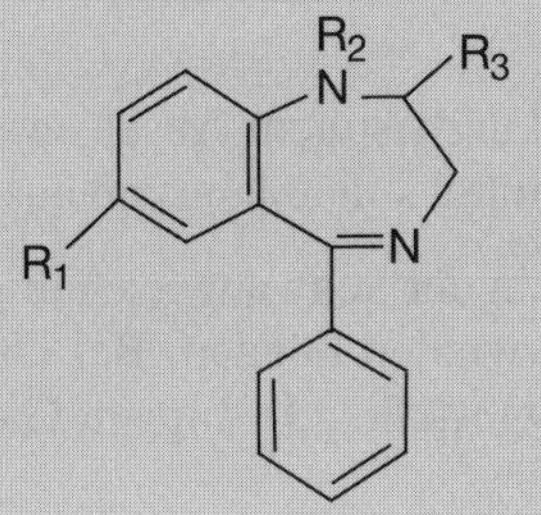

$R_{1,2,3}$ = variable Molekülgruppen

Abb. 4: Grundstruktur der Benzodiazepine

4.3.2 Anwendungsgebiete

Benzodiazepine beeinträchtigen den REM-Schlaf weniger als z.B. die Barbiturate, verkürzen aber die Dauer der Tiefschlafphase. Als Schlafmittel sind besonders solche mit mittlerer und kurzer bis sehr kurzer Halbwertszeit geeignet (Tab. 4). Weiterhin werden sie zur Verminderung angstbedingter Stimulation des Herzens bei Herzinfarkt, zur Operationsvorbereitung und zur Behandlung von Krampfanfällen, bei Angstneurosen, Phobien und ängstlicher Depression eingesetzt.

Tabelle 4: Einteilung der Benzodiazepine nach ihren Halbwertszeiten

Präparate

Halbwertszeit	Wirkstoffe	Handelspräparate
sehr kurz (2–5 Stunden)	Midazolam Flurazepam	Dormicum®✧ Dalmadorm®✧
mittellang (ca. 8–15 Stunden)	Oxazepam	Adumbran®✧, Noctazepam®✧, Praxiten®✧, Uskan®✧
	Lormetazepam Temazepam	Noctamid®✧ Planun®✧
sehr lang	Diazepam	Diazepam®✧, Tranquase®✧, Valium®✧
	Flunitrazepam Nitrazepam	Rohypnol®✧ Mogadan®✧

4.3.3 Nebenwirkungen

Benzodiazepine zeigen folgende Nebenwirkungen:

– Starke Erregungszustände (Unruhe, Bewegungsdrang) können besonders bei älteren Personen mit cerebralen Durchblutungsstörungen auftreten (paradoxer Effekt).

– Bei chronischer Einnahme kann es zu Gewichtszunahme und Kopfschmerzen kommen.

– Auch bei Benzodiazepinen ist mit »Hangover«, besonders bei Benzodiazepinen mit längerer Halbwertszeit, zu rechnen. Alkohol verstärkt die Wirkung erheblich.

– Toleranzentwicklung.

– Rebound-Effekte bei kurzfristigem Absetzen, die sich in Unruhe und Schwindel äußern. Diese Arzneimittel sollen langsam ausschleichend abgesetzt werden.

– Vorsicht ist besonders in der Schwangerschaft geboten, da die Benzodiazepine die Plazentaschranke überwinden können. Bei Diazepamgabe im 1. Trimenon wurden Mißbildungen festgestellt, z.B. Lippen-Gaumenspalten, Fingermißbildungen, Herzdefekte.

– Venenreizungen können bei parenteralen Applikationen auftreten, da diese lipophilen Substanzen Lösungsvermittler für die i.v.-Anwendung benötigen.

4.3.4 Kontraindikationen

Benzodiazepine sind kontraindiziert bei Muskelschwäche und Engwinkelglaukom.

4.3.5 Benzodiazepin-Antagonist

Flumazenil (Anexate®❖) wird zur Aufhebung der zentral dämpfenden Wirkung von Benzodiazepinen nach Narkose, bei der Entwöhnung von Langzeitpatienten mit Benzodiazepinüberhang und bei komatösen Zuständen eingesetzt. Es wird parenteral appliziert.

Der Vorteil der Benzodiazepine besteht darin, daß sie eine große therapeutische Breite besitzen und erst in sehr hohen Dosen das Atem- und Kreislaufzentrum beeinträchtigen, so daß Suizide fast unmöglich sind. Sie wirken nicht narkotisch.

4.4 Ähnlich den Benzodiazepinen wirkende Substanzen

Zolpidem (Bikalm®❖, Stilnox®❖) und Zopiclon (Ximovan®❖) sind neuere Hypnotika, die chemisch und strukturell zwar nicht mit den Benzodiazepinen verwandt sind, jedoch am gleichen Rezeptor angreifen. Sie haben sedativ-hypnotische, antikonvulsive und anxiolytische Eigenschaften. Die Nebenwirkungen ähneln denen der Benzodiazepine.

4.5 Chloralhydrat

$Cl_3C-CH(OH)_2$ = 2,2,2-Trichlor-1,1-ethandiol

Chloralhydrat (Chloraldurat®❖) wird besonders bei älteren Patienten und Kindern mit Unverträglichkeit gegen Barbiturate verwendet. Es schmeckt bitter und wird in Kapselform verabreicht oder als Rectiole eingesetzt. Außer als Schlafmittel findet es Anwendung bei starken Erregungs- und Krampfzuständen. Aufgrund von Toleranzentwicklung sollte es nur kurzzeitig eingesetzt werden. Nebenwirkungen sind Schleimhautreizungen und Leberfunktionsstörungen.

4.6 Antihistaminika

Antihistaminika (Antagonisten des Gewebehormons Histamin, siehe Kapitel Antihistaminika) mit sedierenden Eigenschaften sind z.B. Dolestan®, Halbmond®, Sekundal® (Diphenhydramin), Gittalun® und Hoggar® (Doxylamin). Hier wurde eine Nebenwirkung der Antihistaminika als pharmakologisch erwünschte Wirkung ausgenutzt. Zudem haben sie antiemetische Eigenschaften. Antihistaminika führen selten zur Abhängigkeit und sind rezeptfrei erhältlich.

4.7 Clomethiazol

Distraneurin®❖ (Clomethiazol) dient zur Sedierung von Suchtkranken, Behandlung des Delirium tremens (Alkoholdelir) bei Alkoholkranken und wird bei erheblichen Schlafstörungen älterer Menschen eingesetzt. Nebenwirkungen sind Mundtrockenheit und Blutdruckabfall. Da es zur Abhängigkeit führt, sollte es nicht länger als 10 bis 14 Tage gegeben werden mit ausschleichender Dosierung.

Fragen zur Lernkontrolle

1. Welche Phasen weist der physiologische Schlaf auf?
2. Wie wirken Sedativa und Hypnotika, wie unterscheiden sie sich?
3. Nennen Sie barbiturathaltige Arzneimittel!
   – Welche wichtigen ernstzunehmenden Nebenwirkungen besitzen sie?
4. Welche Substanzeigenschaften machen Benzodiazepine besser als Barbiturate als Schlafmittel geeignet?
5. Welche sonstigen Schlafmittel kennen Sie und welche Nebenwirkungen besitzen diese jeweils?

Psychopharmaka

C. Groth-Tonberge

Psychopharmaka sind Arzneimittel, die ihren Angriffspunkt im zentralen Nervensystem haben, und so den seelischen Zustand und Gemütskrankheiten beeinflussen können. Hierzu gehören Neurosen, Depressionen, Psychosen etc.

1. Psychopathologische Vorbemerkungen

Neurosen haben ihre Ursachen in einer fehlerhaften Problemverarbeitung, die dann zu einem inneren Psychokomplex führen. In früher Kindheit aufkeimende Probleme, abnorme Einflüsse, aber auch Überforderung, Reizüberflutung verursachen Neurosen. Minderwertigkeitsgefühle, Schuldkomplexe, Triebausbrüche, Angst und Panikreaktionen treten auf.

Psychosen sind Geisteskrankheiten, die die Persönlichkeit des Patienten stark verändern. Der Psychotiker erlebt Situationen und Zusammenhänge anders als Gesunde. Denken und Fühlen sind durch die Psychose verändert: Gleichgültigkeit gegenüber der Umwelt, Persönlichkeitsspaltung, ständiger Abbruch von Gedankengängen. Es handelt sich hierbei um Hirnstoffwechselstörungen. Man unterscheidet die exogenen Psychosen, die durch eine äußere Störung wie Infektionen, Herz-Kreislauferkrankungen, Kopfverletzungen oder Vergiftungen entstehen, von den endogenen Psychosen mit Schizophrenie, Depression oder Manie. Bei der Schizophrenie liegt eine Störung des Denkens vor: Zerfahrenheit, unlogisches Denken, Gedankensperren oder Gedankenentzug. Der Patient leidet häufig an Halluzinationen, z.B. Stimmenhören. Bei der Depression steht eine deprimierte Grundstimmung im Vordergrund. Der Patient ist in allen Aktivitäten gehemmt, antriebslos, meist verzweifelt, hat keinen Appetit und klagt über Schlaflosigkeit. Er befindet sich in einem ständigen Leidenszustand und macht sich schwere Vorwürfe. Suizidgefahr besteht, ein Suizid wird jedoch aufgrund des fehlenden Antriebs nicht durchgeführt.

Unter Zyclothermie (manisch depressiver Zustand) wird eine Affektpsychose verstanden, bei der Phasen von Depressionen, Manie und normaler Stimmungslage abwechseln.

Manie ist ein Zustand mit übersteigerter Stimmungslage, Ideenflucht und besonders gesteigertem Antrieb. Der Patient überschätzt sich, ist ohne Unterbrechung tätig und handelt verantwortungslos, z.B. finanziell und sexuell.

2. Arzneimittel zur Behandlung von psychischen Erkrankungen

Psychische Erkrankungen werden heute in erster Linie medikamentös behandelt. Wenn auch eine ursächliche Therapie nach wie vor nicht gelingt, so können doch zahlreiche Symptome derart gemildert werden, daß auf Zwangsmaßnahmen verzichtet werden kann. Ferner werden bei einigen Formen psychischer Veränderungen Elektroschocks und Schlafentzug zur Therapie herangezogen.

3. Arzneimittelgruppen zur Behandlung psychischer Erkrankungen

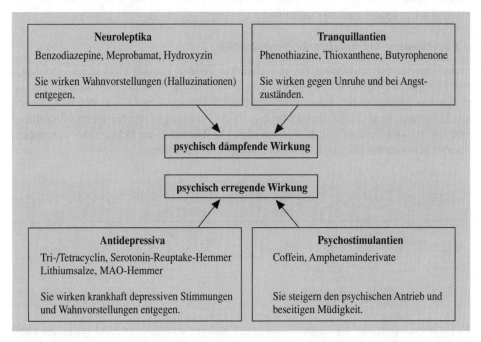

4. Arzneimittel zur Behandlung psychischer Erkrankungen

4.1 Neuroleptika (Major Tranquilizer)

Neuroleptika bessern die Psychosen, die mit Erregung, Angst und Wahnvorstellungen verbunden sind. Die innere Spannung sinkt, der Antrieb ist reduziert, die Angst verringert. Neuroleptika nehmen dem Psychotiker seine Wahnideen. Mit Tranquilizern und Schlafmitteln haben sie sedierende Effekte gemeinsam, führen jedoch nicht zur Narkose. Beabsichtigt wird, das Bewußtsein nicht zu beeinflussen. Bei zu hohen Dosierungen tritt jedoch seelische Abstumpfung ein. Sie besitzen kein Suchtpotential. Neuroleptika werden nach ihrer neuroleptischen Wirkstärke (neuroleptische Potenz) in schwache, mittelstarke bis starke und sehr starke Präparate eingeteilt. Bezugssubstanz ist Chlorpromazin, als eines der ältesten Neuroleptika. Je stärker potent ein Neuroleptikum ist, desto größer ist seine antipsychotische Wirkung. Gleichzeitig nimmt die Sedierung ab.

4.1.1 Wirkweise

Neuroleptika wirken in drei zeitlich aufeinanderfolgenden Stufen:

1. Sedation

2. Nach ca. sieben Tagen treten meist parkinsonartige Nebenwirkungen auf (besonders bei Chlorpromazin). Der Antrieb ist noch gedämpft.

3. Nach ca. drei Wochen sind die Patienten dann emotional ausgeglichen.

Da das Ansprechen auf Neuroleptika sehr verschieden ist, werden Behandlungs- und Erhaltungsdosis für jeden Patienten individuell ermittelt. Eine einschleichende Dosierung ist in jedem Fall zu empfehlen.

4.1.2 Schwache bis mittelstarke Neuroleptika

Neuroleptika mit schwacher bis mittelstarker Potenz werden eher bei Symptomen mit Erregtheit eingesetzt. Sie blockieren reversibel die Rezeptoren der Neurotransmitter Noradrenalin, Serotonin und Dopamin in bestimmten ZNS-Bereichen. Neben der Verwendung als Neuroleptika finden sie Anwendung in der Narkosevorbereitung und bei starken Schmerzen. Einige werden zur Therapie des Erbrechens eingesetzt. Hierzu gehören die Phenothiazin-Derivate und Thioxanthene.

Phenothiazin-Grundstruktur   Thioxanthen-Grundstruktur

Ein schwach potentes Neuroleptikum ganz anderer chemischer Struktur ist Sulpirid (Sulpirid®✦). Es hat außerdem antidepressive Wirksamkeit.

4.1.3 Sehr starke Neuroleptika

Sie werden besonders bei psychotischen Syndromen eingesetzt. In ihrer Wirkung gleichen sie den Phenothiazinen, chemisch leiten sie sich von den Butyrophenonen ab. Haloperidol ist bei Kreislaufkomplikationen vorzuziehen, da es geringer auf den Kreislauf wirkt. Droperidol wird zusätzlich in der Neuroleptanalgesie verwendet.

Butyrophenon-Grundstruktur

Tabelle 1: Neuroleptika

Wirkungsstärke	Wirkstoff	Handelspräparate
schwache Neuroleptika	Promethazin	Atosil®❖
	Sulpirid	Dogmatil®❖
	Thioridazin	Melleril®❖
	Levopromazin	Neurocil®❖
	Perazin	Taxilan®❖
	Chlorprothixen	Truxal®❖
mittelstarke bis starke Neuroleptika	Chlorpromazin	–
	Clopenthixol	Ciatyl®❖
	Zotepin	Nipolept®❖
	Triflupromazin	Psyquil®❖
sehr starke Neuroleptika	Pipamperon	Dipiperon®❖
	Droperidol = DHB	Dehydrobenzperidol®❖
	Flupentixol	Fluanxol®❖
	Haloperidol	Haldol®❖
	Pimozid	Orap®❖
	Benperidol	Glianimon®❖
	Trifluperidol	Triperidol®❖

4.1.4 Neuroleptika mit Depot-Wirkung

Depot-Neuroleptika sind i.m. injizierbare Neuroleptika mit langsamem Wirkungs-eintritt und lang anhaltender Wirkung. Sie müssen nur alle ein bis vier Wochen appliziert werden und dienen der Langzeittherapie, z.B. Ciatyl Depot®❖, Imap®❖, Haldol-Janssen Decanoat®❖, Fluanxol Depot®❖.

4.1.5 Nebenwirkungen

Die wichtigsten Nebenwirkungen der Neuroleptika sind extrapyramidalmotorische Störungen (Störungen der motorischen Kerngebiete des ZNS). Sie steigen mit zu-nehmender Potenz der Neuroleptika. Sie treten sehr häufig auf. Die Symptome glei-chen der Parkinsonschen Krankheit und äußern sich in unwillkürlichen Bewegun-gen, Zittern, Zucken, »Grimassen«, Unruhe in den Beinen und innerer Unruhe. Wei-terhin treten Gewichtszunahme, Libidoverminderungen, durch Störung des Hormon-stoffwechsels, allergische Reaktionen und Leberschäden auf.

Bei Vergiftung kommt es zu Atemdepression, Delirien, Koma und zerebralen Krämpfen. Therapiert wird symptomatisch mit Sedativa (z.B. Diazepam) und Anti-parkinsonmitteln (z.B. Biperiden). Zusätzlich wird künstlich beatmet.

4.2 Antidepressiva

Antidepressiva sind Arzneistoffe, die die Symptome depressiver Zustände bessern können. Sie werden bei endogenen Depressionen und Melancholie eingesetzt.

Drei verschiedene Wirkkomponenten werden unterschieden:

- stimmungsaufhellend (thymoleptisch),
- Angstzustände dämpfend (anxiolytisch),
- antriebssteigernd (thymeretisch oder auch thymoanaleptisch).

Alle Antidepressiva hellen die niedergeschlagene Stimmung auf. Nicht indiziert sind sie jedoch bei Niedergeschlagenheit in Folge eines tragischen Ereignisses. Außerdem haben sie keinen Einfluß auf die Stimmungslage Gesunder.

Bei der Wahl eines Antidepressivums orientiert man sich an den zu beeinflussenden Krankheitssymptomen: depressive Stimmung, Antriebsarmut, Angstzustände.

4.2.1 Wirkweise

Die Wirkung der Antidepressiva verläuft in drei zeitlich aufeinanderfolgenden Phasen. Zunächst kommt es zu einer Sedation, der nach ca. einer Woche eine Antriebssteigerung folgt. In dieser Phase besteht besonders Suizidgefahr, denn die Depression ist noch vorhanden, jedoch ist jetzt Mut zur Durchführung des Selbstmordes da (Überwachung der Patienten notwendig!). Nach ca. drei Wochen tritt dann eine Stimmungsaufhellung ein.

4.2.2 Tri- und tetracyclische Antidepressiva

Die tri- und tetracyclischen Antidepressiva haben verschiedene Wirkungsprofile:

- Amitriptylin-Typ (vorwiegend sedierend und angstlösende Antidepressiva),
- Desipramin-Typ (vorwiegend antriebssteigernde Antidepressiva),
- Imipramin-Typ (vorwiegend stimmungsaufhellende Antidepressiva).

Sie hemmen alle die Wiederaufnahme der Neurotransmitter Noradrenalin und Serotonin in die präsynaptischen Nervenendigungen (Reuptake-Hemmung), so daß erhöhte Transmitterkonzentrationen im synaptischen Spalt entstehen.

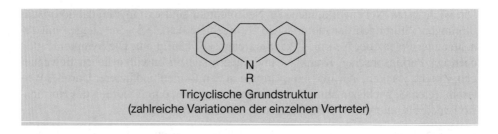

Tricyclische Grundstruktur
(zahlreiche Variationen der einzelnen Vertreter)

Nebenwirkungen

Antidepressiva können zu einer Beeinträchtigung der Herzschlagkraft und der Reizleitung mit der Folge einer Tachykardie und zu Rhythmusstörungen führen. Anticholinerge Nebenwirkungen äußern sich in Mundtrockenheit, Blutdrucksenkung oder Akkomodationsstörungen des Auges. Weiterhin können Schlaflosigkeit, Reflexerregbarkeit, Epilepsie und Obstipation auftreten.

Tabelle 2: Tri- und tetrazyklische Antidepressiva

Wirkstoffgruppe	Wirkstoff	Handelspräparate
Amitriptylin-Typ	Amitriptylin	Laroxyl®❖
		Saroten®❖
	Doxepin	Aponal®❖
		Sinquan®❖
	Mianserin	Tolvin®❖
	Opipramol	Insidon®❖
	Trimipramin	Stangyl®❖
Desipramin-Typ	Desipramin	Pertofran®❖
	Nortriptylin	Nortrilen®❖
Imipramin-Typ	Clomipramin	Anafranil®❖
	Lofepramin	Gamonil®❖
	Maprotilin	Ludiomil®❖
	Dibenzepin	Noveril®❖
	Imipramin	Tofranil®❖

Eine akute Vergiftung äußert sich in Krämpfen, Hyperthermie, Arrhythmien und AV-Block. Als Antidot wird Physostigmin (aufgrund seiner parasympathomimetischen Wirkung) injiziert. Gleichzeitig wird Diazepam zur Sedation und Betablocker gegen Arrhythmien gegeben.

4.2.3. Serotonin-Reuptake-Hemmer

Im Unterschied zu den tricyclischen Antidepressiva blockieren neuere Antidepressiva wie Fluoxetin (Fluctin®❖), Fluvoxamin (Fevarin®❖) und Paroxetin (z.B. Seroxat®❖) selektiv die Serotonin-Wiederaufnahme aus dem synaptischen Spalt.

Die Serotonin-Reuptake-Hemmer haben geringere anticholinerge Nebenwirkungen, wie z.B. Mundtrockenheit, Sehstörungen oder Müdigkeit. Typische Nebenwirkungen sind hier Nausea, Schwindelgefühle und Schlafstörungen. Die gleichzeitige Gabe mit MAO-Hemmern sollte vermieden werden.

4.2.4 Lithiumsalze

Lithiumsalze (z.B. Quilonum®❖) dienen der Prophylaxe manisch-depressiver Psychosen (Psychosen bei der sich depressive Zustände mit tobsüchtigen (manischen) Phasen abwechseln), sowie der Therapie der Manie. Volle Wirkungsstärke wird nach ca. zwei Wochen erreicht.

Nebenwirkungen und Interaktionen

Lithiumsalze führen initial zu Tremor, Müdigkeit, Muskelschwäche, Bewegungsstörungen (Ataxie) und Krampfanfällen. Sie haben eine geringe therapeutische Breite, so daß die Gefahr einer Vergiftung besteht, die sich in Durchfall, Erbrechen und Schwindel äußert. Außerdem können Saluretika die Wirkung verstärken.

4.2.5 Monoaminoxidase-Hemmstoffe (MAO-Hemmer)

Monoaminoxidase-Hemmstoffe (MAO-Hemmer) kommen vor allem bei Depressionen zum Einsatz. Sie wirken vorwiegend antriebssteigernd und stimmungsaufhellend. Diese Wirkstoffe hemmen das Enzym Monoaminoxidase, welches für den Abbau von Noradrenalin, Adrenalin, Tyramin und Serotonin verantwortlich ist. Tranylcypromin (Parnate®❖) wird vor allem bei chronischen Depressionen eingesetzt. Ein neues Antidepressivum wie Moclobemid (Aurorix®❖) hemmt selektiv nur das Enzym MAO-A.

Nebenwirkungen und Interaktionen

Nebenwirkungen treten in Form von Schlafstörungen, Erregungszuständen und Blutdruckabfall auf. Vorsicht ist geboten bei tyraminhaltiger Nahrung wie z.B. Käse und Wein, da es durch einen gehemmten Abbau von Tyramin zu einem starken Blutdruckanstieg kommen kann. Bei Aurorix®❖ können strenge Diätvorschriften entfallen, da die Hemmung selektiv ist.

Tabelle 3: Weitere Antidepressiva

Wirkstoffgruppe	Wirkstoff	Handelspräparate
Serotonin-Reuptake-Hemmer	Fluoxetin	Fluctin®❖
	Fluvoxamin	Fevarin®❖
	Paroxetin	Seroxat®❖
		Tagonis®❖
Lithiumsalze		Quilonum®❖
		Hypnorex®❖
MAO-Hemmer	Tranylcypromin	Parnate®❖
	Moclobemid	Aurorix®❖

4.3 Tranquillantien (Minor Tranquilizer)

Tranquilizer wirken beruhigend und angstlösend, fördern die Ausgeglichenheit und wirken dämpfend auf Zwangsvorstellungen. Im Gegensatz zu Neuroleptika zeigen sie keine antipsychotischen Effekte. Aufgrund der großen therapeutischen Breite besteht keine Suizidgefahr. Neben dem therapeutischen Einsatz bei Angst-, Spannungs- und Verstimmungszuständen werden sie auch als Hypnotika und Sedativa angewendet. Manche wirken antiepileptisch oder werden bei der Operationsvorbereitung eingesetzt (Kapitel Hypnotika/Sedativa und Antiepileptika).

Wichtigste Gruppe der Tranquilizer sind die Benzodiazepine. Sie unterscheiden sich in der Wirkdauer. Dämpfende Wirkung haben sie auf das Limbische System und die Formatio reticularis. Sie verstärken die Wirkung des hemmenden Neurotransmitters GABA (Gamma-Aminobuttersäure). Ein typischer Vertreter ist Diazepam (z.B. Valium®❖).

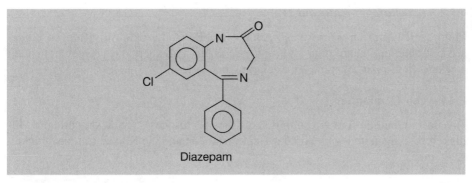

Diazepam

4.3.1 Weitere Tranquillantien

Andere Tranquillantien in der Behandlung von Angstzuständen spielen nur eine untergeordnete Rolle. Stellvertretend seien angeführt:

– Meprobamat (Visano®❖) wird nur selten therapeutisch angewendet, da die Gefahr einer Abhängigkeit größer ist als bei den Benzodiazepinen. Auch die Gefahr einer Vergiftung bei Überdosierung ist erheblich größer als bei Benzodiazepinen.

– Hydroxyzin (Atarax®❖) weist neben seiner beruhigenden Wirkung auch antiemetische und antihistaminische Eigenschaften auf. Es ist relativ gut verträglich.

Tabelle 4: Tranquillatien

Wirkstoffgruppe	Wirkstoff	Handelspräparate
Benzodiazepine	Diazepam	Valium®❖
	Flurazepam	Dalmadorm®❖
	Bromazepam	Lexotanil®❖
	Oxazepam	Adumbran®❖
	Prazepam	Demetrin®❖
	Clobazam	Frisium®❖
		Tranxilium®❖
	Lorazepam	Tavor®❖
Weitere Tranquillantien	Meprobamat	Visano®❖
	Hydroxyzin	Atarax®❖

Präparate

Nebenwirkungen und Interaktionen

Tranquilizer können Müdigkeit, Benommenheit, Sprechstörungen und Konzentrationsstörungen zur Folge haben. Bei längerer Anwendung besteht die Gefahr einer verstärkten Gleichgültigkeit mit verringertem Verantwortungsbewußtsein (»Wurschtigkeit«). Bei alten Menschen kann es zu paradoxen Reaktionen kommen, z.B. können Erregungszustände auftreten. Die meisten Benzodiazepine haben lange Halbwertszeiten, so daß Kumulationsgefahr besteht. Tranquilizer können zu einer psychischen Abhängigkeit führen. Entzug äußert sich in Ruhelosigkeit, Gereiztheit, Nervosität und Angstzuständen. Andere zentral wirkende Pharmaka, wie Sedativa, Neuroleptika und Alkohol verstärken die Wirkung.

4.3.2 Benzodiazepin-Antagonist

Flumazenil (Anexate®❖) wird als Antidot bei Benzodiazepin-Vergiftungen einge-setzt. Außerdem kann man es verwenden, um Patienten nach Operationen zu wecken, die Benzodiazepine zur Sedierung bekamen.

4.4 Psychostimulantien

Psychostimulantien sind Arzneimittel, die die psychische Aktivität steigern, die Mü-digkeit beseitigen und subjektiv das Denkvermögen und die Konzentrationsfähigkeit steigern.

4.4.1 Anwendungsgebiete und Präparate

Psychostimulantien sind nur bei wenigen Krankheitsbildern wie z.B. Narkolepsie (anfallsweise Schlafanfälle während des Tages) therapeutisch angezeigt.

Folgende Präparate weisen psychostimulierende Wirkung auf:

– Coffein in Form von Coffeinum-Compretten®.

– Amphetamine wie z.B. Fenetyllin (Captagon®❖) und Methylphenidat (Ritalin®❖) fallen unter das Betäubungsmittelgesetz (BtmG). Sie führen zu Euphorie. Dauer-konsum führt zu psychischer Abhängigkeit und Sucht. Da die euphorisierende Wirkung mit der Zeit abnimmt, werden höhere Dosen benötigt, um die gleiche Wirkung zu erzielen (Toleranzentwicklung). Dopingmittel leiten sich von der Gruppe der Amphetamine ab.

4.5 Weitere psychotrope Pharmaka

4.5.1 Appetitzügler

Bei den Amphetaminen stehen zentral anregende Wirkungen im Vordergrund. So steigern sie die geistige Leistungsfähigkeit und heben die Stimmungslage. Da sie das Hungergefühl dämpfen, werden sie oft als Appetitzügler eingesetzt. Eine Substanz, die sich chemisch von den Amphetaminen ableitet, und als sogenannter Appetitzüg-ler (Anorektikum) bei einer Abmagerungskur eingesetzt wird, ist z.B. Norpseudo-ephedrin (Mirapront®❖, Recatol®❖). Auch bei diesen Präparaten besteht Gefahr der Gewöhnung und Abhängigkeit.

4.5.2 Psychotomimetika

Psychotomimetika, auch Halluzinogene oder Psychodysleptika genannt, rufen starke psychische Veränderungen hervor: die Umwelt wird nicht mehr richtig wahrgenom-men. Raum-, Zeit- und Ichempfinden verändern sich. Man gerät in eine Art Trance-Zustand.

Zu den Psychotomimetika gehören: Psilocin, Mescalin, LSD (Lysergsäurediethyl-amid) und Haschisch.

Aufgrund ihres starken Abhängigkeitspotentials werden sie therapeutisch nicht ein-gesetzt!

Fragen zur Lernkontrolle

1. Welche Eigenschaften haben Neuroleptika?
   – In welche Gruppen werden sie eingeteilt?
   – Welche Nebenwirkungen haben Neuroleptika?
2. Unterteilen Sie die besprochenen Antidepressiva nach ihren Wirkungsqualitäten!
3. Welche Wirkungen entfalten die Vertreter der Benzodiazepin-Gruppe?
4. Welche Gefahr besteht bei längerer Anwendung von Psychostimulantien?

Antiparkinsonmittel

S. Bornhöft

Antiparkinsonmittel sind Arzneimittel, die zur Behandlung der Parkinsonschen Krankheit eingesetzt werden.

1. (Patho-)physiologische Grundlagen der Parkinsonschen Krankheit

Die Parkinsonsche Krankheit (Morbus Parkinson, Schüttellähmung) ist eine Erkrankung des extrapyramidal-motorischen Nervensystems, das unter anderem für die Bewegungskoordination zuständig ist. Es besteht ein Ungleichgewicht zwischen dem aktivierenden Neurotransmitter Acetylcholin und dem hemmenden Neurotransmitter Dopamin (Abb. 1). Der Morbus Parkinson gehört zu einer der häufigsten Nervenerkrankungen im fortgeschrittenen Alter und tritt vorwiegend bei Männern auf. Von den über 65-jährigen sind ca. 5 % betroffen.

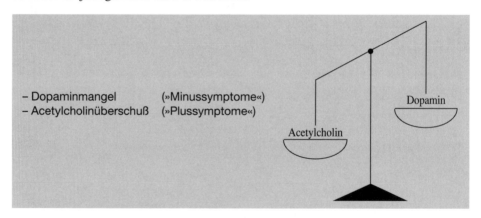

– Dopaminmangel (»Minussymptome«)
– Acetylcholinüberschuß (»Plussymptome«)

Dopamin

Acetylcholin

Abb. 1: Ungleichgewicht zwischen Acetylcholin und Dopamin

Die Parkinsonsche Krankheit zeichnet sich durch folgende Krankheitssymptome aus:

Motorische Symptome

– Akinesie (Bewegungsarmut).

– Rigor (Steifheit der Extremitäten aufgrund eines überhöhten Muskeltonus). Folge: Trippelschritte, Arme schwingen bei Bewegung nicht mit und sind an den Körper gepreßt, die Bewegungen erinnern an einen Roboter, starre Mimik, selten Lidschlag, die Stimme ist leise und monoton.

– Tremor (Zittern, betrifft vorwiegend Hände und ist im Ruhezustand besonders ausgeprägt).

Vegetative Symptome

– Salbengesicht (vermehrte Aktivität der Talgdrüsen, die der Haut ein speckig glänzendes Aussehen geben).
– Vermehrter Speichel- und Tränenfluß.

Psychische Störungen

– Depressionen – mangelnder Antrieb.
– Einschränkung des Denkvermögens.

Ätiologie
Die Ursachen der Krankheit sind weitgehend unbekannt (evtl. Komplikation einer durch Viren hervorgerufenen Encephalitis, Arteriosklerose, Hirnverletzung, Vergiftung oder Tumor), medizinisch induziert durch manche Neuroleptika (siehe Kapitel Psychopharmaka). Morphologisch erkennt man den Untergang der Dopaminrezeptoren in der Substantia nigra.

2. Antiparkinsonmittel

Die Therapie ist in jedem Fall eine symptomorientierte Dauerbehandlung. Der Krankheitsprozeß kann nur schwer aufgehalten werden. Ziel ist es, die Symptome zu bessern und eine Krankheitsverschlechterung zu verhindern. Dabei versucht man, das gestörte Gleichgewicht zwischen aktivierendem und hemmendem Transmitter wieder herzustellen. Das geschieht entweder auf einem erhöhten Niveau durch Steigerung der Dopaminkonzentration, oder auf einem erniedrigten Niveau durch Hemmung des cholinergen Transmitter Acetylcholin (Anticholinergika).

In späteren Stadien der Krankheit werden die unterschiedlichen Präparate meist kombiniert angewendet, um den Wirkungsverlust des jeweils anderen Präparates auszugleichen. Neben der medikamentösen Therapie sind Krankengymnastik, Sprach- und Beschäftigungstherapie sowie eine Psychotherapie wichtig.

3. Überblick über die Antiparkinsonmittel

Präparate zur Steigerung der Dopaminkonzentration

– Levodopa
– Amantadin
– Bromocriptin, Lisurid, Pergolid
– Selegilin

Anticholinergika

– Biperiden
– Bornaprin
– Trihexyphenidyl
– Metixen

4. Einzeldarstellung der Präparate

4.1 Arzneimittel zur Erhöhung der Dopaminkonzentration

4.1.1 Levodopa

Levodopa, auch L-Dopa genannt, ist die natürliche Vorstufe des Dopamins und kann im Gegensatz zu Dopamin die Blut-Hirn-Schranke über einen aktiven Transportmechanismus überwinden. Dort wird es durch das Enzym Dopa-Decarboxylase zu dem wirksamen Dopamin umgewandelt. Es wirkt vor allem gegen die Minussymptome Akinese und Rigor. Der Tremor wird weniger beeinflußt. Da 90 % der Decarboxylierung außerhalb des Gehirns stattfindet und somit unerwünscht hohe Dopamin-Konzentrationen im peripheren Blut auftreten, beobachtet man oft erhebliche Nebenwirkungen, wie Magen-Darm-Beschwerden, Tachykardie, Rhythmusstörungen und Blutdruckabfall. Man setzt deshalb Decarboxylase-Hemmstoffe zu, die nur in der Körperperipherie wirken (Carbidopa, Benserazid).

Präparate sind: Madopar®❖ (L-Dopa + Benserazid), Nacom®❖ (L-Dopa + Carbidopa).

Unerwünschte Eigenschaften dieser Arzneimittel sind Hypotonie, Augeninnendruckerhöhungen (Glaukom), Erbrechen, psychische Störungen sowie motorische Störungen wie »on-off-Phänomene« (spontaner Wechsel guter Beweglichkeit und Steifheit), die hauptsächlich nach langjähriger Behandlung auftreten.

Vitamin B_6 beschleunigt den L-Dopa-Abbau und führt zu Wirkverlusten.

4.1.2 Amantadin (PK Merz®❖, Symmetrel®❖)

Ursprünglich als Grippevirustatikum eingesetzt, wurde Amantadin 1968 als Mittel gegen die Parkinsonsche Krankheit entdeckt. Als Wirkmechanismus wird eine Dopaminfreisetzung diskutiert. Die Akinesie und der Rigor werden gebessert. Amantadin wird häufig am Anfang der Parkinsonschen Krankheit eingesetzt aber auch mit Parasympatholytika kombiniert. Nebenwirkungen in Form von Magen-Darm-Störungen, Kontaktallergie, nervöser Unruhe sowie einer verminderten Reaktionsbereitschaft treten selten auf.

4.1.3 Bromocriptin, Lisurid, Pergolid

Bromocriptin (Pravidel®❖), Lisurid (Dopergin®❖), Pergolid (Parkotil®❖) sind Mutterkornalkaloidderivate.

Bromocriptin wird hauptsächlich als Prolaktinantagonist zum Abstillen, bei Mastitis und prolaktinbedingter Infertilität eingesetzt. Sie sind Dopamin-Rezeptor-Agonisten und stimulieren die Dopaminrezeptoren. Zum Einsatz kommen sie, oft auch mit L-Dopa kombiniert, bei fortgeschrittener Krankheit. In hohen Dosierungen treten Übelkeit, Erbrechen, Müdigkeit, Dyskinesien, Halluzinationen und Verwirrtheit auf.

4.1.4 Selegilin

Selegilin (Movergan®❖) ist ein selektiver **M**ono**a**min**o**xidase B-Hemmstoff, der das Dopamin abbauende Enzym MAO hemmt. Folge ist eine vermehrte Dopaminanrei-

cherung im Gehirn. Nebenwirkungen äußern sich in Blutdrucksenkung, Erregungs- ANTI-PARKINSON-MITTEL
zuständen, Kopfschmerzen und Ödemen.

4.2 Zentral wirksame Anticholinergika

Parasympatholytika wirken dem Acetylcholinüberschuß entgegen, indem sie die postsynaptischen Rezeptoren für Acetylcholin in den Basalganglien besetzen. Acetylcholin wird von seinen Rezeptoren verdrängt und kann somit keine Wirkung hervorrufen. Die zentral wirksamen Anticholinergika haben strukturelle Ähnlichkeit mit dem Acetylcholinmolekül, zeichnen sich jedoch durch eine erhöhte Lipophilie (vuluminöse Reste mit tertiären C-Atomen) aus, die sie befähigt, die Blut-Hirn-Schranke leichter zu passieren und ins ZNS einzudringen.

Therapiert wird einschleichend mit steigender Dosierung bis zum Behandlungs-erfolg (Tab. 1). Vor allem der Rigor wird gebessert.

Tabelle 1: Zentral wirksame Anticholinergika

Wirkstoff	Handelspräparate
Biperiden	Akineton®❖
Bornaprin	Sormodren®❖
Trihexylphenidyl	Artane®❖
Metixen	Tremarit®❖

Unerwünschte Wirkungen sind verminderte Sekretproduktion (z.B. Mundtrocken-heit und Blasenentleerungsstörungen), Sehstörungen (Glaukom), Tachykardie und Rhythmusstörungen.

Fragen zur Lernkontrolle

1. Welche Symptome treten bei der Parkinsonschen Krankheit auf?
2. Wodurch werden diese Symptome verursacht?
3. – Nennen Sie die Medikamentengruppen, die zur Behandlung der Parkinson-schen Krankheit eingesetzt werden!
   – Welche Nebenwirkungen können bei diesen Medikamenten auftreten?
4. Welche grundsätzlich unterschiedlichen Wirkungsmechanismen haben Sie für Antiparkinsonmittel kennengelernt?
5. Welche Medikamente bessern hauptsächlich die Akinesie?
   Welche bessern eher den Rigor und Tremor?
6. Was bewirkt die zusätzliche Gabe eines »Decarboxylasehemmers« zu L-Dopa?

Antiepileptika

Antiepileptika (Antikonvulsiva) werden zur symptomatischen Therapie der Epilepsie verwendet. Sie verringern die Krampfbereitschaft durch Heraufsetzen der Krampfschwelle und verhindern bzw. mindern das Ausmaß des epileptischen Anfalls. Es werden zwei Haupttypen der Epilepsie (primäre und sekundäre) unterschieden (s.u.). Die primäre Epilepsie ist kausal nicht heilbar. Antiepileptika dienen der Prophylaxe und müssen in Dauerbehandlung zugeführt werden.

1. (Patho)-physiologische Grundlagen der Epilepsie

Die Epilepsie (auch Fallsucht genannt) ist eine chronische Krankheit, die mit einer Häufigkeit von 0,5 % in der Bevölkerung auftritt. Es gibt schätzungsweise 50 Millionen Epileptiker auf der Welt. Die Epilepsie ist gekennzeichnet durch plötzliches Einsetzen und Ausbreiten überschießender elektrischer Erregung im Gehirn. Dabei spielt vermutlich ein quantitatives Ungleichgewicht diverser Neurotransmitter eine Rolle: Ausmaß und Frequenz der Anfälle nehmen zu. Der Anfall ist gekennzeichnet durch Bewußtseinseintrübungen (Absencen, Bewußtlosigkeit) und motorische Störungen: tonische Krämpfe (Muskelkontraktionen von längerer Dauer) und klonische Krämpfe (rasch aufeinander folgende Zuckungen).

1.1 Ursachen der Epilepsie

Die Ursachen der primären (idiopathischen) Epilepsie sind nicht bekannt. Möglicherweise spielt eine genetische Veranlagung eine Rolle. Ursachen der sekundären (symptomatischen) Epilepsie können frühkindliche Hirnverletzungen, Stoffwechselstörungen, entzündliche Hirnerkrankungen (Hirntrauma), Tumore oder Gefäßerkrankungen des Gehirns sein.

1.2 Formen der Epilepsie

Man unterscheidet zwischen die gesamte Hirnrinde betreffende Anfälle (generalisierte Anfälle) und Teile der Hirnrinde betreffende Anfälle (fokale Anfälle).

Die generalisierten Krampfanfälle werden wiederum unterteilt in große Krampfanfälle (Grand mal) und kleine Anfälle (Petit mal). Bei fokalen Anfällen unterscheidet man zwischen einfachen fokalen und psychomotorischen Anfällen (Abb. 1)

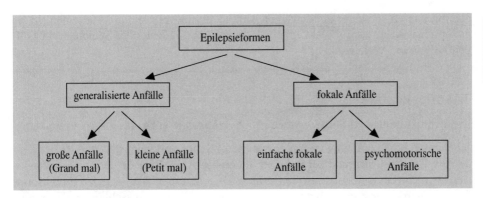

Abb. 1: Formen der Epilepsie

Grand mal-Anfälle

Grand mal-Anfälle werden meist durch Unruhe, Verstimmung, Schlaflosigkeit, Kopfschmerzen und Übelkeit angekündigt. In etwa 10 % der Fälle tritt unmittelbar vor dem Anfall eine Aura auf (z.B. Sinnestäuschung). Nach einem Aufschrei und anfänglichem tonischem Krampf, stürzt der Patient bewußtlos zu Boden. Nach kurzer Beuge folgt ein Streckkrampf. Ein möglicher passagerer Atemstillstand färbt die Lippen bläulich-rot. Kennzeichnend ist auch die Lichtstarre der Pupillen. Es folgt das länger andauernde klonische Stadium, in dem es zu rhythmischen Zuckungen, Speichelfluß (Schaum vor dem Mund) und nicht selten zu Harn- und Stuhlabgang kommt. Danach tritt dann eine mehr oder minder lange Erschöpfungsphase ein: stundenlanger Nachtschlaf bei normaler Atmung.

Als Status epilepticus werden lang andauernde Anfälle oder sich in kurzen Abständen wiederholende Anfälle ohne Wiedererlangung des Bewußtseins bezeichnet. In 10 % der Fälle verläuft er tödlich.

Petit mal-Anfälle

Petit mal-Anfälle verlaufen weniger dramatisch. Es treten mehr oder weniger starke Bewußtseinseintrübungen auf, die sich je nach Alter unterschiedlich äußern.

Z.B. sind für das Säuglingsalter die **B**litz-, **N**ick-, **S**alaamkrämpfe (BNS-Krämpfe) mit blitzartigen Zuckungen, Nicken des Kopfes und mit langsamen Bewegungen des Rumpfes nach vorne (einem orientalischen Gruß gleich) charakteristisch. Sie gehen oft mit geistigen Defekten einher.

Psychomotorische und fokale Anfälle

Die fokalen Anfälle sind nicht altersgebunden. Der Fokus (Herd) der Hirnschädigung liegt im Schläfenlappen oder in anderen Hirnarealen. Charakteristisch sind stereotype Bewegungen, Automatismen, wie die besonders im Mundbereich auftretenden Leck-, Kau-, Schmatz- und Schnüffelbewegungen. Fokale Anfälle können auch in einen Grand mal-Anfall einmünden.

Hauptgefahren schwerer epileptischer Anfälle sind die Einmündung in einen Status epilepticus, Asphyxie (»Pulslosigkeit«), Aspiration von Blut oder Speichel (bei Zungenbiß!) sowie Verletzungen.

2. Antiepileptika

Diese antikonvulsiven Stoffe werden prophylaktisch je nach Anfallstyp eingesetzt.

Sie werden i.d.R. oral eingenommen, nur beim Status epilepticus kommt die i.v.-Gabe zum Einsatz. Aufgrund der geringen therapeutischen Breite müssen sie exakt dosiert werden (Blutspiegelkontrollen sollten das regelmäßig überprüfen). Eine Monotherapie wird angestrebt. Abgesetzt werden diese Präparate ausschleichend, um auftretende Rebound-Effekte (Rückpralleffekte, nach Absetzen des Medikamentes verstärktes Auftreten eines epileptischen Anfalls) zu vermeiden. Damit kann nach dreijähriger Anfallsfreiheit begonnen werden.

3. Präparategruppen zur Epilepsie-Therapie

Verschiedene Wirkstoffgruppen werden zur Epilepsie-Therapie eingesetzt. Es sind dies Barbiturate, Desoxybarbiturate, Hydantoine, Benzodiazepine, Valeriansäure-Derivate, Dibenzazepine, Succinimide, Sultame, GABA-Derivate und Triazinderivate (Tab. 1).

4. Einzeldarstellung der Arzneimittel

4.1 Struktur

Viele Antiepileptika zeichnen sich durch eine zyklische Ureidstruktur aus:

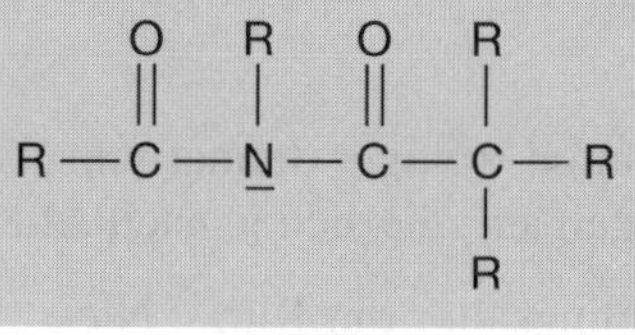

Abb. 2: Zyklische Ureidstruktur

4.2 Anwendungsgebiete

So werden beispielsweise bei Grand mal-Anfällen bevorzugt Carbamazepin, Phenytoin, Primidon oder Phenobarbital eingesetzt. Bei Petit mal-Anfällen sind Valproinsäure und die Benzodiazepine besonders geeignet. Bei Absencen wird insbesondere Ethosuximid eingesetzt. Vigabatrin und Lamotrigin sind zur Zusatztherapie bei der mit anderen Antiepileptika behandelten Epilepsie zugelassen.

Tabelle 1: Übersicht über Arzneimittel zur Behandlung der Epilepsie

Wirkstoffgruppe	Wirkstoff	Handelspräparate	Hauptsächliche Einsatzgebiete	Nebenwirkungen
Barbiturate	Phenobarbital	Luminal®❖ Phenaemal®❖ Maliasin®❖	Grand mal Status epilepticus	Schläfrigkeit, Benommenheit, Ataxie, Toleranzentwicklung
Desoxybarbiturate	Primidon	Liskantin®❖ Mylepsinum®❖ Resimatil®❖	Grand mal Petit mal fokale Anfälle	Schläfrigkeit, Benommenheit, Hautausschläge, Ataxie, Entkalkung der Knochen, Nausea Blutbildveränderungen
Hydantoine	Phenytoin	Epanutin®❖ Phenhydan®❖ Zentropil®❖	Grand mal fokale Anfälle	Schläfrigkeit, Benommenheit, Nausea, Hautausschläge, Blutbildveränderungen, Entkalkung der Knochen, Zahnfleischentzündungen und -wucherungen, Herzrhythmusstörungen, Toleranzentwicklung vermehrtes Haarwachstum
Benzodiazepine	Clonazepam Diazepam Nitrazepam	Rivotril®❖ Valium®❖ Mogadan®❖	Grand mal Petit mal fokale Anfälle	Schläfrigkeit, Benommenheit, Toleranzentwicklung
Valeriansäure-Derivate	Valproinsäure	Convulex®❖ Ergeny®❖ Leptilan®❖, Orfiril®❖	Petit mal	Schläfrigkeit, Benommenheit, Haarausfall, Hautausschläge, Nausea, Magen-Darm-Beschwerden
Dibenzazepine	Carbamazepin	Sirtal®❖ Tegretal®❖ Timonil®❖	Grand mal fokale Anfälle	Schläfrigkeit, Benommenheit, Toleranzentwicklung, Magen-Darm-Beschwerden, Blutbildveränderungen, Hautausschläge, Ataxie
Succinimide	Ethosuximid	Petnidan®❖ Pyknolepsinum®❖ Suxinutin®❖	Petit mal	Schläfrigkeit, Benommenheit, Ataxie, Blutbildveränderungen, Hautausschläge, Magen-Darm-Beschwerden
Sultame	Sultiam	Ospolot®❖	fokale Anfälle	Schläfrigkeit, Benommenheit, Ataxie, Magen-Darm-Beschwerden
GABA-Derivate*)	Vigabatrin	Sabril®❖	fokale Anfälle	Schläfrigkeit, Benommenheit, Ataxie, Toleranzentwicklung, Hautausschläge, Magen-Darm-Beschwerden
Triazinderivate*)	Lamitrigin	Lamictal®❖	fokale Anfälle	Schläfrigkeit, Benommenheit, Blutbildveränderungen, Magen-Darm-Beschwerden, Hautausschläge

*) In Kombination mit anderen Antiepileptika

Präparate

ANTI-
EPILEPTIKA

4.3 Nebenwirkungen

Die Therapie ist begleitet von einer Reihe von Nebenwirkungen. Bei allen Gruppen können Sedierung durch ZNS-Dämpfung und Störungen der Bewegungskoordination (Ataxie) auftreten. Auf die Beeinträchtigung der Fahrtüchtigkeit sollte hingewiesen werden (Tab. 1). Alkohol und zentral dämpfende Substanzen sind in jedem Falle zu vermeiden.

Bei einer schwangeren Epileptikerin muß mit Mißbildungen des Kindes gerechnet werden (z.B. bei Phenytoin und Valproinsäure). Zusätzlich muß erwähnt werden, daß Antiepileptika die Wirkung von Kontrazeptiva vermindern, also ein erhöhtes Schwangerschaftsrisiko besteht.

Fragen zur Lernkontrolle

1. Nennen Sie Krankheitssymptome der Epilepsie!
2. Welche Ursachen kann eine Epilepsie haben?
3. Wie verhindern Antiepileptika epileptische Anfälle?
4. Welche Präparategruppen werden zur Behandlung der Epilepsie eingesetzt?
5. Nennen Sie Nebenwirkungen von diesen Antiepileptika.

Parasympathomimetika/Parasympatholytika

C. Groth-Tonberge

Parasympathomimetika sind Arzneimittel, die ihre Wirkung durch Erregung von parasympathischen Rezeptoren entfalten (Agonisten). Parasympatholytika sind Arzneimittel, die durch Blockade von parasympathischen Rezeptoren wirken (Antagonisten).

1. Physiologische Grundlagen (Funktionen des Parasympathikus)

Der Parasympathikus, im autonomen Nervensystem der Gegenspieler des energieverbrauchenden Sympathikus, steuert physiologische Abläufe im Organismus, die der Wiederherstellung energetischer Reserven dienen (siehe Kapitel Sympathomimetika, Sympatholytika, Antisympathotonika).

Die physiologische Überträgersubstanz (Mediator) an den Schaltstellen und Endigungen parasympathischer Nerven ist Acetylcholin (Abb. 1). Es wird aus Speicherbläschen (Vesikeln) freigesetzt und erregt an den Erfolgsorganen parasympathische Rezeptoren. Dadurch werden verschiedenartige physiologische Reaktionen ausgelöst (Tab. 1).

Der Sympathikus löst an den genannten Organen gegenteilige Reaktionen aus.

Tabelle 1: Vom Parasympathikus gesteuerte Reaktionen der Erfolgsorgane

Erfolgsorgan	Reaktion
Augen	Verengung der Pupillen und Akkommodation auf den Nahpunkt
Bronchien	Verengung bei gleichzeitig gesteigerter Sekretion
Speicheldrüsen	Vermehrte Sekretion von dünnflüssigem Speichel
Darm und Uterus	Frequenz- und Tonussteigerung der glatten Muskulatur, Erschlaffung der Sphinkteren
Herz	Verlangsamung der Frequenz (negative Chronotropie) und Verringerung der Kontraktionskraft (negative Inotropie)
Blutgefäße	Dilatation durch Absenkung des peripheren Gefäßwiderstandes
Schweißdrüsen	Steigerung der Sekretion

Im Organismus wird Acetylcholin dauernd neu gebildet, aber auch nach jeder Rezeptorerregung innerhalb weniger Millisekunden durch ein Enzym namens Cholinesterase wieder abgebaut. Deshalb kann Acetylcholin selbst nicht als Arzneimittel verwendet werden.

2. Arzneimittel zur Beeinflussung des Parasympathikus

Reaktionen am Parasympathikus als Teil des autonomen (vegetativen) Nervensystems dienen in erster Linie der Steuerung unwillkürlicher Körperfunktionen wie Kreislauf, Atmung, Peristaltik, Muskeltonus und Drüsensekretion und werden vom körpereigenen Transmitter Acetylcholin ausgelöst. Bewußte Steuerung zur Verstärkung oder Abschwächung der Parasympathikusreaktionen gelingt in gewissem Umfang durch Arzneimittel.

3. Arzneimittelgruppen zur Beeinflussung des Parasympathikus

Wie die den Sympathikus beeinflussenden Arzneimittel können auch die am Parasympathikus angreifenden Pharmaka unterteilt werden in:

– direkte Parasympathomimetika,
– indirekte Parasympathomimetika,
– Parasympatholytika.

4. Parasympathomimetika
(die Parasympathikusaktivität steigernde Arzneimittel)

4.1 Direkte Parasympathomimetika

Sie lösen wie der physiologische Mediator Acetylcholin durch Erregung parasympathischer Rezeptoren unmittelbar Reaktionen aus (Rezeptoragonisten). Im Unterschied zu Acetylcholin selbst werden sie jedoch nicht so rasch abgebaut, so daß sie länger wirken und für die Therapie entsprechender parasympathischer Fehlfunktionen geeignet sind. Die größte strukturelle Ähnlichkeit mit Acetylcholin hat Carbachol (Abb. 1).

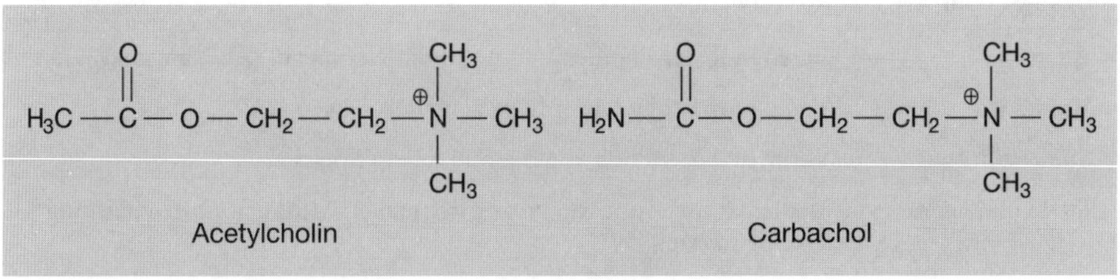

Abb. 1: Strukturformel von Acetylcholin und Carbachol

Von den in Tabelle 2 aufgeführten direkten Parasympathomimetika ist Pilocarpin ein natürlich vorkommendes pflanzliches Alkaloid (Inhaltsstoff der Jaborandiblätter). Es wird in Augentropfen zur Glaukombehandlung verwendet.

Tabelle 2: Direkte Parasympathomimetika

Wirkstoff	Handelspräparate	Arzneiformen
Aceclidin	Glaucotal®❖	Augentropfen
Bethanechol	Myocholine Glenwood®❖	Tabletten
Carbachol	Doryl®❖	Tabletten, Augentropfen
	Isopto-Carbachol®❖	Augentropfen
	Carbomann®❖	
Methacholin		
Pilocarpin	Chibro-Pilocarpin®❖	Augentropfen
	Isopto-Pilocarpin®❖	Augentropfen
	Pilocarpol®❖, Pilogel®❖	Augentropfen, Augensalbe
	Asthenopin®❖, Spersacarpin®❖	Augentropfen

4.1.1 Indikationen

Anwendungsgebiete der direkten Parasympathomimetika sind postoperative Darm-
und Blasenatonien, bestimmte Formen von tachykarden Herzrhythmusstörungen.
Beim Glaukom (grüner Star) findet es lokal Anwendung als Miotikum mit entlasten-
der Wirkung auf den Augeninnendruck. Carbachol und neuerdings auch Methacho-
lin werden diagnostisch in Form von Inhalationslösungen zur Bronchospasmus-Pro-
vokation eingesetzt.

4.1.2 Nebenwirkungen

Typische Nebenwirkungen sind Diarrhoe, Schweißausbruch, vermehrter Speichelfluß, Übelkeit, Erbrechen. Betrachtet man die vielfältigen physiologischen Reaktionen, die Acetylcholin an verschiedenen Organen auslöst, wird klar, wie schwierig es
ist, gezielte Wirkungen durch Arzneimittel zu erhalten, oder anders ausgedrückt, mit
wievielen Nebenwirkungen man bei einer Indikation rechnen muß.

4.1.3 Gegenanzeigen

Direkte Parasympathomimetika sind nicht indiziert bei Herzinsuffizienz, Angina
pectoris, Asthma oder Hyperthyreose.

4.2 Indirekte Parasympathomimetika

Indirekte Parasympathomimetika wirken nicht am Rezeptor selbst, sondern hemmen
das Enzym Acetylcholinesterase durch eine chemische Reaktion. Sie werden deshalb auch als Cholinesterase-Blocker bezeichnet.

Es gibt zwei Gruppen von Cholinesterase-Blockern. Die sogenannte Physostigmin-
Gruppe reagiert mit dem Enzym reversibel, d.h. das Enzym regeneriert sich rasch
(Tab. 2). Die andere Gruppe sind Phosphorsäureester (bekannt als Insektizide, wie
E 605), die das Enzym nahezu irreversibel blockieren, was zu schwersten Vergiftun-
gen führen kann. (Als Antidot wirkt Atropin, siehe dort.) Durch einen so gehemmten

Acetylcholinabbau führt die erhöhte Acetylcholinkonzentration an den Rezeptoren zu einer Tonuserhöhung im parasympathischen Nervensystem. Dies wird therapeutisch bei verschiedenen Indikationen ausgenutzt.

Tabelle 3: Indirekte Parasympathomimetika

Präparate !

Wirkstoff	Handelspräparate	Arzneiformen
Distigmin	Ubretid® ❖	Tabletten, Ampullen
Neostigmin	Prostigmin® ❖	Tabletten, Ampullen, Augentropfen
Physostigmin	Anticholium® ❖	Ampullen
Pyridostigmin	Mestinon® ❖	Tabletten, Dragées, Ampullen

4.2.1 Indikationen

Indirekte Parasympathomimetika werden angewendet bei Darm- und Blasenatonie, Myasthenia gravis (krankhafte Muskelschwäche oder -ermüdbarkeit; hier droht Lebensgefahr durch Atemlähmung) und der Behandlung des Glaukoms.

Anticholium® ❖ (Physostigmin = Eserin), das Hauptalkaloid der afrikanischen Kalabarbohne (»Gottesgerichtsbohne«), dringt auch in das ZNS ein und kann dort die zentralnervösen Vergiftungserscheinungen von Arzneistoffen wie Atropin, Psychopharmaka u.a. beheben (vgl. Parasympatholytika). Die synthetischen Cholinesterase-Blocker Prostigmin® ❖ (Neostigmin), Ubretid® ❖ (Distigmin) und Mestinon® ❖ (Pyridostigmin) werden für therapeutische Zwecke bevorzugt, da sie im Gegensatz zu Physostigmin das ZNS nicht beeinflussen. Prostigmin® ❖ (Neostigmin) kann außerdem als Antidot zur Aufhebung der Wirkung von stabilisierenden Muskelrelaxantien (Curare-Typ) verwendet werden.

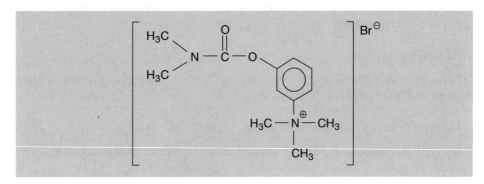

Abb. 2: Strukturformel von Neostigminbromid

4.2.2 Nebenwirkungen und Kontraindikationen

Sie entsprechen bei den indirekten Parasympathomimetika im wesentlichen denen der direkten Parasympathomimetika.

4.3 Parasympatholytika

(die Parasympathikusaktivität dämpfende Arzneimittel)

PARASYMPA-
THOMIME-
TIKA/PARA-
SYMPATHO-
LYTIKA

Parasympatholytika besetzen die Rezeptoren des Acetylcholin und führen hiermit zu einer Verdrängung des Acetylcholin vom Erfolgsorgan (Rezeptor-Antagonisten). Sie heben dadurch die physiologischen Wirkungen von Acetylcholin auf. Im Gegensatz zu Acetylcholin selbst können diese Pharmaka keine parasympathischen Reaktionen wie z.B. Speichelfluß, Bradykardie, Tonuszunahme der glatten Muskulatur und Miosis auslösen. Wegen ihrer auf neuralem Wege ausgelösten erschlaffenden Wirkung auf die glatte Muskulatur werden diese Substanzen auch als neurotrope Spasmolytika bezeichnet (Tab. 4) (siehe Kapitel Spasmolytika).

Tabelle 4: Parasympatholytika

Wirkstoff	Handelspräparate	Arzneiformen
Atropin	Atropinsulfat®❖	Compretten, Ampullen
	Atropinol®❖, Atropin®❖	Augentropfen, Augensalbe
Butylscopolamin	Buscopan®❖	Dragées, Ampullen, Suppos.
Glycopymonium	Robinul®❖	Ampullen
Homatropin	Homatropin-POS®❖	Augentropfen
Ipratropium	Atrovent®❖	Inhalat
	Itrop®❖	Tabletten, Ampullen
Methanthelin	Vagantin®❖	Tabletten
Oxitropium	Ventilat®❖	Inhalat
Pirenzepin	Gastrozepin®❖	Tabletten, Ampullen
	Gastricur®❖	
Scopolamin	Boro-Scopol®❖	Augentropfen
	Scopoderm TTS®❖	TTS-Pflaster (gegen Reise- bzw. Seekrankheit)
	Scopolaminum-hydrobromicum®❖	Ampullen
Tropicamid	Mydriatikum »Roche«®❖	Augentropfen
Trospium	Spasmex®❖	Tabletten, Ampullen, Suppos.

Die Pflanzenalkaloide Atropin, enthalten in der Tollkirsche – Atropa belladonna, und Scopolamin haben trotz Einführung synthetischer Verbindungen wie z.B. Atrovent®❖ (Ipratropium), Buscopan® (Butylscopolamin) u.a. noch immer therapeutische Bedeutung.

Durch Verminderung des Parasympathikustonus nach Gabe von Parasympatholytika treten folgende physiologische Wirkungen auf:

- Augen: Erweiterung (Mydriasis) der Pupillen und Störung der Akkommodation durch Lähmung des Musculus ciliaris,
- Atemwege: Verminderung der Schleimsekretion,
- Drüsensekretion: Abnahme von Tränenflüssigkeit, Speichel, Schweiß und Verdauungssäften,
- Glatte Muskulatur: Tonusabnahme an Bronchien, Magen, Darm, Uterus, Gallenwegen und Harnblase,

– Herz: Beschleunigung der Frequenz (Tachykardie), da die Sympa-
                   thikusaktivität überhandnimmt,
– Blutgefäße der Haut: Erweiterung bei gleichzeitiger Rötung und Austrocknung.

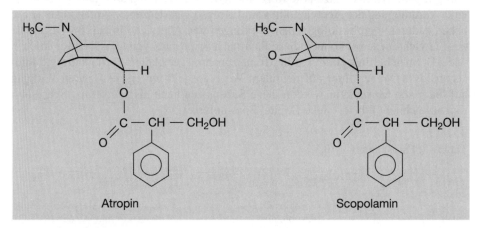

Abb. 3: Strukturformel von Atropin und Scopolamin

4.3.1 Indikationen

Die Indikationen für Parasympatholytika erklären sich aus den oben genannten physiologischen Wirkungen:

– Spasmen der glatten Muskulatur des Darms, der Gallen- und Harnwege, z.B. bei
  spastischer Obstipation, Pylorospasmus, Gallen- und Nierenkoliken, z.B. Tros-
  pium, Butylscopolamin,
– Spasmen der weiblichen Genitalorgane, z.B. bei schwerer Dysmenorrhoe,
– Narkosevorbereitung mit dem Ziel der Verminderung der Schleimsekretion der
  Luftwege und Ausschalten von Vagusreflexen (Vagus = Parasympathikus) z.B.
  Bradykardie (Glycopymonium),
– bradykarde Herzrhythmusstörungen (Vorsicht ist jedoch geboten bei Patienten mit
  koronarer Herzkrankheit (KHK!) (Ipratropium),
– als Antiasthmatika in Dosieraerosolen, z.B. Ipratropium,
– als Mydriatrikum in der Augenheilkunde zur diagnostischen Pupillenerweiterung,
  z.B. Tropicamid.

Atropin wirkt z.B. als Antidot bei Vergiftungen mit Parasympathomimetika. Die
mittlere Einzeldosis beträgt 0,5 bis 1 mg. Scopolamin unterscheidet sich bei seinen
peripheren Wirkungen in der Wirkstärke von Atropin: die sekretionshemmende und
mydriatische Wirkung ist stärker, die spasmolytische und herzfrequenzsteigernde
Wirkung schwächer. Ferner wirkt es zentraldämpfend.

4.3.2 Nebenwirkungen

Durch die Vielzahl der ausgelösten Reaktionen betrachtet man die gerade gewünschte Reaktion (z.B. Erschlaffung der glatten Muskulatur) als Hauptwirkung, die anderen sind dann entsprechend die Nebenwirkungen.

4.3.3 Kontraindikationen

Parasympatholytika dürfen nicht angewendet werden bei Glaukom und Prostata-adenom. Bei der Koronarsklerose dürfen sie nur in nicht herzfrequenzsteigernden Dosen gegeben werden.

4.3.4 Toxikologie

Vergiftungen mit Atropin, meist durch Kinder die Tollkirschen gegessen hatten, kommen vor. Typische Symptome durch die unterdrückten Acetylcholinreaktionen sind trockenes, rotes Gesicht, erweiterte Pupillen, erhöhter Puls. Unbehandelt tritt der Tod durch Atemlähmung ein. Als Antidot wirkt Physostigmin (vgl. die wechselseitigen Beziehungen zwischen Parasympathomimetika und Parasympatholytika).

Fragen zur Lernkontrolle

1. Welche Organe unseres Körpers werden außer durch den Sympathikus auch durch den Parasympathikus innerviert?
2. Welche Reaktionen löst eine Stimulation des Parasympathikus aus an/am:
   - den Bronchien:
   - Magen-Darm-Trakt und den Gallenwegen:
   - Uterus und Harnwegen:
   - Herz:
   - Blutgefäßen:
   - Pupillen:
3. Wie heißt der Überträgerstoff des parasympathischen Nervensystems?
   - Warum kann er nicht direkt therapeutisch verwendet werden?
4. Über welchen Mechanismus wirken direkte Parasympathomimetika?
5. Über welchen Mechanismus wirken indirekte Parasympathomimetika?
6. Über welchen Mechanismus wirken Parasympatholytika?
7. Nennen Sie zwei bis drei Fertigarzneimittel mit parasympatholytischer Wirkung!
8. Für welche Indikationen werden Parasympatholytika benötigt?

Herz- und Blutkreislauf –
Bau und Funktionsweise

E. Strehl

Herz- und Blutkreislauf werden zusammen als kardiovaskuläres System bezeichnet. Dieses besteht aus hintereinander und parallel geschalteten Blutgefäßen, in deren Zentrum als Pumpe das Herz mit seiner rechten und linken Kammer eingefügt ist. Die linke Herzkammer wirft das Blut in den sogenannten Körperkreislauf (großer Kreislauf) aus und verteilt es auf die einzelnen Organe. Das aus der Peripherie zurückströmende Blut speist die rechte Herzkammer. Diese pumpt es durch das Lun-

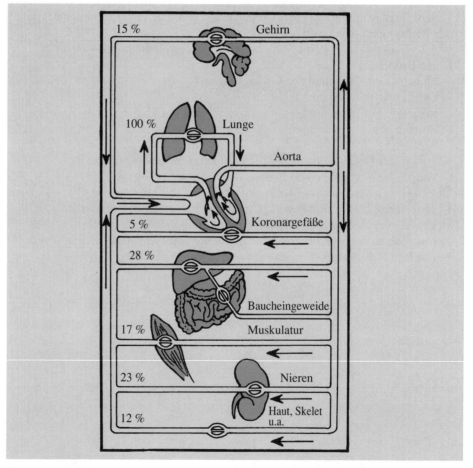

Abb. 1: Blutkreislauf in schematischer Darstellung und prozentuale Verteilung des vom Herzen ausgeworfenen Volumens auf die Organe unter Ruhebedingungen

gengefäßsystem, von wo aus es wieder dem linken Herz zugeführt wird. Dementsprechend trägt dieser Kreislaufabschnitt die Bezeichnungen Lungenkreislauf oder
kleiner Kreislauf. Die beschriebenen Abläufe sind in Abb. 1 schematisch dargestellt. Die dazu angemerkte prozentuale Verteilung des ausgeworfenen Blutvo-
lumens auf die Organe gilt allerdings nur unter Ruhebedingungen, da sich das Blut,
z.B. bei körperlicher Arbeit oder Wärmeexposition beträchtlich anders auf die Organe verteilen kann.

Das Herz – Bau und Funktionsweise

Das Herz sorgt als Pumpe für die Aufrechterhaltung des Blutkreislaufs, über den die
Körperzellen mit Wärmeenergie, Sauerstoff und Nährstoffen versorgt und von Stoff-
wechselschlacken entsorgt werden. Als Hohlorgan füllt sich das Herz in der Er-
schlaffungsphase (Diastole) mit Blut unter Vordehnung und damit Anspannung der
Herzmuskulatur. Die zum Ende der Diastole herrschende Wandspannung an der
Herzmuskulatur wird »Vorlast« genannt. Bei der Kontraktion (Systole) des Herzmuskels (Myokard), der damit rund 70 ml Blut in den Kreislauf auswirft, muß der
Widerstand im großen Körper- und im kleinen Lungenkreislauf überwunden werden; diese Widerstandsgröße wird als »Nachlast« bezeichnet.

Seiner Form nach ist das Herz einem abgestumpften Kegel vergleichbar, dessen Basis nach oben zeigt während die Kegelspitze schräg nach unten weist (vgl. Abb. 2).

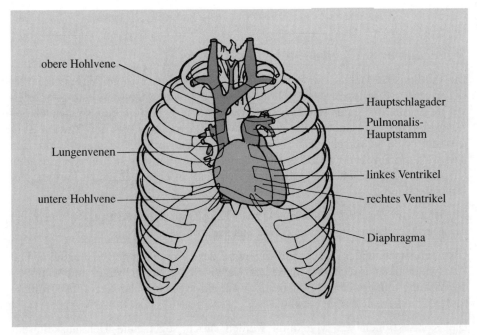

Abb. 2: Herzlage, sowie Anordnung der großen zu- und ableitenden Gefäße im Brustkorb

Die Größe des Herzens stimmt in etwa mit der der geballten Faust des betreffenden Menschen überein. Es wiegt durchschnittlich 300 g (Männer: ca. + 10 %; Frauen: ca. – 10 %).

Wie bereits oben erwähnt, sind ein rechtes und ein linkes Herz unterscheidbar. Beide bestehen jeweils aus einem kleinen Vorhof (Atrium) und einer größeren Kammer (Ventrikel). Diese vier Hohlräume sind von unterschiedlich starken Muskelmassen umschlossen.

Der rechte Vorhof sammelt das Blut aus den großen Körper-Hohlvenen und überführt es dann in den rechten Ventrikel. Dieser wirft es in die Lungenschlagader aus, von wo es nach Anreicherung mit Sauerstoff aus vier Lungenvenen in den linken Vorhof rückgeführt wird. Dieser leitet es in den linken Ventrikel weiter, der es über die Aorta (Körper-Hauptschlagader) in den großen Körperkreislauf auswirft, um Herz, Gehirn, Nieren, Eingeweide, Muskulatur und Haut mit Sauerstoff und Nährstoffen zu versorgen (Abb. 1).

Der Transport des Blutes durch den Körper folgt der rhythmischen Kontraktion und Erschlaffung der Herzmuskulatur. Dabei füllen die sich kontrahierenden Vorhöfe zunächst die Kammern; die anschließende Kontraktion der Ventrikel treibt das Blut in die Lungenarterie (rechter Ventrikel) bzw. in die Aorta (linker Ventrikel) aus. Die in der sogenannten Ventilebene des Herzens befindlichen Klappen sorgen durch ihre anatomische Gestaltung dafür, daß ein Rückfluß des Blutes, z.B. in die großen Körperhohlvenen (Venae cavae) verhindert wird. Um bei den rhythmischen Formänderungen des Herzens Reibungen mit den umgebenden Geweben auszuschließen, wird das gesamte Herz von einem mit seröser Flüssigkeit gefülltem Herzbeutel (Perikard) umschlossen.

Steuerung und Arbeitsleistung des Herzens

Die rhythmische Herzarbeit wird von im Herzen selbst erzeugten Erregungen gesteuert. Ein spezielles Erregungsbildungs- und Erregungsleitungssystem gewährleistet diese Automatie der Herzaktionen. Wichtige Teile des erregungsbildenden Systems sind der Sinusknoten und der Atrioventrikularknoten (Aschoff-Tawara Knoten), die beide an verschiedenen Stellen des rechten Vorhofes lokalisiert sind. Von dort wird die Erregung über das His-Bündel fortgeleitet, das sich in einen rechten und linken Kammerschenkel gabelt und sich dann in die sogenannten Purkinje-Fasern aufsplittert.

Mit Blut wird das Herz selbst durch zwei Koronararterien versorgt, die einen Teil des arteriellen Blutes für diesen Zweck aus der Aorta abzweigen.

Über den sogenannten Plexus cardiacus wird das Herz durch den Sympathikus und Parasympathikus erreicht und inerviert. Dabei übt der Nervus vagus eine hemmende Wirkung auf die Herzaktionen aus, während sympathische Nervenfasern diese fördern.

Die Kontraktionen des Myokards werden durch sogenannte Herzmuskelfasern (Myofibrillen) bewerkstelligt, die wegen ihrer großen Stoffwechselaktivität besonders viele Mitochondrien aufweisen. Bei einer Schlagfrequenz von etwa 70 pro Minute führt das Herz Tag für Tag etwa 100.000 Pumpvorgänge durch. Dabei werden etwa 7000 Liter Blut pro Tag bewegt.

Das Kreislaufsystem Bau und Funktionsweise

Der durch die Herzarbeit angetriebene Blutkreislauf ist das wichtigste Transportsystem des menschlichen Körpers. Das Blut transportiert:

- Atemgase, Nährstoffe und Metaboliten des Zellstoffwechsels,
- Wasser und Elektrolyte,
- Säuren und Basen (zur pH-Regulierung),
- Wärme zur Aufrechterhaltung der Körpertemperatur,
- Hormone,
- zelluläre und humorale Abwehrstoffe.

Das Blut wird in Arterien vom Herzen zu den Organen transportiert. Die großen Arterien spalten sich auf diesem Transportweg in eine Vielzahl kleinere Arterien auf, aus denen zunächst englumige Arteriolen und schließlich feinste Kapillaren hervorgehen. In den Kapillaren, die dichte Netzwerke ausbilden, vollzieht sich der Stoffaustausch zwischen Blut und Körperzellen.

Das im Zellstoffwechsel verbrauchte Blut fließt in sogenannten Venolen zusammen. Diese Venolen vereinigen sich zu einer geringeren Anzahl kleiner Venen, die das venöse Blut schließlich den großen Hohlvenen zuführen, in denen es zum Herz fortgeleitet wird.

Von den Arterien des Körperkreislaufs ist vor allem die große absteigende Körperschlagader Aorta zu nennen, die sich u.a. aufspaltet in die Aorta thoracica, die den Brustraum und die Aorta abdominalis, die den Bauchraum, das Becken und die unteren Gliedmaßen versorgt. Vom sogenannten Aortenbogen gehen drei große aufsteigende Arterienstämme ab, die paarig in Richtung der Arme und des Kopfes ziehen.

Von den großen Venen sammelt entsprechend die Vena cava superior das venöse Blut aus Kopf, Hals und Armen und leitet es dem rechten Vorhof zu, während die Vena cava inferior das venöse Blut aus Beinen und Becken aufnimmt. Das Blut aus großen Teilen des Magen-Darm-Trakts, der Milz und der Bauchspeicheldrüse sammelt sich in der Pfortader (Vena portae), von wo es die Leber durchströmt und über die Venae hepaticae in die Vena cava inferior mündet.

Herzwirksame Arzneimittel

E. Strehl

Begriffs-erklärung ▸

Zu den herzwirksamen Arzneimitteln (Kardiaka) gehören Pharmakagruppen zur Behandlung eines in seiner Leistung eingeschränkten Herzmuskels (Myokardinsuffizienz), von Herzrhythmusstörungen (Arrhythmien) und von Durchblutungsstörungen der Herzkranzgefäße (Koronarinsuffizienz).

1. (Patho-)physiologische Grundlagen der Herzerkrankungen

1.1 Einteilung der Herzerkrankungen

Die Herzerkrankungen können in drei Gruppen unterteilt werden:

– Myokardinsuffizienz (Leistungseinschränkung des Herzmuskels),
– Herzrhythmusstörungen (unregelmäßige Herzschlagfolgen),
– Koronarinsuffizienz (Minderdurchblutung der Herzkranzgefäße d.h. Ischämie).

1.1.1 Pathophysiologische Vorbemerkungen zur Myokardinsuffizienz

Bei Myokardinsuffizienz (Myokard = Herzmuskel) reicht die Pumpleistung (Kontraktionskraft) des Herzmuskels nicht mehr aus, entweder die Körperperipherie ausreichend mit Blut zu versorgen (Links(herz)insuffizienz) und/oder das aus dem großen Körperkreislauf zurückströmende Blut dynamisch in den Lungenkreislauf einzuspeisen (Rechts(herz)insuffizienz).

Bei Rechtsinsuffizienz entstehen Knöchelödeme und eine stauungsbedingte Flüssigkeitsansammlung in der Bauchhöhle (Aszites). Bei Linksinsuffizienz treten Atemnot (Asthma cardiale) und im Extremfall ein Lungenödem auf. Auch Atemstörungen (Dyspnoe), Zyanose und eventuell eine stauungsabhängige Bronchitis weisen auf diesen Insuffizienztyp hin. Bei körperlicher Belastung kommt es zur Tachykardie.

Man unterscheidet vier Schweregrade (I–IV) der Herzinsuffizienz:

Stadium I   = keine Insuffizienz bei normaler Betätigung,
Stadium II = Insuffizienz bei stärkerer körperlicher Belastung,
Stadium III = Insuffizienz bereits bei normaler Betätigung,
Stadium IV = Insuffizienz bereits in Ruhe.

Eine Myokardinsuffizienz kann folgende Ursachen haben: mechanische (z.B. Herzbeutelerkrankungen, Hypertonie, Herzklappenfehler, Stenosen), biochemische (z.B. Sauerstoffmangel infolge Koronarinsuffizienz, pathologisch veränderte extrazelluläre K^+- und Ca^{2+}-Konzentration).

1.1.2 Pathophysiologische Vorbemerkungen zu Herzrhythmusstörungen

Die Herzschlagfolge (Herzrhythmus) hängt von der kardialen Erregungsbildung und/oder der Erregungsleitung ab. Beträgt die Herzfrequenz in Ruhe über 100 Schläge/min., spricht man von Tachykardie, bei weniger als 60 Schlägen/min. von Bradykardie. Unter Arrhythmien versteht man unregelmäßige Herzschlagfolgen, z.B. infolge von sogenannten Extrasystolen (Herzerregung zwischen zwei normalen Schlägen). Es ist eine Vielzahl von Arrhythmietypen unterscheidbar, z.B. Sinustachykardie und -bradykardie, supraventrikuläre Extrasystolen (Vorhofflattern, -flimmern), ventrikuläre Extrasystolen, AV-Block u.a.

1.1.3 Pathophysiologische Vorbemerkungen zu ischämischen Herzerkrankungen

Die Koronarsklerose (Verkalkung der Herzkranzgefäße), die zu einer Reduzierung der Blut- und Sauerstoffversorgung (Ischämie) des Herzmuskels (Myokard) selbst führt, ist die wichtigste Ursache der koronaren Herzkrankheit (KHK). Sie kann asymptomatisch verlaufen oder sich als Angina pectoris bis hin zum Herzinfarkt ausprägen. Bei Angina pectoris besteht ein Mißverhältnis von Sauerstoffangebot und Sauerstoffverbrauch des Herzmuskels. Die Angina pectoris äußert sich durch Schmerz und Beklemmung hinter dem Brustbein und Atemnot. Beim Herzinfarkt sind diese Symptome besonders stark und bedrohlich; eine Art von Vernichtungsschmerz strahlt u.a. bis in den Arm aus.

Dementsprechend zielt die Behandlung der KHK ab auf eine:

- Senkung des myokardialen Sauerstoffbedarfs bei verminderter Herzkraft (Kontraktilität) und -frequenz,
- Erhöhung der Sauerstoffzufuhr für das Myokard,
- Beseitigung von Koronarspasmen.

2. Therapie der verschiedenen Funktionseinschränkungen des Herzens

2.1 Nichtmedikamentöse Therapie

Die dargestellten Herzschäden, Funktionsanomalien und Leistungsminderungen können konservativ, z.B. mit Arzneimitteln und invasiv (z.B. operativ) angegangen werden: Die eingreifendste Maßnahme ist eine Herztransplantation. Häufiger ist eine merkliche Zustandsverbesserung für den Patienten erreichbar mit der Implantation künstlicher Herzklappen, einer koronaren Bypass-Operation oder einer Katheterdilatation der Koronararterien

Diese Interventionen sind erforderlich, wenn Medikamente grundsätzlich wirkungslos sind bzw. wenn z.B. eine Angina pectoris bei fortschreitender Gefäßdegeneration therapieresistent für Arzneimittel würde. Diese Behandlungsverfahren erzielen in der Regel jedoch keine Ergebnisse, die jegliche Medikation mit Arzneimitteln überflüssig machen würde.

3. Arzneimittelgruppen

Entsprechend den drei unterschiedlichen Haupttypen von Funktionseinschränkungen des Herzens dienen verschiedene Pharmakagruppen einer Milderung bzw. Kupierung (Aufhebung) der entsprechenden Krankheitssymptome.

Übersicht

Tabelle 1: **Hauptsächliche Herzerkrankungen und medikamentöse Behandlungsmöglichkeiten**

Myokardinsuffizienz	Koronarinsuffizienz	Rhythmusstörungen
	Behandlungsansätze	
a) Steigerung der Kontraktionskraft b) Reduzierung der Herzarbeit	a) Senkung des Sauerstoffbedarfs b) Erhöhung des Sauerstoffangebots c) Beseitigung von Koronarspasmen	a) Behebung einer Bradykardie b) Behebung einer Tachykardie und von Extrasystolen
	geeignete Pharmaka-Gruppen	

a) • Herzglykoside (4.1.1.1)
  • Methylxanthine (4.1.1.3)
  • Phosphodiesterase-Hemmer (4.1.1.4)
b) • Nitrate, Calciumantagonisten (4.1.2.1)
  • Konversionshemmer (4.1.2.2)
  • Diuretika (Furosemid-Typ)
	a) – c)
	  • organische Nitrate (4.3.1)
	  • β-Blocker (4.3.2)
	  • Calciumantagonisten (4.3.3)
		a) • β-Sympathomimetika (4.2.1)
		  • Parasympatholytika (4.2.1)
		b) • Antiarrhythmika der Klassen I–IV (4.2.2)

Merke: Mit Ausnahme der unter 4.1.1.2 beschriebenen Herzmittel pflanzlicher Herkunft unterliegen die Fertigarzneimittel zu allen in Tabelle 1 aufgeführten Arzneimittelgruppen gegen Herzerkrankungen, auch die Digitalisglykoside (trotz ihrer pflanzlichen Herkunft), der Verschreibungspflicht.

4.1 Arzneimittel zur Behandlung einer Myokardinsuffizienz

Die medikamentöse Therapie der Herzinsuffizienz zielt darauf ab, die Kontraktionskraft der Herzmuskelfasern zu steigern oder die vom Myokard geforderte Arbeitsleistung zu reduzieren. Ersteres gelingt durch positiv inotrope (die Kontraktionskraft des Herzmuskels steigernde) Pharmaka. Die Reduzierung der Arbeitsbelastung dagegen wird durch Substanzen erreicht, die die sogenannte Vor- und/oder Nachlast des Herzens senken.

4.1.1 Die Kontraktionskraft des Myokards steigernde (positiv inotrope) Stoffe

4.1.1.1 Herzglykoside

Die Herzglykoside sind eine große Gruppe von Wirkstoffen pflanzlicher Herkunft. Isoliert werden z.B. die bekannten:

– Digitalisglykoside Digitoxin und Digoxin aus dem roten, wolligen und gelben Fingerhut (lateinisch: Digitalis),
– Strophanthusglykoside aus einer afrikanischen Buschpflanze (lateinisch: Strophantus), (nur i.v.!)

– andere aus der Meerzwiebel (lateinisch: Scilla maritima) oder
– aus dem Maiglöckchen (lateinisch: Convallaria majalis).

Alle Herzglykoside bestehen aus einem charakteristischen zuckerfreien Molekülteil (Aglykon) und unterschiedlichen Einfachzuckern, die u.a. die Wirkdauer der verschiedenen Digitalisverbindungen beeinflussen (Abb. 1).

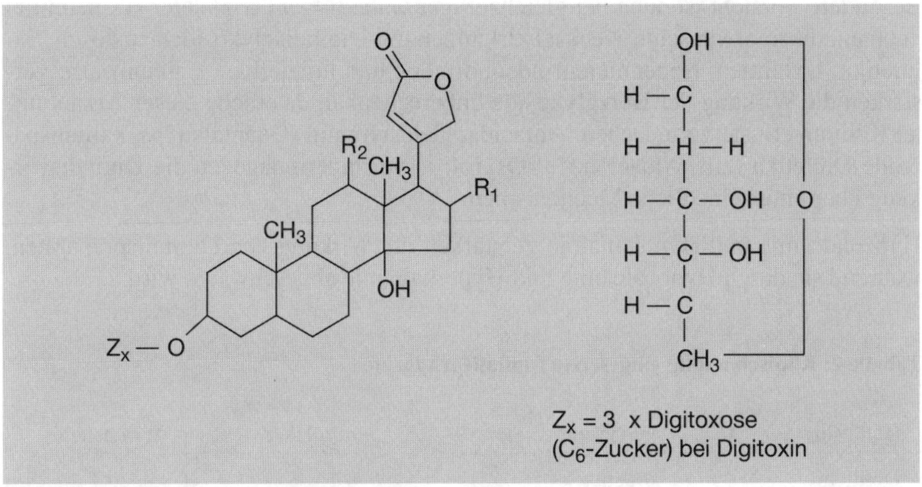

Abb. 1: Steroidgrundgerüst der Digitalisglykoside

Alle Herzglykoside bewirken eine:

– verbesserte Kontraktionskraft des Herzmuskels (positive Inotropie),
– verlangsamte Schlagfrequenz (negative Chronotropie),
– erschwerte Erregungsleitung (negative Dromotropie),
– erniedrigte Reizschwelle für die Erregungsbildung (positive Bathmotropie).

Als Folge dieser Wirkungsqualitäten bilden sich die unter 1.1.1 genannten Symptome einer Herzinsuffizienz (weitgehend) zurück.

Nebenwirkungen

Digitalisglykoside besitzen nur eine geringe »therapeutische Breite«, d.h. die Blutkonzentration eines Digitalispräparates, die eine optimale Wirkung ohne starke Nebenwirkungen aufweist und jene, bei der sich bereits Vergiftungserscheinungen einstellen, liegen nahe beieinander. Beispielsweise steigert die Konzentration von 20 ng/ml Blut eines bestimmten Herzglykosids die Kontraktionskraft des insuffizienten Herzens ausreichend, während bei einem Blutspiegel von 50 ng/ml (= 2,5fache Wirkkonzentration) bereits (bedrohliche) Nebenwirkungen auftreten, z.B. Übelkeit, Erbrechen, Durchfall, Benommenheit, Kopfschmerzen, Störungen des Farbsehens, Arrhythmien oder Kammerflimmern.

Werden bei digitalisierten Patienten derartige Nebenwirkungen beobachtet oder klagen diese darüber, muß in jedem Fall der behandelnde Arzt umgehend informiert werden! Da insbesondere die Arrhythmien in ein lebensbedrohliches Kammerflimmern übergehen können, sind sie unbedingt behandlungsbedürftig, z.B. durch vorübergehenden Schrittmachereinsatz, Magenspülung, Elektrolytkorrektur, Antiarrhythmikagabe bis hin zur Anwendung des Digitalis-Antidot BM®❖.

Wechselwirkungen

Besondere Vorsicht ist auch bei gleichzeitiger Gabe folgender anderer Arzneimittel geboten, die unerwünschte Wechselwirkungen mit Digitalisglykosiden auslösen: Saluretika, Laxantien, Nebennierenrindenhormone und injizierbare Calciumsalze verstärken die Wirkung der Herzglykoside unberechenbar, da etliche dieser Arzneimittel Kaliumverluste verursachen. Antacida, Colestyramin (Quantalan®❖), kaliumsparende Diuretika (z.B. Aldactone®❖, Osyrol®❖) verringern dagegen die Digitaliswirkung über unterschiedliche Mechanismen.

Hypercalcämie und Hypokaliämie verstärken die Wirkung von Digitalispräparaten, während sie durch Hypocalcämie und Hyperkaliämie abgeschwächt wird.

Tabelle 2: Klinisch häufig eingesetzte Digitalispräparate

Glykosid	Handelspräparate	Serum-HWZ	Wirkdauer
Digitoxin	Digimerck®❖	6–8 Tage	ca. 20 Tage
Digoxin	Digacin®❖, Lanicor®❖	ca. 1,5 Tage	6–8 Tage
	Lenoxin®❖		
β-Acetyldigoxin	Novodigal®❖	ca. 1,5 Tage	ca. 7 Tage
β-Methyldigoxin	Lanitop®❖	ca. 1,5 Tage	ca. 7 Tage
k-Strophanthin	Kombetin®❖	ca. 0,75 Tage	1–2 Tage
	(nur parenteral)		

Von Serum-HWZ und Wirkdauer hängt die Einzeldosis und Dosierungsfrequenz der einzelnen Digitalispräparate ab, die wegen der erwähnten geringen therapeutischen Breite exakt einzuhalten sind.

4.1.1.2 Präparate gegen Herzmuskelschwäche auf pflanzlicher Wirkstoffbasis

Für die Indikationen leichte Herzinsuffizienz, Altersherz, Herz- und Kreislaufschwäche, nachlassende Herzleistung und ähnliche sind eine Reihe pflanzlicher Präparate im Handel, z.B. Convacard®, Corguttin®, Crataegutt®, Miroton®, Orthangin®. Sie enthalten in der Regel Extrakte von Maiglöckchen (Convallaria majalis), Weißdorn (Crataegus oxyacantha), Adonisröschen (Adonis vernalis) u.a. Diese Medikamente unterliegen im Gegensatz zu den o.g. Digitalisglykosiden nicht der Verschreibungspflicht.

4.1.1.3 Methylxanthine

Eine weitere Gruppe von herzkraftsteigernden (positiv inotropen) Pharmaka sind die sogenannten Methylxanthine (Purinderivate). Dazu gehören u.a. das Coffein und das

Theophyllin (Tab. 3). Von Theophyllin wird jedoch heute in erster Linie nur noch die bronchodilatatorische Wirkungskomponente therapeutisch ausgenutzt. Coffein und Theophyllin erweitern gleichzeitig die Herzkranzgefäße und entlasten den Lungenkreislauf aufgrund ihrer antiasthmatischen Wirkung.

4.1.1.4 Phosphodiesterase-Hemmer

Neu in die Herztherapie eingeführte Wirkstoffe wie z.B. Enoximon (Perfan®✧), Amrinon (Wincoram®✧) und Milrinon (Corotrop®✧) können kurzfristig eine Herzinsuffizienz beheben. Sie wirken positiv inotrop, chronotrop und vasodilatatorisch über die Blockierung des Zellenzyms Phosphodiesterase. Die Phosphodiesterase ihrerseits bremst die intrazelluläre Energiemobilisation und reduziert so die Leistung der Herzmuskelzellen.

Auch die parenteral zu applizierenden Catecholamin-Derivate Dopamin (Dopamin®✧), Dobutamin (Dobutrex®✧) und Dopexamin (Dopacard®✧) wirken positiv inotrop. Sie erhöhen das Herzzeitvolumen (Maß für die Schlagkraft des Herzens) und erniedrigen den peripheren Widerstand.

Tabelle 3: Sonstige Arzneimittel zur Behandlung der Myokardinsuffizienz

Präparate

1. Methylxanthine	
Coffein	nur in Tablettenform gegen Ermüdungserscheinungen
Theophyllin	Afonilum®✧, Bronchoretard®✧, Euphyllin®✧, Euphylong®✧, Pulmidur®✧, Solosin®✧
2. Phosphodiesterase-Hemmer	
Enoximon	Perfan®✧
Amrinon	Wincoram®✧
Milrinon	Corotrop®✧
3. Catecholamin-Derivate	
Dopamin	Dopamin Giulini®✧, Dopamin Nattermann®✧ u.a.
Dobutamin	Dobutrex®✧, Dobutamin Giulini®✧ u.a.
Dopexamin	Dopacard®✧

4.1.2 Die Arbeitsleistung des Myokards reduzierende Pharmaka

4.1.2.1 Nitrate und Calciumantagonisten

Eine Herzinsuffizienz können auch Arzneimittel reduzieren, die die Herzarbeit verringern, indem sie den Blutrückfluß zum Herzen verringern (Vorlastsenkung) und/oder den Spannungszustand (Widerstand) der vom Herzen abgehenden Gefäße senken (Nachlastsenkung). Derartige Wirkungsqualitäten besitzen u.a. die sogenannten Nitrate und Calciumantagonisten. Sie werden unter den Koronartherapeutika (siehe 4.3 Arzneimittel zur Behandlung ischämischer Herzerkrankungen) vorgestellt.

4.1.2.2 Konversionsenzymhemmer/ACE-Hemmer

Eine Digitalisbehandlung flankierend werden heute – oft gleichzeitig – neben Diuretika (s. dort) und α-Rezeptorenblocker (siehe Kapitel Sympathomimetika...) auch die sogenannten Konversionsenzymhemmer (meist als ACE-Hemmer bezeichnet) therapeutisch breit eingesetzt, da sie u.a. den peripheren Gefäßwiderstand und den venösen Blutrückstrom zum Herzen reduzieren. Der Prototyp dieser Substanzklasse ist z.B. Captopril (Lopirin®❖, Tensobon®❖). Auf Konversionsenzymhemmer wird im Kapitel Antihypertonika näher eingegangen.

Auch starkwirksame Diuretika vom sogenannten Furosemid-Typ (Lasix®❖ u.a.) entlasten die Herzarbeit aufgrund ihrer Flüssigkeits- und Ödemausschwemmung.

4.2. Arzneimittel zur Behandlung von Herzrhythmusstörungen

Antiarrhythmika sind Pharmaka zur Normalisierung der Herzschlagfolge. Sie sind unterteilbar in Stoffe zur Therapie bradykarder und tachykarder Rhythmusanomalien sowie von Extrasystolen.

4.2.1 Arzneistoffe gegen bradykarde Rhythmusstörungen

Zur medikamentösen Behandlung bradykarder Herzrhythmusstörungen eignen sich: β-Sympathomimetika und Parasympatholytika (siehe entsprechende Kapitel).

β-Sympathomimetika, z.B. Alupent®❖ (Orciprenalin) steigern die Herzfrequenz über eine Stimulation von sogenannten β_1-Rezeptoren, die im Herzen vorherrschen. Parasympatholytika, z.B. Atropin und Ipratropiumbromid (Itrop®❖) reduzieren den Einfluß des Parasympathikus durch eine Vagusblockade und wirken so herzfrequenzsteigernd (Vagus senkt Herzschlagfolge). Versagen beide Arzneimittelgruppen, muß ein elektrischer Schrittmacher implantiert werden.

4.2.2 Arzneistoffe gegen tachykarde Rhythmusstörungen und Extrasystolen

Die Präparate für diese Indikationen werden je nach ihrer Wirkungsweise bzw. Zugehörigkeit zu einer Wirkstoffgruppe (z.B. β-Blocker, Calciumantagonisten) in vier Klassen unterteilt.

Die Klasse I-Antiarrhythmika stabilisieren die Zellmembran (antifibrillatorisch). Sie verringern die Geschwindigkeit der kardialen Erregungsleitung und wirken u.a. darüber hinaus negativ inotrop d.h. sie reduzieren auch die Kontraktionskraft. Klasse I-Antiarrhythmika sind z.B. Chinidin, Ajmalin sowie Prajmalin und Disopyramid. In eine weitere Untergruppe gehören Lidocain, Mexiletin und Phenytoin. Bei Lidocain handelt es sich primär um ein Lokalanästhetikum, bei Phenytoin um ein Antiepileptikum. Eine dritte Gruppe bilden Flecainid, Lorcainid und Propafenon.

Die Klasse II-Antiarrhythmika werden repräsentiert durch die Betablocker (siehe Kapitel Sympatholytika).

Sie sind dann gut wirksam, wenn Tachykardien und Extrasystolen von einer sympathikusbedingten Überstimulierung durch die Catecholamine (Noradrenalin, Adrenalin) verursacht werden (Präparate siehe Tab. 4).

HERZWIRKSAME ARZNEIMITTEL

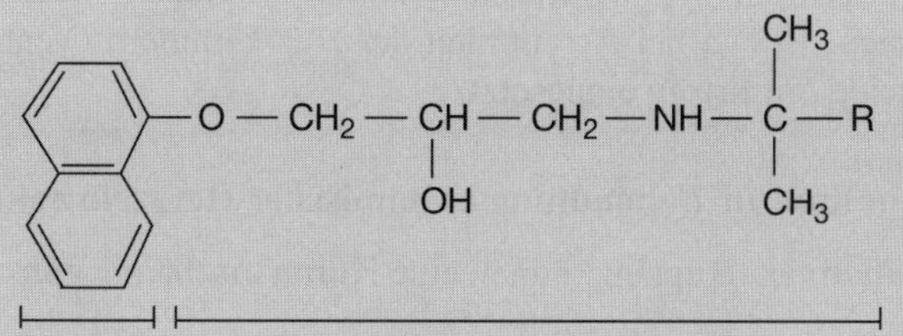

Abb. 2: Propranolol als Prototyp eines β-Blockers

In die Klasse III-Antiarrhythmika gehören Amiodaron (Cordarex®❖) und als einziger Betablocker Sotalol (Sotalex®❖). Sie verlängern die sogenannte Aktionspotentialdauer. Als Folge laufen die kardialen Erregungsprozesse langsamer ab.

Zur Klasse IV-Antiarrhythmika zählen einige Calciumantagonisten. Sie hemmen den Calciumeinstrom in die Herzmuskelzelle, so daß ihre Kontraktion in Geschwindigkeit und Stärke abgeschwächt wird. Gleichzeitig wird die Zeit der Nichterregbarkeit (Refraktärzeit) verlängert. Beispiele finden sich in Tabelle 4. Calciumantagoni-

Tabelle 4: Arzneimittel zur Behandlung von Herzrhythmusstörungen

! Präparate

1. Klasse I-Antiarrhythmika	Handelspräparate
Chinidin	Chinidin Duriles®❖
Ajmalin	Gilurytmal®❖
Prajmalin	Neo-Gilurytmal®❖
Disopyramid	Norpace®❖
Lidocain	Xylocain®❖
Mexiletin	Mexitil®❖
Phenytoin	Phenhydan®❖
Flecainid	Tambocor®❖
Lorcainid	Remivox®❖
Propafenon	Rytmonorm®❖
2. Klasse II-Antiarrhythmika (β-Blocker)	
Metoprolol	Beloc®❖
Atenolol	Tenormin®❖
Propranolol	Dociton®❖
3. Klasse III-Antiarrhythmika	
Amiodaron	Cordarex®❖
Sotalol	Sotalex®❖
4. Klasse IV-Antiarrhythmika (Calciumantagonisten)	
Verapamil	Cardibeltin®❖, Isoptin®❖, Veramex®❖
Gallopamil	Procorum®❖
Diltiazem	Dilzem u.a.

sten vom Nifedipin-Typ wirken nicht antiarrhythmisch! Bei Vorhofflimmern und
-flattern (nicht jedoch bei Arrythmien der Herzkammern (Ventrikel)) werden auch
Herzglykoside mit Erfolg eingesetzt.

4.3 Arzneimittel zur Behandlung ischämischer Herzerkrankungen

Folgende Pharmakagruppen können eine Koronarischämie günstig beeinflußen:

– Nitrate
– β-Blocker
– Calciumantagonisten

4.3.1 Organische Nitrate

Diese Substanzen erweitern die Muskulatur von Venen und verringern so den venösen Blutrückstrom zum Herzen (Vorlastsenkung). Wegen einer gleichzeitigen Erweiterung der großen Arterien muß das Herz das Blut auch nicht mehr gegen so hohen
arteriellen Druckwiderstand auswerfen (Nachlastsenkung); die Herzarbeit und somit
der Sauerstoffbedarf nehmen ab. Damit läßt sich eine schmerzhafte Herzbeklem-
mung (Angina pectoris) aufheben oder wenigstens verringern.

Darreichungsformen

Diese Substanzgruppe wird je nach der beabsichtigten Wirkdauer (Akut- oder Lang-
zeitwirkung, also zur Anfallsbehandlung oder zur Prophylaxe) in verschiedenen
Darreichungsformen angewendet. Beispielsweise eignen sich Spray (möglichst
FCKW-frei!) und Zerbeißkapseln zum Lösen eines Angina pectoris-Anfalls, da der
direkt über die Mundschleimhaut resorbierte Wirkstoff eine rasche Wirkung entfaltet, Retardtablette bzw. -kapsel und perkutan wirkendes Hautpflaster – Transder-
males Therapeutisches System (TTS) – dienen zur Dauerprophylaxe. »Nitro-
pflaster« stehen beispielsweise unter den Markenbezeichnungen Deponit®❖, Nitra-
disc®❖, Nitroderm TTS®❖ zur Verfügung.

Präparate

Innerhalb der Nitrate-Gruppe wird unterschieden zwischen den Wirkstoffen:

– Glyceroltrinitrat (GTN früher Nitroglycerin, »Nitro« genannt), das sehr schnell,
  aber nur kurz wirkt.

– Isosorbiddinitrat (ISDN), das in der Leber erst in die Wirkformen (letztlich Stick-
  stoffmonoxid = NO) umgewandelt wird, die die Blutgefäße akut und gleichzeitig
  mittellang erweitern.

– Isosorbid-5-mononitrat (5-ISMN), dessen Wirkung erst verzögert einsetzt, so daß
  es sich besser für die Angina pectoris-Prophylaxe eignet als für den Angina pectoris-Anfall.

Handelsnamen zu diesen drei organischen Nitroverbindungen sind in Tabelle 5 wie-
dergegeben.

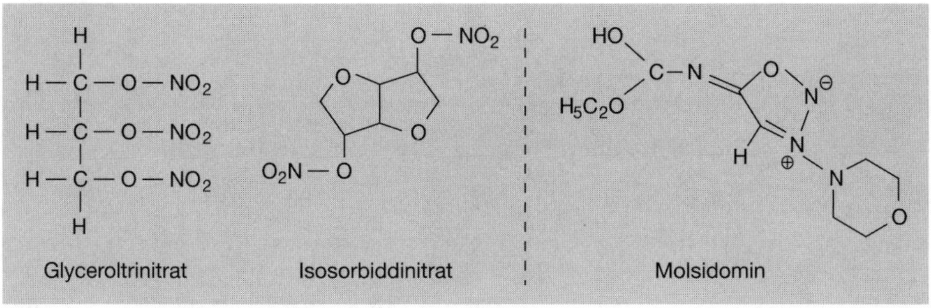

Abb. 3: Strukturformel von Glyceroltrinitrat, Isosorbiddinitrat und Molsidomin

Nebenwirkungen

Weitgehend als Folge ihrer gefäßdilatierenden Wirkung können beim Einsatz von Nitraten folgende Nebenwirkungen auftreten: »Nitratkopfschmerz«, Schwindel, Übelkeit, Schwächegefühl und Hautrötung. Ein Blutdruckabfall mit sogenannter Reflextachykardie kann ebenfalls folgen; deshalb sind Nitrate bei schwerer Hypotonie kontraindiziert. Bei Einsatz hoher Dosen von Nitraten und von langwirkenden Präparaten kommt es zu einem Wirkungsverlust (Nitrattoleranz). Diese Nitrattoleranz tritt jedoch bei der strukturell deutlich abweichenden Substanz in Corvaton®✧ (Molsidomin) aufgrund einer anderen Verstoffwechslung zur Wirkform NO nicht auf.

4.3.2 β-Blocker

β-Blocker eignen sich zur Anfallsprophylaxe der Angina pectoris. Sie schirmen das Herz gegen die über β-Rezeptoren vermittelten überhöhten Sympathikus-Impulse ab; Herzfrequenz und -kontraktionskraft sinken ab. Sie beugen damit vor allem einem belastungsabhängigen Sauerstoffdefizit vor. Bei der KHK werden aus dieser Wirkstoffgruppe u.a. die in Tabelle 5 aufgelisteten Präparate bevorzugt eingesetzt.

β-Blockerpräparate sind auch aufgelistet im Kapitel Sympatholytika sowie unter 4.2.2 »Arzneistoffe gegen tachykarde Rhythmusstörungen und Extrasystolen« in diesem Kapitel.

4.3.3 Calciumantagonisten

Die sogenannten Calciumantagonisten (auch als »Calciumkanalblocker« bezeichnet) reduzieren die Calciumströme durch Zellmembranen. Eine geringere Konzentration von Calciumionen im Zellinneren führt beispielsweise an der glatten Muskulatur der Blutgefäße zu einer Erniedrigung der Wandspannung und damit zu einer Gefäßerweiterung. In der Herzmuskelzelle wird der Stoffwechsel und damit der Sauerstoffbedarf herabgesetzt (siehe Kapitel Antihypertonika).

Die Calciumantagonisten sind keine einheitlich wirkende Substanzgruppe; auch chemisch sind sie drei unterschiedlichen Grundtypen zuzuordnen. Die Prototypen sind: Diltiazem, Nifedipin und Verapamil (Abb. 4).

Inzwischen kam als analoge Folgesubstanz aus der Gruppe des Nifedipin Nisoldipin (Baymycard®✧) für dieselbe Indikation auf den Markt (Tab. 5).

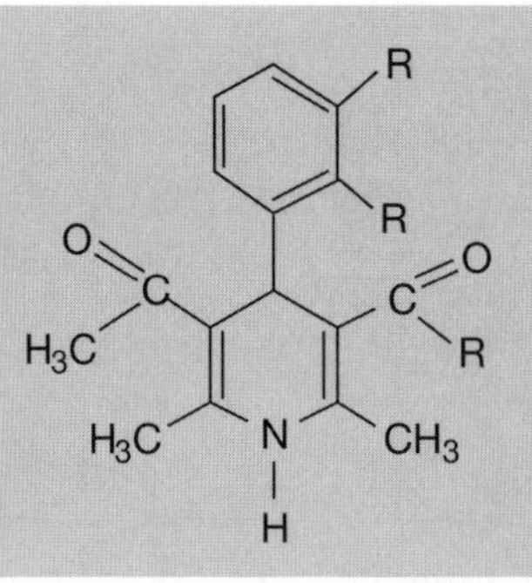

R = variabler Substituent

Abb. 4: Grundstruktur der Calciumantagonisten vom Typ des Nifedipin

Tabelle 5: Arzneimittel zur Behandlung ischämischer Herzerkrankungen

Wirkstoff	Handelspräparate
1. Organische Nitrate	
Glyceroltrinitrat	Nitrolingual®❖, NitroMack®❖, Perlinganit®❖ u.a.
Isosorbiddinitrat	Coroviss®❖, Isoket®❖, IsoMack®❖, Maycor®❖ u.a.
Isosorbidmononitrat	Corangin®❖, Elantan®❖, Ismo®❖, MonoMack®❖ u.a.
2. β-Blocker	
Metoprolol	Beloc®❖, Lopresor®❖, Prelis®❖ u.a.
Propranolol	Dociton®❖, Indobloc®❖, Propra-ratiopharm®❖ u.a.
Atenolol	Tenormin®❖, Unibloc®❖ u.a.
Bisoprolol	Concor®❖
3. Calciumantagonisten	
Diltiazem	Dilzem®❖ u.a.
Nifedipin	Adalat®❖, Corotrend®❖, Pidilat®❖ u.a.
Verapamil	Cardibeltin®❖, Isoptin®❖, Veramex®❖ u.a.

Zwei Wirkungsqualitäten sind den genannten Vertretern gemeinsam: Sie reduzieren den kardialen Sauerstoffverbrauch und sie erniedrigen den Tonus der glatten Blutgefäßmuskulatur und erzeugen so eine Vasodilatation (Nachlastsenkung, Vorlastsenkung). Wie bei den Nitraten nimmt dadurch die Herzarbeit ab.

Alle drei Typen von Calciumantagonisten sind indiziert bei spastischen Anginaformen im akuten Fall, aber auch zur Anfallsprophylaxe sowie bei Bluthochdruck (aufgrund ihrer gefäßerweiternden Eigenschaft).

Andere Antihypertonika verstärken die blutdrucksenkende Wirkung der Calciumantagonisten. Wegen eines möglichen unerwarteten Blutdruckabfalls dürfen Calciumantagonisten bei starker Hypotonie nicht angewendet werden.

Fragen zur Lernkontrolle

1. Welche drei grundsätzlich verschiedenen Arten von Funktionseinschränkungen des Herzens wurden besprochen?
2. Worauf zielt die medikamentöse Therapie der Herzinsuffizienz grundsätzlich ab?
   - Nennen Sie je zwei Wirkstoffgruppen davon!
3. Welche Pflanzen enthalten Herzglykoside?
4. Nennen Sie einige Digitalisglykoside enthaltende Fertigarzneimittel!
5. Mit welchen Symptomen äußern sich Digitalisnebenwirkungen?
6. Nennen Sie Fertigarzneimittel zur Behandlung von Herzrhythmusstörungen!
7. Welche drei Wirkstoffgruppen eignen sich zur Behandlung ischämischer Herzerkrankungen (Angina pectoris)?
8. Was wirkt schneller, ein Nitroglycerin-Spray oder ein nitroglycerinhaltiges Hautpflaster (TTS)?
   - Kurze Begründung anfügen!
   - Welche völlig unterschiedlichen Anwendungsgebiete haben diese zwei Nitrat-Darreichungsformen?
9. Welche Nebenwirkungen lösen Nitrate häufiger aus?
10. Nennen Sie drei Fertigarzneimittel aus der Wirkstoffgruppe der Calciumantagonisten!
    - Bei welcher Art von Herzerkrankung werden Calciumantagonisten vorzugsweise eingesetzt?

Diuretika

E. Schwarzmüller

E. Schwarzmüller

Begriffs-erklärung ▶ Diuretika sind Pharmaka, die eine vermehrte Harnausscheidung herbeiführen. Sie dienen hauptsächlich zur Ausschwemmung von Ödemen und zum Absenken eines erhöhten Blutdrucks. Alle Diuretika bewirken eine Mehrausscheidung von gelösten Salzen, d.h. Elektrolyten. Daher stammt auch die alternative Bezeichnung Saluretika (lat. sal = Salz). Sie binden ihrerseits osmotisch Wasser und vergrößern so den Harnfluß. Von den ausgeschiedenen Elektrolyten stehen die Natrium- und Chloridionen mengenmäßig im Vordergrund. Deshalb werden die Diuretika gelegentlich auch als Natriuretika bezeichnet. Diuretika haben unterschiedliche Angriffsorte, Wirkprofile und Einsatzbereiche.

1. Pathophysiologische Grundlagen

Die Beschreibung der Nieren und ihrer Funktionen wird in dem allgemeinen Abschnitt »Niere und ableitende Harnwege – Bau und Funktionsweise« dargestellt.

Ödeme (pathologisch verursachte Einlagerungen von Flüssigkeit in Geweben) sind oft die Folge einer chronischen Herzinsuffizienz, ebenso eines erhöhten Blutdrucks, der u.a. durch eine ungenügende Ausscheidung von Elektrolyten und Flüssigkeit durch die Nieren bedingt sein kann. Diuretika sind trotz ihres Angriffs an der Niere keine »Nierentherapeutika«, weil sie Nierenerkrankungen weder bessern noch heilen können. Sie können nur die renale Ausscheidung von Elektrolyten und Wasser bei einer leistungseingeschränkten (insuffizienten) Niere steigern.

2. Medikamentöse Therapie

Die Anwendungsgebiete für Diuretika umfassen akute und chronische Ödeme, Bluthochdruck, Herzinsuffizienz und Vergiftungen. Ödeme werden ausgeschwemmt, da durch eine vermehrte Kochsalzausscheidung auf osmotischem Wege auch Wasser aus dem Gewebe entfernt wird. Der Einsatz der Diuretika bei Bluthochdruck sowie bei der Herzinsuffizienz wird in den entsprechenden Kapiteln beschrieben. Bei Vergiftungen bewirken Diuretika über eine forcierte Diurese die Beschleunigung der Giftelimination.

3. Wirkstoffgruppen von diuresesteigernden Pharmaka

Folgende Wirkstoffgruppen werden heute zur Erhöhung der Harnausscheidung eingesetzt:

- Osmodiuretika (mit spezieller Indikation),
- Sulfonamid- und Thiazid-Diuretika,
- Schleifendiuretika,
- kaliumsparende Diuretika.

4. Präparate

4.1 Osmodiuretika

Zu den über Osmose (Anziehung von Wasser durch eine wasserbindende Substanz) wirkenden Diuretika (Osmodiuretika) gehören die sogenannten Zuckeralkohole Mannitol und Sorbitol. Sie werden in den Glomeruli der Niere in den Harn filtriert, können aber nicht mehr tubulär rückresorbiert werden. Dadurch halten sie osmotisch Wasser im Tubuluslumen zurück und lösen so eine gesteigerte Diurese aus. In der Therapie sind Osmodiuretika heute meist durch Schleifendiuretika ersetzt. Während mannitolhaltige Infusionslösungen bei speziellen Indikationen noch angewendet werden, spielt Sorbitol wegen der möglichen Fructoseintoleranz keine Rolle mehr (siehe Kapitel Infusionen).

Osmodiuretika haben jedoch noch einige spezielle Einsatzgebiete:

- drohendes Nierenversagen (zur Aufrechterhaltung des Harnflusses),
- forcierte (starke) Diurese, z.B. bei Vergiftungen,
- Hirnödem (zur Druckentlastung in der Schädelkapsel).

4.2 Thiazid-/Sulfonamid-Diuretika

Ausgehend von der Molekülstruktur der antibakteriell wirkenden Sulfonamide wurden effektiv wirksame Diuretika entwickelt, die im frühdistalen Tubulus (Tubulusteil nach der Henle'schen Schleife) den chloridgekoppelten Natriumtransport hemmen. Sie haben eine mittelstarke Diuresewirkung und werden häufig auch als Antihypertonika eingesetzt.

Thiazide (Dihydrobenzothiadiazin-dioxide) sind bicyclische Sulfonamidderivate (Abb. 1). Der Prototyp dieser Klasse ist das Hydrochlorothiazid. Auch Butizid, Chlortalidon, Mefrusid und Xipamid gehören zu dieser Stoffklasse (Tab. 1).

Nebenwirkungen

Ein dieser Substanzgruppe anhaftender Nachteil ist die vermehrte Ausscheidung von Kaliumionen mit der Gefahr einer Hypokaliämie. Da bei Hypokaliämie Digitalisglykoside stärker wirken und viele Patienten gleichzeitig mit Herzglykosiden und Diuretika behandelt werden, ist in diesen Fällen sorgfältig auf Anzeichen einer Digitalisintoxikation zu achten. Calcium- und Phosphationen werden dagegen zurückgehalten. Eine Hypercalcämie jedoch führt ebenfalls zu erhöhter Digitalistoxizität. Auch die Glucosetoleranz kann gesenkt werden (Vorsicht bei Diabetikern!); ein latenter Diabetes kann manifest werden. Eine Dosissteigerung bei unzureichender Wirkung ist nicht sinnvoll, da bei höherer Dosierung nur die unerwünschten, nicht aber die erwünschten Wirkungen zunehmen.

DIURETIKA

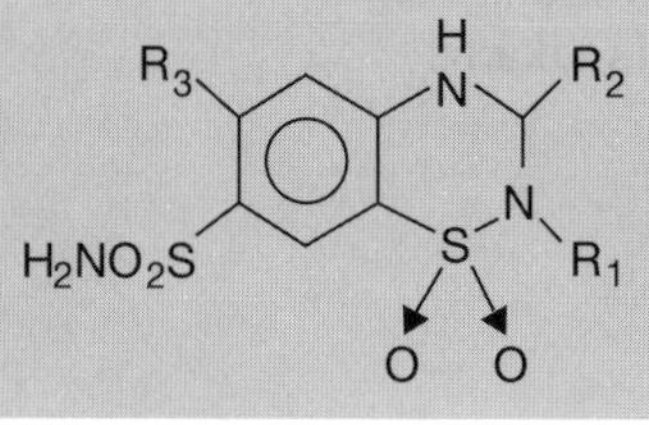

Abb. 1: Grundstruktur der Thiazide

Tabelle 1: Gebräuchliche Diuretika

Wirkstoff	Handelspräparate
Kurzwirkende Diuretika (< 6 h)	
Bumetanid	Fordiuran®❖
Etacrynsäure	Hydromedin®❖
Furosemid	Lasix®❖
Mannitol	Osmosteril®❖, Osmofundin®❖
Mittellangwirkende Diuretika (< 24 h)	
Azosemid	Luret®❖
Butizid	Saltucin®❖
Clopamid	Brinaldix®❖
Hydrochlorothiazid	Esidrix®❖
Mefrusid	Baycaron®❖
Piretanid	Arelix®❖
Xipamid	Aquaphor®❖
Langwirkende Diuretika (> 24 h)	
Chlortalidon	Hygroton®❖
Indapamid	Natrilix®❖
Polythiazid	Drenusil®❖ (Komb.)
Kaliumsparende Diuretika	
Amilorid	Arumil®❖
Spironolacton, Canrenon	Aldactone®❖, Osyrol®❖
Triamteren	Jatropur®❖
Kombinatipnspräparate	
Amilorid + Hydrochlorothiazid	Aquaretic®❖, Diursan®❖, Moduretik®❖
Spironolacton + Furosemid	Osyrol-Lasix®❖
Triamteren + Hydrochlorothiazid	Diutensat®❖, Dytide H®❖, Trithiazid®❖

4.3 Schleifendiuretika

Die sogenannten Schleifendiuretika haben ihre Bezeichnung von ihrem physiologischen Angriffsort in der Niere; sie wirken nämlich im aufsteigenden Teil der sogenannten Henle'schen Schleife sehr intensiv, aber nur kurz anhaltend. Sie hemmen dort den Chloridtransport aus dem Lumen in die Zelle und die in einem Cotransport erfolgende Rückresorption von Alkaliionen. Als Leitsubstanz dieser Gruppe gilt das

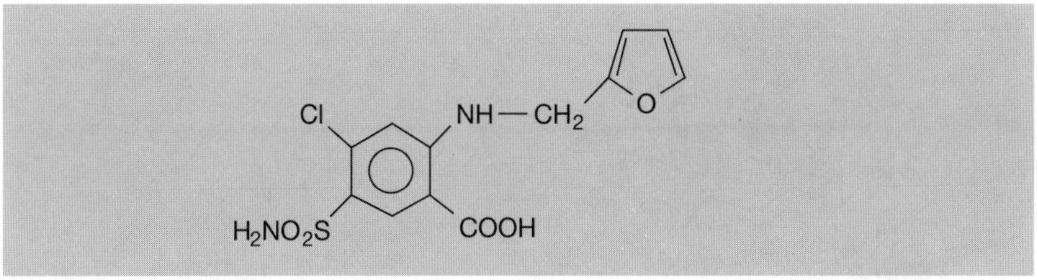

Abb. 2: Strukturformel von Furosemid

Furosemid (Abb. 2). Zu den Schleifendiuretika gehören auch Piretanid, Bumetanid, Etozolin und Etacrynsäure (Tab. 1).

Indikationen

Außer für eine forcierte Diurese bei Intoxikationen mit renal ausscheidbaren Giften werden Schleifendiuretika zur intensiven Ödemtherapie, beispielsweise beim Lungenödem, eingesetzt. Im Unterschied zu den Thiaziden kann die Wirkung von Schleifendiuretika in einem weiten Bereich durch Dosiserhöhung gesteigert werden.

Nebenwirkungen

An Nebenwirkungen sind eine mögliche drastische Entwässerung mit eventuell erhöhter Thrombosegefahr sowie ein starker Verlust von Kalium-, Calcium- und Magnesiumionen zu nennen.

4.4 Kaliumsparende Diuretika

Aldosteronantagonisten

Diuretika, die keine Hypokaliämie verursachen, sind die sogenannten Aldosteronantagonisten. Sie blockieren die Bindung von Aldosteron an seine Rezeptoren im distalen Tubulus und in den Sammelrohren der Niere. Die Folge ist eine verringerte Natriumrückresorption in das Plasma und eine gleichzeitig erniedrigte Ausscheidung von Kalium, das sonst unter der Aldosteronwirkung anstelle des rückresorbierten Natrium in den Harn abgegeben wird.

Therapeutisch verwendete Aldosteronantagonisten sind z.B. Spironolacton in oraler Darreichungsform sowie Canrenon zur parenteralen Applikation. Die Aldosteronantagonisten wirken weniger saluretisch als die beiden letztgenannten Diuretikagruppen, sie werden deshalb häufig mit diesen kombiniert verabreicht. Derartige Kombinationen gewährleisten eine sehr effektive Kochsalz- und Wasserausscheidung, wobei der Kaliumspiegel weitgehend unbeeinflußt bleibt.

Aldosteronantagonisten lehnen sich an die Steroidstruktur des Aldosteron an (Abb. 3).

Kaliumsparend wirken außerdem die nicht zu den Aldosteronantagonisten zählenden Wirkstoffe Amilorid und Triamteren. Sie kommen vorwiegend in Kombination mit Thiazid-Diuretika vor.

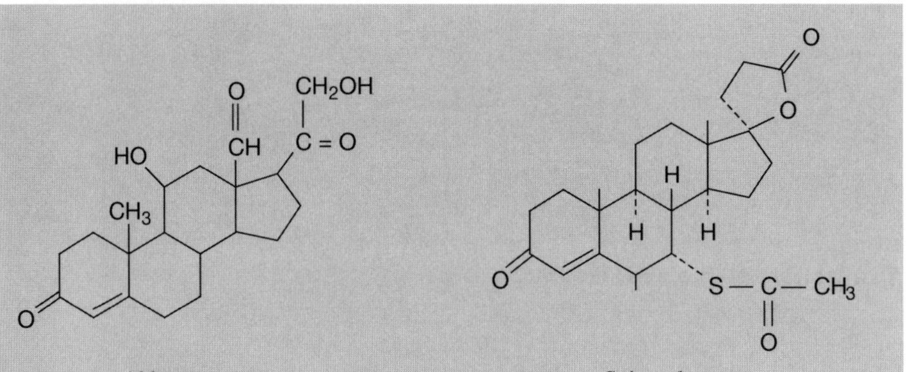

Aldosteron   Spironolacton

Abb. 3: Strukturformel von Aldosteron und Spironolacton

Nebenwirkungen

- Hyperkaliämie bei längerer Einnahme in einer Monotherapie,
- Gynäkomastie, Potenzstörungen, Amenorrhoe, Hirsutismus.

4.5 Indirekt diuresefördernde Arzneimittel

Auch die Herzglykoside bewirken eine vermehrte Harnausscheidung, da sie die Pumpleistung des Herzens erhöhen und damit die Nierendurchblutung verbessern.

Zu den früher therapeutisch genutzten Purin-/Xanthinderivaten gehören Coffein und Theophyllin. Sie wirken über eine Mehrdurchblutung der Nieren und durch eine gesteigerte Herzarbeit diuretisch. Obwohl diese Substanzen heutzutage als Diuretika nicht mehr verwendet werden, ist ihre Wirkung nach reichlichem Tee- oder Kaffeegenuß für jeden spürbar.

Fragen zur Lernkontrolle

1. Nennen Sie Indikationen für Diuretika!
2. Welche drei Diuretikagruppen spielen in der modernen Therapie die wesentliche Rolle?
   – Nennen Sie für jede Gruppe ein bis zwei Handelsnamen!
3. Welche für den Patienten bedeutsame Nebenwirkung weisen sowohl Thiazid- als auch Schleifendiuretika auf?
   – Wie wirkt sich das auf eine gleichzeitige Behandlung mit Herzglykosiden aus?
4. Nennen Sie zwei neben den sogenannten Aldosteronantagonisten als kaliumsparende Diuretika eingesetzte Präparate (Handelsnamen!)!
5. Nennen Sie zwei Kombinationspräparate, die zwei unterschiedlich wirkende Diuretikatypen enthalten!
   – Welche therapeutische Absicht wird mit solchen Kombinationen verfolgt?

Sympathomimetika/ Sympatholytika/Antisympathotonika

B. Frick

Sympathomimetika sind Substanzen, die die Aktivität des sympathischen Nervensystems steigern. Sympatholytika reduzieren die Aktivität des Sympathikus durch Angriff an adrenergen Rezeptoren im peripheren Nervensystem. Antisympathotonika reduzieren die Sympathikusaktivität durch Angriff im zentralen Nervensystem.

Begriffs-erklärung

1. (Patho-)physiologische Grundlagen

Das Nervensystem dient der Nachrichtenübermittlung im Organismus. Es ist wie das hormonelle System ein wichtiges Koordinations- und Steuerorgan mit einer allerdings wesentlich schnelleren Zugriffszeit. Neben der anatomischen Unterteilung in ein *zentrales* und ein *peripheres* Nervensystem kann man auch nach funktionellen Gesichtspunkten in ein *willkürliches* und ein *unwillkürliches* Nervensystem untergliedern (Abb. 1). Für die Pharmakologie besonders bedeutsam ist der unwillkürliche Teil des Nervensystems, da hier viele Funktionen durch Arzneimittel beeinflußt werden können. Dieses *autonome* (vegetative) Nervensystem steuert neben Atmung, Magen-Darm-Tätigkeit, Drüsensekretion u.a. auch die Kreislaufaktivität. Das geschieht durch Steigerung oder Verringerung der Herztätigkeit und Verengung oder Erweiterung der Blutgefäße.

Nach morphologischen und funktionellen Merkmalen läßt sich das vegetative Nervensystem weiter in den *Sympathikus* und in den *Parasympathikus* unterteilen. Der Sympathikus ist ergotrop, d.h. auf Arbeitsleistung und Energieverbrauch hin ausgerichtet, der Parasympathikus dagegen trophotrop, d.h. auf Wiederaufbau von Energiereserven angelegt (Tab.1).

Wenn von Teilen des Organismus lokal ergotrope Reaktionen gefordert werden, kommt es an den Nervenendigungen zur Freisetzung des Überträgerstoffes Noradrenalin (Abb. 2). Die elektrische Reizleitung über die Nervenbahn wird an der Synapse unterbrochen und die Information mittels Noradrenalin auf chemischem Weg weitergegeben. Wenn der Gesamtorganismus ergotrop reagieren muß, z.B. in einer Notfallsituation, gibt das Nebennierenrindenmark Adrenalin und Noradrenalin direkt in das Blut ab, mit dem es zu den Organen transportiert wird.

Adrenalin, Noradrenalin und *Dopamin* sind körpereigene Substanzen und erregen als *Überträgerstoffe* (Mediatoren) die sogenannten sympathischen *Rezeptoren* eines

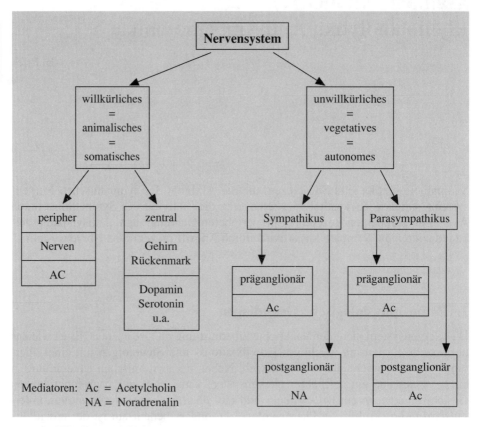

Abb. 1: Einteilung des Nervensystems
(aus Strehl: Arzneimittellehre für Krankenpflegeberufe)

Tabelle 1: Die wichtigsten Funktionen des vegetativen Nervensystems

Vegetatives Nervensystem		
	Sympathisches System	Parasympathisches System
Hauptnerv	Sympathikus	Vagus
Allgemeine Wirkung	Leistung	Erholung
Herzfrequenz	schneller	langsamer
Auswurfleistung des Herzens	größer	kleiner
Blutdruck	höher	niedriger
Blutgefäße (Gesamteffekt)	enger	weiter
Bronchialsystem	weiter	enger
Pupille und Lidspalte	weiter	enger
Funktion des		
Magen-Darm-Trakts	verlangsamt	angeregt
Sekret der Speicheldrüsen	weniger, zäher	mehr, dünner
Uterus		
(unter bestimmten Bedingungen)	stillgelegt	angeregt
Stoffwechselsubstanzen		
(Glucose, Fettsäuren)	bereitgestellt, mobilisiert	gespeichert

Erfolgsorganes, z.B. des Herzens, der Gefäß- oder der Bronchialmuskulatur. Die sympathischen Rezeptoren werden auch als *adrenerge* Rezeptoren bezeichnet.

Sympathische Rezeptoren, die Kontakt- bzw. Bindungsstellen für körpereigene Mediatoren oder für Arzneistoffe sind, werden unterteilt in α- *und* β-*Rezeptoren*. Diese können weiter aufgeteilt werden in die Subtypen α_1- und α_2- sowie in β_1- und β_2-Rezeptoren. Diese verschiedenen Rezeptortypen sind in unterschiedlicher Dichte an den Organen vorhanden, so sind am Herzen überwiegend β_1-, an der Bronchialmuskulatur überwiegend β_2- und an den Gefäßmuskeln überwiegend α_1- und β_2-Rezeptoren vorhanden. Entsprechend führt eine Stimulation dieser Rezeptoren zu den in Tabelle 2 aufgeführten Organreaktionen. Eine Blockade dieser Rezeptoren bewirkt die gegensätzliche Reaktion. Eine detailliertere Beschreibung ist im Kapitel über Pharmakodynamik nachzulesen. Die elektrische Reizleitung über die Nervenbahn wird an der Synapse unterbrochen und die Information mittels Noradrenalin auf chemischem Weg weitergegeben.

SYMPATHO-
MIMETIKA/
SYMPATHO-
LYTIKA/
ANTISYMPA-
THOTONIKA

Tabelle 2: Lokalisation der Rezeptortypen und Organreaktion bei Stimulation

Organ(system)	Rezeptortyp	sympathoadrenerge Reaktionen
Herz	β_1	Erhöhung von Frequenz und Schlagkraft
Bronchialsmuskulatur	β_2	Erschlaffung, Spasmen werden gelöst
Blutgefäßmuskulatur	β_2	Erschlaffung, Blutdruck sinkt
Blutgefäßmuskulatur	α_1	Kontraktion, Blutdruck steigt
Uterusmuskulatur	β_2	Erschlaffung, Wehen werden gelöst

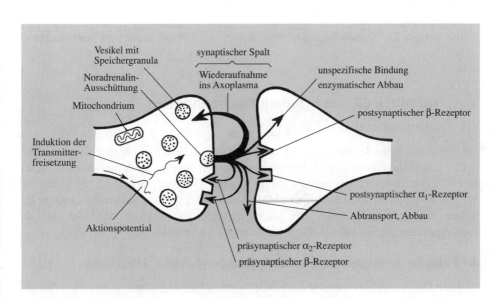

Abb. 2: Postganglionäre Synapse beim Sympathikus

SYMPATHO-
MIMETIKA/
SYMPATHO-
LYTIKA/
ANTISYMPA-
THOTONIKA

2. Beeinflußung des sympathischen Nervensystems mit Arzneimitteln

Wie in dem vorhergehenden Abschnitt beschrieben, ist das sympathische Nervensystem bei der Regulation einer Vielzahl von Körperfunktionen beteiligt, wie Frequenz oder Kontraktionskraft des Herzens, Gefäßtonus, Blutdruck oder Tonus der
Bronchialmuskulatur. Ebenso wurde gezeigt, daß die Erregungsübertragung an der
Synapse auf chemischem Weg mittels dem Neurotransmitter Noradrenalin erfolgt.
Es ist daher nur logisch, daß auch Arzneimittel, die dem körpereigenen Noradrenalin
strukturell verwandt sind, an adrenerge Rezeptoren binden und damit das sympathische Nervensystem beeinflussen können.

Die Möglichkeit, die Aktivität des sympathischen Nervensystem mit körperfremden
Substanzen zu beeinflussen, hat zur Entwicklung einer Vielzahl von Medikamenten
geführt, die bedeutend sind u.a. in der Therapie von Herz-Kreislauferkrankungen,
des Bluthochdrucks und des Bronchialasthmas.

3. Einteilung der den Sympathikus beeinflussenden Arzneimittel

Sympathikusaktive Arzneimittel können eingeteilt werden in:

– Sympathomimetika
  Sie steigern die Sympathikusaktivität. Nach ihrem Angriffsort unterscheidet man
  direkte und indirekte Sympathomimetika.

– Sympatholytika
  Sie setzen die Sympathikusaktivität durch Blockierung der α- und β-Rezeptoren
  herab.

– Antisympathotonika
  Sie setzen die Sympathikusaktivität durch Angriff im zentralen Nervensystem
  herab.

4. Arzneimittel, die den Sympathikus beeinflussen

4. 1 Sympathomimetika

Sie erregen wie die körpereigenen Catecholamine Adrenalin, Noradrenalin und Dopamin direkt die adrenergen Rezeptoren; es handelt sich also pharmakologisch gese-
hen um Adrenorezeptoragonisten (siehe Kapitel Pharmakodynamik). Je nachdem,
welche Rezeptoren von ihnen überwiegend stimuliert werden, fallen die Organreaktionen unterschiedlich aus. Nach ihrem Rezeptorangriffsort werden sie auch in
α-Sympathomimetika oder β-Sympathomimetika eingeteilt.

4.1.1 Direkte Sympathomimetika mit Wirkung auf α- und β-Rezeptoren

In diese Gruppe gehören zuerst die körpereigenen Catecholamine Adrenalin, Norad-
renalin und Dopamin, die in der Intensivmedizin herausragende Bedeutung haben.
Sie werden therapeutisch bei verschiedenen Schockzuständen zur Stimulierung der
Herztätigkeit und zur Anhebung des Blutdrucks eingesetzt. Das synthetische Ab-

wandlungsprodukt Dobutamin (Dobutrex®✣) hat im wesentlichen die gleichen Einsatzgebiete.

Dopamin verbessert in niedriger Dosierung die Nierentätigkeit und wird deshalb auch zur Vorbeugung eines Nierenversagens verwendet. Diese Nierenwirkung beruht jedoch auf einer Wechselwirkung mit Dopamin-Rezeptoren. Adrenalin wird auch in Lokalanästhetika (siehe dort) als gefäßverengender Zusatz beigemischt.

Im Gegensatz zu Noradrenalin und Adrenalin, die oral unwirksam sind und generell nur kurzzeitige Reaktionen auslösen, eignen sich synthetische Analogverbindungen vor allem in Depotform für eine länger anhaltende Anhebung und Stabilisierung des Blutdrucks. Auf diese Weise wirken z.B. die Fertigarzneimittel Etilefrin (z.B. Effortil®) und Oxilofrin (Carnigen®).

Tabelle 3: Direkte Sympathomimetika mit Wirkung auf α- und β-Rezeptoren

Wirkstoff	Handelspräparate
Adrenalin	Suprarenin®✣
Noradrenalin	Arterenol®✣
Dopamin	Dopamin Giulini®✣, Dopamin Nattermann®✣
Dobutamin	Dobutrex®✣
Etilefrin	Effortil®, Eti-Puren®
Oxilofrin	Carnigen®

4.1.2 Direkte Sympathomimetika, mit vorwiegend α-sympathomimetischer Wirkung

Sie stimulieren vor allem periphere α-Rezeptoren und bewirken entweder eine systemische oder lokale Vasokonstriktion (Gefäßverengung).

Systemisch verwendete α-Sympathomimetika

Midodrin (Gutron®), Octopamin (Norphen®), Norfenefrin (Novadral®) und Oxedrin (Sympatol®) werden ebenfalls zur Steigerung eines zu niedrigen Blutdrucks eingesetzt. Da sie nur α-Rezeptoren stimulieren, wird die Blutdruckerhöhung über eine Vasokonstriktion der peripheren Gefäße bewirkt.

Als Nebenwirkungen können unter der Behandlung mit diesen Präparaten Herzklopfen, Rhythmusstörungen und Angina pectoris-artige Beschwerden auftreten. Dies rührt daher, daß diese Substanzen zwar überwiegend α-Rezeptoren, in einem gewissen Ausmaß aber auch andere adrenerge Rezeptoren (z.B. β_1-Rezeptoren) stimulieren. Bei Patienten mit Hyperthyreose sind diese Pharmaka kontraindiziert, weil sie die von dieser Anomalie verursachten Organfunktionsstörungen (z.B. Herzjagen) verschlimmern.

Lokal angewendete α-Sympathomimetika

Diese Präparate werden überwiegend zur Schleimhautabschwellung benutzt (Tab. 4). Die hauptsächlichen Indikationen sind dementsprechend Konjunktivitis,

SYMPATHO-
MIMETIKA/
SYMPATHO-
LYTIKA/
ANTISYMPA-
THOTONIKA

SYMPATHO-
MIMETIKA/
SYMPATHO-
LYTIKA/
ANTISYMPA-
THOTONIKA

Sinusitis und Schwellungen des Nasen-Rachenraumes mit überschießender Sekretion (siehe auch Rhinologika im Kapitel: Arzneimittel zur Anwendung im Kopfbereich).

Bei Patienten mit Schilddrüsenüberfunktion und Bluthochdruck sowie besonders bei Säuglingen sind diese Präparate vorsichtig anzuwenden. Eine zu hohe Dosis kann über Stimulation von β_1-Rezeptoren systemische Wirkungen wie Blutdruckanstieg und Tachykardie hervorrufen.

Tabelle 4: α-Sympathomimetika

Wirkstoff	Handelspräparate
Systemisch verwendete α-Sympathomimetika	
Norfenefrin	Novadral®
Oxedrin	Sympatol®
Midodrin	Gutron®
α-Sympathomimetika zur lokalen Anwendung	
Xylometazolin	Olynth®, Otriven®
Oxymetazolin	Nasivin®
Naphazolin	Privin®
Tramazolin	Ellatun®, Rhinospray®
Tetryzolin	Rhinopront®, Tyzine®

4.1.3 Direkte Sympathomimetika mit vorwiegend β-sympathomimetischer Wirkung

Arzneimittel mit β_1- und β_2-sympathomimetischer Wirkung wie Alupent®❖ (Orciprenalin) werden zur Förderung der Herzauswurfleistung, bei Bradykardien und Überleitungsstörungen eingesetzt.

Arzneimittel mit überwiegendem Angriff an den β_2-Rezeptoren, die an der Bronchial- und Uterusmuskulatur lokalisiert sind, lösen an diesen Organen eine Erschlaffung der Muskulatur aus (Tabelle 2). β_2-Sympathomimetika wie Fenoterol (z.B. Berotec®❖), Salbutamol (Sultanol®❖) oder Terbutalin (Bricanyl®❖) sind als Broncholytika zur Kupierung eines Asthmaanfalls unverzichtbare Medikamente. Zur Prophylaxe eines Asthmaanfalls werden heute jedoch vorzugsweise Glucocorticoidsprays zur Inhalation verwendet. Die Uteruswirkung des Fenoterols (z.B. Partusisten®❖) begründet seinen Einsatz als wehenhemmendes Mittel (Tokolytikum).

Als kardiale Nebenwirkung können auch durch β_2-Sympathomimetika Angina pectoris-Anfälle oder tachykarde Rhythmusstörungen provoziert werden, da die β_2-Selektivität dieser Substanzen nur relativ ist und bei genügend hohen Dosen auch eine merkliche β_1-Stimulation erfolgen kann. β_2-Sympathomimetika sind deshalb kontraindiziert bzw. mit Vorsicht anzuwenden bei Hypertonie, Atherosklerose (wegen des blutdrucksteigernden Effekts), koronarer Herzkrankheit (KHK), tachykarden Rhythmusstörungen und bei Hyperthyreose, die ihrerseits bereits eine Tachykardie verursacht.

Präparate

Tabelle 5: β-Sympathomimetika

Präparate

Wirkstoff	Handelspräparate
Substanzen mit Wirkung auf β$_1$- und β$_2$-Rezeptoren	
Orciprenalin	Alupent®❖
Substanzen mit vorwiegender Wirkung auf β$_2$-Rezeptoren	
Salbutamol	Sultanol®❖
Terbutalin	Bricanyl®❖
Fenoterol	Berotec®❖, Partusisten®❖
Clenbuterol	Spiropent®❖
Reproterol	Bronchospasmin®❖

4.1.4 Indirekte Sympathomimetika

Indirekte Sympathomimetika erregen sympathoadrenerge Rezeptoren indirekt, d.h. sie stimulieren Rezeptoren nicht selbst, sondern sie verstärken die Freisetzung des Mediators Noradrenalin bzw. hemmen die Wiederaufnahme in die Speicher und verlängern somit seine Wirkdauer.

Auf diese Weise wirken die zentral angreifenden Psychostimulantien (Aufputschmittel) aus der *Amphetamin*-Reihe. Sie sind suchterzeugend und unterliegen deshalb den Vorschriften des BTM-Gesetzes.

Auch der Pflanzeninhaltsstoff *Ephedrin* erhöht indirekt die Sympathikusaktivität. Ephedrin steigert den Blutdruck, löst aber auch Bronchospasmen und wird Schnupfenmitteln zur lokalen Vasokonstriktion (Schleimhautabschwellung) zugesetzt.

Ebenso beseitigt Amezinium (Regulton®❖, Supratonin®❖) als indirektes Sympathomimetikum hypotone Kreislaufzustände.

4.2 Sympatholytika (α- und β-Rezeptoren blockierende Pharmaka)

α- und β-Rezeptoren können nicht nur stimuliert, sondern ebenso blockiert werden; dadurch unterbleiben entsprechende sympathoadrenerge systemische oder lokale Reaktionen d.h. der Sympathikustonus wird vermindert. Die korrekte Bezeichnung für diese Substanzen wäre Adrenorezeptorenantagonisten. In ihrer Kurzform werden sie häufig nur α- bzw. β-Blocker genannt.

4.2.1 α-Rezeptorenblocker (α-Blocker oder α-Sympatholytika)

Die heterogene Gruppe der α-Blocker enthält die sogenannten Mutterkornalkaloide und andere chemische Wirkstoffe, die z.T. bei recht unterschiedlichen Indikationen verwendet werden.

Mutterkornalkaloide

Der als gefährlicher Getreideparasit gefürchtete Mutterkornpilz (lat. Secale cornutum) enthält eine ganze Reihe basischer Naturstoffe (Alkaloide), von denen einige α-Rezeptoren blockierend wirken.

SYMPATHO-
MIMETIKA/
SYMPATHO-
LYTIKA/
ANTISYMPA-
THOTONIKA

Das chemisch veränderte Derivat Dihydroergotamin, z.B. Dihydergot®❖, wirkt *venentonisierend bei Orthostasesyndrom*, einem Blutdruckabfall bei zu schnellem Wechsel von horizontaler in vertikale Lage.

Im Gegensatz hierzu senkt das Gemisch aus Dihydrocornin, Dihydrocristin und Dihydrocryptin mit der Sammelbezeichnung Dihydroergotoxin, z.B. Circanol®❖ den Venentonus und wird deshalb bei *peripheren Durchblutungsstörungen, Hypertonus im höheren Lebensalter* und *vaskulären Kopfschmerzen* (bei bestimmten Migräneformen) angewendet.

Als Nebenwirkungen können alle Mutterkornalkaloide (Secale-Alkaloide) Übelkeit und Erbrechen hervorrufen. Dihydroergotamin (Dihydergot®❖ u.a.) kann in hoher Dosierung spastische Verengungen in den Endstrombahnen mit der Folge peripherer Durchblutungsstörungen verursachen.

Weitere α-Blocker

Tolazolin (Priscol®❖) löst akute periphere Durchblutungsstörungen, z.B. in der Augenheilkunde. Prazosin (z.B. Minipress®❖), Terazosin (Heitrin®❖) und Doxazosin (Cardular®❖, Diblocin®❖) werden hauptsächlich bei arteriellem Bluthochdruck eingesetzt. Dasselbe Anwendungsgebiet hat Urapidil (Ebrantil®❖).

Phenoxybenzamin (Dibenzyran®❖) unterscheidet sich von den vorgenannten, die α-Rezeptoren nur vorübergehend blockierenden Vasodilatantien dadurch, daß es die α-Rezeptoren irreversibel blockiert. Die sehr lang anhaltende Wirkung von Dibenzyran®❖ kann deshalb auch nicht kurzfristig durch α-sympathomimetische Pharmaka aufgehoben werden. Dibenzyran®❖ wird zur Unterdrückung von hypertonen Blutdruckkrisen bei Phäochromozytom (Tumor des Nebennierenmarks) mit vermehrter Ausschüttung von gefäßkontrahierenden und damit blutdrucksteigernden Catecholaminen therapeutisch angewendet.

Tabelle 6: α-Rezeptorenblocker

Wirkstoff	Handelspräparate
Dihydergotamin	DET MS®❖, Dihydergot®❖
Dihydroergotoxin	Circanol®❖, DCCK®❖, Hydergin®❖
Tolazolin	Priscol®❖
Prazosin	Eurex®❖, Minipress®❖
Terazosin	Heitrin®❖
Doxazosin	Cardular®❖, Diblocin®❖
Urapidil	Ebrantil®❖
Phenoxybenzamin	Dibenzyran®❖

4.2.2. β-Rezeptorenblocker (β-Blocker oder β-Sympatholytika)

β-Rezeptorenblocker unterdrücken die Wirkung der physiologischen Catecholamine an vorwiegend mit β-Rezeptoren besetzten Organen. Als wichtigster klinischer Effekt unterbleibt am Herzen eine catecholaminvermittelte Erhöhung der Schlagkraft und der Herzfrequenz. Diese Schonung des Herzens und die damit verbundene Ver-

minderung des Blutdrucks machen die β-Blocker zu einer Säule in der Therapie von
Herz-Kreislauferkrankungen.

Indikationen

SYMPATHO-
MIMETIKA/
SYMPATHO-
LYTIKA/
ANTISYMPA-
THOTONIKA

β-Blocker sind immer dann angezeigt, wenn ein Krankheitsbild auf einer pathologischen Überstimulation der β-adrenerg gesteuerten Organe beruht z.B. bei Hypertonie – vor allem, wenn sie auf eine kardiale Überaktivität zurückgeht, – bei tachykarden Herzrhythmusstörungen, bei koronarer Herzkrankheit (KHK) oder bei Angstzuständen mit Zittern, Pulsjagen und in Streßsituationen.

Die zahlreichen im Handel befindlichen β-Blocker unterscheiden sich in ihrer Pharmakokinetik (Bioverfügbarkeit,Ausscheidung, Wirkdauer) und auch gering in ihrer
Wirkungsweise.

Therapeutisch häufig verwendete β-Blocker sind in der Tabelle 7 aufgeführt.

Tabelle 7: β-Rezeptorenblocker

Wirkstoff	Handelspräparate
Propranolol	Dociton®❖, Efektolol®❖, Indobloc®❖
Metoprolol	Beloc®❖, Lopresor®❖, Prelis®❖
Atenolol	Tenormin®❖
Bisoprolol	Concor®❖
Betaxolol	Kerlone®❖
Bupranol	Betadrenol®❖
Pindolol	Visken®❖
Sotalol	Sotalex®❖
Acebutolol	Prent®❖
Celiprolol	Selectol®❖

Kontraindikationen/Nebenwirkungen

Ist die β-blockierende Wirkung dieser Substanzgruppe am Herzen erwünscht, so ist
die β-blockierende Wirkung an anderen Organen (Tab. 2) unerwünscht, d.h. als Nebenwirkung zu betrachten. Darum sind beim Einsatz von β-Blockern eine Reihe von
Vorsichtsmaßnahmen und Kontraindikationen zu beachten.

β-Blocker sind für Asthmatiker ebenso kontraindiziert wie für Patienten mit peripheren Durchblutungsstörungen. Auch bei Herzinsuffizienz – sofern diese nicht bereits
mit Herzglykosiden behandelt wird – und bei bradykarden Rhythmusstörungen sind
sie kontraindiziert.

Nach längerer Anwendung dürfen β-Blocker nicht sofort abgesetzt werden, sondern
die Therapie muß ausschleichend beendet werden. Unter der Therapie mit
β-Blockern erhöht sich die Zahl der adrenergen Rezeptoren am Herzen, so daß nach
abruptem Absetzen eine übermäßige adrenerge Stimulation der Herztätigkeit zu einer unerwünschten Blutdrucksteigerung führen würde.

SYMPATHO-
MIMETIKA/
SYMPATHO-
LYTIKA/
ANTISYMPA-
THOTONIKA

4.3 Antisympathotonika

(die Sympathikusaktivität zentral dämpfende Arzneimittel)

Antisympathotonika wirken nicht wie die Sympatholytika über eine Blockade sympathischer α- und β-Rezeptoren in der Peripherie, sondern vorwiegend durch Angriff im ZNS. Durch diesen Angriff am Vasomotorenzentrum werden sympathische Impulse unterdrückt und damit Herzzeitvolumen, Blutdruck und Herzfrequenz gesenkt.

4.3.1 Im ZNS angreifende Antisympathotonika

Die Wirkstoffe Clonidin (z.B. Catapresan®❖) und Guanfacin (Estulic®❖) penetrieren gut in das ZNS und erregen dort α_2-Rezeptoren. Dies führt zu einer Erniedrigung des Sympathikustonus neben einer gleichzeitigen Erregung von peripheren α_2-Rezeptoren. Die Folge ist eine anhaltende arterielle Blutdrucksenkung sowie eine Verminderung von Herzfrequenz und -auswurfleistung.

Clonidin wird in wesentlich geringerer Dosierung mit Erfolg auch zur Prophylaxe und Therapie der Migräne und bei Opiat-Entzugssyndrom angewandt.

Auch Methyldopa (Presinol®❖, Sembrina®❖), das im ZNS in eine dem Noradrenalin ähnliche Verbindung umgewandelt wird, stimuliert dort zentrale α_2-Rezeptoren. Die blutdrucksenkende Wirkung von Methyldopa ist somit derjenigen von Clonidin vergleichbar.

4.3.2 Antisympathotonika mit Wirkung auf die Noradrenalin-Speicherung und -Freisetzung

Das natürlich vorkommende Alkaloid Reserpin (z.B. in Briserin®❖, Serpasil®❖) stört die neuronale Noradrenalin-Speicherung. Durch den so entstehenden Mangel an dem gefäßverengenden Noradrenalin bewirkt es bei Hypertonikern über eine Erschlaffung der Blutgefäße eine ausgeprägte Blutdrucksenkung. Als Nebenwirkungen treten Kreislauf-Beschwerden, Bradykardie und Depression auf.

Guanethidin (Ismelin®❖) hemmt die Noradrenalin-Speicherung und -Freisetzung und eignet sich besonders zur Behandlung schwerer Hypertonieformen. Guanethidin ist wie Reserpin Bestandteil von Kombinationspräparaten z.B. zusammen mit Diuretika.

Fragen zur Lernkontrolle

1. Wie heißen die Überträgerstoffe an sympathikusinnervierten Rezeptoren mit der Gruppenbezeichnung .... und einzeln?
2. Wozu führt die Erregung von:
   - β_1-Rezeptoren des Herzens?
   - β_2-Rezeptoren der Blutgefäße?
   - α_1-Rezeptoren der Blutgefäße?
3. Nennen Sie zwei bis drei systemisch wirkende α-Sympathomimetika!
   Nennen Sie zwei bis drei lokal anzuwendende α-Sympathomimetika!

4. Wie kommt die Wirkung indirekter Sympathomimetika zustande?
5. Nennen Sie zwei bis drei blutdrucksenkende Medikamente (Handelsnamen), deren Wirkung auf einer β-Rezeptorenblockade beruht!
6. Nennen Sie drei bis vier Fertigarzneimittel aus der Reihe der β-Blocker! Bei welchen Grunderkrankungen eines Patienten kommen β-Blocker zur Blutdrucksenkung nicht in Frage (Kontraindikationen)?
7. Nennen Sie zwei bisdrei Fertigarzneimittel, die blutdrucksenkend wirken ohne mit α- oder β-Rezeptoren der Peripherie zu reagieren (Antisympathotonika)!

SYMPATHO-
MIMETIKA/
SYMPATHO-
LYTIKA/
ANTISYMPA-
THOTONIKA

Antihypertonika, Antihypotonika, Durchblutungsfördernde Arzneimittel

W. Speckner

Begriffs-erklärung

1. Antihypertonika

Antihypertonika = Antihypertensiva dienen der Behandlung des hohen Blutdrucks. Liegt der obere arterielle systolische Blutdruck über der Marke 140 mm Hg, der diastolische über 90 mm Hg, wird eine Hypertonie (hyper = über, tonos = Spannung, Druck) diagnostiziert.

1.1 (Patho-)physiologische Grundlagen

In den Arterien fließt das Blut vom (linken) Herzen zur Peripherie, in den Venen von der Peripherie ins (rechte) Herz. Über spezielle Meßfühler (Rezeptoren) wird der Blutdruck vom Kreislaufzentrum kontrolliert und bei Bedarf reguliert.

Dies erfolgt über eine Veränderung des Herzzeitvolumens (Herzaktion) und eine Veränderung des peripheren Widerstands (Gefäßverengung oder -erweiterung). Daran beteiligt sind auch das vegetative Nervensystem (Sympathikus) und hormonelle Regelkreise (Renin-Angiotensin-Aldosteron-System).

Eine anhaltende Hypertonie kann schwerwiegende Folgen haben:

– Arteriosklerose,
– koronare Herzkrankheit,
– Herzinfarkt,
– Herzinsuffizienz,
– Schlaganfall,
– Niereninsuffizienz.

Ursachen für eine krankhafte Blutdruckerhöhung sind nur selten organischer, hormoneller, kardiovaskulärer oder neurogener Natur. Die häufigste Hypertonieform ist die primäre = essentielle, d.h. die Entstehung ist weitgehend unbekannt.

1.2 Behandlung der Hypertonie

Im Bereich von 140 bis 160 mm Hg systolisch bzw. 90 bis 95 mm Hg diastolisch bieten sich nichtmedikamentöse Maßnahmen zur Blutdrucksenkung an:

– Einschränkung der Kochsalzzufuhr,
– Gewichtsreduktion,

ANTIHYPER-
TONIKA,
ANTIHYPO-
TONIKA,
DURCHBLU-
TUNGSFÖR-
DERNDE ARZ-
NEIMITTEL

– verstärkte körperliche Bewegung,
– Unterlassen des Rauchens,
– Ausschaltung von Streßfaktoren.

Unterstützend sollen Begleitkrankheiten erkannt und angegangen werden (Diabetes, Hyperlipidämie, Adipositas, psychovegetative Störungen).

Bei anhaltender Hypertonie (über 160 mm Hg systolisch und 95 mm Hg diastolisch) werden Medikamente erforderlich.

1.3 Arzneimittelgruppen (Überblick)

Zur Behandlung des hohen Blutdrucks stehen mehrere Arzneimittelgruppen zur Verfügung, die unterschiedliche Angriffspunkte haben (Abb. 1).

– am Sympathikus angreifende Stoffe:
  α-Rezeptorenblocker
  β-Rezeptorenblocker
  zentrale Antisympathotonika
– Calciumantagonisten
– ACE-Hemmer
– Diuretika
– Vasodilatatoren

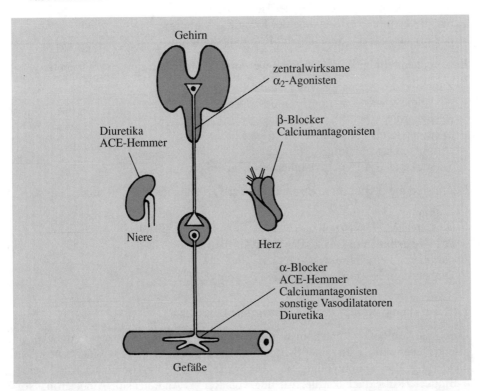

Abb. 1: Angriffspunkte der Antihypertonika

ANTIHYPER-
TONIKA,
ANTIHYPO-
TONIKA,
DURCHBLU-
TUNGSFÖR-
DERNDE ARZ-
NEIMITTEL

1.4 Einzeldarstellung der Arzneimittelgruppen

1.4.1 Den Sympathikus beeinflussende Pharmaka

Folgende am Sympathikus wirkende Antihypertonika sind unterscheidbar (Tab. 1):

– α-Blocker
– β-Blocker
– Antisympathotonika

(genaue Besprechung im Kapitel Sympathomimetika/Sympatholytika/Antisympathotonika)

1.4.1.1 α-Blocker

Sie führen über Blockade peripherer α-Rezeptoren (an den Blutgefäßen) zu einer Gefäßerweiterung.

1.4.1.2 β-Blocker

Sie blockieren vor allem am Herz β-Rezeptoren und verdrängen β-sympathomimetische Mediatoren. Damit wirken sie:

– negativ inotrop (Senkung der Herzkontraktionskraft)
– negativ chronotrop (Senkung der Herzfrequenz)
– negativ bathmotrop (Senkung der Erregungsbildung)
– negativ dromotrop (Senkung der Erregungsleitung)

Entsprechend ihrem Wirkprofil sind wesentliche Nebenwirkungen zu beachten:

– Zunahme des Atemwegswiderstands
– Abnahme der Kontraktionskraft des Herzens
– Bradykardie
– hypotone Kreislaufstörungen
– periphere Durchblutungsstörungen
– Verstärkung von Hypoglykämien bei Diabetikern

Damit sind die β-Blocker kontraindiziert für Patienten mit:

– Asthma
– schwerer Herzinsuffizienz
– atrio-ventrikulärem Block oder Bradykardie
– peripheren Durchblutungsstörungen
– Diabetes mit Neigung zu spontanen Hypoglykämien

1.4.1.3 α- und β-Rezeptoren beeinflussende Pharmaka

Durch die kombinierte antagonistische Wirkung auf α- und β-Rezeptoren sollen typische Nebenwirkungen reiner β-Blocker (Anstieg des peripheren Widerstands, Verminderung der Durchblutung in der Niere und den Extremitäten) und reiner α-Blocker (Reflextachykardie, Anstieg von Renin, Angiotensin, Aldosteron, Noradrenalin) verhindert werden.

Tabelle 1: Den Sympathikus beeinflussende Arzneimittel

α-Blocker	β-Blocker
Doxazosin (Cardular®❖)	Atenolol (Tenormin®❖)
Urapidil (Ebrantil®❖)	Metoprolol (Beloc®❖)
Terazosin (Heitrin®❖)	Propranolol (Dociton®❖)
Prazosin (Minipress®❖)	Bisoprolol (Concor®❖)
Phentolamin (Regitin®❖)	Pindolol (Visken®❖)
Kombinierte α- und β-Blocker	Antisympathotonika
Carvedilol (Dilatrend®❖)	Clonidin (Catapresan®❖)
Celiprolol (Selectol®❖)	Moxonidin (Cynt®❖, Physiotens®❖)

1.4.1.4 Antisympathotonika

Sie führen über eine Stimulation zentraler α_2-Rezeptoren zu einer Erniedrigung des peripheren Sympathotonus und damit zu einer Blutdrucksenkung.

1.4.2 Calciumantagonisten

Calciumantagonisten (Calciumkanalblocker) blockieren den Einstrom von Calcium-ionen in die Zellen von arteriellen Gefäßen und senken so den peripheren Widerstand und damit den Blutdruck (siehe Kapitel Herzwirksame Arzneimittel).

Normalerweise haben sie eine gute Verträglichkeit, z.B. keine schädlichen Einflüsse auf Stoffwechsel und Nierenfunktion, und sind somit auch geeignet für Patienten mit Hyperlipidämie, Diabetes, Gicht, obstruktiver Atemwegserkrankung oder peripheren Durchblutungsstörungen, wenn β-Blocker und Diuretika oftmals nicht eingesetzt werden können. Besonders günstig sind sie bei begleitender ischämischer Herzerkrankung (z.B. Nifedipin = Adalat®❖, Nifehexal®❖ u.a. Generika).

Die unerwünschten Wirkungen sind Gesichtsrötung, Flush (Wärmegefühl), Kopfschmerzen, Knöchelödeme.

Die Calciumantagonisten unterscheiden sich in ihrer chemischen Struktur, ihren pharmakodynamischen und -kinetischen Eigenschaften. Die neueren Calciumantagonisten zur Behandlung der Hypertonie haben den Vorteil der Einmalgabe und der höheren Gefäßselektivität, d.h. ihr kardiodepressiver Effekt ist im Vergleich zur gefäßerweiternden Wirkung gegenüber Verapamil (Isoptin®❖) bzw. Diltiazem (Dilzem®❖) deutlich geringer ausgeprägt (Tab. 2).

1.4.3 ACE-Hemmer

Die ACE-Hemmer (siehe Kapitel Herzwirksame Arzneimittel) hemmen das Angiotensin-Converting-Enzym (Tab. 3). Diese »Konversionsenzymhemmer« bewirken eine verminderte Synthese von Angiotensin II, einem Peptid mit stark vasokonstriktorischer Wirkung, das auch die Synthese und Sekretion von Aldosteron in der Nebennierenrinde steuert. Durch verringerte Freisetzung von Aldosteron wird die

Tabelle 2: Calciumantagonisten der »2. Generation«

Wirkstoff	Handelspräparate
Nicardipin	Antagonil®❖
Nisoldipin	Baymycard®❖
Nitrendipin	Bayotensin®❖
Isradipin	Lomir®❖, Vascal®❖
Felodipin	Modip®❖, Munobal®❖
Nilvadipin	Nivadil®❖, Escor®❖
Amlodipin	Norvasc®❖

Rückresorption von Wasser und Natrium vermindert, damit sinkt das Blutvolumen (siehe Kapitel Diuretika). Ein dritter Effekt der ACE-Hemmer ist der verminderte Abbau von Bradykinin, einem gefäßerweiternden Peptid. So kommt es zu einer Gefäßerweiterung und zu einer Senkung der Vorlast und Nachlast des Herzens.

Sie werden daher nicht nur zur Behandlung des hohen Blutdrucks eingesetzt, sondern auch der Herzinsuffizienz. In letzterem Fall verwendet man allerdings niedrigere Dosierungen. Präparate sind an der Zusatzbezeichnung »Cor« erkennbar.

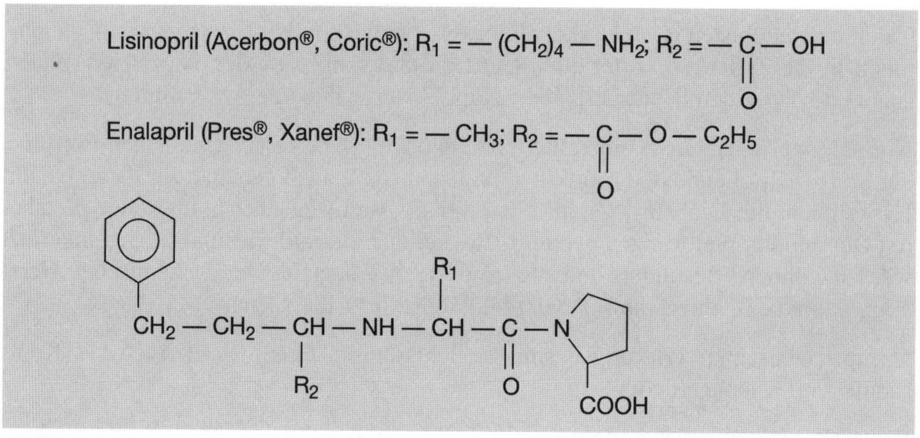

Lisinopril (Acerbon®, Coric®): $R_1 = -(CH_2)_4 - NH_2$; $R_2 = -\overset{\displaystyle O}{\overset{\|}{C}} - OH$

Enalapril (Pres®, Xanef®): $R_1 = -CH_3$; $R_2 = -\overset{\displaystyle O}{\overset{\|}{C}} - O - C_2H_5$

$$CH_2 - CH_2 - \underset{R_2}{CH} - NH - \underset{R_1}{CH} - \overset{\|}{\underset{O}{C}} - N \overset{\quad}{\underset{COOH}{\diagdown}}$$

Abb. 2: Grundstruktur der ACE-Hemmer

Tabelle 3: ACE-Hemmer

Wirkstoff	Handelspräparate
Captopril	Lopirin®❖, Tensobon®❖
Enalapril	Pres®❖, Xanef®❖
Lisinopril	Acerbon®❖, Coric®❖
Quinapril	Accupro®❖
Perindopril	Coversum®❖
Ramipril	Delix®❖ Vesdil®❖
Cilazapril	Dynorm®❖
Fosinopril	Dynacil®❖, Fosinorm®❖
Benazepril	Cibacen®❖

Im wesentlichen unterscheiden sich die Präparate nur in ihrer Affinität zum Enzym und ihren pharmakokinetischen Eigenschaften. Die Wirkungen und Nebenwirkungen wie Schwindel, Kopfschmerzen, Müdigkeit, Übelkeit, Husten, Geschmacksstörungen, Juckreiz, angioneurotisches Ödem, sind gleich.

ACE-Hemmer werden auch in Kombination mit Diuretika angeboten, z.B. Acercomp®❖, Renacor®❖, Accuzide®❖, Pres plus®❖, Capozide®❖, Tensobon comp.®❖.

ANTIHYPERTONIKA, ANTIHYPOTONIKA, DURCHBLUTUNGSFÖRDERNDE ARZNEIMITTEL

1.4.4 Diuretika

Diuretika (genaue Besprechung im Kapitel »Diuretika«) senken den Blutdruck über eine vermehrte Ausscheidung von Wasser und Natrium sowie über ein vermindertes Ansprechen der Gefäßmuskulatur auf vasokonstriktorische Reize. Diuretika werden vor allem bei älteren Patienten gegeben und sind wichtige Kombinationspartner in der Hochdruckbehandlung (Bsp. Betasemid®❖, Dociteren®❖).

1.4.5 Andere gefäßdilatierende Wirkstoffe

Zur Behandlung des hohen Blutdrucks stehen noch weitere Wirkstoffe zur Verfügung (Tab. 4). Sie wirken uneinheitlich über verschiedene Wirkungsmechanismen auf Arterien und Arteriolen, teilweise auch auf Venen und werden als Vasodilatatoren bezeichnet.

Die Vasodilatatoren werden neben Adalat®❖, Catapresan®❖ und Lasix®❖ auch zur akuten klinischen Behandlung von Hochdruckkrisen eingesetzt.

Tabelle 4: Vasodilatatoren

Wirkstoff	Handelspräparate
Diazoxid	Hypertonalum®❖
Minoxidil	Lonolox®❖
Dihydralazin	Nepresol®❖
Nitroprussid-Natrium	Nipruss®❖

Präparate

1.5 Behandlungsschema der Hypertonie

Die Deutsche Liga zur Bekämpfung des hohen Blutdrucks hat zur Senkung der leichten bis mittelschweren Hypertonie ein Behandlungsschema empfohlen, in dem stufenweise die genannten Wirkstoffgruppen allein bzw. als Zweier- oder Dreierkombination eingesetzt werden (Tab. 5).

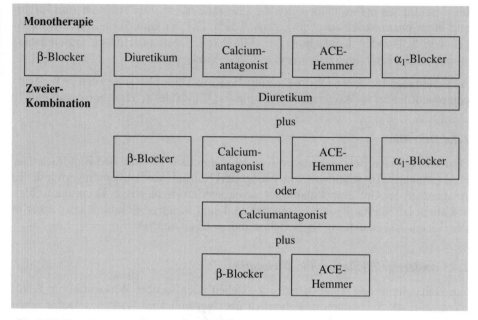

Abb. 3: Stufenschema der Hochdruck-Liga

2. Antihypotonika

Eine Hypotonie (zu niedriger Blutdruck) wird bei einem systolischen Arteriendruck von unter 100 mm Hg (im Liegen) diagnostiziert. Mit Antihypotonika kann diese Störung unterstützend therapiert werden.

2.1 Pathophysiologische Grundlagen

Man unterscheidet vier Formen der Hypotonie:

– essentielle Hypotonie: bei vegetativ labilen, meist untergewichtigen Menschen,
– kardiovaskuläre Hypotonie: z.B. durch Mitralstenose, Herzinsuffizienz ,
– endokrine Hypotonie: z.B. durch Nebennierenrindeninsuffizienz, Hypothyreose,
– neurogene Hypotonie: z.B. durch Hirntumor, Gehirnerschütterung.

Interessant ist auch, daß hypotone Patienten eine höhere Lebenserwartung haben als Normo- oder Hypertoniker. Ferner, daß der Begriff Hypotonie nur in Deutschland als Krankheit definiert ist, im Ausland spricht man von der »german disease«.

2.2 Behandlung der Hypotonie

Nichtmedikamentöse Maßnahmen sind bei dieser Krankheit besonders wichtig, wie z.B. Wechselbäder, Trockenbürstungen, Sport, Kreislauftraining, kochsalzreiche Kost oder coffeinhaltige Getränke.

Hypotonie wird i.a. medikamentös nur behandelt, wenn begründete Symptome wie Schwindel, Konzentrationsschwäche, verminderte Leistungsfähigkeit, Müdigkeit dies erfordern.

2.3 Arzneimittelgruppen (Überblick)

Ziel einer medikamentösen Behandlung kann sein:

a) eine Steigerung des Venentonus mit der Folge eines vermehrten venösen Rückstroms zum Herzen,

b) eine Verbesserung der Pumpleistung des Herzens, die zu einer besseren Füllung des Gefäßsystems führt,

c) eine Anhebung des Gefäßwiderstandes der Peripherie mit der Folge eines günstigeren Ausgangsblutdrucks,

d) eine verminderte Natrium- und Wasserausscheidung mit der Folge eines vermehrten zirkulierenden Plasmavolumens.

ANTIHYPER-
TONIKA,
ANTIHYPO-
TONIKA,
DURCHBLU-
TUNGSFÖR-
DERNDE ARZ-
NEIMITTEL

2.4 Einzelbesprechung der Therapeutika

zu a):

Der Venentonus kann vor allem durch Dihydroergotamin, ein Derivat des Mutterkornalkaloids Ergotamin angehoben werden. Es ist Mittel der Wahl bei der Hypotonie mit erhöhtem Sympathikus und mangelndem Ansprechen der venösen Kapazitätsgefäße.

Handelspräparate: Dihydergot®❖, Ergont®❖, Tonopres®❖ u.a. (siehe Kapitel Sympathomimetika/Sympatholytika/Antisympathotonika).

zu b) und c):

Herzleistung und peripherer Widerstand lassen sich durch Sympathomimetika steigern, die sowohl α-Rezeptoren (der Blutgefäße) als auch β_1-Rezeptoren (des Herzens) gleichermaßen erregen. Neben anderen erfüllen Etilefrin (Effortil®), Norfenefrin (Novadral®) und Amezinium (Regulton® = Supratonin®❖) diese Bedingungen. Weitere Einzelheiten zu Sympathomimetika finden sich im Kapitel Sympathomimetika/Sympatholytika/Antisympathotonika.

zu d):

Dieser Behandlungsweg wird nur in Sonderfällen beschritten, da die hierfür in Frage kommenden Mineralocorticoide (Derivate des physiologischen Aldosteron) bei ungenauer Dosierung Ödeme und eine Hypokaliämie verursachen können (siehe Kapitel Nebennierenrindenhormone).

3. Arzneimittel gegen Durchblutungsstörungen

Periphere oder zentrale Durchblutungsstörungen lassen sich mit verschiedenen arzneilichen Wirkungen günstig beeinflussen.

Viele dieser Krankheitsbilder sind noch wenig aufgeklärt und der Nutzen der Therapeutika sehr umstritten.

3.1 (Patho-)physiologische Grundlagen

Arterielle Durchblutungsstörungen kommen bevorzugt im Bereich der extremitäten- und hirnversorgenden Gefäße vor. Sie sind somit unterteilbar in periphere und zentrale Durchblutungsstörungen.

ANTIHYPER-
TONIKA,
ANTIHYPO-
TONIKA,
DURCHBLU-
TUNGSFÖR-
DERNDE ARZ-
NEIMITTEL

Sie beruhen meist auf arteriosklerotischen Veränderungen der betroffenen Gefäße.

Zu den peripheren Durchblutungsstörungen gehören:

– Angioneuropathien (funktionelle Störung durch Fehlsteuerung der Gefäßregula-
  tion),
– Raynaud'sche Krankheit mit Taubheitsgefühl in Fingern und Zehen,
– arterielle Verschlußkrankheit,
– embolische Gefäßverschlüsse.

Die zentralen Durchblutungsstörungen sind unterteilbar in

– transitorische (vorübergehende) ischämische Attacken,
– Hirninfarkt (akuter zerebraler Insult = Apoplex),
– weitere minderdurchblutungsbedingte Ausfallerscheinungen.

3.2 Behandlung der Durchblutungsstörungen

Als nichtmedikamentöse Maßnahmen können angewendet werden:

bei der Raynaudschen Krankheit

– Vermeidung von Kälte und seelischer Erregung, autogenes Training,

bei der arteriellen Verschlußkrankheit

– Ausschaltung der Risikofaktoren Rauchen, Übergewicht, Hypertonie, Diabetes,
  Fettstoffwechselstörungen,
– gezielte Bewegungstherapie.

Medikamentös kann kausal oder symptomatisch behandelt werden. Vor allem zentrale Durchblutungsstörungen sind oftmals eine unscharfe Indikation und werden
teilweise sehr unkritisch und mit nichtbelegten Präparaten behandelt (auch in der
Selbstmedikation!).

3.3 Arzneimittelgruppen (Überblick)

Mit durchblutungsfördernden Pharmaka wird versucht:

a) eine Gefäßerweiterung,
b) Schutz der Körperzellen vor Calciumüberladung,
c) eine Verbesserung der Fließeigenschaften des Blutes,
d) Fibrinolyse (= Auflösung) von Gefäßverschlüssen und Blutverdünnung,
e) eine Verbesserung von Hirnleistungsstörungen.

3.4 Einzelbesprechung der Arzneimittelgruppen

zu a): Vasodilatatoren
Mit der Gabe gefäßerweiternder Substanzen wird eine Mehrdurchblutung minder-
versorgter Gebiete beabsichtigt. Vasodilatatoren bewirken in der Regel jedoch das
Gegenteil davon, indem gesunde Bezirke zwar durch Gefäßerweiterung besser versorgt werden, dieses Blut jedoch kranken Teilen entzogen wird (»steal effect«). Deshalb sind diese Präparate nur selten therapeutisch hilfreich. Bewährt hat sich dagegen bei fortgeschrittener Verschlußkrankheit der Einsatz von Prostaglandinen zur
Gefäßerweiterung oder -wiedereröffnung (Alprostadil, Prostavasin®✣).

Tabelle 5: Arzneimittel zur Behandlung von Durchblutungsstörungen

Wirkstoffgruppe	Wirkstoff	Handelspräparate
Vasodilatatoren	Alprostadil	Prostavasin®❖
Calciumantagonisten	Cinnarizin	Stutgeron®❖, Giganten®❖
	Flunarizin	Sibelium®❖
	Nimodipin	Nimotop®❖
Fließverbessernde Arzneimittel	Pentoxifyllin	Trental®❖, Rentylin®❖
	Buflomedil	Bufedil®❖
	Naftidrofuryl	Dusodril®❖, Naftilong®❖
	Acetylsalicylsäure	Aspirin® 100
Nootropika	Pyritinol	Encephabol®❖
	Piracetam	Normabrain®❖, Nootrop®❖
	Meclofenoxat	Helfergin®❖
	Ginkgo biloba-Extrakt	Tebonin®❖, Rökan®❖, Kaveri®❖

! Präparate

zu b): Calciumantagonisten
Die unter a) genannten Vasodilatatoren sollen außerdem dadurch durchblutungs-fördernd in arteriellen Gefäßen wirken, daß sie einer Überladung der Zellen mit Calciumionen vorbeugen. Auch dieser Behandlungsansatz ist recht umstritten (Tab. 5).

zu c): fließverbessernde Pharmaka
Einige gefäßerweiternde Pharmaka wirken zusätzlich verbessernd auf die Fließ-eigenschaften des Blutes. Dies geschieht durch:

– eine Erniedrigung der Blutviskosität,
– eine Verbesserung der Erythrozytenverformbarkeit,
– eine Auflösung von verklumpten Thrombozyten und
– durch eine Verhinderung von Thrombozytenaggregationen.

Bei transitorisch-ischämischen Attacken, wird auch der Thrombozytenaggregations-hemmer Acetylsalicylsäure (Aspirin® 100 u.a.) in niedriger Dosierung eingesetzt.

Eine Verbesserung der Fließeigenschaften des Blutes kann auch mit Schlangengiften versucht werden, z.B. mit Ancrod (Arwin®❖) oder Batroxobin (Defibrase®❖). Schließlich dienen zur Hämodilution (Blutverdünnung) Infusionen von Dextran (z.B. Macrodex®, Onkovertin®, Rheomacrodex®) oder Hydroxyethylstärke (z.B. Ex-pafusin®, HAES-steril®, Elohäst®, Plasmasteril®).

zu d): Fibrinolytika
Bei akuten thrombotischen oder embolischen Gefäßverschlüssen kann frühzeitig ein Behandlungsversuch mit Fibrinolytika gemacht werden. Sie lösen Thromben auf und senken gleichzeitig den Fibrinogenspiegel, wodurch die Blutviskosität verrin-gert wird (siehe Kapitel Blutgerinnung beeinflußende Arzneimittel).

zu e): Nootropika und andere Pharmaka bei zentralen Durchblutungsstörungen
Bei zerebraler Insuffizienz und Durchblutungsstörungen (»hirnorganischem Psycho-syndrom«) werden Pharmaka verwendet, die den Gehirnstoffwechsel verbessern sol-

ANTIHYPER-
TONIKA,
ANTIHYPO-
TONIKA,
DURCHBLU-
TUNGSFÖR-
DERNDE ARZ-
NEIMITTEL

len (Nootropika). Die Ursache dieser Krankheitsbilder mit Schwindel, Gedächtnisstörungen, Verwirrtheit und Stimmungsschwankungen ist unklar.

Der Nutzen dieser Präparate ist sehr umstritten, genauso wie die oben unter b) und c) genannten durchblutungsfördernden Pharmaka, die auch bei zentralen Störungen eingesetzt werden.

Der Extrakt aus Ginkgo biloba ist in seiner medizinischen Wirksamkeit umfassend dokumentiert, mittlerweilen auch mit einer Zulassungsnummer vom BGA versehen und eines der meistverordneten und selbstgekauften Medikamente.

Wie bei peripheren Durchblutungsstörungen werden bei den zentralen Erscheinungsformen auch sympatholytisch wirkende Mutterkornalkaloide verwendet (siehe Kapitel Sympathomimetika/Sympatholytika/Antisympathotonika).

Sehr umstritten bei ähnlichen Einsatzgebieten sind die Organpräparate Actovegin® und Actihaemyl® (Hämodialysat aus Kälberblut).

Fragen zur Lernkontrolle

1. a) Welche Ursachen für die Hypertonie kennen Sie?
   b) Welche nichtmedikamentösen Maßnahmen gibt es bei dieser Krankheit?
2. Zählen Sie vier Präparategruppen (keine Präparate) auf, die zur Hypertoniebehandlung eingesetzt werden!
3. Nennen Sie drei Ihnen bekannte β-Blocker-Präparate!
4. Nennen Sie Präparate aus der Gruppe der ACE-Hemmer, Calciumantagonisten und Diuretika (INN- oder Handelsname)!
5. Über welche drei Wirkmechanismen führen ACE-Hemmer zur Blutdrucksenkung?
6. Nennen Sie vier verschiedene Präparate, die bei Hypotonie verwendet werden!
7. Welche folgenden Medikamente sind sogenannte Sympathomimetika? (Nichtzutreffende streichen!):
   Hypertonalum®, Beloc®, Effortil®, Dihydergot®, Regulton®
8. Nennen Sie drei Fertigpräparate mit Ginkgoextrakt!
9. Für welche Indikationen werden Normabrain® und Tebonin® verwendet?
10. Mit welchen Wirkungen versucht man periphere arterielle Durchblutungsstörungen medikamentös zu behandeln?

Gerinnungsaktive Arzneimittel

C. Groth-Tonberge

Als gerinnungsaktiv bezeichnet man Arzneimittel, die hemmend oder fördernd die Blutgerinnung beeinflußen.

1. Physiologische Vorbemerkungen zur Blutgerinnung

In begrenztem Umfang kann sich der Körper gegen ein drohendes Blutungsrisiko durch äußere oder innere Verletzungen selbst schützen. Sofort nach der Verletzung heften sich Thrombozyten an die Wundränder und bilden einen sogenannten (reversiblen) »Thrombozytenpfropf« als vorläufigen Verschluß. Man bezeichnet diesen Vorgang als primäre Hämostase. Danach schließt sich die Blutgerinnung als sekundäre Hämostase an und bildet einen dauerhaften Verschluß.

Ebenso kann der Körper einer unerwünschten Blutpfropfbildung bei Gerinnungsvorgängen in den Blutgefäßen durch Fibrinolyse (Auflösung von Blutgerinnseln) entgegenwirken. Koagulation (Gerinnung) und Fibrinolyse stellen also zwei entgegengesetzt laufende Schutzmechanismen dar.

Die Blutgerinnung verhindert durch Verschluß eines vasalen Lecks einen weiteren Blutverlust. An diesem komplizierten Prozeß sind verschiedene Gerinnungsfaktoren beteiligt.

2. Medikamentöse Beeinflussung von Gerinnungsvorgängen

Antikoagulantien bewirken auf medikamentösem Wege eine Hemmung der Blutgerinnung, während die Gerinnungsförderung durch Zufuhr von Gerinnungsfaktoren geschieht. Schon bestehende Blutgerinnsel können durch Fibrinolytika aufgelöst werden. Eine bedrohliche überschießende Fibrinolyse wiederum kann medikamentös durch Hemmstoffe der Fibrinolyse behandelt werden.

3. Arzneimittelgruppen zur Beeinflussung der Blutgerinnung

Als Antikoagulantien werden Heparine, Cumarinderivate und Thrombozyten-Aggregationshemmer eingesetzt.

Zur Förderung der Blutgerinnung werden die Faktoren I (Fibrinogen), VIII und XIII verwendet.

Als Fibrinolytika stehen die Arzneimittel Urokinase und Streptokinase zur Verfügung.

4. Arzneimittel zur Beeinflußung von Gerinnungsvorgängen

4.1 Hemmung der Blutgerinnung durch Antikoagulantien

Tabelle 1: Antikoagulantien

Wirkstoffgruppe	Wirkstoff	Handelspräparate
Heparine (zur parenteralen Applikation)	Heparin	höhermolekulare Calciparin® Heparin® (div. Hersteller) Liquemin® Thrombophob® Vetren®
	Heparin	niedermolekulare Clexane®❖ Clivarin®❖ Embolex®❖ NM Fragmin®❖ Fraxiparin®❖ Mono-Embolex®❖ NM
Heparine (zur lokalen Applikation)	Heparin	Essaven® Heparin-Salben (div. Hersteller) Hepathrombin® Thrombophob® Thrombareduct® Pracivenin®
Heparinoide (zur lokalen Applikation)		Hirudoid®
Cumarinderivate	Phenprocoumon	Marcumar®❖
	Warfarin	Coumadin®❖
Thrombozyten-Aggregationshemmer	Acetylsalicylsäure	Aspirin® 100 Colfarit® Godamed®
	Dipyridamol	Persantin® in Asasantin®
	Dextranlösungen	Onkovertin®
	Ticlopidin	Tiklyd®❖

4.1.1 Gerinnungshemmung durch Heparin

Heparin zählt zu den direkten Antikoagulantien, da es unmittelbar mit den Gerinnungsfaktoren in Wechselwirkung tritt. Heparin wird in den Mastzellen, die besonders zahlreich in Leber, Lunge und Darm-Mucosa (Schleimhaut) vorkommen, gebildet und in Granula gespeichert. Therapeutisch verwendetes Heparin wird aus der

Schleimhaut von Schweinedärmen und aus Rinderlungen gewonnen. Handelspräparat mit herkömmlichem (höhermolekularem) Heparin zur Injektion (Standardheparine) ist z.B. Liquemin® (Tab. 1)

Inzwischen wurde ein neues, sogenanntes niedermolekulares Heparin (NMH) (z.B. Fraxiparin®❖) in die Therapie eingeführt. Es hat eine höhere biologische Aktivität als das herkömmliche höhermolekulare Heparin und eine längere Wirkdauer. Dadurch wird die einmalige tägliche Gabe möglich. Auch sind möglicherweise die Nebenwirkungen geringer und leichterer Art. Allerdings kostet niedermolekulares Heparin den mehrfachen Preis von Standardheparin.

Da die gerinnungshemmende Aktivität von Heparin-Präparationen pro Gewichtseinheit in gewissen Grenzen schwankt, wird Heparin nicht nach Gewichtseinheiten, sondern nach sogenannten internationalen Einheiten (I.E.) dosiert, wobei 1 mg Heparin mindestens 100 I.E. entspricht.

4.1.1.1 Heparinpräparate zur parenteralen Anwendung

Heparin wird in folgenden Situationen injiziert:

- zur Vermeidung von postoperativen Thrombosen (Thromboseprophylaxe = Low-dose-Heparinisierung),
- zur Thrombosetherapie, d.h. zur Verhinderung eines weiteren Thrombenwachstums (High-dose-Heparinisierung),
- bei Verbrauchskoagulopathie (gesteigerte intravasale Gerinnung),
- bei Embolie (Verstopfung eines Gefäßes durch einen Blutpfropf),
- zur Rezidivprophylaxe eines Myokardinfarkts (in besonderen Fällen),
- als niedermolekulares Heparin vor allem in der perioperativen Thromboembolieprophylaxe.

Nebenwirkungen der Heparinisierung

- Blutungen (mit zunehmender Dosis) z.B. Haut- und Schleimhautblutungen,
- allergische Reaktionen (u.a. schwere Thrombozytopenie),
- Osteoporose (vor allem bei Langzeitgaben),
- Haarausfall (reversibel).

4.1.1.2 Antidot

Bei Überheparinisierung wird die antikoagulatorische Wirkung des Heparin durch Protamin aufgehoben.

Heparinzubereitungen zur lokalen Anwendung

Heparin wird auch in Salbenform angewandt (z.B. Essaven®). Es ist jedoch fraglich, ob das große und ausgeprägt hydrophile Heparinmolekül (vor allem in geringer Konzentration) die Haut durchdringen und zur Rückbildung von Schwellungen und Blutergüssen auch tatsächlich beitragen kann (Anmerkung: hydrophile Moleküle wie z.B. Heparin können die stärker lipophilen biologischen Zellmembranen nur schwer bzw. nicht durchdringen). Von daher ist die lokale Anwendung in Salbenform umstritten.

Heparinoide sind halbsynthetische Präparate mit heparinartiger Wirkung zur lokalen Anwendung. Sie bieten keinen Vorteil gegenüber dem Naturstoff Heparin. Handelsbeispiel ist Hirudoid®.

4.1.2 Gerinnungshemmung durch Cumarinderivate

Die synthetischen Cumarinderivate Phenprocoumon (Marcumar®٭) und Warfarin (Coumadin®٭) sind aufgrund ihrer partiellen strukturellen Verwandtschaft Antagonisten der K-Vitamine. Sie hemmen die Funktionen des Vitamin K bei der Synthese des Prothrombinkomplexes in der Leber. Als Folge ist die Gerinnbarkeit des Blutes drastisch reduziert. Somit gehören sie zu den indirekten Antikoagulantien. Höhere Dosen von Vitamin K können ihrerseits die gerinnungshemmende Wirkung der Cumarinderivate wieder aufheben (s.u.). Deshalb ist die Wirkung der Cumarine auch dann reduziert, wenn sich der Patient während der Einnahme dieser oralen Antikoagulantien durch Verzehr großer Mengen von Brokkoli, Kohlarten, Spinat, Innereien u.a. reichlich Vitamin K zuführt.

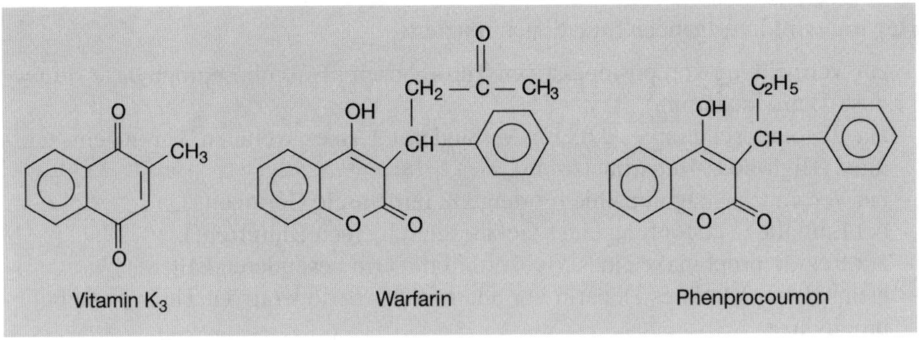

Abb. 1: Strukturformel von Vitamin K$_3$, Warfarin und Phenprocoumon

Die Gerinnungsfaktoren II (Prothrombin), VII, IX und X, zusammen als Prothrombinkomplex bezeichnet, werden in der Leber nur unter Beteiligung der K-Vitamine (im Handel z. B. als Konakion®) synthetisiert. Deshalb muß zur Sicherstellung einer normalen Gerinnbarkeit des Blutes in folgenden Fällen Vitamin K substituiert (medikamentös ergänzt) werden:

– bei Neugeborenen, zur Prophylaxe und Therapie von Hämorrhagien = Gefäßblutungen; Empfehlung neuerdings nur noch als orale Gabe!

– bei mangelhafter Vitamin K-Resorption infolge Darmstörungen (z.B. Sprue) oder fehlender Galle, bedingt durch Gallenerkrankungen. In diesem Fall ist die Resorption aller fettlöslichen Vitamine sowie der Fette selbst gestört.

– bei Leberschäden,

– bei Darmsterilisation durch Breitspektrumantibiotika, weil dadurch die Vitamin K-bildenden Darmbakterien abgetötet werden,

– bei parenteral ernährten Patienten, besonders bei hohem Alter und schweren Krankheiten,

– bei Überdosierung von Cumarinderivaten als Antidot.

Kommt es jedoch auf eine sofortige Wirkung des Gerinnungssystems an, z.B. bei Verletzungen, muß der Prothrombinkomplex (Faktoren II,VII, IX,X) parenteral appliziert werden, z.B. als PPSB®❖ (von verschiedenen Herstellern), da das direkte Antidot Vitamin K die volle Gerinnungsfähigkeit des Blutes erst binnen 24 bis 48 Stunden über eine Neusynthese des o.g. Faktorenkomplexes wieder herstellen kann.

Indikationen

Sie ähneln denen des Heparins:

- Prophylaxe von postoperativen Thrombosen und Embolien z.B. bei operativem Herzklappenersatz.

- Behandlung von Thrombosen (Blutpfropfbildungen) und Thrombophlebitiden (Entzündungen der Venenwand im Bereich eines festsitzenden Blutpfropfs) in der Langzeittherapie.

- Rezidivprophylaxe des Herzinfarktes.

Hierbei müssen in den ersten Tagen Heparin und Cumarine überlappend gegeben werden. Während der Behandlung muß der Quickwert bei 15 bis 25 % der Norm gehalten werden; bei Therapieende dürfen die Cumarine zur Vermeidung einer überschießenden Gerinnung nur ausschleichend abgesetzt werden.

Nebenwirkungen und Kontraindikationen

Während einer Cumarintherapie muß u.a. permanent mit unerwünschten, oftmals versteckten Blutungen gerechnet werden. Während Schwangerschaft und Stillzeit sind Cumarine kontraindiziert, da sie die Plazentaschranke passieren und eine teratogene (fruchtschädigende) Wirkung besitzen. Auch gehen sie in die Muttermilch über.

Wechselwirkungen

Wechselwirkungen mit anderen Medikamenten sind bei Cumarinderivaten relativ häufig:

- viele Pharmaka, z.B. Acetylsalicylsäure, orale Antidiabetika, verdrängen die Cumarinderivate aus ihrer Plasmaeiweißbindung, so daß die Gerinnungsfähigkeit (erkennbar am Quickwert) weiter abgesenkt wird (Wirkungssteigerung = erhöhtes Blutungsrisiko),

- durch bestimmte Antirheumatika (z.B. Phenylbutazon, Salicylate), durch Metronidazol (Clont®❖) und Cotrimoxazol®❖ (Eusaprim®❖) wird der Cumarinabbau gehemmt (Wirkungssteigerung),

- ihr Abbau in der Leber wird z.B. durch Rifampicin und Barbiturate beschleunigt (Wirkungsminderung), d.h. bei Absetzen von Barbituraten muß mit schweren Blutungen gerechnet werden,

- Colestyramin verhindert die Resorption aus dem Magen-Darm-Kanal (Wirkungsminderung).

Hieraus wird klar, daß die Wirkung der Cumarine laufend gewissenhaft durch Laborkontrollen überwacht werden muß. Die Patienten erhalten während der Therapie mit Cumarinen einen Ausweis mit Angabe der Dosierung und der Kontrollwerte.

4.1.3 Gerinnungshemmung durch Thrombozyten-Aggregationshemmer

Da arterielle Thrombosen hauptsächlich durch Plättchenthromben ausgelöst werden, stellt die Hemmung der Thrombozytenaggregation (Verklumpung) für entsprechende Risikopatienten eine wichtige Thromboseprophylaxe dar.

Zur Hemmung der Thrombozytenfunktion wird in der Therapie häufig Acetylsalicylsäure = ASS (Aspirin® 100) verwendet.

Die für die Thrombozyten-Aggregationshemmung notwendige Dosierung liegt mit 100 bis 300 mg pro Tag (evtl. auch alle zwei bis drei Tage) sehr viel niedriger als die zur Schmerzbekämpfung übliche Dosis von 1 bis 1,5 g pro Tag. Auch wurde in Colfarit® und Godamed® (Tab. 1) durch eine spezielle Verarbeitung des Wirkstoffs die Magenverträglichkeit verbessert.

Indikationen

Die Behandlung mit Thrombozytenaggregationshemmern ist indiziert bei Patienten:

– mit arteriellen Gefäß- und Herzklappenprothesen,
– nach Herzinfarkt,
– mit zeitweiliger cerebraler Minderdurchblutung (Ischämie).

4.2 Gerinnungsfaktoren

Substituiert werden können die Faktoren I, VIII und XIII zur Förderung der Blutgerinnung.

Fibrinogen (Faktor I) muß bei plötzlichen Fibrinogenmangelzuständen, z.B. im Verlauf einer sogenannten Verbrauchskoagulopathie (Aktivierung des Gerinnungssystems mit der Folge einer erhöhten Blutungsneigung nach Verbrauch der Gerinnungsfaktoren und Thrombozyten) sowie bei angeborener Hypofibrinogenämie z.B. als Human-Fibrinogen (div. Hersteller), Haemocomplettan HS®✷ appliziert werden, um Blutungen infolge von Faktor I-Mangel zu stillen.

Faktor VIII-Konzentrate sind z.B. Haemate HS®✷ oder Koate SD®✷. Sie werden bei angeborener oder erworbener Hämophilie A substituiert (klassische Bluterkrankheit durch Faktor VIII-Mangel).

Faktor IX-Konzentrat wie z.B. Faktor IX S-Tim 4 wird bei Hämophilie B substituiert (Bluterkrankheit mit Faktor IX-Mangel).

Faktor XIII-Konzentrat, z.B. Fibrogammin HS®✷, wird bei angeborenem Faktor XIII-Mangel, bestimmten Blutungskomplikationen, Wund- und Knochenheilungsstörungen substituiert.

4.3 Fibrinolytika

Als Fibrinolytika werden eiweißspaltende (proteolytisch aktive) Proteine bezeichnet, die Blutgerinnsel auflösen können, wie z.B. Urokinase oder Streptokinase.

Urokinase ist ein Enzym, das Plasminogen durch Spaltung in Plasmin umwandelt. Die Bezeichnung »Urokinase« rührt von der erstmaligen Isolierung aus menschlichem Urin her. Heute kann Urokinase auch von Bakterien gentechnologisch produziert werden. Da Urokinase ein auch im menschlichen Organismus vorkommendes Enzym ist, wirkt es weniger stark antigen (d.h. es stimuliert keine/kaum Antikörperbildung) als Streptokinase. (Handelbeispiele sind Actosolv®❖, Ukidan®❖, Urokinase®❖.)

Streptokinase ist ein Protein aus β-hämolysierenden Streptokokken. Bei vielen Patienten sind individuell unterschiedliche Mengen von Streptokinase-Antikörpern vorhanden, die einen Teil der zugeführten Streptokinasedosis neutralisieren und so der Fibrinolyse entziehen; daher ist eine hohe Anfangsdosis notwendig (Handelspräparate sind Kabikinase®❖, Streptase®❖, Varidase®❖, Eminase®❖).

Indikationen

Alle genannten fibrinolytischen Wirkstoffe werden eingesetzt bei:

- Lungenembolie,
- (tiefen) Venenthrombosen des Beckens und der Extremitäten,
- akuten arteriellen Verschlüssen der Extremitäten,
- frischem Myokardinfarkt,
- Verschlüssen von arterivenösen Shunts (operativ angelegten Verbindungen bei Dialysepatienten).

Nebenwirkungen

Die Häufigkeit und Schwere von Nebenwirkungen, z.B. Schüttelfrost, Kopf- und Gelenkschmerzen, sind bei Streptokinase ausgeprägter als bei Urokinase, da Streptokinase kein im Organismus vorkommender Stoff ist. Dies trifft besonders bei wiederholter Anwendung zu. Die bedrohlichste Nebenwirkung ist eine Blutungskomplikation.

Als Antidot zur Aufhebung der fibrinolytischen Wirkung wird der Fibrinolyse-Hemmstoff Aprotinin (z.B. Trasylol®❖, Antagosan®❖) eingesetzt.

4.5 Sonstige Präparate

Für oberflächliche, kleine Blutungen werden für den Handverkauf adstringierende Substanzen angeboten (nicht gerinnungsaktiv im eigentlichen Sinn). Sie kommen in Form von Stiften wie Cutoline® (Aluminiumsulfat) oder Höllenstein (Silbernitrat) in den Handel. Auch mit Clauden® imprägnierte Gaze, Tupfer oder Nasentamponaden werden zur leichten Blutstillung angeboten.

Fragen zur Lernkontrolle

1. Nennen Sie verschiedene gerinnungshemmende Fertigarzneimittel!
   - Davon können welche oral verabreicht werden?
   - Davon müssen parenteral verabreicht werden?

2. Nennen Sie Fertigarzneimittel, die über die Thrombozyten-Aggregationshemmung die Blutgerinnung beeinflussen!
3. Nennen Sie ein Fibrinolytikum!
4. Nennen Sie zwei bis drei Indikationen für Fibrinolytika!
5. Was ist bei der Therapie mit Antikoagulantien unbedingt zu beachten?
6. Welche Rolle spielt Vitamin K im Zusammenhang mit der Blutgerinnung?

Plasmaersatzmittel

B. Frick

Plasmaersatzmittel sind:

– natürliche Bestandteile des Blutes wie Plasma oder Serum, die von Vollblut abgetrennt werden,

– künstlich hergestellte kolloidale Lösungen, die in Notfallsituationen eingesetzt, bestimmte Aufgaben des natürlichen Blutes übernehmen können.

1. Pathophysiologische Vorbemerkungen zum peripheren Kreislaufversagen

Eine ausreichende Füllung des Gefäßsystems ist für die normale Kreislauffunktion unerläßlich. Starker *Blutverlust* oder eine *Bluteindickung* durch langanhaltenden Salz- und Wasserverlust (Erbrechen, Diarrhoe) führen zu einer Unterversorgung der Gewebe und Organe mit Sauerstoff und anderen Nährstoffen. In der Folge münden Sauerstoffmangel, Elektrolytverschiebungen und ein absoluter Volumenmangel in einem peripheren Kreislaufversagen. Auch ein relativer Volumenmangel durch Weitstellung aller Kapillargefäße z.B. bei einer anaphylaktischen Reaktion (Insektenstich, Medikamente) kann ein tödliches Kreislaufversagen herbeiführen.

2. Therapie des peripheren Kreislaufversagens

Neben der Sauerstoffzufuhr und der Behandlung der Elektrolytverschiebungen ist in jedem Fall die Beseitigung des Volumenmangels mit Blut oder Plasmaersatzmitteln notwendig, damit die Durchblutung und Sauerstoffversorgung der lebenswichtigen Organe gewährleistet bleibt.

Vollblutkonserven werden nur angewendet, wenn bei sehr starkem Blutverlust (Erythrozytenverlust) die Sauerstoffversorgung des Organismus sichergestellt werden muß. Natürliche oder künstliche Plasmaersatzmittel werden dagegen bevorzugt eingesetzt, wenn in Notfällen eine schnelle Volumenauffüllung therapeutisch vordringlich ist.

3. Einteilung der Plasmaersatzmittel

Plasma ist der von zellulären Bestandteilen abgetrennte flüssige Anteil des Blutes. Serum erhält man durch Abtrennen des Fibrinogens vom Plasma (Abb. 1).

PLASMA-
ERSATZ-
MITTEL

Neben Vollblut (Blutkonserve) stehen für die Therapie zur Verfügung:

– homologe (menschliche, körpereigene) Plasmapräparationen,
– körperfremde kolloidale (makromolekulare) Plasmaersatzmittel .

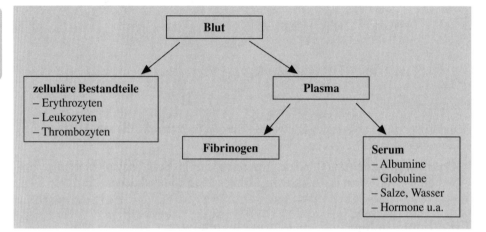

Abb. 1: Blutbestandteile

4. Plasmaersatzmittel

Tabelle 1: Mittel zur Volumensubstitution

Homologe Plasmapräparate	Körperfremde Plasmaersatzmittel
Humanalbuminlösungen Humanalbin®	Dextran-Präparate: Longasteril®, Onkovertin®, Rheofusin®
Plasma-Protein-Lösungen	Gelatine-Präparate: Gelafundin®, Gelifundol®, Haemaccel®
Serumkonserven Biseko®	Hydroxyethylstärke-Präparate: Expafusin®, HAES-Steril®, Plasmasteril®

4.1 Homologe Plasmaersatzmittel

Therapeutische Verwendung finden u.a. Humanalbuminzubereitungen, die als 5-, 20- und 25prozentige Lösungen im Handel sind. Von Antikörpern befreit, können sie sofort ohne Blutgruppenbestimmung angewendet werden. Ferner haben sich pasteurisierte (auf 60 °C erhitzte) Plasma-Protein-Lösungen (PPL), die neben Albumin noch geringere Globulinmengen enthalten und Serumkonserven (z.B. Biseko®) bewährt.

4.2 Körperfremde kolloidale Plasmaersatzmittel

Da homologe Plasma- und Serumlösungen kostspielig und nur in beschränkten Mengen verfügbar sind, wird heute zur Behebung von Volumenmangelzuständen bevor-

zugt auf körperfremde Plasmaersatzmittel zurückgegriffen. Künstliche Ersatzmittel
bieten zusätzlich Vorteile in der Handhabung, da sie weniger empfindlich gegenüber
Temperaturschwankungen und deshalb länger lagerfähig sind. Auch die Virus-
sicherheit (Hepatits C, HIV) stellt bei den synthetischen Präparaten selbstverständ-
lich kein Problem dar.

Präparate zur Volumensubstitution müssen folgende Qualitätsanforderungen erfüllen:

– ausreichende Verweildauer im Gefäßsystem für eine gute Volumenwirksamkeit,
  aber trotzdem leichte Abbau- und Ausscheidbarkeit,
– biologische Indifferenz und gute Verträglichkeit,
– gleicher kolloidosmotischer Druck wie das Plasma selbst (Plasmaisotonie),
– keine Erhöhung der Blutviskosität,
– keine Beeinflussung der Blutgerinnung.

Zusätzlich sollten sie sterilisierbar, temperaturstabil und nicht antigen sein, d.h. sie
sollen im Organismus keine Antikörperproduktion auslösen.

4.2.1 Dextran-Präparate

Dextran ist ein mikrobiologisch gewonnenes Polysaccharid (Vielfachzucker, poly-
mere Glucose) mit ähnlich verzweigtem Gerüst wie die Polysaccharide Stärke und
Glykogen; durch eine andere Verknüpfung sind Dextrane jedoch im Organismus enzymatisch schwerer abzubauen. Dextranpräparate kommen als Dextran 40 in 10pro-
zentiger und als Dextran 60 in 6prozentiger Lösung in den Handel. Dabei besagt
Dextran 40, daß die mittlere Molekularmasse des Polysaccharids bei 40.000 liegt,
bei Dextran 60 entsprechend bei 60.000. Sie besitzen einen ausgeprägten Volumen-
effekt, der sechs bis acht Stunden lang anhält. Wie bei allen hochmolekularen Lösungen besteht die Gefahr von Überempfindlichkeitsreaktionen.

4.2.2. Gelatine-Präparate

Gelatine ist ein tierisches Kollagenprodukt zur Volumensubstitution. Verglichen mit
Dextran ist die Wasserbindungskapazität und die Verweildauer im Kreislauf geringer. Die Häufigkeit allergischer Reaktionen ist bei Gelatine zwar etwas höher als bei
Dextran, ihre Schwere in der Regel aber geringer. Gelatinehaltige Plasmaersatzmittel sind z.B. Gelafundin®, Gelifundol®, Haemaccel 35®.

4.2.3 Hydroxyethylstärke-Präparate (HES-Präparate)

Dieses Kolloid ist wie Dextran ein im Körper nur langsam abbaubares Polysaccharid. Es wird unmittelbar aus Stärke durch chemische Veränderung hergestellt. Normale lösliche Stärke ist wegen ihres schnellen Abbaus nicht als Plasmaersatzmittel
einsetzbar.

Im Handel sind folgende Hydroxyethylstärkezubereitungen:

– höhermolekulare (M_r ca. 450.000) z.B.: Plasmafusin® HES 450, Plasmasteril®
– mittelmolekulare (M_r ca. 200.000) z.B.: Haemofusin®, HAES-steril®
– niedermolekulare (M_r ca. 70.000) z.B.: Expafusin®

PLASMA-
ERSATZ-
MITTEL

Die Gefahr schwerer anaphylaktischer Reaktionen ist geringer als bei Dextran und Gelatine.

HES mit einer Molekularmasse von 450.000 sowie Dextrane haben einen sogenannten Expandereffekt d.h. sie entziehen dem perivasalen Gewebe Flüssigkeit, so daß der durch sie hervorgerufene Volumenzuwachs größer ist als es der infundierten Menge an Plasmaersatzmittel entspricht.

Fragen zur Lernkontrolle

1. Nennen Sie zwei bis drei dextranhaltige Plasmaersatzmittel.
2. Nennen Sie zwei bis drei gelatinehaltige Plasmaersatzmittel.
3. Nennen Sie zwei bis drei hydroxyethylstärkehaltige Plasmaersatzmittel.
4. Unter welchen Voraussetzungen kann ein Plasmaersatzmittel als »Plasmaexpander« bezeichnet werden?
5. Welche Vorteile haben synthetische gegenüber homologen Plasmaersatzmittel?

Insulin und Antidiabetika

B. Frick

Insulin ist ein lebenswichtiges, u.a. blutzuckersenkendes Hormon, das bei ungenügender körpereigener (endogener) Produktion von außen ersetzt werden muß. Diese körperfremden Insuline können tierischen oder synthetischen Ursprungs sein.

Orale Antidiabetika sind blutzuckersenkende bzw. -stabilisierende Arzneimittel, die im Gegensatz zu Insulin nicht parenteral verabreicht, sondern oral eingenommen werden.

Begriffs-
erklärung

1. (Patho-)physiologische Vorbemerkungen

Neben der Bildung des Pankreassaftes, der in den Dünndarm abgegeben wird und der verschiedene Verdauungsenzyme enthält, produziert die Bauchspeicheldrüse zwei Hormone, die im Blut zirkulieren. Diese Hormone werden in bestimmten Zellgruppen, den sogenannten »Langerhansschen Inseln« gebildet. Man unterscheidet A-Zellen, die Glucagon bilden und B-Zellen, die Insulin produzieren.

1.1 Glucagon

Die A-Zellen produzieren das Hormon Glucagon. Es besteht aus 29 Aminosäuren, d.h es ist ein Peptidhormon (ein Peptid ist ein aus relativ wenigen Aminosäuren aufgebautes Eiweißmolekül). Glucagon hat auf den Blutzuckerspiegel die gegensätzliche Wirkung wie Insulin. Es steigert den Glykogenabbau in der Leber – Glykogen ist eine hochmolekulare Speicherform von Glucose – und hebt so den Blutzuckerspiegel an. Glucagon wird nur in wenigen Fällen therapeutisch eingesetzt; so wird es z.B. parenteral verabreicht, wenn in der Klinik während einer Behandlung mit Antidiabetika eine Hypoglykämie (Unterzuckerung) mit Bewußtlosigkeit auftritt. Weiter kann Glucagon bei einer schweren Herzinsuffizienz eingesetzt werden, weil es sowohl Schlagkraft als auch Schlagfrequenz des Herzens erhöht.

1.2 Insulin

Die B-Zellen produzieren den physiologischen Gegenspieler des Glucagons, das Insulin. Es ist ein Eiweißmolekül, das aus zwei Peptidketten aufgebaut ist. Als solches kann es nur parenteral (subcutan oder intravenös) angewendet werden, da es bei oraler Gabe durch eiweißspaltende Enzyme im Magen-Darm-Trakt zerstört werden würde.

Insulin beeinflußt folgende Stoffwechselprozesse:

- es gewährleistet die Aufnahme von Glucose in die Zellen von insulinsensiblen Geweben, z.B. Muskel-, Fettzellen,
- es bewirkt einen verstärkten Abbau von Glucose zur Energiegewinnung,
- es verursacht in der Leber eine vermehrte Glykogenbildung aus Glucose,
- es stimuliert die Bildung von Eiweiß und Fett aus Glucose.

Alle diese Wirkungen des Insulins auf den Kohlenhydrat-, Fett- und Eiweißstoffwechsel verursachen summarisch eine *Senkung* des Blutzuckerspiegels.

1.3 Klassifizierung des Diabetes mellitus

Mehr als 5 % der Menschen in der Bundesrepublik sind manifeste (offenkundige) Diabetiker. Darüberhinaus gibt es viele Patienten, bei denen die Zuckerkrankheit noch unerkannt ist.

Zwei hauptsächliche Diabetes-Typen sind zu unterscheiden:

- Typ-I-Diabetes (juveniler Diabetes), bei dem aufgrund zerstörter B-Zellen kein Insulin gebildet und freigesetzt wird, d.h. es liegt ein *absoluter* Insulinmangel vor.
- Typ-II-Diabetes (Erwachsenendiabetes), bei dem noch Insulin von der Bauchspeicheldrüse gebildet wird. Es wird jedoch zu wenig freigesetzt, um den Bedarf des Körpers zu decken, d.h. es liegt ein *relatives* Insulindefizit vor.

Die Unterscheidung der beiden Diabetesformen ist für die Therapie von entscheidender Bedeutung. Beim (jugendlichen) Typ-I-Diabetiker muß das fehlende Insulin in jedem Fall von außen ersetzt werden. Das Krankheitsbild des (älteren) Typ-II-Diabetikers ist dagegen durch einen relativen Insulinmangel gekennzeichnet. Nur bei Normal- oder Untergewichtigen ist dieser Mangel auf eine verminderte Insulinsekretion zurückzuführen. Bei übergewichtigen (adipösen) Patienten ist der Plasma-Insulinspiegel im Allgemeinen normal. Die Ursache des Blutzuckeranstiegs ist in diesem Fall die herabgesetzte Insulinrezeptorenzahl und die damit verbundene geringere Insulinempfindlichkeit des Gewebes. Vorrangiges Ziel der Behandlung eines Typ-II-Diabetikers ist demnach eine konsequente Diät und Gewichtsreduktion um die Ansprechbarkeit des Gewebes auf körpereigenes Insulin wieder zu erhöhen. Wenn diätetische Maßnahmen erfolglos sind, ist eine Therapie mit oralen Antidiabetika indiziert.

2. Insulin

2.1 Diabetestherapie mit Insulin

Die Substitution von Insulin stellt die einzige Behandlungsmöglichkeit beim *Typ-I-Diabetiker* dar. Bei ihm ist die Therapie mit oralen Antidiabetika erfolglos. Dem *Typ-II-Diabetiker* wird Insulin verabreicht, wenn die Gabe oraler Antidiabetika nicht ausreichend oder unmöglich ist, z.B. bei Bewußtlosigkeit, während und nach Operationen. Auch schwangere Typ-II-Diabetikerinnen werden mit Insulin behandelt, da dieses im Gegensatz zu oralen Antidiabetika die Plazentaschranke nicht überwindet

und so beim wachsenden Embryo keine Hypoglykämie verursacht. Beim *diabeti-*
schen Koma wird zur raschen Senkung des Blutzuckerspiegels Normalinsulin
(früher als »Altinsulin« bezeichnet) intravenös verabreicht, um eine sofortige Wirkung zu erreichen.

Insulin kann intravenös und subcutan verabreicht werden. Mit der intravenösen Gabe von Insulin kann eine sofortige Blutzuckersenkung erreicht werden. Da das Insulin im Blut innerhalb weniger Minuten abgebaut wird, muß die intravenöse Gabe als
Dauerinfusion durchgeführt werden. In der Routinebehandlung von Diabetikern
wird Insulin subcutan verabreicht. Bei dieser Applikationsform wird eine Insulin-
menge in das Unterhautgewebe gespritzt, aus dem das Insulin innerhalb von Stunden
in das Blut resorbiert wird und seine Wirkung entfalten kann. Mit dieser langsamen,
aber kontinuierlichen Insulinabgabe aus dem Gewebe in den Kreislauf erhält man
auf einfache Weise die für die Praxis notwendige Wirkdauer.

2.2 Einteilung der Insulinpräparate

Insulin kann aus den Bauchspeicheldrüsen von Tieren (Rind, Schwein) gewonnen
werden. Heute wird es überwiegend durch chemische Abwandlung von Tierinsulin
oder vollsynthetisch von gentechnologisch manipulierten Bakterien hergestellt.
Letztere Produkte werden als »Humaninsuline« bezeichnet, weil sie aus den gleichen Aminosäuren aufgebaut sind, wie das in der menschlichen Bauchspeicheldrüse
gebildete Insulin. Eine Antikörperbildung und eine damit verbundene Wirkungsein-
buße oder Allergie sollte bei Anwendung von Humaninsulin geringer sein als dies
durch Rinder- und Schweineinsulin der Fall ist. Neueinstellungen von Diabetikern
werden heute fast ausschließlich mit Humaninsulin vorgenommen. Bei einem mit
Tierinsulin gut eingestellten Diabetiker ist eine Umstellung auf Humaninsulin jedoch nicht notwendig.

2.3 Insulinpräparate

Die Insulinpräparate lassen sich je nach Wirkdauer in verschiedene Gruppen einteilen, die sich hinsichtlich ihrer Wirkprofile und Plasmaspiegel unterscheiden
(Tab. 1, Abb. 1):

– Normalinsulin (Altinsulin),
– Verzögerungsinsuline,
– Insulin-Mischungen,
– Langwirksame Insuline.

2.3.1 Normalinsulin

Mit Normalinsulinen werden insulinpflichtige Diabetiker auf eine kontinuierliche
Insulinsubstitution eingestellt, d.h. es wird die individuell erforderliche Insulindosis
ermittelt. Zusammen mit Verzögerungsinsulinen (oft in fixen anwendungsfertigen
Kombinationspräparaten) dient es zur üblichen Therapie eines Typ-I-Diabetes.

Es wird beim diabetischem Koma intravenös eingesetzt.

Die Wirkdauer nach subcutaner Gabe liegt bei fünf bis acht Stunden, der Wirkungseintritt erfolgt nach ca. 20 Minuten.

Tabelle 1: Insuline im Vergleich

Insulintyp	Wirkbeginn (Stunden)	Wirkmaximum (Stunden)	Wirkende (Stunden)	Handelspräparate

Normalinsulin	0,3–0,5	1– 4	6– 8	Humaninsuline:
				    Huminsulin Normal®❖
				    Insulin Actrapid HM®❖
				    H-Insulin Hoechst®❖
				    Insulin Velasulin Human®❖
				Insulin vom Rind:
				    Insulin Hoechst®❖
				Insuline vom Schwein:
				    Insulin S Hoechst®❖
				    Insulin Velasulin Nordisk®❖

Verzögerungsinsulin (Intermediärinsulin)	1,5–2,5	6–14	16–22	Basal-H-Insulin Hoechst®❖ Huminsulin Basal (NPH)®❖ Insulin Insulatard Human®❖ Insulin Monotard HM®❖
Langzeitinsulin	2 – 5	6–24	24–36	Insulin Novo Lente®❖ Insulin Novo Ultralente®❖ Insulin Ultratard HM®❖

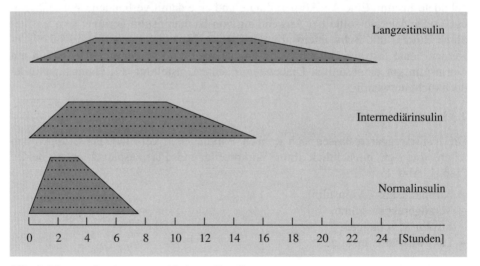

Abb. 1: Plasmaspiegel von verschiedenen Insulinpräparaten

2.3.2 Verzögerungsinsuline

Durch Bindung des Insulins an andere Stoffe (Protamin, Surfen, Zink) wird eine verzögerte Freisetzung aus dem Unterhautgewebe und damit eine längere Wirkdauer erreicht. Verzögerungsinsulin wird von Diabetikern mit stabiler Stoffwechsellage verwendet. Die Wirkdauer beträgt 16 Stunden und länger.

2.3.3 Insulinmischungen

Sie bestehen aus unterschiedlichen Anteilen von Normal- und Verzögerungsinsulinen, z.B. Insulin Mixtard®✤ 30/70 und 50/50 (vom Schwein), Depot-H15-Insulin Hoechst®✤, Humaninsulin Profil®✤ I–IV, Komb-H-Insulin Hoechst®✤.

Dabei bedeuten z.B. die Zahlen 30/70, daß das Präparat 30 % Normalinsulin und 70 % Verzögerungsinsulin enthält. Wird eine solche Mischung vor einer Mahlzeit appliziert, steht der Normalinsulinanteil sofort zur Verfügung um dem schnellen Blutzuckeranstieg nach der Mahlzeit entgegen zu wirken. Das Verzögerungsinsulin deckt danach über mehrere Stunden den Grundbedarf an Insulin ab.

2.3.4 Langwirksame Insuline

Diese Insuline mit Wirkungseintritt nach zwei bis fünf Stunden wirken über 24 Stunden lang und sind deshalb nur für Diabetiker mit sehr stabiler Stoffwechsellage geeignet.

2.3.5 Neue praktische Möglichkeiten der Insulinsubstitution

Insulininjektionsgeräte (Insulin-Pen) wie z. B. Inject®, Novo-Pen®, Opti-Pen® und Novolet® erleichtern die Applikation von Insulin. Das Injektionsgerät, das äußerlich einem Füllfederhalter ähnelt, injiziert auf Knopfdruck aus einlegbaren Patronen eine vorgewählte Menge Insulin, z.B. 20 I.E. Der Pen eignet sich wegen seiner einfachen Handhabung gut für die Anwendung während des Berufsalltages oder auf Reisen und aufgrund akustisch unterstützter Dosisvorwahl für sehbehinderte Diabetiker.

Mit *Insulinpumpen* wird über einen meist subcutan liegenden Katheter kontinuierlich Normalinsulin verabreicht, um den Grundbedarf an Insulin zu decken. Darüberhinaus kann der Diabetiker vor Mahlzeiten eine zusätzliche, variable Menge an Insulin infundieren. Auf diese Weise läßt sich die natürliche Insulinsekretion simulieren und eine gute Stoffwechseleinstellung erreichen.

2.4 Nebenwirkungen

Bei Überdosierung, unzureichender Kohlenhydratzufuhr oder körperlicher Überanstrengung besteht die Gefahr einer Hypoglykämie. Bei falscher Applikationsweise kommt es zu lipomartigen Verdickungen des Unterhautfettgewebes.

2.5 Hinweise zu Lagerung und Anwendung von Insulinen

Lagerung

Insuline sollen im Kühlschrank gelagert werden. Nach Anbruch der Flasche wird das Datum angebracht. Angebrochene Insuline sollten binnen vier Wochen bzw. innerhalb der in der Packungsbeilage genannten Frist aufgebraucht werden.

Anwendungshinweise

– Zwischen Injektion und Nahrungsaufnahme muß auf den richtigen zeitlichen Abstand geachtet werden. Es besteht die Gefahr einer Hypo- oder Hyperglykämie!

  – Die Injektion muß subcutan, nicht intramuskulär oder intrakutan erfolgen.

  – Insulinsuspensionen müssen vor der Entnahme homogenisiert werden. Dies er-
    folgt durch Rollen des Fläschchens in der Hand. Ein Schütteln ist zu vermeiden.

  – Insuline dürfen nicht zu lange außerhalb des Kühlschrankes gelagert werden.

  – Insulinsuspensionen dürfen nie intravenös verabreicht werden!

3. Orale Antidiabetika

3.1 Therapie mit oralen Antidiabetika

Orale Antidiabetika sind nur indiziert, wenn diätetische Maßnahmen erfolglos waren. Sie können Insulin aus dem Pankreas mobilisieren und gleichzeitig die Ansprechbarkeit der Gewebe auf Insulin erhöhen.

3.2 Einteilung der oralen Antidiabetika

Die oralen Antidiabetika werden nach ihrer chemischen Struktur eingeteilt in
(Abb. 2):

– Sulfonylharnstoff-Derivate,
– Biguanid-Derivate,
– Sonstige den Blutzucker beeinflußende Medikamente.

3.2.1 Sulfonylharnstoff-Derivate

Sulfonylharnstoff-Derivate stimulieren die Abgabe von noch vorhandenem Insulin
aus den B-Zellen des Pankreas in das Blut (Tab. 2).

Das Wirkungsmaximum von Glibenclamid ist mit drei bis vier Tabletten zu 3,5 mg
erreicht. Ein weiterer blutzuckersenkender Effekt ist auch mit höheren Dosen nicht
erzielbar. Die Normaldosis liegt bei eine bis zwei Tabletten täglich.

Während der Behandlung können gastrointestinale Beschwerden wie z.B. Übelkeit,
Erbrechen bzw. eine Hypoglykämie auftreten.

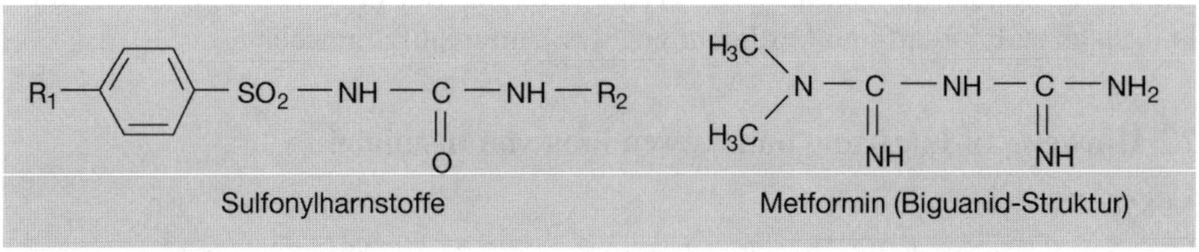

Sulfonylharnstoffe   Metformin (Biguanid-Struktur)

Abb. 2: Grundstruktur der Sulfonylharnstoffe, Strukturformel von Metformin

Die blutzuckersenkende Wirkung wird verstärkt durch Marcumar®✣, β-Blocker, Salicylate, Sulfonamide, Tetracycline u.a.. Sie wird abgeschwächt durch Glucocorticoide (Hydrocortison u.a.), Schilddrüsenhormone, Sulfonamid-Diuretika und Sympathomimetika.

3.2.2 Biguanid-Derivate

Metformin (Glucophage®❖ retard) ist der einzige heute noch therapeutisch eingesetzte Biguanid-Vertreter. Metformin vermindert die enterale Glucoseresorption, fördert die Aufnahme von Glucose in die Muskelzellen und hemmt die Gluconeogenese
in der Leber. Es wird bei Überempfindlichkeit gegenüber Sulfonylharnstoffen verordnet bzw. in Kombination mit Sulfonylharnstoffen, wenn diese allein nicht mehr
ausreichend wirken. Biguanide können allerdings eine lebensbedrohliche Lactataci-
dose verursachen; deshalb ist alternativ stets eine Insulinsubstitution zu erwägen!
Unter Metforminmedikation ist ferner die Alkoholtoleranz herabgesetzt.

3.2.3 Sonstige den Blutzucker beeinflußende Medikamente

Guar (Glucotard®❖)

Guar ist ein aus der Guar-Bohne gewonnenes Polysaccharid (ein hochmolekularer
Zucker). Vor einer Mahlzeit eingenommen, verzögert es die Resorption von Nährstoffen. Auf diese Weise dämpft es den Blutzuckeranstieg nach einer kohlenhydrat-
haltigen Mahlzeit.

Acarbose (Glucobay®❖)

Glucosidasen sind Enzyme, die Mehrfachzucker aus der Nahrung zu Glucose ab-
bauen. Werden diese durch Glucosidase-Hemmer blockiert, tritt Glucose aus der
Nahrung in geringerem Umfang und verzögert in das Blut über. Das erste Medikament, das auf diese Weise blutzuckernormalisierend wirkt, ist Glucobay®❖.

Tabelle 2: Orale Antidiabetika

Präparate

Wirkstoffgruppe	Wirkstoff	Handelspräparate
Sulfonylharnstoffe	Glibenclamid	Euglucon N®❖, Azuglucon®❖, duraglucon N®❖, Glibenclamid®❖, Gliben-Puren®❖, Glimistada®❖, Gluconorm®❖, Glukoreduct®❖ u.a.
	Tolbutamid	Rastinon®❖, Artosin®❖, Orabet®❖
	Glibornurid	Gluborid®❖, Glutril®❖
	Gliquidon	Glurenorm®❖
	Glisoxepid	Pro-Diaban®❖
Biguanide	Metformin	Glucophage®❖, Mediabet®❖
Sonstige	Guar	Glucotard®❖
	Acarbose	Glucobay®❖

Fragen zur Lernkontrolle

1. Welche Wirkungen entfaltet Glucagon und in welchen klinischen Situationen wird es eingesetzt?
2. Welche physiologischen Wirkungen hat Insulin?
   - Welche Nebenwirkungen kann es verursachen?
   - Warum kann Insulin nur parenteral angewendet werden?
3. Worin liegen die Unterschiede zwischen, Normal-, Verzögerungs- und Langzeit-insulinen?
   - Nennen Sie zu jeder Gruppe ein Insulin (Handelsnamen)!
4. Was muß bei der Lagerung und der Applikation von Insulinen beachtet werden?
5. Wie wirken Sulfonylharnstoff-Präparate?
   - Warum sind sie beim Typ-I-Diabetes wirkungslos?
6. Welche oral anwendbaren Präparate für Diabetiker kennen Sie?

Die Schilddrüse und Nebenschilddrüse beeinflussende Arzneimittel

E. Strehl

Zu den Medikamenten, die die Schilddrüse beeinflussen, zählen einerseits die Schilddrüsenhormone selbst und andererseits die Thyreostatika. Erstere ersetzen die zu wenig gebildeten endogenen Hormone, letztere hemmen eine überschießende Bildung von Schilddrüsenhormonen und damit deren Wirkungen. Calcitonin ist ebenfalls ein von der Schildrüse produziertes Hormon; es senkt den Serum-Calciumspiegel. Parathormon ist dagegen ein Hormon der Nebenschilddrüse; u.a. hebt es den Serum-Calciumspiegel an.

Begriffs-erklärung

1. (Patho)-physiologische Grundlagen

1.1 Wirkungen der Schilddrüsenhormone

Die Hormone der Schilddrüse sind Liothyronin (T_3) und Levothyroxin (L-Thyroxin, T_4) (Abb. 1). Die beiden Hormone werden in der Schilddrüse aus Iodidionen und der Aminosäure Tyrosin gebildet. Dies geschieht durch schrittweisen Einbau von Iod in ein Grundgerüst aus zwei aneinander gebundenen Molekülen Tyrosin. T_4 ist ein sogenanntes Prohormon, das erst im Körper (Niere, Leber, Muskeln) in die eigentliche Wirkform T_3 übergeführt wird.

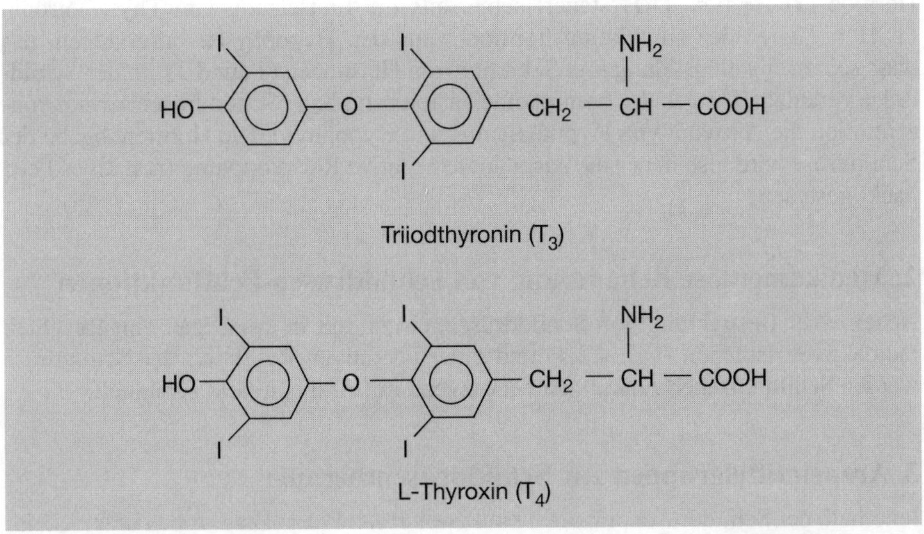

Triiodthyronin (T_3)

L-Thyroxin (T_4)

Abb. 1: Strukturformel der Schilddrüsenhormone T_3 und T_4

DIE SCHILD-
DRÜSE UND
NEBEN-
SCHILDDRÜSE
BEEINFLUS-
SENDE ARZ-
NEIMITTEL

Die Schilddrüsenhormone steuern in fast allen Organen wichtige Funktionen. Generell steigern bzw. vermehren sie die Lebensvorgänge in den entsprechenden Zielzellen oder Geweben. Vor allem:

- erhöhen sie den Grundumsatz und die Wärmeproduktion,
- fördern sie Wachstum, körperliche Entwicklung und geistige Reifung,
- verstärken sie die Wirkung der Catecholamine Adrenalin und Noradrenalin,
- steigern sie die Erregbarkeit des Nervensystems.

1.2 Schilddrüsenerkrankungen

Bei einer Schilddrüsenüberfunktion (Hyperthyreose) führt die erhöhte Hormonausschüttung zu Gewichtsabnahme, Schwitzen, Fingertremor, geistiger Unruhe, Schlafstörungen und erhöhter Atem- und Herzfrequenz. Das ausgeprägte Krankheitsbild (Morbus Basedow) gibt sich außerdem deutlich zu erkennen durch das Hervortreten der Augäpfel und Kropfbildung (hier bedingt durch eine Vermehrung von leistungsfähigem Schilddrüsengewebe).

Eine Schilddrüsenunterfunktion (Hypothyreose) resultiert aus einer Unterversorgung der Körperzellen mit Schilddrüsenhormonen. Sie äußert sich in Apathie (Lust- und Antriebslosigkeit), aufgedunsenem Gesicht und schlitzförmig verschmälerten Augen infolge eines Ödems im Gesichtsbereich, trockener Haut, Gewichtszunahme und leichter Ermüdbarkeit.

Bei Hypothyreose bereits im Kindesalter kommt es zu Zwergwuchs verbunden mit Schwachsinn (Kretinismus).

1.3 Feinregulation der Schilddrüsenfunktion

Die Bildung und Freisetzung von Schilddrüsenhormonen wird vom Hypothalamus-Hypophysen-System gesteuert (Abb. 2). Je nach der im Plasma vorhandenen Konzentration an Schilddrüsenhormon setzt der Hypothalamus Thyreotropin-Releasing-Hormon (TRH) frei. TRH steuert seinerseits die Freisetzung von Thyr(e)otropin (TSH = Thyreoidea stimulating hormone) aus den Hypophysenvorderlappen, das dann seinerseits die Bildung und Sekretion von Hormonen (T_3 und T_4) in der Schilddrüse veranlaßt. Umgekehrt hemmt eine ausreichend hohe Schilddrüsenhormonkonzentration die Aktivität von Hypothalamus und Hypophyse. Die Hormonabgabe der Schilddrüse wird also über eine sogenannte negative Rückkopplung (negatives Feed back) gesteuert.

2. Medikamentöse Behandlung von Schilddrüsen-Fehlfunktionen

Neben einer Bestrahlung von Schilddrüsengewebe mit in das Organ eingebrachten radioaktiven Isotopen (vgl. 4.2.4) und einer operativen Resektion der Schilddrüse werden Schilddrüsenerkrankungen vorwiegend mit Arzneimitteln behandelt.

3. Arzneimittelgruppen zur Schilddrüsentherapie

Innerhalb der Schilddrüsenpräparate sind zwei große Pharmakagruppen unterscheidbar: Schilddrüsenhormone und sogenannte Thyreostatika.

DIE SCHILD-
DRÜSE UND
NEBEN-
SCHILDDRÜSE
BEEINFLUS-
SENDE ARZ-
NEIMITTEL

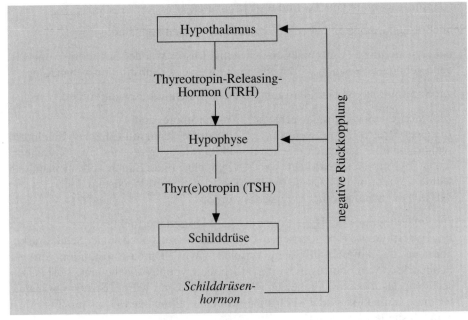

Abb. 2: Regulation der Schilddrüsenhormon-Freisetzung

4. Arzneimittel zur Schilddrüsentherapie

4.1 Schilddrüsenhormone enthaltende Medikamente

Verschiedene Fertigarzneimittel enthalten Schilddrüsenhormone. Eine Auswahl davon ist in Tab. 1 aufgelistet. Schilddrüsenhormone haben eine hohe biologische Aktivität; dies ist daran erkennbar, daß sie ihre Wirkung bereits in Mikrogramm Mengen voll entfalten!

Tabelle 1: T_3- und T_4-haltige Fertigarzneimittel

Wirkstoff	Handelspräparate
Levothyroxin (T_4, L-Thyroxin)	L-Thyroxin®❖ Henning Eferox®❖ Euthyrox®❖ Thevier®❖
Liothyronin (T_3, Triiodthyronin)	Thybon®❖ Thyrotardin-inject.®❖
T_3 und T_4	Novothyral®❖ Prothyrid®❖

DIE SCHILD-
DRÜSE UND
NEBEN-
SCHILDDRÜSE
BEEINFLUS-
SENDE ARZ-
NEIMITTEL

Anwendungsgebiete von T_3- und T_4-Präparaten

Schilddrüsenhormone enthaltende Arzneimittel werden appliziert:

– bei Hypothyreose (Unterfunktion der Schilddrüse): Von der Schilddrüse ungenügend gebildetes Hormon wird medikamentös ersetzt (Substitutionsbehandlung),

– zur Substitution von Schilddrüsenhormon nach Schilddrüsenentfernung,

– zum Stoppen eines Strumawachstums (Strumasuppression)
Bei einer Struma (Kropf, vergrößerte Schilddrüse) kann mit Gabe von Schilddrüsenhormon über den beschriebenen Regelkreis die Sekretion des Hypophysenhormons Thyrotropin unterdrückt werden. Denn ohne diese Suppressionsbehandlung würde Thyreotropin sonst die Schilddrüse zu weiterem Wachstum anregen, so daß sich die Struma weiter vergrößern würde,

– zur Begleittherapie bei Hyperthyreose (Schilddrüsenüberfunktion)
Bei Hyperthyreose gibt man neben Thyreostatika (s.u.) noch soviel Schilddrüsenhormone, daß eine Kropfbildung vermieden wird. Durch Substitution geringer Schilddrüsenhormonmengen wird nämlich die Hypophyse gehemmt, TSH auszuschütten, das die Schilddrüse zum Wachstum anregen würde. Standardpräparate für diese Indikation sind T_4-Präparate. Mit einer einmaligen Dosis pro Tag erhält man konstante Blutspiegel.

Merke

Es empfiehlt sich, schilddrüsenhormonhaltige Tabletten mit Flüssigkeit 30 Minuten vor dem Frühstück einzunehmen.

Nebenwirkungen

Schilddrüsenhormone verursachen bei Überdosierung Unruhe, Tachykardie und Herzrhythmusstörungen.

Wechselwirkungen

Da Schilddrüsenhormone den Insulinabbau fördern, ergeben sich höhere Blutzuckerspiegel. Bei zuckerkranken Patienten muß die Dosierung von Antidiabetika neu ermittelt werden. Die Wirkung von Antikoagulantien (z.B. Marcumar®❖) wird durch Schilddrüsenhormone verstärkt.

4.2 Thyreostatika

Thyreostatika unterdrücken die Hormonbildung (-freisetzung) in der Schilddrüse. Sie werden zur Behandlung verschiedener Formen der Hyperthyreose eingesetzt. Nach Art des Wirkmechanismus unterscheidet man vier Gruppen (Tab. 2):

4.2.1 Iodinationshemmer

Präparate dieser Gruppe hemmen die Aufnahme von mit Wasser und Nahrung aufgenommenem Iodid in die Schilddrüse. Auf diese Weise wirkt Natriumperchlorat (Irenat®❖).

Tabelle 2: Als Thyreostatika eingesetzte Pharmaka

Wirkstoffgruppe	Wirkstoff	Handelspräparate
Iodinationshemmer	Natriumperchlorat	Irenat®❖ Tropfen
Iodisationshemmer	Carbimazol Thiamazol Methylthiouracil Propylthiourazil	Carbimazol®❖ Henning, Neo-morphazole®❖ Favistan®❖, Thiamazol®❖ Henning Thyreostat®❖ Propycil®❖
Iod-Präparate	Iod-Kaliumiodid	Lugol'sche Lösung
Radioaktives Iod	Radioaktives ^{131}Iod	

4.2.2 Iodisationshemmer

Sie hemmen den Einbau von Iod in die Moleküle der Schilddrüsenhormone T_3 und T_4. Präparate dieser Wirkklasse sind Carbimazol (Carbimazol®❖), Thiamazol (Favistan®❖) und Propylthiouracil (Propycil®❖). Thiamazol wird auch bei der thyreotoxischen Krise als Dauerinfusion verwendet. Dieses Krankheitsbild ist die stärkste Form der Hyperthyreose (mit Bewußtseinsstörungen bis zum Koma).

4.2.3 Iodpräparate

Präparate dieser Art wie z.B. Lugol'sche Lösung (eine wäßrige Iod/Kaliumiodid-Lösung) dienen zur Operationsvorbereitung. Sie hemmen die Abgabe von Schilddrüsenhormon und vermindern die Durchblutung des Schilddrüsengewebes. Dadurch verkleinert sich das Organ vorübergehend und wird leichter operabel. Die Wirkung hält aber nur einige Tage an.

4.2.4 Radioaktives Iod (^{131}Iod)

Radioaktives ^{131}Iod zerstört durch radioaktive Strahlung weitgehend selektiv überschüssig gewuchertes Schilddrüsengewebe. Da die Strahlen nur eine Reichweite von 1 mm haben, wird umgebendes Gewebe nicht geschädigt. Es wird eingesetzt bei Schilddrüsenüberfunktion, zur Behandlung eines Schilddrüsenkarzinoms sowie in niedriger Dosis zur Diagnostik der Schilddrüsenaktivität.

5. Calcitonin

Ein weiteres von der Schilddrüse gebildetes Hormon ist das Calcitonin. Zusammen mit dem von der Nebenschilddrüse gebildeten Parathormon ist es für die Regulation des Calcium- und Phosphathaushaltes verantwortlich.

5.1 Wirkungen von Calcitonin

In Anwesenheit von Calcitonin ist der Calcium-Blutspiegel niedrig, weil unter seiner Wirkung das Skelett vor übermäßigem Calciumverlust geschützt wird. Dies ist besonders bei Wachstum, Schwangerschaft und in der Stillzeit erforderlich. Weiterhin

DIE SCHILD-
DRÜSE UND
NEBEN-
SCHILDDRÜSE
BEEINFLUS-
SENDE ARZ-
NEIMITTEL

wird der Phosphatspiegel gesenkt. Es ist indiziert u.a. bei Hypercalcämie, z.B. infolge eines gesteigerten Knochenabbaus und bei Vitamin D-Intoxikation. Neben seinen hormonellen Effekten wirkt Calcitonin auch analgetisch. Deshalb wird Calcitonin auch bei Schmerzen infolge von Osteoporose oder Knochenmetastasen von Tumorerkrankungen eingesetzt.

Für therapeutische Zwecke wird Calcitonin heute gentechnisch hergestellt. Diese Präparate entsprechen in ihrer chemischen Struktur entweder dem Lachs-Calcitonin (Karil®❖) oder dem menschlichen Calcitonin (Cibacalcin®❖). Lachs-Calcitonin wirkt länger und stärker.

6. Parathormon

Parathormon, ein Hormon der Nebenschilddrüse, fungiert in gewisser Hinsicht als physiologischer Gegenspieler des Calcitonin.

6.1 Wirkungen des Parathormon

Parathormon reguliert den Calcium- und Phosphathaushalt, indem es u.a.:
- die Calcium-, Magnesium- und Phosphatresorption fördert,
- die Calcium- und Magnesiumausscheidung hemmt,
- am Skelett die Freisetzung von Calcium und Phosphat fördert.

Als Folge steigt der Calcium-Blutspiegel. Weiterhin ermöglicht Parathormon die Umwandlung von Vitamin D in seine eigentliche Wirkform Calcitriol (Rocaltrol®❖) (siehe Kapitel Vitamine).

Parathormon selbst wird nicht therapeutisch eingesetzt. Bei Parathormonmangel, z.B. infolge einer Schilddrüsenoperation, wird an seiner Stelle das synthetische Dihydrotachysterol (A.T.10®❖) angewendet, das eine erhöhte Calciumkonzentration im Plasma herbeiführt und dadurch eine Tetanie (Krampfbereitschaft infolge Calciummangels) verhindert oder beseitigt.

Fragen zur Lernkontrolle

1. Nennen Sie alle unterschiedlichen Hormone, die in der Schilddrüse gebildet werden!
2. Welche Wirkungen haben Schilddrüsenhormone?
   – Zu welchen Zwecken werden sie therapeutisch angewandt?
3. Welche Präparate mit Schilddrüsenhormonen können Sie nennen?
4. Welche Klassen von Thyreostatika kennen Sie und wie wirken diese?
5. Welche besprochenen Fertigarzneimittel gehören zu den Thyreostatika?
6. Welche biologischen Funktionen hat Calcitonin?
   – Für welche Indikationen wird es therapeutisch verwendet?
7. Welches Hormon wird in der Nebenschilddrüse gebildet?
   – Wie wirkt es?
   – Welche Indikationen kennen Sie?

Nebennierenrindenhormone

E. Schwarzmüller

Nach ihren Wirkungen lassen sich zwei Klassen von Nebennierenrindenhormonen unterscheiden:

Glucocorticoide beeinflussen u.a. den Kohlenhydrat- insbesondere den Glucosestoffwechsel. Auf diese physiologische Wirkung weist der Namensbestandteil »Gluco« hin. Glucocorticoide sind Hormone, die sich von dem in der Nebennierenrinde natürlich vorkommenden Hormon Cortisol (Hydrocortison) ableiten und auf vielfältige Weise auf den Stoffwechsel und auf Immunprozesse einwirken.

Mineralocorticoide greifen in den Mineralstoffwechsel, insbesondere in den des Natriums ein. Sie leiten sich vom Nebennierenrindenhormon Aldosteron ab. Aldosteron als körpereigenes Mineralocorticoid ist für die Regulierung des Salz- und Wasserhaushaltes verantwortlich.

1. Glucocorticoide

1.1 (Patho-)physiologische Grundlagen

Die Regulation der Biosynthese und Ausschüttung der körpereigenen Glucocorticoide (Cortisol, Cortison, Corticosteron) unterliegt der hypothalamisch-hypophysären Steuerung. Zwischen der Konzentration der Hormone im Serum und der Funktion der übergeordneten zentralen Organe besteht ein negativer Rückkopplungsmechanismus (Abb. 1). Beispielsweise wird bei einer Abnahme der Konzentration an freiem Cortisol im Serum vom Hypothalamus Corticoliberin (Corticotropin-Releasing-Hormon) abgegeben, das wiederum in der Hypophyse Corticotropin (Adrenocorticotropes Hormon) freisetzt. Dieses stimuliert dann in den Nebennieren u.a. die Ausschüttung von Cortisol.

Cortisol ist für die Regulierung des Kohlenhydrat-, Protein- und Lipidstoffwechsels mitverantwortlich: Es fördert die Glucoseneubildung durch vermehrten Eiweißabbau (katabole Wirkung). Man nennt diesen Prozeß Gluconeogenese. Dadurch steigt der Blutzuckerspiegel an (diabetogene Wirkung). Glucocorticoide fördern den Fettabbau. In zu hohen Dosen führen sie zu einer Umverteilung von Fettgewebe mit Fettverlust an den Extremitäten und Fettzunahme am Körperstamm (Stammfettsucht). Man kann Glucocorticoide auch als »Streß«-Hormone bezeichnen, die den Körper zur Bewältigung innerer und äußerer Beanspruchungen befähigen.

NEBEN-
NIEREN-
RINDEN-
HORMONE

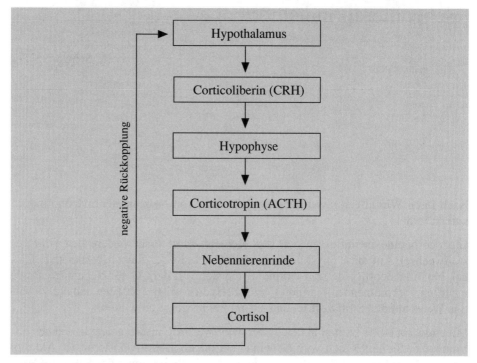

Abb. 1: Steuerung der Cortisol-Ausschüttung

Weitere wichtige biologische Wirkungen, die therapeutisch genutzt werden, aber auch Gründe für Nebenwirkungen sein können, sind:

- Antiphlogistische und antirheumatische Wirkung, d.h. Glucocorticoide blockieren oder mildern entzündliche Prozesse,
- immunsuppressive Wirkung durch Verminderung der Anzahl und Größe von Lymphozyten,
- antiallergische Wirkung,
- antiproliferative Wirkung durch Unterdrückung der Fibroblasten-Bildung sowie der Kollagensynthese.

Ferner werden der Elektrolyt- und Wasserhaushalt durch Glucocorticoide beeinflußt: Natriumionen werden retiniert, Kaliumionen vermehrt ausgeschieden; darüber hinaus wird auch die Ausscheidung von Calciumionen in der Niere gesteigert.

1.2 Behandlung mit Glucocorticoiden

Mit Ausnahme der Substitutionstherapie bei Nebennierenrindeninsuffizienz sind alle Glucocorticoidpräparate symptomatisch wirkende Medikamente. Ihr Wirkspektrum ist qualitativ gleich, die Unterschiede liegen im wesentlichen in der Wirkstärke. Glucocorticoidpräparate sind jedoch trotz meist fehlender kausaler Wirksamkeit äußerst wichtige Medikamente, die viele Krankheiten günstig beeinflussen können.

Struktur-Wirkungsbeziehungen

Durch partialsynthetische Abwandlung der natürlichen Hormone hat man versucht, zu wirksameren Verbindungen zu kommen: So hat z.B. die Einführung einer zweiten Doppelbindung im Ring A von Cortison bzw. Cortisol zu einer vierfachen Steigerung der Glucocorticoidwirkung geführt (Prednison, Prednisolon) (Abb. 1, Tab. 1). Eine weitere Wirkungssteigerung, die bis zum 30fachen der Glucocorticoid-

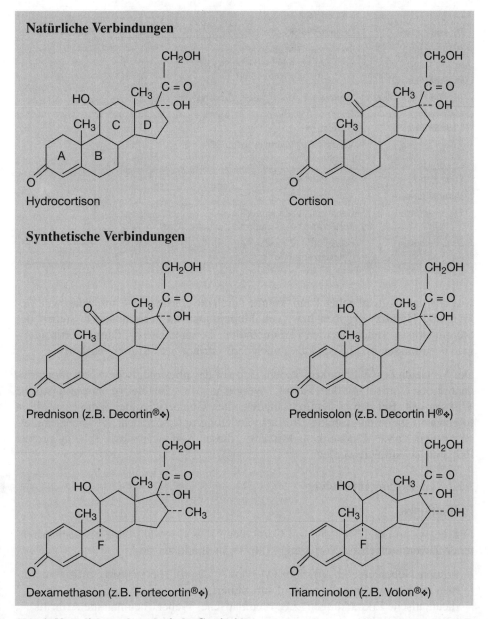

Abb. 1: Natürliche und synthetische Corticoide

Präparate

Tabelle 1: Wirkstärke von Glucocorticoid-Präparaten bei systemischer Anwendung

Wirkstoff	Handespräparate	Relative antiphlogistische Wirksamkeit
Cortison		0,8
Cortisol (Hydrocortison)	Hydrocortison »Hoechst«®❖ Hydrocortison »Upjohn«®❖	1
Deflazacort	Calcort®❖	3
Prednison	Decortin®❖, Rectodel®❖	4
Prednisolon	Decaprednil®❖, Decortin H®❖, Solu-Decortin H®❖, Deltacortril®❖	4
Prednyliden	Decortilen®❖	4
Methylprednisolon	Medrate®❖, Urbason®❖, Urbason solubile®❖ Amp.	5
Fluocortolon	Ultralan®❖	5
Triamcinolon	Volon A®❖, Volon A solubile®❖, Delphicort®❖	6
Cloprednol	Syntestan®❖	8
Paramethason	Monocortin®❖	10
Dexamethason	Decadron®❖, Dexamed®❖ Fortecortin®❖, Fortecortin mono®❖ Amp.	30
Betamethason	Betnesol®❖, Celestan®❖, Celestan solubile®❖ Amp.	30

wirkung von Cortisol gehen kann, konnte durch die zusätzliche Einführung von Methyl- und Hydroxylgruppen bzw. von Fluoratomen an verschiedenen Stellen des Steroidgerüsts erreicht werden (Triamcinolon, Dexamethason). Diese Cortisolderivate beeinflussen im übrigen kaum noch den Natrium- und Kaliumhaushalt.

Der Vergleich der Wirkstärken bezieht sich auf das physiologische Nebennierenrindenhormon Cortisol mit dem Faktor 1, verglichen wird die relative antiphlogistische Wirksamkeit. Bei den systemisch angewandten Glucocorticoiden kann man die in folgender Tabelle dargestellte Dreifachgliederung unterscheiden, schwache, mittelstarke und starke Wirksamkeit. Mit Hilfe dieser Äquivalenzdosis-Tabelle können Präparate substituiert werden.

1.2.1 Systemische Anwendung

Indikationen

Für die systemische Therapie mit Corticoiden stehen sowohl orale als auch parenterale Zubereitungen zur Verfügung (Tab. 1). Indikationen sind:

– Primäre Nebenniereninsuffizienz (Morbus Addison): Hierzu wird Cortisol zusammen mit einem Mineralocorticoid substituiert,
– rheumatische Erkrankungen (z.B. rheumatisches Fieber, rheumatoide Arthritis),
– Allergien (z.B. Heuschnupfen, Urtikaria, Bronchialasthma),

– entzündliche Erkrankungen verschiedenster Genese (z.B. Morbus Crohn, be- NEBEN-
stimmte Hepatitisformen, chronisch obstruktive Atemwegserkrankungen, toxi- NIEREN-
RINDEN-
sches Lungenödem), HORMONE
– Immunsuppression bei Organtransplantationen oder bei Autoimmunerkrankungen,
– antiproliferative Therapie bei Systemtumoren (z.B. akute Leukämie),
– Schockzustände.

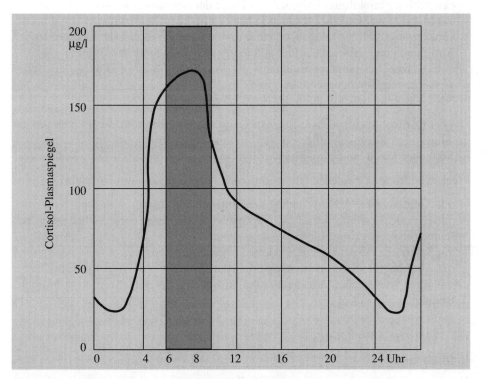

Abb. 2: Tagesprofil des Cortisol-Plasmaspiegels (zirkadianer Rhythmus)

Dosierungsrichtlinien

Da die körpereigene Coritsolausschüttung morgens am höchsten ist, sollten Glucocorticoide bei längerer Therapie ebenfalls morgens zwischen 6 und 9 Uhr gegeben werden (zirkadiane Gabe) (Abb. 2). Es bestehen hierbei zwei Möglichkeiten: Entweder wird die Tagesdosis frühmorgens auf einmal verabreicht oder die für 48 Stunden notwendige Dosis wird jeden zweiten Tag morgens auf einmal eingenommen. Bei Beendigung einer länger andauernden Therapie darf die Glucocorticoid-Dosis nur langsam reduziert werden (ausschleichendes Absetzen), da Komplikationen infolge einer eventuell bereits ausgebildeten Nebennierenrindenatrophie drohen. Eine solche Atrophie wird bei der obengenannten zirkadianen Therapie oder bei der Gabe alle 48 Stunden so gering wie möglich gehalten.

Nebenwirkungen

Die Nebenwirkungen der Glucocorticoide bei systemischer Anwendung sind eng mit ihren vielfältigen physiologischen und pharmakologischen Wirkungen verknüpft. Die wichtigsten sind im folgenden aufgeführt:

- das sogenannte Cushing-Syndrom bei längerer systemischer Einnahme von hohen Dosen, Symptome sind Vollmondgesicht, Stammfettsucht und »dünne« Extremitäten (Muskelatrophie),
- eine erhöhte Infektionsanfälligkeit als Folge der immunsuppressiven Wirkung,
- das Manifestwerden eines latenten Diabetes mit einer Steigerung der Blutglucosekonzentration infolge Gluconeogenese (diabetogene Wirkung der Corticoide),
- Atrophien von Muskulatur, Haut und Fettgewebe (katabole Wirkung),
- Osteoporose bei längerer Einnahme als Folge der Vitamin D-antagonistischen Wirkung von Glucocorticoiden,
- NNR-Atrophie (Rückbildung der Nebennierenrinde).

Die bei Cortisol noch spürbare Beeinflussung des Elektrolyt- und Wasserhaushaltes im Sinne einer Zurückhaltung von Natriumionen und vermehrter Ausscheidung von Kaliumionen spielt bei den modernen Glucocorticoiden praktisch keine Rolle mehr.

Wechselwirkungen zwischen Glucocorticoiden und anderen Arzneimitteln:

- mit Antidiabetika: Abschwächung der Blutzuckersenkung,
- mit Herzgklykosiden: Verstärkte Glykosidwirkung durch corticoidbedingten Kaliumverlust,
- mit Saluretika: Verstärkter, d.h. additiver Kaliumverlust,
- mit Antikoagulantien: Verstärkung oder Reaktivierung von Magen-Darm-Ulzera,
- mit nicht-steroidalen Antirheumatika: Erhöhung der Gefahr gastrointestinaler Blutungen.

1.2.2 Topische Anwendung

Indikationen

Glucocorticoide werden in Form von Salben und Lösungen bei Hauterkrankungen verschiedenster Art (z.B. Entzündungen, Ekzeme, Erytheme und Psoriasis) topisch angewandt. Auch bei entzündlichen Augenerkrankungen in Form von Augentropfen, -salben oder bei rheumatischen Gelenkerkrankungen (als intraartikuläre Injektion) wirken Glucocorticoide lokal. Auf der Haut macht man sich die entzündungshemmende, antiallergische, juckreizstillende, immunsuppressive und zum Teil auch die antiproliferative Wirkung (Psoriasis) zunutze. Für die praktische Anwendung lassen sich solche topisch eingesetzten Glucocorticoide in vier Wirkklassen einteilen (Tab. 2). Die Wirksamkeit externer Glucocorticoide wird beeinflußt durch das Penetrationsvermögen, das Hautalter, den Applikationsort, das Wirkprofil und die galenische Darreichungsform. Dieses komplexe Zusammenwirken verschiedener Einflußfaktoren macht deutlich, daß die nachstehende Klassifikation in vier Wirkklassen bei der externen Anwendung nicht übereinstimmen muß mit dem Wirkstärkevergleich von systemisch anzuwendenden Glucocorticoiden. Bei den extern anzuwendenden Glucocorticoiden handelt es sich um speziell für die externe Anwendung

Tabelle 2: Klassifikation externer Glucocorticoide

Klasse	Wirkstoff	Handelspräparate
Klasse I (schwach wirksam)	Hydrocortison Prednisolon Clocortolon-21-pivalat+ Clocortolon-21-hexanoat	Ficortril®❖ Linola H®❖ Kabanimat®❖
Klasse II (mittelstark wirksam)	Flumetason-21-pivalat Flupredniden-21-acetat Betamethason-17-benzoat Triamcinolonacetonid Prednicarbat	Locacorten®❖ Decoderm®❖ Euvaderm®❖ Delphicort®❖, Volon A®❖ Dermatop®❖
Klasse III (stark wirksam)	Betamethason-17-valerat Fluocortolon Fluocinolonacetonid Desoximetason Fluocinonid	Betnesol®❖, Celestan®❖ Ultralan®❖ Jellin®❖ Topisolon®❖ Topsym®❖
Klasse IV (sehr stark wirksam)	Diflucortolon-21-valvat Clobetasol-17-propionat	Nerisona forte®❖, Temetex forte®❖ Dermoxinale®❖ Dermoxin®❖

konzipierte Substanzen. So werden meist Esterderivate der zur systemischen Therapie verwandten Corticosteroide eingesetzt.

Nebenwirkungen

Aus der Vielzahl der mit verschiedener Wahrscheinlichkeit und Häufigkeit zu beobachtenden unerwünschten Wirkungen werden einige im folgenden genannt:

– Atrophie der Epidermis mit Dünnerwerden der Haut,
– periorale Dermatitis (Entzündungen im Mundbereich),
– Steroidakne,
– Wundheilungsstörungen,
– Streifenbildung auf der Haut,
– Erweiterung der Hautäderchen.

Gegenanzeigen

Corticosteroide dürfen nicht angewandt werden bei virusbedingten Hauterkrankungen sowie syphilitischen und tuberkulösen Hautveränderungen.

2. Mineralocorticoide

2.1 Physiologische Grundlagen

Mineralocorticoide leiten sich vom Nebennierenrindenhormon Aldosteron ab. Aldosteron ist für die Regulierung des Salz- und Wasserhaushaltes verantwortlich. Es steigert die renale Kaliumausscheidung und verringert die Natrium- und Wasserausscheidung über eine Erhöhung der Rückresorption von Natriumionen in der Niere.

NEBEN-
NIEREN-
RINDEN-
HORMONE

2.2 Behandlung mit Mineralocorticoiden

Mineralocorticoide haben, verglichen mit den Glucocorticoiden, nur eine geringe therapeutische Bedeutung. Bei der Nebennierenrindeninsuffzienz dienen sie der Substitution, dürfen dann aber nur zusammen mit Glucocorticoiden gegeben werden.

Präparate

Im wesentlichen sind nur zwei Präparate von gewisser therapeutischer Bedeutung: Aldosteron (Aldocorten®❖) wird parenteral, Fludrocortison (Astonin H®❖) oral angewendet.

Indikationen

– Mineralocorticoide werden bei Nebenniereninsuffizienz (zusammen mit Cortisol) substituiert.

– Bei hypotonen Kreislaufstörungen erhöhen Mineralocorticoide das Blutvolumen (durch Hemmung der Natrium- und Flüssigkeitsausscheidung) und wirken so kreislaufstabilisierend. Wegen ihrer Nebenwirkungen (s.u.) spielen Mineralocorticoide jedoch in der Behandlung der Hypotonie nur eine untergeordnete Rolle.

Nebenwirkungen

Bei Überdosierung, aber gelegentlich bereits bei einer Hypotoniebehandlung treten Ödeme auf, da die Ausscheidung von Natrium und Wasser reduziert wird.

Fragen zur Lernkontrolle

1. Nennen Sie die im menschlichen Körper natürlich vorkommenden Minerale- und Glucocorticoide!
   – Mineralocorticoide:
   – Glucocorticoide:
2. Welche spezifischen Glucocorticoidwirkungen werden therapeutisch genutzt?
3. Welche Nebenwirkungen können bei der Therapie mit Glucocorticoiden auftreten?
4. Durch welche strukturellen Veränderungen konnte man die Glucocorticoidwirkung der natürlichen NNR-Hormone verstärken?
   – Nennen Sie Präparatebeispiele mit Angabe der relativen Wirkstärken!
5. Welche Einnahmerichtlinien sind bei der Gabe von Glucocorticoiden zu beachten?
6. Welche physiologische Wirkungen haben Mineralocorticoide?
7. Bei welchen Indikationen werden Mineralocorticoid-Präparate eingesetzt?
   – Nennen Sie Fertigarzneimittel, die ein Mineralocorticoid enthalten!

Sexualhormone und ihre Antagonisten

Th. Wurm

Hormone, die einer Geschlechtsfunktion wie z.B. der Fortpflanzung dienen, und die Ausbildung der männlichen und weiblichen Geschlechtsmerkmale verursachen, nennt man Sexualhormone. Man kann sie einteilen in:

Begriffs-
erklärung

- männliche Sexualhormone (Androgene; Bildungsort ist der Hoden),
- weibliche Sexualhormone (Estrogene und Gestagene; Bildungsorte sind vor allem die Eierstöcke).

1. Steuerung der Freisetzung der Sexualhormone

Ähnlich wie die Bildung und Freisetzung der Schilddrüsenhormone (Kapitel Schilddrüsenhormone) wird auch die der Sexualhormone über den Hypothalamus und die Hypophyse gesteuert. Der Hypothalamus produziert ein Freisetzungshormon (Gonadotropin-Releasing-Hormon = GnRH), das den Hypophysenvorderlappen zur Bildung der Gonadotropine LH und FSH anregt. Die Gonadotropine erhöhen die Produktion von Geschlechtshormonen und fördern die Spermien- bzw. Eireifung. Hohe Konzentrationen an Geschlechtshormonen im Blut wiederum hemmen meist die Bildung des Freisetzungshormons im Hypothalamus bzw. der Gonadotropine in der Hypophyse (»negative Rückkopplung«). In manchen Fällen wird aber auch umgekehrt die Bildung des übergeordneten Hormons angeregt (»positive Rückkopplung«) (Abb. 1).

2. Estrogene

2.1 Physiologische Wirkungen

Estrogene sind Hormone, die wie das physiologisch wichtigste Estrogen, das Estradiol, wirken. Es wird in den Ovarien (Eierstöcken) und in der Plazenta gebildet. Estrogene entfalten u.a. folgende Wirkungen:

- Wachstumsförderung weiblicher Sexualorgane und Ausprägung der sekundären weiblichen Geschlechtsmerkmale,
- Stimulierung des Aufbaus der Uterusschleimhaut während des menstruellen Zyklus (sogenanntes Proliferationsstadium),
- in der Pubertät bewirkt es das Schließen der Epiphysenfugen (»Wachstumsfugen« der Knochen) und beendet das Längenwachstum,
- Steigerung der Calciumresorption und -einlagerung in die Knochen,

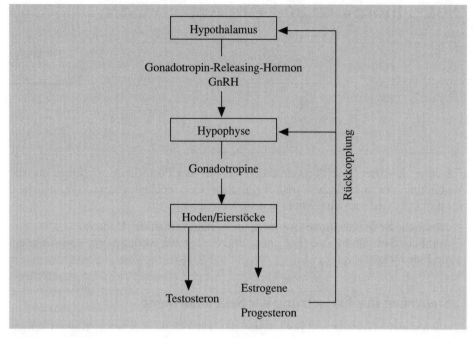

Abb. 1: Regulation der Sexualhormonfreisetzung

– Beeinflussung der Psyche der Frau,
(– das Wachstum mancher Tumoren ist von der Anwesenheit von Estrogenen abhängig, siehe Kapitel Zytostatika).

2.2 Behandlung mit Estrogenen

Estrogene werden – z.T. in Kombination mit Gestagenen – eingesetzt:

– bei Beschwerden im Klimakterium, die auf Estrogenmangel zurückgeführt werden können (z.B. bei Hitzewallungen oder psychischen Veränderungen),
– zur Vorbeugung von Osteoporose,
– bei Unterentwicklung (Hypoplasie) des Uterus und damit verbundener schmerzhafter Regelblutung (Dysmenorrhoe),
– bei Amenorrhoe (Ausbleiben der Regelblutung),
– zur Ovulationsauslösung (Estrogene stimulieren hier die Freisetzung von Gona-
dotropinen, die ihrerseits den Eisprung auslösen),
– zur Empfängnisverhütung als Bestandteil von Kontrazeptiva
(siehe Punkt 8. Orale Kontrazeption),
– zum Abstillen,
– bei Prostatakarzinomen (wenn deren Wachstum durch Androgene gefördert wird,
da Estrogene durch negative Rückkopplung die Testosteronbildung hemmen; siehe Kapitel Zytostatika).

Nebenwirkungen

Während einer Behandlung mit Estrogenen besteht ein erhöhtes Thromboembolierisiko, besonders bei Raucherinnen über 30 Jahre. Durch estrogenbedingte Natrium- und Wasserretention kann das Körpergewicht zunehmen oder es können Ödeme entstehen. Weiterhin treten gelegentlich Magenbeschwerden und Übelkeit während der Behandlung auf.

2.3 Estrogenpräparate

Estradiol wird in der Leber rasch abgebaut und ist somit weder parenteral noch oral ausreichend wirksam. Therapeutisch werden deshalb Ester des Estradiol und Ethinylestradiol eingesetzt (Tab. 1).

Tabelle 1: Anwendungsgebiete von Estrogenpräparaten

Wirkstoff	Handelspräparate	Anwendungsgebiet (exemplarisch)
Estradiolvalerat	Progynova®❖ Progynon®❖ Depot 10	klimakterische Beschwerden zur Endometriumproliferation bei Amenorrhoe
	Gynodian®❖ Depot (kombiniert mit dem Anabolikum Prasteron)	klimakterische Beschwerden
Estradiol	Estraderm®❖ TTS (Transdermales therapeutisches System)	klimakterische Beschwerden
Ethinylestradiol	Progynon®❖ C	Endometriumproliferation bei Amenorrhoe
	Turisteron®❖	Abstillen, Prostatakarzinom
Polyestradiolphosphat	Estradurin®❖	Prostatakarzinom
Fosfestrol	Honvan®❖	Prostatakarzinom

3. Antiestrogene

Antiestrogene sind synthetische Arzneimittel, die chemisch mit den Estrogenen verwandt sind, jedoch am Zielorgan keine Estrogenwirkung bewirken. Durch die Bindung am Estrogenrezeptor ohne entsprechende Wirkung sind sie Antagonisten (Gegenspieler).

3.1 Behandlung mit Antiestrogenen

Antiestrogene werden eingesetzt zur Ovulationsauslösung bei Patientinnen mit Zyklen ohne Ovulation sowie beim Mammakarzinom, wenn das Wachstum durch Estrogene begünstigt wird (siehe Kapitel Zytostatika).

3.2 Antiestrogenpräparate

Clomifen (Dyneric®❖) wird eingesetzt zur Ovulationsauslösung bei Patientinnen mit anovulatorischen Zyklen. Tamoxifen (Nolvadex®❖) findet Anwendung bei metastatisierendem hormonabhängigem Mammakarzinom.

4. Gestagene

4.1 Physiologische Wirkungen

Gestagene sind Hormone, die wie das physiologische Progesteron wirken. Es wird im Gelbkörper des Ovars und in der Plazenta gebildet. Das Progesteron hat im Körper u.a. folgende Wirkungen:

– Umwandlung der Uterusschleimhaut während des menstruellen Zyklus vom Proliferations- in das Sekretionsstadium,
– Erhöhung der Körpertemperatur um ca. 0,5 °C (darauf beruht die Abschätzung des Eisprungs nach der »Temperaturmethode«),
– Viskositätserhöhung des Zervikalsekrets (Behinderung der Spermienpassage),
– Auslösen der Menstruation bei Abfall des Progesteronspiegels,
– Hemmung der Ovulation durch LH-Ausschüttung (LH = luteinisierendes Hormon),
– Aufrechterhaltung einer Schwangerschaft (sogenanntes Schwangerschaftshormon).

Die physiologischen Wirkungen der Estrogene und Gestagene geschehen vor allem auch durch ihr Zusammenspiel, worunter man sowohl an das Verhältnis Estrogen- zu Gestagenkonzentration als auch an die zeitliche Aufeinanderfolge des Zusammenwirkens denken muß.

4.2 Behandlung mit Gestagenen

Gestagene werden – z.T. in Kombination mit Estrogenen – eingesetzt:

– bei Unterentwicklung (Hypoplasie) des Uterus,
– bei dysfunktionellen Blutungen (langdauernde Blutungen bei Zyklen ohne Ovulation),
– bei drohendem Abort (Wirkung stark umstritten!),
– bei schmerzhafter Regelblutung und prämenstruellen Beschwerden,
– bei Endometriose (wenn Endometriumgewebe außerhalb der Uterushöhle gefunden wird),
– zur Empfängnisverhütung (siehe Punkt 8. Orale Kontrazeption),
– bei Uterus- und Mammakarzinom (in hohen Dosen; siehe Kapitel Zytostatika).

4.3 Gestagenpräparate

Wegen der nicht ausreichenden Wirksamkeit von Progesteron werden Derivate des Progesterons angewandt (Tab. 2).

Tabelle 2: Gestagenpräparate

Wirkstoff	Handelspräparate	Anwendungsgebiet
Hydroxyprogesteron	Proluton®❖ Depot	Hypoplasia Uteri, Gelbkörper-Insuffzienz
Norethisteron	Primolut®❖-Nor	Mammakarzinom, Endometriose
Lynestrenol	Orgametril®❖	Endometriumkarzinom, zur Unterdrückung der Menstruation und Ovulation
Medroxyprogesteron	Farlutal®❖	hormonabhängiges Mammakarzinom

5. Androgene

5.1 Physiologische Wirkungen

Androgene sind Hormone, die wie das physiologische Testosteron wirken. Es wird in den Testes (Hoden) gebildet. Testosteron fördert oder erhält:

– die Entwicklung der primären und sekundären männlichen Geschlechtsmerkmale,
– die Funktion der Geschlechtsdrüsen und die Reifung der Samenzellen,
– den Geschlechtstrieb,
– den Eiweißaufbau (anabole Wirkung, sie ist erkennbar an der Zunahme der Muskelmasse),
– den Abschluß des Knochenwachstums in der Pubertät,
(– das Wachstum mancher Tumoren ist von der Anwesenheit von Androgenen abhängig; siehe Kapitel Zytostatika).

5.2 Behandlung mit Androgenpräparaten

Androgene werden therapeutisch angewendet bei:

– Funktionsstörungen der männlichen Keimdrüsen (bei Hypogonadismus),
– hormonell bedingter Impotenz des Mannes,
– klimakterischen Beschwerden der Frau, die v.a. die Psyche betreffen (zusammen mit Estrogenen!),
– inoperablen Mamma- und Genitalkarzinomen, wenn sie hormonabhängig sind (gegengeschlechtliche Hormone hemmen bzw. vermindern wie Hormonantagonisten das Wachstum solcher Karzinome; siehe Kapitel Zytostatika).

Nebenwirkungen

Werden Androgene bei Frauen angewendet, kann es zu Virilisierungserscheinungen kommen, z.B. Ausbildung männlicher Geschlechtsmerkmale, Bartwuchs, Stimmbruch.

5.3 Androgenpräparate

– Testosteron (Testoviron®✦)

6. Antiandrogene

Antiandrogene heben die physiologischen Wirkungen des Testosteron ganz oder teilweise auf.

6.1 Behandlung mit Antiandrogenen

Antiandrogene werden therapeutisch angewendet:

– bei androgenabhängigem Prostatakarzinom (siehe Kapitel Zytostatika),
– bei vorzeitiger Pubertät bei Kindern; ein erhöhter Androgenspiegel ist für das frühzeitige Einsetzen der Pubertät, verbunden mit einem verfrühten Abschluß des Längenwachstums, mitverantwortlich,
– bei Triebtätern, zur Dämpfung des Sexualtriebs,
– bei Virilisierungserscheinungen der Frau (Hirsutismus),
– in Kombination mit Estrogen bei schwerer Akne und Seborrhoe.

6.2 Antiandrogenpräparate

Ein Kombinationspräparat mit Estrogenen: Cyproteronacetat und Ethinylestradiol (Diane®✦ 35): zur oralen Kontrazeption.

7. Anabolika

Anabolika sind synthetische Stoffe, die sich chemisch vom Testosteron ableiten. Mit diesem haben sie seine den Eiweißaufbau fördernde Wirkung gemeinsam. Die androgene Wirkung, also die Beeinflussung der männlichen Geschlechtsorgane und -merkmale, ist unerwünscht und sollte möglichst gering sein.

7.1 Behandlung mit Anabolika

Anabolika werden therapeutisch eingesetzt:

– bei konsumierenden Krankheiten wie Tumoren,
– bei reduziertem Allgemeinzustand nach chronischen Infektionen, Operationen und im Alter (Kachexie),
– bei Muskeldystrophien (Muskelerkrankungen, die zu Muskelschwäche und Muskelschwund führen können),
– ferner bei Osteoporose, nach Röntgenbestrahlung und bei Zytostatikatherapie.

Die Anwendung bei Sportlern zur Vermehrung der Muskelmasse gilt als Mißbrauch und ist verboten (sogenanntes Doping!).

7.2 Anabolika-Präparate

– Nandrolon (Anadur®✦)
– Metenolon (Primobolan®✦)
– Clostebol (Megagrisevit®✦ N)

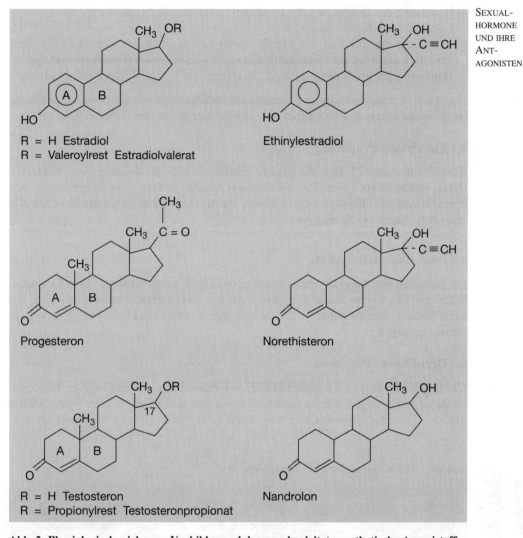

Abb. 2: Physiologisch wirksame Vorbilder und daraus abgeleitete synthetische Arzneistoffe

Anmerkung

Das Ringgerüst der Testosteronderivate ist gestreckt und liegt in einer Ebene. Die Ringgerüste des Estradiol und des Progesteron sind zwischen Ring A und B gewinkelt. Somit sind die Gestagen- und Androgenstrukturen nur in der zweidimensionalen Darstellung sehr ähnlich.

8. Orale Kontrazeption

Die regelmäßige Einnahme weiblicher Sexualhormone ermöglicht eine zuverlässige Empfängnisverhütung. Dabei können folgende Wirkungen des Estradiol bzw. des Progesteron genutzt werden:

– Hemmung der Ovulation (des Eisprungs): dies geschieht durch eine verminderte Gonadotropin-Ausschüttung,
– Hemmung der Nidation: die Eizelle nistet sich nicht ein, da keine Umwandlung der Uterusschleimhaut (von der Proliferations- in die Sekretionsphase) erfolgt,
– Hemmung der Spermienmigration: durch erhöhte Viskosität des Zervixschleimes.

Man kann oral anzuwendende Präparate zur medikamentösen Empfängnisverhütung (sogenannte »orale Kontrazeptiva«) in vier Gruppen einteilen (Abb. 3, Tab. 3).

8.1 Ein-Phasen-Präparate

Sie enthalten über 21 Tage die gleiche Estrogen-Gestagen-Kombination. Nach Absetzen tritt nach etwa drei Tagen durch den Abfall des Gestagen-Spiegels eine Abbruchblutung ein (dies ist dann der erste Zyklustag). Diese Präparate besitzen alle drei oben genannten Wirkungen.

8.2 Zwei-Phasen-Präparate

Sie enthalten für die erste Phase nur Estrogen und wenig bzw. gar kein Gestagen. Während der zweiten Phase wird eine Estrogen-Gestagen-Kombination ähnlich der Ein-Phasen-Präparate gegeben. Es findet während der ersten Phase eine reine Ovulationshemmung statt.

8.3 Drei-Phasen-Präparate

Die Gestagenmenge wird während der drei Phasen laufend erhöht. Der Estrogenanteil ist in der ersten Phase niedrig, dann höher und in der dritten Phase wieder niedrig. Hiermit soll das Risiko estrogenbedingter Nebenwirkungen vermindert werden.

Tabelle 3: Hormonpräparate zur Kontrazeption

Gruppe	Handelspräparate
Ein-Phasen-Präparate	Eugynon®❖, Femovan®❖, Marvelon®❖, Microgynon®❖, Neo-Stediril®❖
Zwei-Phasen-Präparate	Eunomin®❖, Ovanon®❖, Sequilar®❖
Drei-Phasen-Präparate	Trinordiol®❖, Triquilar®❖, Tristep®❖
»Minipille«	Microlut®❖, Micronovum®❖
»3-Monats-Spritze«	Depo-Clinovir®❖

8.4 Minipille

Hier nimmt die Frau kontinuierlich ohne Einnahmepause ein niedrig dosiertes Gestagenpräparat ein. Durch das Fehlen des Estrogenanteils soll das Nebenwirkungsrisiko besonders gering sein (deswegen »Minipille«). Da keine Ovulationshemmung stattfindet ist die Wirkung etwas unsicherer.

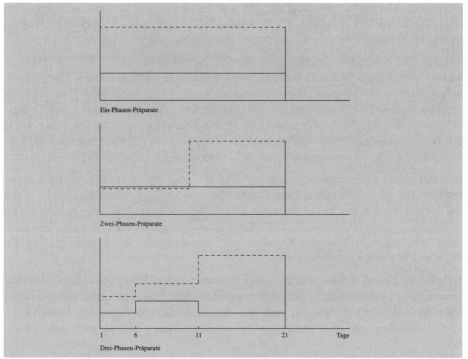

Ein-Phasen-Präparate

Zwei-Phasen-Präparate

1   6   11   21   Tage

Drei-Phasen-Präparate

Abb. 3: Dosierungsschema der Ein-, Zwei- und Drei-Phasen-Präparate. (Der erste Einnahmetag entspricht i.a. dem fünften Zyklustag. Bei allen drei Präparatetypen nimmt die Frau über 21 Tage das Präparat ein. Es gibt allerdings Präparate, die zusätzlich sieben Placebos enthalten und somit 28 Tage ohne Unterbrechung eingenommen werden müssen.)
——— **Estrogene**   ----- **Gestagene**

8.5 Depot-Präparate

Für Frauen, die nur schwer an eine regelmäßige Tabletteneinnahme zu gewöhnen sind, gibt es die sogenannte »Drei-Monats-Spritze«. Sie enthält ein Gestagen, wird intramuskulär appliziert und besitzt eine Depotwirkung.

Risiken hormonaler Kontrazeptiva

Das Nutzen-Risiko-Verhältnis muß bei der Anwendung solcher Präparate besonders streng beurteilt werden, da die behandelten Frauen nicht krank sind. Das Nebenwirkungsrisiko wird aber insgesamt als gering beurteilt, falls keine Risikofaktoren (insbesondere Rauchen und Alter über ca. 30 Jahre) vorliegen.

Als unerwünschte Wirkungen werden u.a. gehäuft Thrombosen und gefäßbedingte Erkrankungen, wie z.B. Herzinfarkt, beobachtet.

Vergleich mit nicht-hormonalen Methoden

Ein Vergleich muß unter dem Aspekt des gesundheitlichen Risikos der Anwenderinnen und unter dem Aspekt der Wirksamkeit, d.h. der Sicherheit der empfängnisverhütenden Methode angestellt werden. Die Sicherheit der Methode wird meist im »Pearl-Index« (P.I.) abgeschätzt. Er gibt die Zahl (ungewollter) Schwangerschaften in 100 Frauenjahren an (»übliche« Anwendungsfehler eingeschlossen).

Die einfache Kalender-Methode (nach Knaus-Ogino) ist bei einem P.I. von 20 bis 30 kaum zuverlässig. Die Basal-Temperatur-Methode, die mehrere Monate Enthaltsamkeit während der Temperaturbeobachtungsphase verlangt, kann man – bei Enthaltsamkeit während der fruchtbaren Tage – als relativ sicher einstufen (P.I. um 2). Barrieremethoden wie das Kondom (P.I. um 4), das Scheidenpessar (P.I. zwischen 3 und 30) oder Vaginalzäpfchen oder -gele (P.I. zwischen 1 und 7) sind je nach Geschick und Erfahrung in der Anwendung als mehr oder weniger sicher zu beurteilen.

Die sichersten Empfängnisverhütungsmittel sind die oralen (hormonalen) Kontrazeptiva. Die Ein-, Zwei- und Drei-Phasen-Präparate wirken auch dann sicher, wenn die Einnahme um bis zu 12 Stunden verschoben (vergessen), dann jedoch sofort nachgeholt wurde (P.I. unter 1). Die Minipille muß täglich exakt zum gleichen Zeitpunkt genommen werden (mit maximal zwei Stunden Abweichung). Daher liegt ihr P.I. etwas höher bei eins bis drei.

Es gilt: der Empfängnisschutz bei einer Einnahmeverspätung von mehr als 12 bzw. zwei Stunden ist nicht mehr gewährleistet. In diesem Fall sollte man (unter Auslassung der vergessenen Tablette) trotzdem täglich die übliche Dosis bis zum Zyklusende einnehmen, um im nächsten Zyklus wieder sicheren Empfängnisschutz zu haben.

Fragen zur Lernkontrolle

1. Nennen Sie die im menschlichen Körper natürlich vorkommenden männlichen und weiblichen Sexualhormone.
   – Welche physiologischen Funktionen haben das natürlich vorkommende Estrogen, Gestagen, Androgen?
2. Bei welchen Indikationen werden Estrogene eingesetzt?
   – Nennen Sie auch Präparatebeispiele.
3. Bei welchen Indikationen werden Gestagenpräparate eingesetzt?
   – Nennen Sie auch Präparatebeispiele.
4. Nennen Sie Indikationsgebiete für Androgene.
5. Wozu werden Anabolika eingesetzt?
   – Nennen Sie auch Präparatebeispiele.
6. Wie nennt man die Antagonisten von männlichen bzw. weiblichen Sexualhormonen?
   – Wann setzt man sie ein?
7. Auf welchen Wirkungen beruht der therapeutische Einsatz von Anabolika?
8. Auf welchen Wirkungen beruht die hormonale Kontrazeption?
9. Welche verschiedenen Typen von oralen Kontrazeptiva gibt es?
   – Wie unterscheiden sie sich?

Gewebshormone/Antihistaminika

S. Bornhöft

Gewebshormone sind körpereigene Stoffe, die nicht in einer Drüse, wie z.B. der Bauchspeicheldrüse oder der Hypophyse, sondern in spezialisierten Einzelzellen im Gewebe gebildet werden. Wie Hormone übertragen sie Informationen zwischen verschiedenen Zellarten des Organismus.

Antihistaminika verdrängen das Gewebshormon Histamin von seinen Rezeptoren (H_1- und H_2-Rezeptoren) und verhindern oder schwächen dadurch die Histamin-Wirkungen ab.

1. Physiologische Vorbemerkungen zu den Gewebshormonen

Wie die Hormone sind die Gewebshormone chemische Überträgerstoffe des Körpers, die der Regelung von Organfunktionen und Stoffwechselvorgängen dienen. Sie werden nicht von endokrinen Drüsen gebildet. Ihre Wirkung entfaltet sich lokal. Viele werden bei bestimmten pathologischen Zuständen freigesetzt und sind für auftretende Krankheitssymptome verantwortlich.

Zu den Gewebshormonen gehören gastrointestinale Hormone (Gastrin, Sekretin und Pankreazymin = Cholezystokinin), Erythropoietin, Prostaglandine, Serotonin, Kinine, Angiotensine, Histamin.

1.1 Gastrointestinale Hormone

Gastrin

Gastrin ist ein Polypeptidgemisch, das die Salzsäuresekretion des Magens anregt und die Magen-Darm-Muskulatur aktiviert.

Sekretin

Sekretin, ebenfalls zu den Polypeptiden gehörend, regt die Freisetzung von Wasser, Bicarbonat und Insulin aus der Bauchspeicheldrüse an, fördert die Gallensaftsekretion und hemmt die Magensäuresekretion.

Cholezystokinin (Pankreozymin)

Cholezystokinin, auch ein Polypeptid, bewirkt wie das Sekretin die Pankreas- und Gallenentleerung. Ferner steigert es die Darmmotilität.

1.2 Erythropoietin

Erythropoietin wird im Nierengewebe gebildet. Es fördert die Erythrozytenbildung (Erythropoese) im Knochenmark und wird bei Sauerstoffmangel im Gewebe vermehrt ausgeschieden.

1.3 Prostaglandine

Prostaglandine (Prostaglandin = PG) sind Derivate der Prostansäure mit 20 C-Atomen, die aus der Arachidonsäure synthetisiert werden.

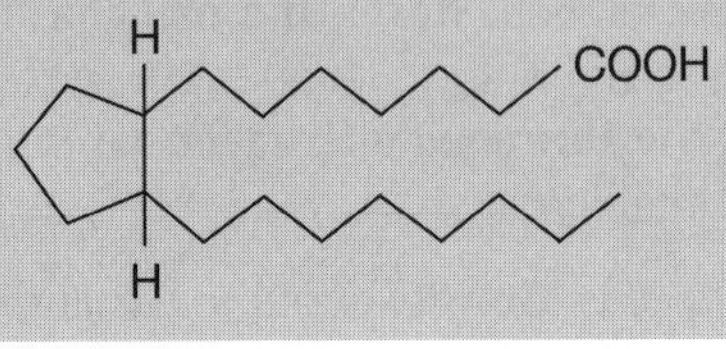

Abb. 1: Prostansäure

Die Prostaglandine werden in Gruppen, z.B. PGE und PGF und diese wiederum in Untergruppen, wie PGE_1 und PGE_2 unterteilt. Sie kommen in allen Organen vor und zeichnen sich durch recht vielfältige (teilweise synergistische, teilweise antagonistische) Wirkungen aus.

Physiologisch haben sie z.B. Einfluß auf den Blutdruck, den Arterientonus, den Venentonus, die renale Durchblutung, die Uterusmuskulatur, die Magensaftsekretion und die Thrombozytenaggregation. Pathophysiologisch sind sie bei der Entstehung von Entzündungen, Fieber und Schmerzen beteiligt.

1.4 Serotonin

Serotonin (5-Hydroxytryptamin) kommt in der Darm-Mucosa, in Thrombozyten und in bestimmten Hirnabschnitten vor.

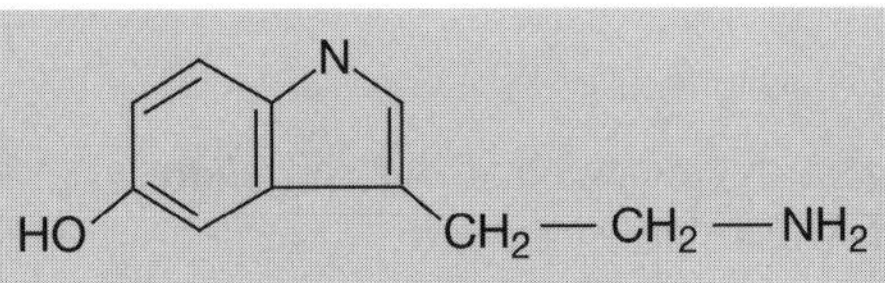

Abb. 2: Serotonin

Lokal bewirkt Serotonin eine Gefäßverengung und spielt u.a. bei der Migräneentstehung und beim Erbrechen eine Rolle.

1.5 Kinine

Kinine (wie Bradykinin und Kallidin) sind eine Gruppe sehr wirksamer Verbindungen. Sie bewirken über eine periphere Vasodilatation eine Blutdrucksenkung, haben

bronchokonstriktorische Eigenschaften und führen über Kapillarpermeabilitätsstei-
gerungen zu Ödemen. Als Mediatoren spielen sie bei der Schmerzauslösung und bei
Entzündungsreaktionen eine Rolle und sind am Schockgeschehen beteiligt.

1.6 Angiotensine

Angiotensine sind ebenfalls Polypeptide mit blutdrucksteigernder Wirkung, indem
sie zum einen das Mineralocorticoid Aldosteron freisetzen, welches in der Niere die
Natrium-Rückresorption bewirkt. Zum anderen wirkt Angiotensin II direkt vasokon-
striktorisch. Volumen wird in der Niere zurückgehalten.

1.7 Histamin

Histamin, 4-(2-Aminoethyl-)imidazol, kommt in allen Geweben vor, ist aber in besonders hohen Konzentrationen in den Lungen, in der Haut und im Magen-Darm-
kanal zu finden.

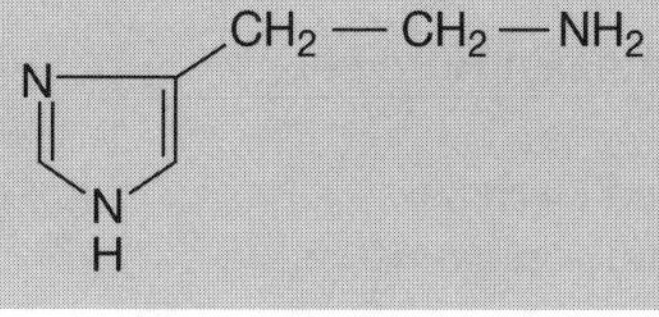

Abb. 3: Histamin

Bildungsort sind die Gewebemastzellen sowie die basophilen Leukozyten (Blut-
mastzellen). Reize für die Freisetzung von Histamin durch Degranulation der Mastzellen sind Verletzungen oder Zerstörung von Zellen oder chemische Substanzen
wie Muskelrelaxantien (z.B. Tubocurarin), Narkotika (Thiopental), Röntgenkontrastmittel oder auch Atropin und Morphin.

Histamin entfaltet seine Wirkung durch Stimulation von Histamin-Rezeptoren. Es
wurden zwei Arten von Histamin-Rezeptoren unterschieden: H_1- und H_2-Rezep-
toren.

Die Stimulation von H_1-Rezeptoren führt zu:

- Vasodilatation mit folgender Blutdrucksenkung, z.B. beim anaphylaktischen
  Schock,
- Ödembildung durch Erhöhung der Permeabilität (Durchlässigkeit) der Kapillaren
  für Plasma, z.B. nach einem Insektenstich oder der Berührung von Brennessel-
  haaren,
- Kontraktion der Bronchialmuskulatur, z.B. bei Asthma, der Darm- und der Uterusmuskulatur.

Die Stimulation von H_2-Rezeptoren führt zu:

- erhöhter Magensäuresekretion (siehe Kapitel Ulkustherapeutika),
- zur Blutdrucksenkung,
- Erhöhung der Herzfrequenz und Kontraktionskraft des Herzens.

2. Behandlung mit Arzneimitteln

So vielfältig die Wirkungen der einzelnen Gewebshormone sind, so zahlreich sind auch ihre Einsatzgebiete. Zur Anwendung kommen zum Teil die Gewebshormone selbst, Gewebshormonderivate und Substanzen, die als Agonisten oder Antagonisten wirken.

Die Gewebshormone bieten noch viel Forschungsraum, um neue Wirkstoffe zu verschiedenartigen klinischen Anwendungen zu suchen. Bisher werden Pharmaka in der Diagnostik, in der Anämiebehandlung, bei Durchblutungsstörungen, als Wehenmittel oder zur Abortauslösung, in der Ulkustherapie, in der Migränetherapie, als Antiemetika, zur Schockbehandlung und in der Allergiebehandlung eingesetzt.

3. Arzneimittelgruppen im Überblick

Aus der Gruppe der Gewebshormone kommen zu verschiedenen Therapien zum Einsatz:

- Derivate der gastrointestinalen Hormone,
- Erythropoietin,
- einige Prostaglandine und Derivate,
- Serotonin/-Agonisten und Antagonisten,
- Kinin-Inhibitoren,
- Histamin-Rezeptorblocker (Antihistaminika). Die Antihistaminika werden unterteilt in H_1- und H_2-Rezeptorenblocker,
- Verbindungen, die die Histaminfreisetzungen unterbinden.

4. Einzeldarstellung der eingesetzten Arzneimittel

4.1 Pentagastrin

Das synthetische Pentagastrin (Gastrodiagnost®❖) leitet sich vom Gastrin ab und wird zur Diagnostik der Magensäuresekretion verwendet, deren Ausschüttung stimuliert wird. Nebenwirkungen können sich bei der Anwendung in Übelkeit, Kopfschmerzen und allergischen Reaktionen sowie Blutdruckabfall äußern.

4.2 Erythropoietin

Erythropoietin, im Handel als Erypo®❖ und Recormon®❖, wird zur Substitution bei schwerer renaler Anämie und bei der Hämodialyse eingesetzt. Bei der Behandlung kann sich ein Bluthochdruck manifestieren. Allergische Reaktionen und grippeähnliche Symptome können auftreten.

4.3 Prostaglandine und Derivate

Prostaglandin E_1 (PGE$_1$, Alprostadil) dient zur Behandlung der chronisch arteriellen Verschlußkrankheit bzw. der zeitweiligen Aufrechterhaltung des Ductus arteriosus Botalli bei Neugeborenen (Tab. 1).

Tabelle 1: Prostaglandine und Derivate

Bezeichnung	Handelspräparate
Prostaglandin E_1 (PGE$_1$, Alprostadil)	Prostavasin®❖, Minprog Päd®❖
Prostaglandin E_2 (PGE$_2$, Dinoproston)	Minprostin E_2®❖
Prostaglandin $F_2\alpha$ (PGF$_2\alpha$, Dinoprost)	Minprostin $F_2\alpha$®❖
Sulproston	Nalador®❖
Gemeprost	Cergem®❖
Misoprostol	Cytotec®❖

Prostaglandine E_2 (PGE$_2$, Dinoproston), Prostaglandin $F_2\alpha$ (PGF$_2\alpha$, Dinoprost) und die Derivate Sulproston und Gemeprost werden zur Geburtseinleitung durch Wehenauslösung, Abortauslösung oder Vorbereitung einer instrumentellen Uterusausschabung eingesetzt.

Misoprostol ist ebenfalls ein Prostaglandinderivat. Es wird in der Ulkustherapie benutzt und hat schützende Wirkung auf die Magenschleimhaut. So wird es zum Beispiel prophylaktisch bei magenschleimhautschädigenden Medikamenten wie z.B. Acetylsalicylsäure und Antirheumatika eingesetzt (Kapitel Ulkustherapeutika). Nebenwirkungen äußern sich in Durchfall, Übelkeit und Kopfschmerzen.

4.4 Serotonin-Agonisten und -Antagonisten

Der Serotoninagonist Sumatriptan (Imigran®❖) (wirksam am 5HT$_1$-Rezeptor) wird zur Behandlung akuter Migräneattacken eingesetzt. Übelkeit, Erbrechen, Hitze- und Druckgefühl, Muskelschmerzen sowie Schwindel und Müdigkeit können die Therapie begleiten.

Serotonin-Antagonisten an 5HT$_2$-Rezeptoren wie z.B. Methysergid (Deseril retard®❖), Pizotifen (Sandomigran®❖), Lisurid (Cuvalid®❖) werden ebenfalls zur Migränetherapie eingesetzt. Nebenwirkungen wie Schwindel, Brechreiz und Parästhesien (Fehlempfindungen wie »Kribbeln«, »Ameisenlaufen« und Schmerzen) können auftreten.

Ondansetron (Zofran®❖) und Topisetron (Navoban®❖) werden bei Zytostatika-induziertem Erbrechen eingesetzt und sind selektive 5HT$_3$-Antagonisten (Kapitel Antiemetika und Zytostatika). Nachteilig können Kopfschmerzen, Wärmegefühl und Oberbauchbeschwerden sein.

4.5 Kinin-Inhibitoren

Aprotinin in Trasylol®❖ und Antagosan®❖ hemmt die Kinin-Bildung und wird bei verschiedenen Schockformen, bei Verbrauchskoagulopathie (Mangel an Gerinnungsfaktoren) sowie zur Adhäsionsprophylaxe (Vermeidung von Verwachsungen) eingesetzt.

4.6 Antihistaminika

Während Histamin selbst keine therapeutische Bedeutung hat, spielen Antihistaminika bei der Behandlung von allergischen Reaktionen eine wichtige Rolle. Eine Allergie ist eine überschießende Immunantwort auf einen eigentlich schwachen Reiz (Antigen, z.B. Pollen, Fremdeiweiß oder Medikamente). Es entsteht ein Vielfaches an Antikörpern. Bei erneutem Kontakt mit dem Allergen kommt es zur Antigen-Antikörper-Reaktion mit Freisetzung u.a. von Histamin, Serotonin, Bradykinin, Prostaglandinen und Leukotrienen. Es entsteht ein Teufelskreislauf mit ungehemmter Histaminfreisetzung. Die Mediatoren, besonders das Histamin sind verantwortlich für die typischen Symptome einer Allergie (Abb. 4).

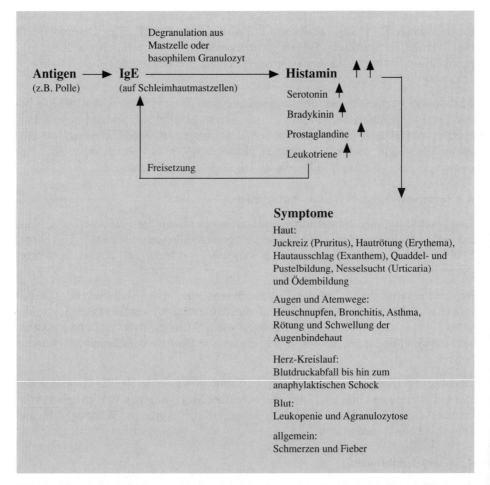

Abb. 4: Allergische Reaktionen, die durch Histamin und andere Botenstoffe ausgelöst werden.

4.6.1 H_1-Antihistaminika

Diese Antihistaminika blockieren nur die H_1-Rezeptoren und werden hauptsächlich bei allergischen Erkrankungen zur symptomatischen Therapie eingesetzt (s.o.).

Struktur

Die meisten H_1-Antihistaminika lassen sich auf eine Ethylendiamin-, Colamin- oder Propylamin-Struktur zurückführen (Tab. 2). Eine Aussage über die antihistaminischen Eigenschaften einer Substanz ist dadurch jedoch nicht möglich.

Die Arzneimittel werden hauptsächlich oral in Form von Tabletten, Tropfen oder Saft oder lokal als Salbe, Creme oder Gel eingesetzt. Die topische Anwendung der Antihistaminika ist allerdings in Bezug auf die Wirkung umstritten.

Azelasten (Allergodil®❖) ist ein Arzneistoff, der sowohl selektiv die H_1-Rezeptoren blockiert, gleichzeitig aber wie Ketotifen und Cromoglicinsäure die Freisetzung von Histamin aus den Mastzellen hemmt. Die nasale Applikation führt allerdings oft zu Nasenschleimhautreizungen.

Ein neues H_1-Antihistaminikum stellt Levocabastin (Livocarb®❖) dar, das zur Behandlung der allergischen Rhinitis bzw. Konjunktivitis Anwendung findet. Von der Struktur handelt es sich um ein Cyclohexylpiperidin-Derivat. Es wird lokal in Form von Augentropfen und Nasenspray appliziert, wobei es gelegentlich zu Reizungen der Schleimhäute kommen kann.

Anwendungen

Hauptsächlich werden die H_1-Antihistaminika bei allergischer Urtikaria, Heuschnupfen, Juckreiz, Arzneimittelallergie, Behandlung von Insektenstichen und Serumkrankheit eingesetzt. Ferner werden sie bei Sonnenbrand und anderen Verbrennungen lokal aufgetragen. Von Vorteil sind zudem spasmolytische und lokalanästhesierende Wirkungen.

Bei allergisch bedingtem Asthma werden sie mit anderen Substanzklassen kombiniert angewendet. Aufgrund der sedierenden Eigenschaft finden manche als Sedativa/Hypnotika Anwendung. Einige haben sich als Antiemetika bewährt (Kapitel Sedativa/Hypnotika und Kapitel Antiemetika).

Nebenwirkungen

> H_1-Antihistaminika können zu einer Sedierung führen, die die Reaktionsbereitschaft herabsetzt. Insbesondere Straßenverkehrsteilnehmer und Personen an Maschinenarbeitsplätzen sollten darauf hingewiesen werden. Bei den neueren Arzneimitteln wie Astemizol, Cetirizin, Loratadin und Terfenadin ist dieser Effekt weniger ausgeprägt.

Weitere Nebenwirkungen können Mundtrockenheit, Obstipation, Gewichtszunahme und Koordinationsstörungen sein.

Tabelle 2: Übersicht über H_1-Antihistaminika

Struktur-Typ	weitere Vertreter	
	Wirkstoff	Handelspräparate
Ethylendiamin-Typ	Meclozin	Bonamine®❖
		Calmonal®❖
Promethazin (Atosil®)		
Colamin-Typ	Diphenhydramin	Benadryl®
		Sediat®
	Dimenhydrinat	Superpep K®
		Vomex A®
	Doxylamin	Alsadorm®
		Hoggar N®
Chlorphenoxamin (Systral®)		
Propylamin-Typ	Brompheniramin	Dimegan®
Pheniramin (Avil®)		
Sonstige[1]:	Bamipin	Soventol®
	Clemastin	Tavegil®
	Dimetinden	Fenistil®
	Azatadin	Optimine®
	Loratadin	Lisino®❖
	Terfenadin	Teldane®
	Astemizol	Hismanal®
	Cetirizin	Zyrtec®❖
	Azelasten	Allergodil®❖[2]
	Levocabastin	Livocab®❖[2]

Struktur Ethylendiamin-Typ: Promethazin (Atosil®)

$H_2C - CH - N (CH_3)_2$ mit CH_3

Struktur Colamin-Typ: Chlorphenoxamin (Systral®)

$O - CH_2 - CH_2 - N (CH_3)_2$

Struktur Propylamin-Typ: Pheniramin (Avil®)

$CH - CH_2 - CH_2 - N (CH_3)_2$

[1] Die nicht einem der drei Typen zuordenbaren H_1-Antihistaminika besitzen kein allen gemeinsames Strukturmerkmal. Auf Formelabbildungen wurde daher verzichtet.

[2] Lokale Anwendung bei Rhinitis bzw. Konjunktivitis.

Wechselwirkungen

Alkohol verstärkt die sedierende Wirkung. Beruhigende Pharmaka wie z.B. Barbiturate und Neuroleptika verstärken ebenfalls die sedierende Wirkung.

Hinweise

Kombiniert werden manche H_1-Antihistaminika mit Coffein oder anderen stimulierenden Substanzen, um die zentral dämpfende Wirkung abzuschwächen. In der Allergietherapie werden sie oft mit den Glucocorticoiden kombiniert (Kombinationspräparat: Celestamine®❖ = Dexchlorphenamin + Betamethason).

Die Gabe von Calcium-Präparaten zur Membranstabilisierung und damit Verhinderung der Histamin-Freisetzung ist nicht erwiesen.

4.6.2 H_2-Antihistaminika

H_2-Antihistaminika, wie z.B. Cimetidin, Ranitidin und Famotidin blockieren die H_2-Rezeptoren und verhindern so die Histaminwirkung. Sie werden zur Ulkus- und Gastritistherapie eingesetzt (Kapitel »Ulkustherapeutika«).

4.6.3 Stoffe, die die Histaminfreisetzung verhindern

Cromoglicinsäure, ein Bischromon-Derivat ist per Definition kein Antihistaminikum. Es verhindert jedoch die Histaminfreisetzung aus den Mastzellen und eignet sich zur Dauertherapie bei Allergie. Es muß allerdings rechtzeitig gegeben werden, um die Histaminfreisetzung zu verhindern. Es wird hauptsächlich als Dosieraerosol, Pulver oder Lösung zur Inhalation bei Heuschnupfen und allergisch bedingtem Asthma eingesetzt.

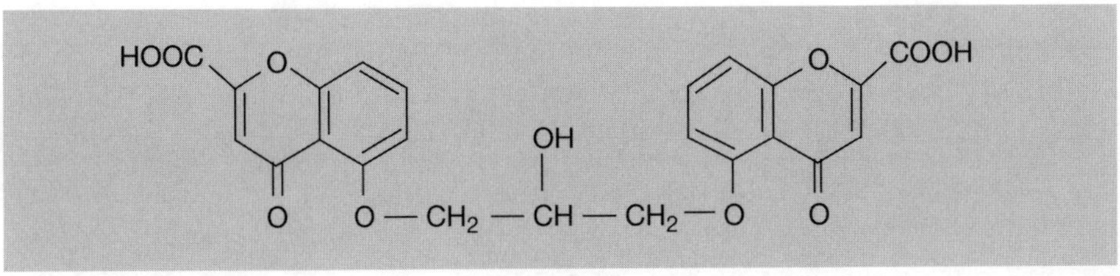

Abb. 6: Cromoglicinsäure

Präparate mit Cromoglicinsäure sind Intal®, Lomupren®, Opticrom®, Vividrin®. Ähnlich wirkende Arzneistoffe sind beispielsweise Nedocromil (Tilade®❖), Ketotifen (Zaditen®❖).

Fragen zur Lernkontrolle

1. Wie sind Gewebshormone definiert?
2. Welche Wirkungen entfaltet das Gewebshormon Histamin?
3. Definieren Sie Antihistaminika!
4. Nennen Sie Antihistaminika. Welche Nebenwirkungen können auftreten?
5. Mit welchen anderen Arzneimitteln zusammen führen Antihistaminika zu Wechselwirkungen?
6. Welche Substanzen können die Histaminfreisetzung verhindern?
7. Nennen Sie Indikationen für Serotonin-Antagonisten!
8. Welche Prostaglandin-Präparate kennen Sie und wofür werden diese eingesetzt?

Der Verdauungstrakt

C. Groth-Tonberge

1. Anatomische und physiologische Grundbemerkungen

Aufgabe der Verdauung ist es, die Nahrung in geeignete Bestandteile umzusetzen, die vom Körper aufgenommen werden können. Sie wird sowohl nerval als auch hormonal gesteuert. Am Verdauungsprozeß beteiligte Organe sind Mundhöhle, Schlund (Pharynx), Speiseröhre (Ösophagus), Magen, Dünndarm, Dickdarm sowie Leber und Bauchspeicheldrüse (Pankreas) (Abb.1).

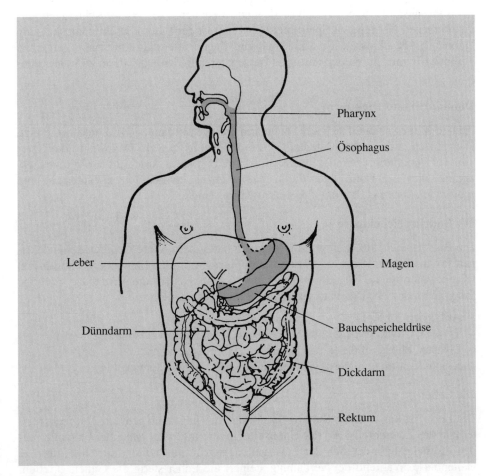

Abb. 1: Übersicht über die Verdauungsorgane

Der Nahrungstransport

Die Verdauung beginnt bereits im Mund durch Zerkleinerung und Einspeichelung der Nahrung. Durch den Schlund gelangt der eingespeichelte Bissen in die Speiseröhre. Durch fortschreitende Kontraktion der ringförmigen Muskulatur in der Speiseröhre wird der Bissen zum Magen transportiert.

Der Magen

Im Magen wird der Hauptteil der Verdauung geleistet. Im Epithel der Magenschleimhaut sitzen magensaftproduzierende Drüsen. Im Bereich des Mageneingangs produzieren sie nur Schleim. In tiefergelegenen Magenregionen bilden verschiedene Drüsenzellarten Schleim, proteolytische Enzyme (Pepsinogen, Kathepsin, Labferment bei Säuglingen) sowie Salzsäure. Insgesamt sezernieren die Magendrüsen täglich 2 bis 3 Liter Magensaft. Spezielle Zellen in dem Gebiet vor dem Magenausgang bilden sogenannte Gastrine, die ebenfalls zur Verdauung benötigt werden.

Im leeren Zustand ist die glatte Muskulatur des Magens kontrahiert. Sie erschlafft bei Nahrungsaufnahme, um sich ausdehnen zu können. Zur Durchmischung der aufgenommenen Nahrung zu Speisebrei (Chymus) ist der Pylorus (Schließmuskel zum Dünndarm) geschlossen. Er öffnet sich zur Magenentleerung kurzfristig, um einen Teil des Chymus durch peristaltische Bewegungen in den Dünndarm zu transportieren.

Dünndarm und Dickdarm

An den Magen schließt sich der Dünndarm an. Die Verdauung wird hier fortgesetzt. Hier spielen sich auch größtenteils Resorptionsvorgänge ab. Das Ileum, der letzte Teil des Dünndarms, mündet in den Dickdarm. In diesem Abschnitt der Verdauungsorgane wird der Darminhalt durch Wasserentzug zu den Fäzes eingedickt und schließlich über das Rektum (Mastdarm) ausgeschieden.

Die Bauchspeicheldrüse

Die Bauchspeicheldrüse liegt im Oberbauch hinter dem Magen. Neben der endokrinen Produktion der Hormone Insulin und Glucagon in den Langerhansschen Inseln (Kapitel Hormonale Regelkreise) werden im Pankreas für die Verdauung wichtige Enzyme produziert. Das Pankreassekret enthält vor allem:

– Amylasen zur Kohlenhydratspaltung,
– Trypsin, Chymotrypsin und Carboxypeptidasen zur Eiweißspaltung,
– Lipasen, Phospholipasen und Esterasen zur Fettspaltung,
– Ribonukleasen und Desoxyribonukleasen zur Nukleinsäurespaltung.

Die Leber

Die Leber ist das zentrale Stoffwechselorgan. Sie liegt zum größten Teil rechts unterhalb des Zwerchfells. An der Unterseite, in unmittelbarer Nähe der blutzuführenden Pfortader befindet sich der Lebergallengang. In ihn mündet die birnenförmige Gallenblase. Während der Verdauung steigert die Leber stetig die Gallensekretion. In diesem Zusammenhang ist die Leber somit als Drüse anzusehen. Die Gallenflüssigkeit besteht aus Gallensäuren, Cholesterol, Phospholipiden und Enzymen, die alle zur Verdauung beitragen.

2. Pathophysiologische Grundbemerkungen

Es gibt zahlreiche Erkrankungen, die die normalen Abläufe im Verdauungstrakt behindern. Sie ergeben sich aus Schädigungen der Magen- und Darmschleimhaut und Störungen in der Magen- und Darmmotilität. Im einzelnen sind zu nennen: Gastritis und Ulcus, Morbus Crohn, Erbrechen, Obstipation und Diarrhoe. Darüber hinaus kann eine unzureichende Verdauung auf einen Mangel an Verdauungsenzymen zurückgeführt werden.

Gastritis- und Ulkustherapeutika

C. Groth-Tonberge

Unter Gastritis versteht man eine Entzündung der Magenschleimhaut, die durch Nahrungskarenz und Ausschaltung der Noxen ausheilt. Handelt es sich um eine erosive Form der Gastritis, ist wie beim Ulkus (s.u.) zu behandeln. Im folgenden ist deshalb die Gastritis nicht mehr gesondert erwähnt. Ulkustherapeutika sind Arzneimittel zur Heilung bzw. Linderung von Magen- (Ulcus ventriculi) und Zwölffingerdarmgeschwüren (Ulcus duodeni).

1. (Patho-)physiologie der Ulkusentstehung

Geschwüre im Magen- und Zwölffingerdarmbereich entstehen, wenn die Mechanismen zum Schutz von Magen- und Zwölffingerdarmschleimhaut (ausreichende Schleimproduktion, unverletzte Magenschleimhaut) versagen (Abb. 1). Kann der Magenschleim seine Schutzfunktion nicht mehr ausreichend ausüben, greift die Magensäure die Schleimhaut des Magens und des Zwölffingerdarms an.

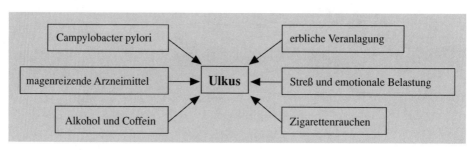

Abb. 1: Die Ulkusentstehung begünstigende Faktoren

Etwa jeder zehnte Bundesbürger erkrankt mindestens einmal an einem derartigen Ulkus. Begünstigende Faktoren für die Ulkusentstehung sind:

– erbliche Veranlagung,
– häufige Streßsituationen und emotionale Belastungen,
– Zigarettenrauchen, Nicotin ist ein »Säurelocker«; Rauchen hemmt zudem den Heilungsvorgang,
– übermäßiger Genuß alkohol- und coffeinhaltiger Getränke, vor allem Kaffee,
– Einnahme von magenreizenden Arzneimitteln, z.B. Acetylsalicylsäure und andere nicht-steroidale Antirheumatika.

– Auch das Vorhandensein des Bakteriums Campylobacter (Heliobacter) pylori im Bereich des Magenantrum spielt bei der Ulkuserkrankung eine Rolle.

2. Medikamentöse Behandlung des Ulkus

Die medikamentöse Ulkusbehandlung zielt auf die beschleunigte Ulkusabheilung ab. Auch zur Ulkusprophylaxe auf Intensivstationen oder vor Operationen werden ulkushemmende Therapeutika wie Antacida, Sucralfat (Ulcogant®) u.a. angewendet. Bei Nachweis des Bakteriums Campylobacter pylori wird heute häufig eine zusätzliche antibiotische Therapie versucht.

Die Magensäure soll reduziert werden. Das ist besonders wichtig, wenn nach Verdauung von Speisen bzw. in der Nacht im leeren Magen die Säurekonzentration hoch ist und dann die Magenschleimhaut geschädigt würde.

Ferner ist wichtig, die vorne genannten Noxen konsequent zu meiden. Auch sollten große, schwere Mahlzeiten durch mehrere kleine – auf den Tag verteilt – ersetzt werden.

Zur Anwendung kommen auch pflanzliche Arzneistoffe meist in Form von Tee oder Tropfen. Hier ist besonders die Kamille zu nennen: Sie wirkt durch enthaltenes Chamazulen und Bisabolol antiphlogistisch und spasmolytisch. Ähnlich wirkt der Süßholzsaft (Succus liquiritiae) oder die Süßholzwurzel als Aufguß. Auch Pfefferminze hat antiseptische und spasmolytische Eigenschaften. Präparatebeispiele sind Iberogast® Tropfen, Carvomin® Tropfen, Solu-Ventan® Magentee u.a.

3. Arzneimittelgruppen zur Ulkustherapie

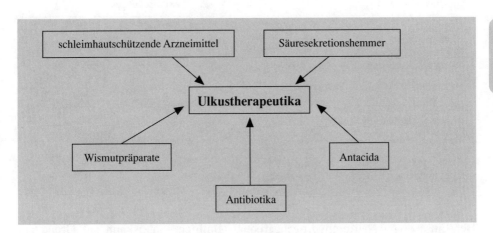

Übersicht

4. Arzneimittel zur Ulkustherapie

4.1 Antacida

Antacida sind Medikamente zur Neutralisation der Magensäure. Sie enthalten meist Magnesium und/oder Aluminium als Hydroxid-, Silikat- oder Carbonatverbindungen, seltener Natrium- bzw. Calciumverbindungen. Sie binden oder neutralisieren Wasserstoffionen und senken so die Konzentration der Salzsäure. In Form von Gelen und Suspensionen, also feinverteilt, wirken Antacida länger neutralisierend als in Tablettenform.

Antacida werden ein bis zwei Stunden nach der Nahrungsaufnahme und vor dem Schlafengehen eingenommen, um zunächst die puffernde Wirkung der Mahlzeiten auszunützen.

Ein weiteres Einsatzgebiet der Antacida neben Gastritis und Ulkus ist die Refluxösophagitis, eine Entzündung der Speiseröhrenschleimhaut bedingt durch Rückfluß von Magensaft. Die häufigsten Symptome sind Sodbrennen, saures Aufstoßen und Brennen beim Schlucken. Die unkomplizierten Formen heilen mit Hilfe einer Diät (kein Alkohol, kein Nicotin, eiweiß- und fettarme Kost), Antacida oder H_2-Blocker (s.u.) aus. Ferner werden Antacida weitverbreitet bei ernährungsbedingtem Auftreten von Sodbrennen (durch fettreiche Kost, Alkohol und Nicotin) eingesetzt. Hier spielen sie im Handverkauf eine große Rolle.

Tabelle 1: Antacida

enthaltene Bestandteile	Handelspräparate
Alginsäure Aluminiumhydroxid Magnesiumtrisilikat Natriumhydrogencarbonat	Gaviscon®
Magnesium-Aluminiumsilikathydrat	Gelusil®
Magnesiumhydroxidgel Aluminiumhydroxidgel	Maaloxan®
Aluminium-Magnesiumhydroxid-Sulfathydrat	Riopan®
Aluminiumhyroxidgel Calciumcarbonat	Solugastril®

Der Einsatz von Natriumhydrogencarbonat (Bullrich®-Salz) kann auf Grund der starken CO_2-Entwicklung, die in extremen Fällen zur Magenruptur führen kann, nicht empfohlen werden. Manche Kombinationen enthalten zusätzlich Milchpulver. Ihre Wirkung soll länger andauern und einen zusätzlichen Schleimhautschutz bieten (z.B. Gelusil® lac).

Nebenwirkungen

Während aluminiumhaltige Präparate schwach obstipierend wirken, kommt es durch magnesiumhaltige Präparate zu Durchfällen. Bei Kombinationspräparaten aus beiden bleiben diese Nebenwirkungen aus. Carbonathaltige Präparate führen zu Blähungen. Durch langdauernde Anwendung Magnesium-Aluminiumsilikat-haltiger Antacida (z.B. Gelusil®) muß mit der Bildung silikathaltiger Nierensteine gerechnet werden.

Interaktionen

Antacida beeinträchtigen die Resorption anderer Arzneistoffe z.B. der Tetracycline, H_2-Blocker, oralen Antikoagulantien, Digoxin und Chinolone (Gyrasehemmer). Deshalb sollten solche Arzneimittel rund zwei bis drei Stunden zeitversetzt eingenommen werden.

4.2 Säuresekretionshemmende Arzneimittel

Die Säuresekretion wird durch das körpereigene Gewebshormon Histamin und den Überträgerstoff Acetylcholin angeregt und gesteuert. Die Tabelle 2 gibt eine Übersicht über die säuresekretionshemmenden Arzneimittel:

Tabelle 2: Säuresekretionshemmende Arzneimittel

Wirkstoffgruppe	Wirkstoff	Handelspräparate
H_2-Rezeptorenblocker	Cimetidin	Tagamet®❖
	Ranitidin	Sostril®❖, Zantic®❖
	Famotidin	Pepdul®❖
	Nizatidin	Nizax®❖
	Roxatidin	Roxit®❖
Parasympatholytika	Pirenzipin	Gastrozepin®❖, Gastrocur®❖
»Protonenpumpenhemmer«	Omeprazol	Antra®❖
	Lansoprazol	Agopton®❖

4.2.1 H_2-Rezeptorenblocker (H_2-Antihistaminika)

Sie blockieren die H_2-Rezeptoren des Histamins an den Belegzellen der Magenschleimhaut und hemmen so die durch Histamin induzierte Säuresekretion. Die kompetitive Verdrängung des Histamins von seinem Rezeptor durch H_2-Antagonisten wird zurückgeführt auf strukturelle Ähnlichkeiten zwischen Agonist (Histamin) und Antagonist, wobei die Seitenketten variiert werden (Abb. 2).

H_2-Blocker werden nicht gemeinsam mit Antacida eingenommen, sondern zwei bis drei Stunden zeitlich versetzt. Wichtig ist eine Gabe vor dem Schlafengehen. Nach Abheilung (endoskopische Kontrolle) kann die Dosierung halbiert werden.

4.2.2 Parasympatholytika (Anticholinergika)

Sie wirken durch spezifische Hemmung der Acetylcholinrezeptoren im Magen, wodurch die Salzsäure- und Pepsinogensekretion unterdrückt wird. Ein Präparatebei-

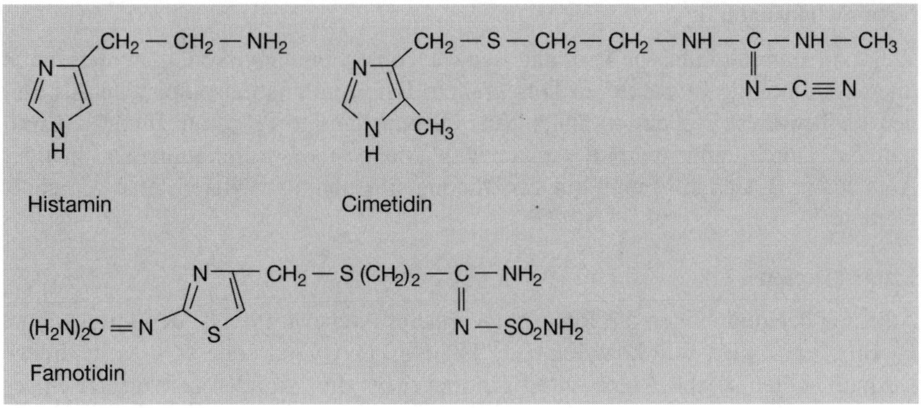

Abb. 2: Strukturformel von Histamin, Cimetidin und Famotidin

spiel ist Pirenzepin (z.B. Gastrozepin®❖). Parasympatholytika wie Atropin erreichen in therapeutisch vertretbaren Dosen diesen Effekt nicht.

Nebenwirkungen

Bei Gastrozepin®❖ können Mundtrockenheit und Sehstörungen als Nebenwirkungen auftreten, da Pirenzepin seine parasympatholytische Wirkung zwar vorwiegend, aber nicht ausschließlich im Magen entfaltet.

4.2.3 »Protonenpumpenhemmer« (H^+/K^+-ATPase-Blocker)

Sie blockieren irreversibel das Enzym H^+/K^+-ATPase, das den Transport der für die Salzsäurebildung notwendigen Wasserstoffionen aus den Belegzellen in das Magenlumen katalysiert. Beispiele sind die Wirkstoffe Omeprazol (Antra®❖) und Lansoprazol (Agopton®❖). Dies ist die intensivste Möglichkeit zur Unterdrückung der Salzsäuresekretion.

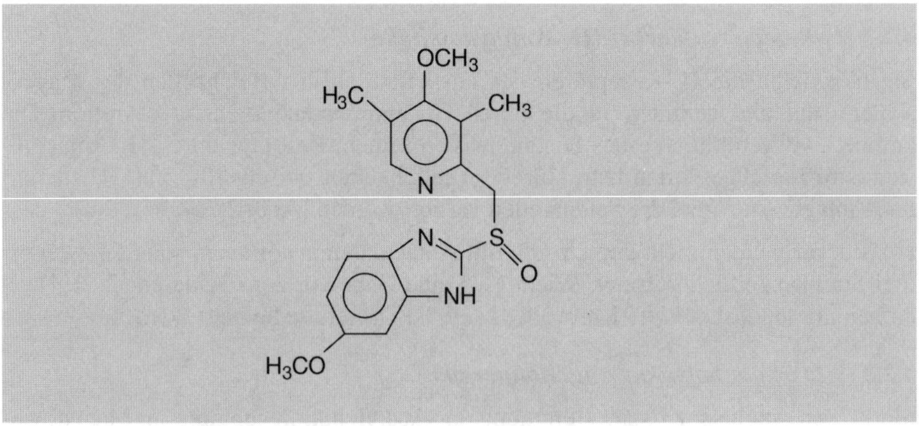

Abb. 3: Strukturformel von Omeprazol

Omeprazol ist ein Prodrug, das über eine Zwischenstufe in die eigentliche Wirkform umgwandelt wird. Diese reagiert irreversibel mit dem Enzym, d.h. nur durch Neubildung ist eine Regeneration des Enzyms möglich. Die Langzeittherapie durch totale Säureunterdrückung ist allerdings problematisch (Ansiedlung von Bakterien im Magen-Darm-Bereich). Gastritis und Ulkus-therapeu-tika

Wechselwirkungen

Verzögerung der Ausscheidung von Diazepam, Warfarin und Phenytoin.

4.3 Wismuthaltige Präparate

Wismutsalze hemmen das Wachstum des Bakteriums Campylobacter pylori, das bei der Entstehung eines Ulkus beteiligt ist. Sie wirken weiterhin adstringierend und bilden mit Proteinen einen Schutzfilm auf der Schleimhaut. Deshalb werden wismuthaltige Präparate, hauptsächlich bei unspezifischen entzündlichen Magen- und Darmerkrankungen eingesetzt. Es sollen nach Wismuttherapien weniger Rezidive auftreten als nach anderen Therapien. Zu beachten ist aber die Gefahr einer Wismutintoxikation, weshalb nach einer Behandlungsphase von vier bis acht Wochen eine mindestens 12 Wochen dauernde Therapiepause einzuhalten ist. Handelspräparate sind: Bismofalk®❖, Campylotec®❖, Jatrox®❖, Telen®❖, Ulcunel-Bismuth®❖, Ulkowis®❖, Ultin®❖. Sie enthalten meist basisch reagierende Wismutsalze und Komplexe.

Nebenwirkungen

Es können Übelkeit und Erbrechen auftreten. Unter der Therapie tritt eine unbedenkliche Schwarzfärbung des Stuhls auf.

4.4 Schleimhautschützende Präparate

4.4.1 Sucralfat

Der Wirkstoff von Ulcogant®, Sucralfat ist ein basisches Aluminiumsaccharosesulfat. Er lagert sich an die Ulkusoberfläche gleichsam wie ein Schutzfilm an und verhindert einen weiteren Angriff von Magensäure, Pepsin und Galle (lokaler Schleimhautschutz). Sowohl Ulcus ventriculi, als auch Ulcus duodeni heilen schneller ab. Als Nebenwirkung kann es zu Obstipation kommen.

4.4.2 Panthenol

Bepanthen® mit dem Wirkstoff Panthenol wirkt ebenfalls schützend auf die Magenschleimhaut. Neben Tabletten wird auch eine Lösung für die sogenannte Rollkur angeboten.

4.4.3 Misoprostol

Misoprostol (Cytotec®❖) ist zur Zeit das einzige Prostaglandin E-Derivat auf dem Markt, das für die Ulkustherapie verwendet wird. Cytotec®❖ stimuliert die Schleimbildung und fördert die Durchblutung der Magenschleimhaut. Ferner wird die Sekre-

GASTRITIS
UND ULKUS-
THERAPEU-
TIKA

tion von säureneutralisierendem Hydrogencarbonat gesteigert. Als Nebenwirkung können Durchfälle und Krämpfe im Magen-Darm-Trakt auftreten. Bei Schwangeren ist es auf Grund der abortiven Wirkung kontraindiziert.

Fragen zur Lernkontrolle

1. Welche verschiedenen Arzneimittelgruppen zur Ulkusbehandlung gibt es?
2. Auf welche Art und Weise wirken Antacida?
3. Welche Neben- und Wechselwirkungen verursachen Antacida?
   - In welchem zeitlichen Abstand zu Mahlzeiten sollten sie eingenommen werden?
4. In welche Untergruppen können die säuresekretionshemmenden Arzneimittel eingeteilt werden?
5. Wie wirken die schleimhautschützenden Präparate zur Ulkusbehandlung?
   - Welche wurden besprochen?
6. Was ist bei der Therapie mit Wismutpräparaten zu beachten?

Arzneimittel zur Behandlung des Morbus Crohn

C. Groth-Tonberge

Als Morbus Crohn bezeichnet man eine chronische Entzündung der Darmwand. Die Ursache des Morbus Crohn ist unklar. Es werden verschiedene Faktoren diskutiert. Die Entzündung kann in allen Abschnitten des Magen-Darm-Traktes auftreten, am häufigsten tritt sie aber im unteren Dünndarmbereich und im Dickdarm auf.

Eine eindeutige Diagnose ist schwierig, vor allem die Abgrenzung zur Colitis ulcerosa, einer chronisch-rezidivierenden Schleimhautentzündung des Dickdarms. Die Symptome sind Durchfälle, Erbrechen, Übelkeit und kolikartige Schmerzen im Unterbauch. Häufiges Symptom zu Beginn der Erkrankung sind Analfisteln (bei Colitis ulcerosa fehlen sie).

1. Medikamentöse Behandlung des Morbus Crohn

Die medikamentöse Therapie richtet sich nach dem befallenen Darmabschnitt und nach der Schwere des Schubs. Bei Befall des Dünndarms und im akuten Schub empfiehlt sich die Gabe von hochdosiertem Corticosteroid (z.B. Prednisolon). Ist überwiegend der Dickdarm betroffen, behandelt man mit Sulfasalazin (Salazosulfapyridin) (z.B. Azulfidine®❖) oder mit der aus diesem Prodrug entstehenden 5-Aminosalicylsäure (Mesalazin) (z.B. Salofalk®❖). In der schweren, akuten Phase werden zusätzlich Corticosteroide verabreicht. Mittel der zweiten Wahl ist auf Grund der häufigen Nebenwirkungen und vermuteter karzinogener und mutagener Eigenschaften Metronidazol (z.B. Clont®❖). Die medikamentöse Langzeitprophylaxe mit den genannten Arzneimitteln ist nach wie vor unbefriedigend.

HOOC
HO—⟨O⟩—N=N—⟨O⟩—SO₂—NH—⟨O⟩
                                    N

Salazosulfapyridin

HOOC
HO—⟨O⟩—NH₂

5-Aminosalicylsäure

H₂N—⟨O⟩—SO₂—NH—⟨O⟩
                         N

Sulfapyridin

ARZNEIMIT-
TEL ZUR BE-
HANDLUNG
DES MORBUS
CROHN

Nebenwirkungen sind Diarrhoe und Überempfindlichkeitsreaktionen gegen Salicylate.

Während der chronischen Phase ist eine auf den Patienten zugeschnittene Diät zu empfehlen, die unverträgliche Nahrungsbestandteile meidet und eventuelle Mangelzustände ausgleicht. Im akuten Stadium sollte je nach Schweregrad parenteral ernährt werden, oder eine im oberen Darmbereich vollständig resorbierbare Nahrung verabreicht werden, die den unteren Darmabschnitt entlastet. Hierzu eignet sich die sogenannte Astronautenkost (z.B. Precitene®).

Fragen zur Lernkontrolle

1. In welchen Fällen ist der Einsatz von Corticosteroiden unumgänglich?
2. Welche Art der Ernährung eignet sich für die Patienten im akuten Stadium der Erkrankung?
3. Was versteht man unter einem Prodrug?

Verdauungsenzyme enthaltende Arzneimittel

J. Heni

Enzyme (Fermente) sind Eiweißkörper (Proteine), die im Organismus als Katalysatoren bei chemischen Reaktionen wirken und damit für den Abbau, Umbau und die Synthese von Substanzen verantwortlich sind. Jedes Enzym katalysiert nur eine ganz bestimmte Reaktion (Wirkungsspezifität), z.B. die Abspaltung eines Glucosemoleküls oder die Anheftung eines Phosphorsäurerestes an ein Molekül. Einige Enzyme besitzen neben dem Eiweißkörper noch andere Bestandteile. In diesem Falle bezeichnet man den Proteinteil als Apoenzym, den eiweißfreien Bestandteil als Coenzym. Wichtige Coenzyme sind z.B. bestimmte Vitamine. Als Cofaktoren bezeichnet man Metallionen, die für die Enzymwirkung benötigt werden.

Begriffs-erklärung

1. (Patho-)physiologische Grundlagen

Bei der Verdauung spielen die Enzyme des Mundspeichels, des Magens und der Bauchspeicheldrüse (Pankreas) eine wichtige Rolle:

- Durch sogenannte α-Amylasen des Mundspeichels und des Pankreassaftes werden die Kohlenhydrate (u.a. Stärke) in kleinere Bruchstücke gespalten, die im Dünndarm zu den resorbierbaren Monosacchariden, wie z.B. Glucose, abgebaut werden.

- Eiweißmoleküle (Proteine) werden durch Proteinasen gespalten. Wichtige Proteinasen sind z.B. das Pepsin des Magensaftes und das Chymotrypsin und das Trypsin des Pankreassaftes.

- Fette (Lipide) werden durch Lipasen abgebaut. Auch bei der Fettverdauung stellt das Pankreas die wichtigsten Enzyme zur Verfügung. So z.B. ist die Phospholipase A für die Abspaltung von Lecithin von der Fettsäurekomponente verantwortlich.

Verdauungsstörungen als Folge einer eingeschränkten Funktion der Bauchspeicheldrüse äußern sich z.B. in Form von Gewichtsverlust, Fettstühlen und Muskelschwund. Ursachen einer eingeschränkten Funktion der Bauchspeicheldrüse sind z.B. eine Pankreatitis oder ein Pankreaskarzinom, die sich in einer exokrinen Pankreasinsuffizienz äußern können.

2. Medikamentöse Gabe von Verdauungsenzymen

Bei den oben genannten Indikationen ist die medikamentöse Gabe von Verdauungsenzymen indiziert. Dabei ist es wichtig, daß die Enzyme in einer ausreichend hohen

VERDAU-
UNGSENZYME
ENTHAL-
TENDE
ARZNEI-
MITTEL

Dosierung eingenommen werden. Folgende Dosierungen werden bei der Substitutionstherapie bei totalem Pankreasausfall pro Mahlzeit empfohlen:

– Amylasen: 30.000 bis 60.000 F.I.P.-Einheiten (F.I.P. = Fédération Internationale Pharmaceutique; die F.I.P.-Einheiten entsprechen den Einheiten des Europäischen Arzneibuches),
– Proteasen: 2.500 bis 5.000 F.I.P.-Einheiten,
– Lipasen: 40.000 bis 80.000 F.I.P.-Einheiten.

Vielfach wird die Dosierung der Pankreasenzyme in »g Pankreatin« (standardisiertem Pankreasextrakt) angegeben. Die oben erwähnten Dosierungen der einzelnen Enzymgruppen entsprechen dabei 1 bis 2 g Pankreatin.

3. Arzneimittel/Arzneimittelgruppen

Für die Enzymsubstitutionstherapie können Arzneimittel zur Substitution von Magensaftenzymen (Pepsin, Acida) und zur Substitution von Pankreasenzymen unterschieden werden.

4. Präparate zur Enzymsubstitution

4.1 Substitution von Pepsin

Die Präparate in dieser Gruppe enthalten neben dem Pepsin, einer Proteinase, noch andere Zusätze, die über eine Erniedrigung des Magensaft-pH zu einer Verbesserung der Verdauung führen sollen. Diese Präparate werden deshalb auch Acida genannt. Solche Zusätze sind z.B. Citronensäure und Glutaminsäure. Präparatebeispiele sind Citropepsin®, Pansan® und Pepsaldra®.

4.2 Substitution von Pankreasenzymen

Diese Enzymsubstitutionspräparate enthalten in der Regel Mischungen verschiedener Amylasen, Proteasen und Lipasen. Vielfach werden diese Präparate aus standardisiertem, getrocknetem Schweinepankreas hergestellt. Handelspräparate sind z.B. Cotazym®, Kreon®, Nutrizym®, Pankreon® und Panzynorm®.

Fragen zur Lernkontrolle

1. Welche Aufgaben haben Enzyme grundsätzlich im Organismus?
2. Was versteht man unter der Wirkungsspezifität von Enzymen?
3. Was versteht man unter den Begriffen Apoenzym und Coenzym?
4. Wie werden die Enzyme genannt, die verantwortlich sind für die Spaltung von:
   – Kohlenhydraten
   – Fetten
   – Proteinen

5. Wie hoch müssen die Pankreasenzyme pro Mahlzeit dosiert werden, um bei einem totalen Ausfall der exokrinen Pankreasfunktion Verdauungsstörungen zu vermeiden?
   – Amylasen
   – Lipasen
   – Proteinasen
6. Was verstehen Sie unter dem Begriff »Acida«?

VERDAU-
UNGSENZYME
ENTHAL-
TENDE
ARZNEI-
MITTEL

Antiemetika

J. Heni

Begriffs-erklärung

Antiemetika sind Arzneimittel zur Prophylaxe und Therapie von Übelkeit und Brechreiz (Nausea) sowie von Erbrechen (Emesis).

1. Ursachen und Folgen des Erbrechens

Ursachen

Erbrechen und Übelkeit können ausgelöst werden durch afferente Impulse aus dem oberen Verdauungstrakt auf das Brechzentrum im verlängerten Rückenmark (Medulla oblongata), durch Reizung des Gleichgewichtsorgans (Seekrankheit!) oder durch Erregung bestimmter Chemorezeptoren in der Medulla oblongata.

Mögliche Ursachen von Erbrechen sind:

– Reisekrankheit (Kinetose),
– Schwangerschaft (Schwangerschaftserbrechen = Hyperemesis gravidarum),
– Zytostatikabehandlung (stark emetogen wirkt z.B. Cisplatin) und Strahlentherapie,
– erhöhter Hirndruck, z.B. infolge eines Hirnödems, eines Hirntumors oder einer Gehirnerschütterung,
– Störungen im Gastrointestinaltrakt, z.B. Entleerungsstörungen des Magens,
– bestimmte Medikamente, z.B. im Zusammenhang mit einer Narkose (Lachgas und Opiate).

Gesundheitliche Konsequenzen

Längeres und häufigeres Erbrechen kann zu gefährlichen Störungen des Wasser- und Elektrolythaushaltes führen. Primär müssen in diesem Fall Wasser und Elektrolyte (ggf. parenteral) korrigierend substituiert werden.

2. Medikamentöse Therapie des Erbrechens

An der Entstehung von Übelkeit und Erbrechen sind u.a. die physiologischen Substanzen Acetylcholin, Histamin, Dopamin und Serotonin beteiligt. Dementsprechend können Antagonisten dieser Substanzen als Antiemetika eingesetzt werden.

3. Arzneimittel/Arzneimittelgruppen

Die Antiemetika können in folgende Wirkstoffgruppen eingeteilt werden:

- Anticholinergika,
- Antihistaminika,
- Dopaminantagonisten,
- Serotoninantagonisten,
- Steroidhormone.

4. Antiemetika

4.1 Anticholinergika

Scopolamin (Scopoderm TTS®❖) wird aufgrund seiner schlechten peroralen Bioverfügbarkeit in Form eines transdermalen therapeutischen Systems (Pflaster, das ununterbrochen Wirkstoff freigibt) eingesetzt. Das Pflaster kann hinter das Ohr geklebt werden und wird zur Vorbeugung gegen Reisekrankheit angewendet.

4.2 Antihistaminika

Antihistaminika, sogenannte H_1-Blocker, wie Dimenhydrinat (z.B. Superpep®, Vomex A®), Diphenhydramin (Emesan®), oder Meclozin (z.B. Bonamine®❖, Peremesin®❖ und Postafen®❖) besitzen neben einer sedierenden Wirkung auch eine antiemetische Wirkung und eignen sich vor allem zur Therapie der Reisekrankheit. Sie greifen im ZNS an. Nebenwirkungen der Einnahme von Antihistaminika sind u.a. Mundtrockenheit, Müdigkeit und Einschränkung des Reaktionsvermögens, was vor allem in Straßenverkehr und bei der Bedienung von Maschinen beachtet werden muß.

4.3 Dopaminantagonisten

4.3.1 Neuroleptika vom Phenothiazin-Typ

Die Neuroleptika Triflupromazin (Psyquil®❖), Chlorpromazin (Megaphen®❖) und Promethazin (Atosil®❖) entfalten ihre antiemetische Wirkung über einen Dopaminantagonismus (Tab. 1). Sie werden bei Schwangerschaftserbrechen unter strenger Indikationsstellung eingesetzt. Ihre Nebenwirkungen sind u.a. extrapyramidal-motorische Störungen, wie Muskelverkrampfungen besonders im Hals-, Kopf- und Schulterbereich, Akathisie = Unvermögen, ruhig zu sitzen, ständiger Drang zu Bewegungen (siehe Kapitel Psychopharmaka – Neuroleptika).

4.3.2 Sonstige Dopaminantagonisten

Weitere Dopaminantagonisten sind Metoclopramid (duraclamid®❖, Gastrosil®❖ und Paspertin®❖), Bromoprid (Cascapride®❖, Viaben®❖), Domperidon (Motilium®❖) und Cisparid (Alimix®❖, Propulsin®❖). Diese Wirkstoffe sind bei Kinetosen weniger wirksam. Sie fördern über eine Blockade von Dopaminrezeptoren die Magenmotilität. Deshalb werden sie vor allem zur Beschleunigung der Magenentleerung z.B.

bei Magengeschwür, nach einer Operation und bei funktionellen Magen-Darm-Störungen gegeben. Cisaprid wirkt auch auf das Kolon motilitätssteigernd.

Alizaprid (Vergentan®✧), ebenfalls ein Dopaminantagonist, ist bei Übelkeit und Erbrechen während der Zytostatikatherapie, nach Röntgenbestrahlung (Strahlenkater) und bei prä- und postoperativem Erbrechen indiziert.

Präparate

Tabelle 1: Antiemetika

Wirkstoffgruppe	Wirkstoff	Handelspräparate
Anticholinergika	Scopolamin	Scopoderm TTS®✧
Antihistaminika	Dimenhydrinat Diphenhydramin Meclozin	Superpep®, Vomex A® Emesan®✧ Bonamine®✧, Peremesin®✧, Postafen®✧
Dopaminantagonisten Neuroleptika	Triflupromazin Chlorpromazin Promethazin Alizaprid	Psyquil®✧ Megaphen®✧ Atosil®✧ Vergentan®✧
Sonstige	Metoclopramid Bromoprid Domperidon Cisaprid	duraclamid®✧, Gastrosil®✧, Paspertin®✧ Cascapride®✧, Viaben®✧ Motilium®✧ Alimix®✧, Propulsin®✧
Serotoninantagonisten	Ondansetron Tropisetron	Zofran®✧ Navoban®✧
Steroidhormone	Dexamethason	Fortecortin®✧

4.4 Serotoninantagonisten

Der Neurotransmitter Serotonin ist maßgeblich an dem durch Zytostatika induzierten Erbrechen beteiligt. Ondansetron (Zofran®✧) ist ein Antagonist bestimmter peripherer und zentraler Serotoninrezeptoren (5-HT$_3$-Rezeptoren) und wirkt dadurch sehr stark antiemetisch. Zofran®✧ ist zugelassen zur Behandlung und Prophylaxe von zytostatika- und strahleninduziertem Erbrechen, wo es sehr gute Ergebnisse zeigte. Ein weiteres Präparat aus der Reihe der Serotoninantagonisten ist Tropisetron (Navoban®✧).

4.5 Steroidhormone

Steroidhormone, wie Dexamethason (z.B. Fortecortin®✧), wirken in hoher Dosierung antiemetisch. Sie werden in Kombination mit Metoclopramid und dem Serotoninantagonisten Ondansetron bei zytostatikabedingter Übelkeit und Erbrechen eingesetzt (siehe Kapitel Glucocorticoide).

4.6 Einschränkung der Antiemetikaanwendung

Während des ersten Trimenons der Schwangerschaft ist generell Vorsicht im Umgang mit Medikamenten geboten. In diesem Zeitraum werden beim wachsenden Or-

ganismus alle Organe angelegt und potentiell teratogene Arzneimittel können in die- ANTI-
ser fetalen Entwicklungsphase Mißbildungen auslösen. Nur bei schwerer emesisbe- EMETIKA
dingter Beeinträchtigung der Patientin (Gewichtsverlust, starken Störungen des
Wasser- und Elektrolythaushalts) ist die Gabe eines Antiemetikums (z.B. Dimenhydrinat oder Promethazin) vertretbar. Vergentan® ist z.B. wegen unzureichender
Erfahrungen mit diesem Arzneistoff während der Gravidität kontraindiziert. Auch in
der Stillzeit und während verschiedener Kindesaltersstufen dürfen einige Antiemetika nicht angewendet werden (Packungsbeilage beachten!).

Fragen zur Lernkontrolle

1. Nennen Sie mögliche physiologische Ursachen von Übelkeit und Erbrechen!
   – Welche körpereigenen Substanzen sind an der Auslösung von Erbrechen betei-
     ligt?
2. In welche Wirkstoffgruppen können die Antiemetika unterteilt werden?
3. Nennen Sie zu jeder Gruppe ein paar Medikamentenbeispiele?
4. Wofür wird Metoclopramid außer als Antiemetikum noch angewendet?
5. In welchem Schwangerschaftsstadium sollte eine Antiemetikagabe generell vermieden werden?

Laxantien

J. Heni

Abführmittel = Laxantien (lat.: laxare = erschlaffen, erleichtern) sind Arzneimittel, die eine Darmentleerung (Defäkation) beschleunigen und erleichtern.

1. (Patho-)physiologie der Obstipation

Bei einer Obstipation kann der Stuhl nicht regelmäßig und beschwerdefrei abgesetzt werden. Er ist hart und trocken. Die Defäkation wird durch verschiedene Faktoren ungünstig beeinflußt (Tab. 1).

Tabelle 1: Faktoren, die zu einer Obstipation führen können

- Bewegungsmangel
- ballaststoffarme Ernährung
- psychische Belastungen wie z.B. Hast, Eile, »Reisefieber«
- Erkrankungen der Leber und Gallenblase
- Hämorrhoidalleiden
- Darmtumore
- Medikamente z.B. Opiate, aluminiumhaltige Antacida

2. Nichtmedikamentöse Möglichkeiten, eine Obstipation zu beheben

Laxantien werden häufig unkritisch und unüberlegt angewendet. Ein »täglicher Stuhlgang« ist weder erforderlich, noch sollte er erzwungen werden. Vielfach kann eine Änderung der Essens- und Lebensgewohnheiten, wie z.B. Umstellung auf ballaststoffreiche Ernährung, Bewegung, Vermeidung von Streß die Darmfunktion verbessern.

3. Arzeimittel/Arzneimittelgruppen

Aufgrund ihrer chemischen Natur bzw. Wirkungsweise können Laxantien in folgende Gruppen unterteilt werden:

– Quellmittel,
– osmotisch wirkende Laxantien,
– darmstimulierende Laxantien,
– Gleitmittel.

4. Laxantien

Laxantien werden bei folgenden Indikationen angewendet:

- zur Darmentleerung vor Röntgenuntersuchungen und Operationen,
- zur Erzielung weicher Stühle bei Hämorrhoiden, Analfissuren,
- bei Koronarsklerose, um Komplikationen durch Pressen beim Stuhlgang zu vermeiden,
- zur Giftentfernung bei Vergiftungen (in Verbindung mit Aktivkohle),
- bei chronischer, durch Diät und Lebensführung (z.B. ausreichende Bewegung) nicht beeinflußbarer Obstipation.

4.1 Quellmittel

Leinsamen, Indischer Flohsamen (z.B. in Agiolax® und Metamucil®), Weizenkleie, Agar-Agar (ein unverdauliches Polysaccharid aus Algen, in Agarol®), und Methylcellulose (chemisch veränderte, unverdauliche Cellulose, in Laxariston®) quellen mit Flüssigkeit auf und vergrößern so das Volumen des Darminhaltes (Tab. 1). Durch Dehnung der Darmwand wird die Defäkation reflektorisch in Gang gesetzt.

Um eine ausreichende Quellwirkung zu erzielen, ist es wichtig, daß der Patient zu diesen Arzneimitteln reichlich Flüssigkeit trinkt. Werden diese Quellmittel ohne genügende Flüssigkeitszufuhr eingenommen, kann es zu einer Verkleisterung des Darminhaltes und zu einem Darmverschluß (Ileus) kommen.

4.2 Osmotisch wirkende Laxantien

Natriumsulfat (Glaubersalz, Natrii sulfas) und Lactulose (Bifiteral®, Eugalac®) wirken auf osmotischem Weg (Tab. 1). Es handelt sich bei diesen Wirkstoffen um Substanzen, die nicht über die Magen- oder Darmschleimhaut resorbiert werden und damit in hoher Konzentration im Darmlumen auftreten. Dadurch wird die Flüssigkeitsmenge, in der die Wirkstoffe im Darm gelöst vorliegen, auf osmotischem Weg im Darm zurückgehalten. Der Stuhl wird weniger eingedickt, die Darmwand wird aufgrund des größeren Stuhlvolumens stärker gedehnt und damit der Defäkationsreiz ausgelöst. Die Wirkung von isotonen Lösungen tritt nach wenigen Stunden ein, bei der Anwendung von hypertonen Lösungen ist erst nach ca. 10 bis 12 Stunden mit einer laxierenden Wirkung zu rechnen. Das früher häufiger eingesetzte Magnesiumsulfat (Bittersalz = bitterer Geschmack!, Magnesii sulfas) ist heute weitestgehend obsolet.

4.3 Darmstimulierende Abführmittel

Darmstimulierende Abführmittel hemmen die Rückresorption von Elektrolyten aus dem Darm und erhöhen die Ausscheidung von Natrium, Kalium und damit auch Wasser in den Darm. Durch die Vergrößerung des Darmvolumens wird die Darmperistaltik angeregt.

Präparate !

Tabelle 2: Laxantien

Wirkstoffgruppe	Wirkstoff	Handelspräparate
Quellmittel	Leinsamen Weizenkleie Indischer Flohsamen Agar-Agar	Agiolax®, Metamucil® Agarol®
Osmotisch wirkende Laxantien	Magnesiumsulfat Natriumsulfat Lactulose	Bifiteral®, Eugalac®
Darmstimulierende Laxantien	Anthrachinone Bisacodyl Natriumpicosulfat Rizinusöl	z.B. in Bekunis®, Liquidepur®, Neda®, X-Prep® Dulcolax®, Laxbene®, Stadalax® Laxoberal®
Gleitmittel	Glycerol	Babylax®, Glycilax®, Microklist®

4.3.1 Laxantien aus Naturstoffen

Rizinusöl (Ricini oleum) wirkt – im Gegensatz zu den übrigen darmstimulierenden Abführmitteln – bereits im Dünndarm. Die Dosierung beträgt ca. 20 g als Einzeldosis. Die Wirkung tritt nach etwa zwei Stunden ein. Rizinusöl ist ein sehr gut wirkendes und weitestgehend nebenwirkungsfreies Abführmittel, es wird jedoch aufgrund seines schlechten Geschmacks von den Patienten nur ungern eingenommen und ist heute in der Verwendung obsolet.

Abführend wirkende Stoffe pflanzlichen Ursprungs sind die Anthrachinone, die z.B. in Sennesblätter, Aloe, Faulbaumrinde und Rhabarberwurzel vorkommen (Abb. 1). Die Wirkung tritt etwa acht Stunden nach Einnahme ein. Anthrachinone können zu einer harmlosen Dunkelfärbung des Harns führen. Anthrachinone sind beispielsweise enthalten in Bekunis®, Liquidepur®, Neda®, X-Prep®. Sehr viele sogenannte »Blutreinigungs-« und »Schlankheitstees« enthalten Anthrachinone.

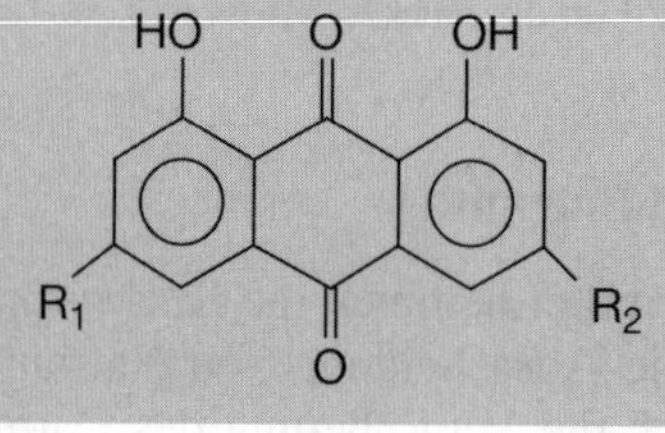

Abb. 1: Grundstruktur der Anthrachinone

4.3.2 Synthetika

Rein synthetische Laxantien sind z.B. Dulcolax®, Laxbene®, Stadalax® (Bisacodyl) und Laxoberal® (Natriumpicosulfat) (Abb. 2). In Kombination z.B. mit Quellstoffen sind sie auch in Agarol® und Darmol® enthalten. Die Wirkung tritt nach oraler Gabe nach ungefähr acht Stunden ein, nach rektaler Gabe als Suppositorium nach 30 Minuten bis eine Stunde.

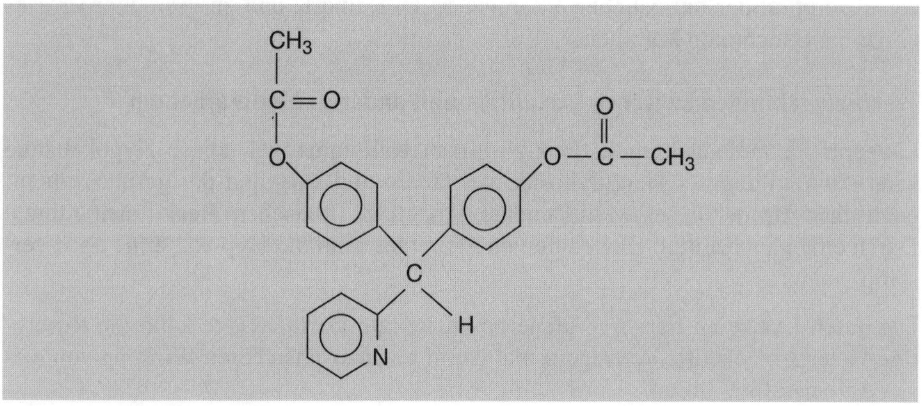

Abb. 2: Strukturformel von Bisacodyl

4.4 Gleitmittel

Paraffinöl weicht die Faeces auf und macht den Stuhl gleitfähiger. Zusätzlich wird die Darmwand wie durch einen Gleitfilm schlüpfriger. Bei peroraler Applikation tritt die Wirkung erst nach ca. 10 Stunden ein.

Glycerol in Zäpfchen und Klistieren (Babylax®, Glycilax®, Microklist®) wirkt sowohl über einen gewissen Schmiereffekt als auch über die direkte Auslösung des Defäkationsreflexes. Er wird ausgelöst durch Kontakt der Glycerollösung mit der Rektumschleimhaut. Innerhalb von zwei Stunden nach der Verabreichung ist mit der Wirkung zu rechnen.

Nebenwirkungen der Laxantien

Während die kurzfristig indizierte Anwendung von Laxantien im allgemeinen als unbedenklich angesehen werden kann, bestehen bei chronischer Einnahme Gefahren: Durch die Dauereinnahme von Laxantien tritt ein Gewöhnungseffekt ein. Der physiologische Defäkationsreflex wird vermindert, und sehr viele Laxantien, vor allem die Anthrachinone, führen durch Kaliumverluste zu einer weiteren Erschlaffung der Darmmuskulatur. Dadurch wird eine immer höhere Dosierung der Laxantien notwendig, was zu einer schweren Schädigung der Darmschleimhaut führen kann.

Wird bei der Einnahme von Quellmitteln zuwenig Flüssigkeit zugeführt, besteht die Gefahr eines Darmverschlusses (Ileus). Natrium- und kaliumhaltige osmotisch wirkende Laxantien können bei länger dauernder Anwendung aufgrund erhöhter Flüssigkeitsretention zu Hypertonie und vor allem bei Niereninsuffizienten zu einer Hypermagnesiämie (Muskelschwäche, Hypotonie) führen.

LAXANTIEN   Die chronische Einnahme von Anthrachinonderivaten führt zu einer bräunlichen Imprägnierung der Darmschleimhaut (Laxantien-Kolon). Die Anthrachinone können auch eine Albuminurie und Hämaturie verursachen. In jüngster Zeit treten vermehrt Hinweise auf, daß der Dauergebrauch pflanzlicher, anthrachinonhaltiger Laxantien die Entstehung von Darmkrebs begünstigen kann.

Paraffinöl ist als Mineralöl unverdaulich. Bei Dauergebrauch kann es zur Störung der Resorption der fettlöslichen Vitamine A, D, E und K und zu Fremdkörperreaktionen im Bauchraum kommen.

Wechselwirkungen zwischen Laxantien und anderen Medikamenten

Längerer Laxantiengebrauch führt zu einem Kaliummangel. Diese Hypokaliämie kann die Wirkung der Herzglykoside verstärken und aufgrund der geringen therapeutischen Breite dieser Medikamente schnell zu toxischen Reaktionen führen. Durch eine gleichzeitige Einnahme von Diuretika kann die Hypokaliämie noch verstärkt werden.

Die durch Laxantien hervorgerufene beschleunigte Darmpassage kann die Resorption vieler Arzneistoffe verringern und damit zu einer unsicheren Wirkung von diesen Arzneistoffen führen.

Fragen zur Lernkontrolle

1. In welche vier Gruppen können die Laxantien eingeteilt werden?
2. Worauf muß bei der Einnahme von Laxantien geachtet werden?
3. Nennen Sie osmotisch wirksame Laxantien!
   – Wie schnell ist nach der Einnahme von osmotisch wirksamen Laxantien mit einer Wirkung zu rechnen?
4. Zählen Sie einige die Darmperistaltik stimulierende Abführmittel auf!
   – Wann tritt ihre Wirkung ein?
5. Nennen Sie Beispiele für Arzneimittel, die als Gleitmittel abführend wirken!
6. Nennen Sie die Gefahren eines unkritischen Laxantiengebrauchs!
7. Welche Indikationen für Laxantien kennen Sie?

Antidiarrhoika

J. Heni

Antidiarrhoika (Obstipantien) sind Arzneimittel, die durch eine direkte oder indirekte Wirkung den Stuhl eindicken und die Stuhlgangfrequenz normalisieren.

1. Zur Pathophysiologie des Durchfalls (Diarrhoe)

Unter einer Diarrhoe versteht man ein gehäuftes – mindestens 3mal pro Tag – Absetzen von breiigen bis wäßrigen Stühlen. Dafür können verschiedene Ursachen verantwortlich sein:

- Infektionen des Magen-Darm-Traktes,
- Toxine aus verdorbenen Lebensmitteln,
- angeborene Enzymdefekte, z.B. Durchfall nach Milchzucker-Verzehr, Sprue,
- unzureichende Produktion von Verdauungsenzymen (Pankreasinsuffizienz),
- chronisch entzündliche Darmerkrankungen, z.B. Morbus Crohn und Colitis ulcerosa,
- nervös bedingte funktionelle Darmstörungen, z.B. in Streßsituationen, bei Prüfungsangst,
- Arzneimittel, wie z.B. magnesiumhaltige Antacida, sie wirken osmotisch abführend, Antibiotika, sie können auf die Darmflora schädigend wirken oder Zytostatika, sie schädigen die Darmschleimhaut.

Länger anhaltende Diarrhoen führen zu einem Verlust von extrazellulärer Flüssigkeit und von Elektrolyten und zu verminderter Kalorienaufnahme, was besonders bei Säuglingen und Kleinkindern schnell zu kritischen Zuständen führen kann.

2. Therapie der Diarrhoe

Als wichtigste therapeutische Maßnahme müssen die Wasser- und Elektrolytverluste ersetzt werden, bei schwerer Diarrhoe gegebenenfalls auch parenteral. Zusätzlich gibt man Traubenzucker (Glucose), der schnell resorbiert wird und die Wasserresorption fördert. Auch die Einnahme von gesüßtem Schwarztee und Salzgebäck ist günstig zum Ausgleich des Flüssigkeits- und Elektrolytverlustes.

Ferner muß bei Durchfallerkrankungen wegen der beschleunigten, zu kurzen Darmpassagezeit an eine mögliche unvollständige Resorption sonstiger eingenommener Arzneistoffe gedacht werden, z.B. orale Kontrazeptiva, Digitalispräparate!

3. Arzneimittel/Arzneimittelgruppen

Die Medikamente zur Behandlung der Diarrhoe lassen sich in fünf Gruppen einteilen.

– Medikamente zur Wasser- und Elektrolytsubstitution,
– toxinbindende Medikamente,
– peristaltikhemmende Medikamente,
– Antibiotika,
– Mikroorganismen und deren Stoffwechselprodukte.

4. Antidiarrhoika

4.1 Präparate zur Wasser- und Elektrolytsubstitution

Elotrans® und Oralpädon® enthalten als Medikamente für die Wasser- und Elektrolytsubstitution z.B. neben Natrium- und Kaliumsalzen noch Glucose als Energielieferant und Extrakte von Schwarztee bzw. Schwarzteeblätter (Tab. 1).

Tabelle 1: Antidiarrhoika

Wirkstoffgruppe	Wirkstoff	Handelsräparate
Präparate zur Wasser- und Elektrolytsubstitution	Natriumsalze, Kaliumsalze, Glucose, Schwarzteeblätter bzw. -Extrakt	Elotrans® Oralpädon®
Toxinbindende Präparate	Aktivkohle Kaolin Apfelpektin	Kohle-Kompretten® in Kaoprompt H® Diarrhoesan®, in Kaoprompt H®
Peristaltikhemmende Präparate	Opiumtinktur	Tinctura Opii®❖ (BTM)
	Loperamid	Aperamid®❖, Imodium® akut, Lopalind®❖, Loperamid-ratiopharm®❖
	Diphenoxylat und Atropinsulfat	Reasec®❖
Antibiotika	Cotrimoxazol Erythromycin	Bactrim®❖ Erycinum®❖
Mikroorganismen und deren Stoffwechselprodukte	Escherichia coli Bakterien Bacillus subtilis Sporen Saccharomyces boulardii	Mutaflor® Bactisubtil® Perenterol®

4.2 Toxinbindende Medikamente

Toxine aus mikrobiell verdorbenen Lebensmitteln werden an Adsorbentien wie Medizinalkohle (z.B. Kohle-Compretten®) oder Kaolin (z.B. in Kaoprompt H®) gebunden und können dann nicht mehr diarrhoisch wirken (Tab. 1). Adsorbentien sollen nicht gleichzeitig mit anderen Medikamenten eingenommen werden, da auch die

Wirkung dieser Arzneimittel infolge ihrer Bindung an das adsorbierende Präparat ANTI-
vermindert werden kann. Medizinalkohle verursacht eine harmlose Schwarzfärbung DIARRHOIKA
des Stuhls. Auch die Fasern und das Pektin aus geriebenen Äpfeln (z.B. in Diar-
rhoesan®) sollen über eine Bindung von Toxinen antidiarrhoisch wirksam sein. Die
Wirksamkeit dieser Adsorbentien zur Behandlung von Diarrhoen ist in der Schulmedizin jedoch umstritten.

4.3 Peristaltikhemmende Arzneimittel

Präparate wie Opiumtinktur (Opii tinctura, BTM), Loperamid (z.B. Aperamid®❖,
Imodium®❖), Diphenoxylat + Atropinsulfat (Reasec®❖) hemmen die Darmperistaltik
und normalisieren so die bei Durchfall stark verkürzte Darmpassagezeit. Nebenwirkungen sind Mundtrockenheit, Verstopfung; Anzeichen relativer Überdosierung, bei
starker Überdosierung: Darmverschluß. Diese Präparate sind bei infektiösen Diarrhoen kontraindiziert, da durch die Hemmung der Darmperistaltik die Erreger länger
im Darm bleiben können und damit der Krankheitsverlauf verlängert wird.

Loperamid

4.4 Erregerelimination durch Antibiotika

Bei schweren Darminfektionen, z.B. Shigellose (Ruhr) oder Yersiniosen, ist die Gabe von Antibiotika indiziert. Bei einer Shigellose kann z.B. Cotrimoxazol (z.B. Bac-
trim®❖) gegeben werden, eine Infektion mit dem Bakterium Campylobacter jejuni
kann z.B. mit Erythromycin (z.B. Erycinum®❖) behandelt werden (siehe Kapitel
Antibiotika). Ein Nachteil bei der Gabe von Antibiotika ist eine gleichzeitige Schädigung der apathogenen, physiologischen Darmflora.

4.4 Mikroorganismen und deren Stoffwechselprodukte

Da durch Durchfallerkrankungen auch die physiologische Darmflora in Mitleiden-
schaft gezogen wird, kann man bei milderen Formen der Diarrhoe auch Präparate
einsetzen, die die gestörte Darmflora wieder aufbauen helfen. Präparate wie z.B.
Bactisubtil® und Mutaflor® enthalten keimfähige Bacillussporen bzw. lebensfähige
Escherichia coli Bakterien. Das Präparat Perenterol® enthält den Pilz Saccharo-

ANTI-
DIARRHOIKA

myces boulardii. Klinische Studien über die Wirksamkeit dieser Präparate fehlen jedoch.

Fragen zur Lernkontrolle

1. Mit welchen einfachen »Hausmitteln« kann man die diarrhoebedingten Wasser- und Elektrolytverluste ausgleichen?
2. Welche Möglichkeiten der medikamentösen Therapie von Durchfallerkrankungen gibt es?
3. Warum kann die Hemmung der Darmperistaltik durch drastische Antidiarrhoika wie z.B. Imodium® gefährlich sein?
4. Worauf muß bei der Therapie einer Diarrhoe mit und ohne Arzneimittelbehandlung geachtet werden, wenn zusätzlich weitere Medikamente eingenommen werden?

Die Atemwege

C. Groth-Tonberge

Anatomische und physiologische Grundbemerkungen

Die Atmung, auch Respiration genannt, dient der Aufnahme von Sauerstoff aus der Atemluft und der Abgabe von Kohlendioxid an die auszuatmende Luft. Einatmung und Ausatmung wechseln sich rhythmisch ab.

Begriffs-
erklärung

1. Aufbau der Atemwege

Man unterscheidet zwischen den oberen und unteren Atemwegen. Zu den oberen Atemwegen gehören die Nasenhöhle und die Nasennebenhöhlen (Sinus), der Rachen (Pharynx) mit den Mandeln (Tonsillae), der Kehlkopf (Larynx) sowie der Mund und die Mundhöhle (Abb. 1).

Die innerhalb des Brustkorbs (Thorax) gelegenen unteren Atemwege werden auch als Respirationstrakt bezeichnet (Abb. 2). Dazu rechnet man die Luftröhre (Trachea) und die Lunge (Pulmo) mit den Bronchien und Lungenbläschen (Alveolen). Die Trachea gabelt sich in Höhe des 5. Brustwirbels in die zwei Stammbronchien, die, sich weiter verästelnd, in den rechten und linken Lungenflügel führen.

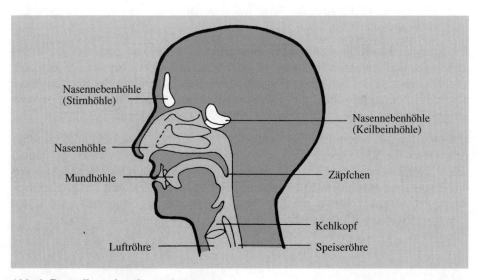

Abb. 1: Darstellung der oberen Atemwege

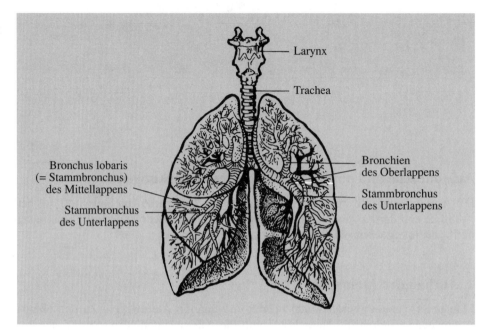

Abb. 2: Lungen und zuleitende Atemwege in Vorderansicht, nach Benninghoff

2. Ventilation

Den Lufttransport in den Atemwegen nennt man Ventilation. Die durch die Nase oder den Mund eingeatmete Luft gelangt über die Luftröhre in die zwei Stammbronchien. Dann verteilt sie sich in die kleinen verzweigten Bronchien, die sich weiter verästeln, bis sie in die Alveolargänge münden. Diese stehen mit den Lungenbläschen in Verbindung.

Bronchien und Luftröhre sind mit Flimmerhärchen (Zilien) ausgekleidet, die eingeatmete Partikel wieder in Richtung Mund befördern können. Im Bereich der Lungenbläschen befindet sich kein Flimmerepithel. Dort übernimmt das Surfactant, ein alveolärer Flüssigkeitsfilm, die Reinigungsfunktion. Durch das Husten werden größere Teilchen sowie größere Sekretmengen hinausbefördert.

Um die Alveolen herum befindet sich ein dichtes, venöses Blut führendes Kapillarnetz. Durch die Nähe ihrer Membranen und den Partialdruckunterschied der enthaltenen Gase Sauerstoff und Kohlendioxid kann der Gasaustausch zwischen Alveolen und Kapillaren stattfinden. Effektiv wird der Gasaustausch durch die große Oberfläche der Alveolen. Der in die Kapillaren aufgenommene Sauerstoff wird in den Erythrozyten (roten Blutkörperchen) überwiegend an Hämoglobin gebunden.

Antiasthmatika, Expektorantien, Antitussiva

C. Groth-Tonberge

Antiasthmatika sind Arzneimittel zur Behandlung des Asthma bronchiale. Expektorantien sind auswurffördernde Arzneimittel. Sie verflüssigen zähen Schleim und erleichtern sein Abhusten. Antitussiva sind hustenreizstillende Arzneimittel.

1. (Patho-)physiologische Grundlagen

Störungen oder krankhafte Veränderungen der Atemwege führen zu einer Störung der Ventilation. Chronische Bronchitis und Asthma bronchiale zählen zu den sogenannten chronisch-obstruktiven Atemwegserkrankungen. Beide sind gekennzeichnet durch Husten, Auswurf und erschwertes Atmen. Die Obstruktion, d.h. die Einengung der Atemwege wird verursacht durch eine Schwellung der Bronchialschleimhaut, durch eine Einengung der Bronchien durch Schleim sowie durch Krämpfe der Bronchialmuskulatur. Bei der chronischen Bronchitis steht die Schleimhautschwellung und die übermäßige Schleimbildung im Vordergrund. Beim Asthma bronchiale, das in 80 % der Fälle allergiebedingt ist, überwiegt dagegen die Bronchokonstriktion (zu Infektionen der Atemwege, wie akute Bronchitis siehe Kapitel Antibakterielle Chemotherapeutika).

2. Behandlung von Erkrankungen der unteren Atemwege

Zur Asthmabehandlung stehen neben der Möglichkeit, Schadstoffe und Allergene weitgehend zu meiden sowie der Hyposensibilisierung als kausaler Therapie mehrere Arzneimittelgruppen zur Verfügung. Um z.B. das Abhusten von vermehrtem Bronchialsekret bei Bronchitis oder Erkältungskrankheiten zu erleichtern, werden vielfach expektorierend wirkende Arzneimittel eingenommen oder inhaliert. Zur Dämpfung eines starken quälenden Hustenreizes stehen zentral antitussiv wirkende Arzneimittel zur Verfügung.

3. Arzneimittelgruppen zur Behandlung von Erkrankungen der unteren Atemwege

In folgenden Wirkstoffgruppen finden sich antiasthmatisch wirksame Substanzen: Parasympatholytika, β-Sympathomimetika, Xanthinderivate, Glucocorticoide und Mediatorhemmstoffe. Die Expektorantien werden entsprechend ihrer Wirkweise in

Mukolytika, Sekretolytika und Sekretomotorika unterteilt. Bei den hustenreizdämpfenden Arzneimitteln sind stark wirksame Codeinabkömmlinge und schwächer wirksame Antitussiva anderer chemischer Konstitution unterscheidbar.

4. Arzneimittel zur Behandlung von Erkrankungen der unteren Atemwege

4.1 Antiasthmatika

Tabelle 1: Antiasthmatika

Wirkstoffgruppe	Wirkstoff	Handelspräparate
Parasympatholytika	Ipratropiumbromid	Atrovent®❖
	Oxitropiumbromid	Ventilat®❖
β-Sympathomimetika	Bambuterol	Bambec®❖
	Salbutamol	Sultanol®❖
	Fenoterol	Berotec®❖
	Reproterol	Bronchospasmin®❖
	Clenbuterol	Spiropent®❖
Kombinationspräparat	Ipratropiumbromid	
	Fenoterol	Berodual®❖
Xanthinderivate	Theophyllin-Ethylendiamin	Euphyllin®❖
	Theophyllin	Solosin®❖, Uniphyllin®❖
Glucocorticoide	Dexamethason	Auxiloson®❖
	Budesonid	Pulmicort®❖
	Beclomethason	Sanasthmyl®❖
Mediatorhemmstoffe	Cromoglicinsäure	Intal®
	Nedocromil	Tilade®❖
	Ketotifen	Zaditen®❖

4.1.1 Parasympatholytika

Parasympatholytika sind Arzneistoffe, die die Erregungsübertragung an den parasympathischen Nervenendigungen hemmen. Zur Behandlung des Asthma bronchiale stehen z.B. die Parasympatholytika Ipratropiumbromid (z.B. Atrovent®❖) und Oxitropiumbromid (z.B. Ventilat®❖) zur Verfügung, die in Form von Dosieraerosolen lokal zur Anwendung kommen (Inhalation), und durch Blockade von Acetylcholin-Rezeptoren bronchospasmolytisch wirken (Tab. 1). Die Wirkung tritt nach Inhalation innerhalb von fünf Minuten ein und hält durchschnittlich vier bis sechs Stunden an (siehe Kapitel Das Nervensystem beeinflussende Arzneimittel). Die Dosierung der Aerosole beträgt zwei- bis dreimal täglich ein bis zwei Aerosolstöße. Weitere Inhalationen bringen keinen therapeutischen Nutzen.

Nebenwirkungen

Als Nebenwirkung treten vereinzelt Mundtrockenheit und Trockenheit der Nasenschleimhäute auf (siehe Kapitel Parasympathomimetika/Parasympatholytika).

4.1.2 β-Sympathomimetika

β-Sympathomimetika erschlaffen durch Erregung der $β_2$-Rezeptoren die Bronchialmuskulatur und heben so einen Bronchospasmus auf. Ferner steigern sie die Flimmerbewegung der Zilien und fördern dadurch den Abtransport des Schleims. Auch hemmen sie die Mediatorfreisetzung (u.a. Histamin) und wirken somit asthmaprophylaktisch. Das eigentliche Sympathomimetikum Adrenalin sowie dessen Abkömmlinge (z.B. Isoprenalin) werden heute wegen zahlreicher Nachteile seltener angewendet. Neuere Substanzen, z.B. Bambuterol (Bambec®❖; Tab. 1) wirken selektiv und werden bei akuten Bronchoobstruktionen nach Bedarf eingesetzt. Die Daueranwendung bei Bronchialasthma ist allerdings umstritten.

Auch die Kombination eines Parasympatholytikums mit einem $β_2$-Sympathomimetikum ist im Handel: Ipratropiumbromid + Fenoterol (Berodual®❖) als Dosier-Aerosol und Inhaletten.

Nebenwirkungen

Vereinzelt kann es zu Kopfschmerzen, Unruhe und Herzklopfen kommen. Bei paradoxer bronchospastischer Wirkung muß die Behandlung mit β-Sympathomimetika abgesetzt werden.

4.1.3 Xanthinderivate

Das Xanthinderivat Theophyllin bewirkt eine ausgeprägte Bronchospasmolyse. Theophyllin besitzt eine geringe therapeutische Breite d.h. die Differenz zwischen der therapeutisch wirksamen und der niedrigsten toxischen Dosis ist gering. Es empfiehlt sich die regelmäßige Blutspiegelkontrolle (drug monitoring).

Indiziert sind Theophyllin-Präparate beim schweren, akuten Asthmaanfall bzw. Status asthmaticus als intravenöse Kurzzeitinfusion (Euphyllin®❖). Da die schlechte Wasserlöslichkeit von Theophyllin ein Nachteil für die parenterale Applikation ist, kommen in Handelspräparaten die wasserlöslichen Salze mit organischen Basen zum Einsatz (z.B. Theophyllin-Ethylendiamin in Euphyllin®❖) oder es werden Lösungsvermittler zugesetzt. Zur Asthmaprophylaxe stehen retardierte Theophyllin-Präparate zur Verfügung (Bronchoretard®❖, Euphyllin® retard❖, Solosin® retard❖, Uniphyllin®❖). Hierdurch können Wirkstoffmaxima der Plasmaspiegel vermieden werden, die zu den beschriebenen Nebenwirkungen führen können.

Nebenwirkungen

Dosisabhängige Nebenwirkungen sind Kopfschmerzen, Schwindel, Blutdruckabfall, Arrhythmien und bei zu rascher i.v.-Injektion sogar Herzstillstand.

Wechselwirkungen

Die gleichzeitige Gabe von Bambuterol (s.o.) verstärkt die Theophyllinwirkung, aber auch die Gefahr der Nebenwirkungen, wie Herz-Rhythmusstörungen wächst. Durch Zigarettenrauchen werden Theophyllin-abbauende Enzyme verstärkt gebildet (Enzyminduktion). Raucher benötigen deshalb höhere Theophyllindosen.

4.1.4 Glucocorticoide

Über die Dosieraerosole applizierte Glucocorticoide verringern die Schwellung der Bronchialschleimhaut und wirken entzündungshemmend. Glucocorticoid-Sprays zur Prophylaxe von Asthmaanfällen müssen regelmäßig inhaliert werden. Sie eignen sich zur Langzeittherapie des Asthma bronchiale und wirken nicht im akuten Anfall, da kein bronchospasmolytischer Effekt erreicht wird. Bei schweren Asthmaanfällen und beim Status asthmaticus sind hochdosierte Glucocorticoide wie z.B. Dexamethason (Auxiloson®❖) jedoch unentbehrlich.

4.1.5 Hemmstoffe der Mediatorfreisetzung

Die Freisetzung von Mediatoren wie Histamin wird durch Substanzen wie Cromoglicinsäure (Intal®), Nedocromil (Tilade®❖) und Ketotifen (Zaditen®❖) gehemmt. Diese Substanzen sind nur zur Prophylaxe, nicht aber zur Therapie eines Asthmaanfalls geeignet.

4.2 Expektorantien

Neben ihrem Einsatz zur unterstützenden Therapie der Bronchitis findet die große Gruppe der verschiedenen Expektorantien eine breite Anwendung in der Behandlung von Erkältungskrankheiten. Nach ihrer Wirkungsweise unterteilt man die Expektorantien in Mukolytika, Sekretolytika und Sekretomotorika (Tab. 2). Eine Sonderstellung nehmen die schleimhaltigen Drogen ein.

Präparate

Tabelle 2: Expektorantien

Wirkstoffgruppe	Wirkstoff	Handelspräparate
Mukolytika	Bromhexin Ambroxol N-Acetylcystein Carbocistein	Bisolvon® Mucosolvan® Fluimucil®❖ Transbronchin®❖
Sekretolytika	Anisöl Eukalyptusöl Pfefferminzöl Thymianöl/-extrakt Menthol Campher Saponinhaltige Drogenextrakte Guajacolderivate	Bronchoforton® Kapseln Bronchocedin® Melrosum®, Soledum® Optipect® Aspecton®, Melrosum®, Bronchicum® Guakalinsaft®
Sekretomotorika	β-Sympathomimetika und ätherische Öle	(vgl. Antiasthmatika)
Schleimhaltige Drogen	Eibischwurzel Huflattichblätter Isländisch Moos	Solubifix® Bronchialtee Stada® Hustentee Islamoos® Lutschpastillen Ipalat® Lutschpastillen

4.2.1 Mukolytika

Mukolytika verflüssigen das Bronchialsekret durch Veränderung seiner chemischen Eigenschaften. Hierzu gehören Substanzen wie Bromhexin (Bisolvon®), Ambroxol (Mucosolvan®), N-Acetylcystein (Fluimucil®❖) oder Carbocistein (Transbronchin®❖), die in verschiedenen Zubereitungen auf dem Markt sind (Säfte, Tropfen, Pulver, Brause- und Lutschtabletten, Kapseln).

Die Expektorantien Bromhexin und Ambroxol können auch inhaliert werden. Dazu müssen sie vernebelt werden (z.B. Ultraschallvernebler). Heißwasser-Inhalatoren sind ungeeignet, da beide Arzneistoffe nicht wasserdampfflüchtig sind.

4.2.2 Sekretolytika

Sekretolytika steigern die Bronchialsekretion und verflüssigen dadurch den Bronchialschleim.

Diese Wirkung zeigen vor allem ätherische Öle wie Anisöl, Eukalyptusöl, Pfefferminzöl, Thymianöl, sowie Bestandteile ätherischer Öle wie Menthol und Campher. Präparate mit diesen Inhaltsstoffen eignen sich oft auch zur Inhalation (z.B. Bronchoforton®, Pinimenthol®, Transpulmin® etc.).

Auch Kaliumiodid hat eine gute sekretolytische Wirkung. Die Langzeitanwendung ist aber wegen der Gefahr einer Iodvergiftung nicht möglich.

Auf reflektorischem Wege wirken saponinhaltige Drogen wie Primelwurzel, Süßholzwurzel, Efeublätter, die in einigen Hustensäften und -tropfen zu finden sind. Auch Guajacolderivate wirken sekretolytisch.

4.2.3 Sekretomotorika

Durch Anregung der Zilientätigkeit (Flimmerhärchen) wird der Sekretabtransport in Richtung Mund-Rachenraum gesteigert. Hierzu eignen sich die genannten ätherischen Öle sowie β-Sympathomimetika.

Ephedrin als indirektes Symphatomimetikum sollte wegen seiner zentralerregenden Wirkung und der damit verbundenen Abhängigkeitsgefahr nur bedingt verordnet werden.

4.2.4 Schleimhaltige Drogen

Schleimhaltige Drogen, wie Eibisch, Huflattich oder Isländisch Moos werden als Husten- oder Bronchialtees oder in Form von Lutschpastillen angewendet. Der Schleim soll als Schutzfilm auf der durch den Husten gereizten Schleimhaut wirken (Präparatebeispiele: Solubifix® Bronchialtee, Stada Hustentee, Islamoos® Lutschpastillen, Ipalat® Lutschpastillen).

ANTI-
ASTHMATIKA,
EXPEKTO-
RANTIEN,
ANTITUSSIVA

Merke

Hinweise zur Anwendung von Expektorantien

Neben der medikamentösen Therapie mit obigen Präparaten ist eine reichliche Flüssigkeitszufuhr notwendig! Der therapeutische Wert vieler dieser Stoffe ist trotz häufiger Anwendung doch recht umstritten. Oft scheint die notwendige reichliche Flüssigkeitsgabe allein auszureichen, um das gewünschte Abhusten zu erleichtern.

4.3 Antitussiva

Antitussiva greifen im ZNS an. Sie unterdrücken den Hustenreflex durch Hemmung des Hustenzentrums in der Medulla oblongata. Einige Handelsbeispiele zeigt Tabelle 3.

Präparate

Tabelle 3: Antitussiva

Wirkstoffgruppe	Wirkstoff	Handelspräparate
Opiatabkömmlinge	Codein	in Codicaps®✿
		in Codipertussin®✿
		in Codipront®✿
		in Tricodein®✿
		in Tussoretard®✿
	Dihydrocodein	Paracodein®✿
	Hydrocodon	Dicodid®✿
Andere chemische Verbindungen	Clobutinol	Silomat®
	Pentoxyverin	Sedotussin®
		Tussa-Tablinen®

4.3.1 Codeinabkömmlinge

Antitussiva, die sich von zentral wirksamen Schmerzmitteln (Opiaten) herleiten, sind die codeinhaltigen wie z.B. Codicaps®✿, Codipertussin®✿, Codipront®✿, Tricodein®✿, Tussoretard®✿ (Codein + Noscapin), ferner Dihydrocodein (Paracodin®✿), Hydrocodon (Dicodid®✿, BTM) und Dextromethorphan (Arpha®, Rhinotussal®, in Wick Medinait®). Die therapeutische Einzeldosis liegt bei 30 bis 50 mg/Tag. In dieser Dosierung ist die euphorische Wirkung gering.

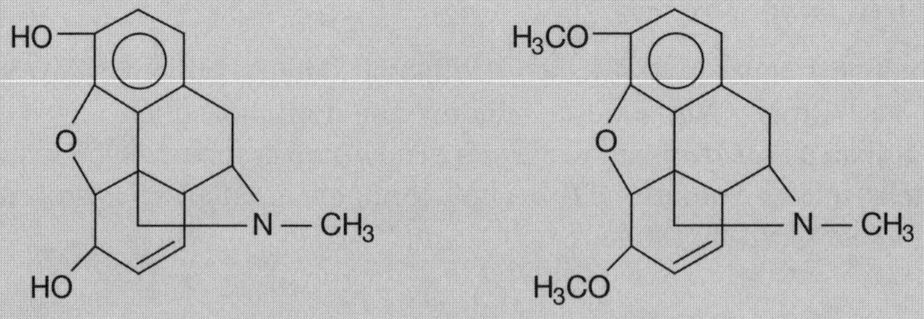

Abb. 1: Strukturformel von Morphin und Codein

Nebenwirkungen

Diese Antitussiva können folgende opiatspezifische Nebenerscheinungen verursachen: Atemdepression, Sedation, Obstipation. Als Opiatderivate können sie Abhängigkeit und Sucht erzeugen; sie werden im Körper zum Teil zu Morphin metabolisiert; vgl. Formel.

ANTI-
ASTHMATIKA,
EXPEKTO-
RANTIEN,
ANTITUSSIVA

4.3.2 Antitussiva anderer chemischer Konstitution

Antitussiva anderer chemischer Konstitution sind z.B. Clobutinol (Silomat®) und Pentoxyverin (Sedotussin®, Tussa Tablinen®). Sie zeigen geringere Nebenwirkungen als Codeinderivate. Sie führen jedoch gelegentlich zu Übelkeit, Schwindel und Benommenheit.

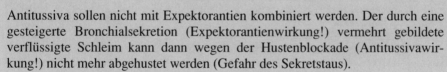

Abb. 2: Strukturformel von Clobutinol

Hinweise zur Therapie mit Antitussiva

Husten dient der Entfernung von Schleim und Fremdpartikeln aus den Luftwegen. Deshalb sind Antitussiva auch nur dann indiziert, wenn der Patient wegen seines Hustens nachts nicht schlafen kann, also bei trockenem Reizhusten und bei sehr starkem Husten (bei Lungenkarzinom, Keuchhusten).

Antitussiva sollen nicht mit Expektorantien kombiniert werden. Der durch eine gesteigerte Bronchialsekretion (Expektorantienwirkung!) vermehrt gebildete verflüssigte Schleim kann dann wegen der Hustenblockade (Antitussivawirkung!) nicht mehr abgehustet werden (Gefahr des Sekretstaus).

Fragen zur Lernkontrolle

1. Nennen Sie verschiedene Arzneimittelgruppen von Antiasthmatika!
2. Worauf beruht ihre Wirkung bei Asthma?
3. Wie wirken Expektorantien?
4. Worauf ist bei der Anwendung von Expektorantien zu achten?
5. Über welchen Mechanismus wirkt das Antitussivum Codein?
   – Welche anderen Präparate sind mit ihm verwandt?
6. Welche Nebenwirkungen können Antitussiva zeigen, die sich von den Opiaten ableiten?
7. Was ist von der Kombination von Antitussiva mit Expektorantien zu halten?

Rhinologika, Mund-, Hals-, Rachentherapeutika

W. Speckner

Rhinologika sind schleimhautabschwellende Nasenarzneimittel. Mund-, Hals-, Rachentherapeutika sollen die bei Erkältungskrankheiten in Mund-, Hals-, Rachenraum auftretenden Beschwerden lindern oder beseitigen.

1. (Patho-)physiologische Grundlagen

Die oberen Atemwege Nasenhöhle, Nasennebenhöhlen, Rachen mit den Mandeln, Mund und Mundhöhle sind der erste Kontaktraum für eindringende Bakterien und Viren und dementsprechend krankheitsanfällig (Tab. 1). Von dort können sich die Erreger in die tieferen Atemwege und den Gehörgang ausbreiten. Die Ansteckung erfolgt durch Tröpfcheninfektion, d.h. durch Kontakte von Hand zu Hand, von Hand zu Schleimhäuten oder durch Niesen. Erkrankungen der oberen Atemwege können aber auch durch andere Faktoren ausgelöst werden, wie z.B. durch Chemikalien, Staub, trockene Räume, Rauchen, Allergene (Tierhaare, Milben, Pollen, Pilzsporen).

Tabelle 1: Häufige Erkältungskrankheiten der oberen Atemwege

- Nasenschleimhautentzündung (Rhinitis)
- Stirnhöhlen- und Kiefernhöhlenentzündung (Sinusitis)
- Rachenkatarrh (Pharyngitis)
- Kehlkopfentzündung (Laryngitis)
- Mandelentzündung (Angina, Tonsillitis)

Symptome sind Schnupfen, Husten, Heiserkeit, Kopf- und Gliederschmerzen, Halsschmerzen, Müdigkeit, leichtes Fieber.

2. Behandlung von Erkrankungen der oberen Atemwege

Die typischen Erkältungskrankheiten, d.h. leichtere Infekte und Entzündungen, werden im Bereich der oberen Atemwege mit Rhinologika und topischen Hals-Rachentherapeutika in flüssiger oder fester Form behandelt, Bonbons, Pastillen, Lutschtabletten, Gurgelwässer, Sprays. Nichts zu tun damit hat die eigentliche Grippe (Influenza), die durch gefährliche Viren verursacht wird und gegen die mit einer Impfung vorgebeugt werden kann.

Als nichtmedikamentöse Maßnahmen können erfolgen:

RHINOLO-
GIKA, MUND-,
HALS-,
RACHEN-
THERA-
PEUTIKA

– Wärmetherapie,
– Inhalationen mit Wasserdampf oder Drogenauszügen und ätherischen Ölen,
– richtige Klimatisierung der Räume,
– Vermeidung von Noxen.

Da diese Erkrankungen im Nasen-Rachenraum nicht kausal behandelt werden können, sind vorbeugende Maßnahmen zum Schutz der Schleimhäute besonders wichtig!

3. Arzneimittelgruppen zur Therapie von Erkrankungen der oberen Atemwege

Zur lokalen Schleimhautabschwellung im Nasenraum werden α-Sympathomimetika als Rhinologika eingesetzt. Lokal wirksame Mund-, Hals- und Rachentherapeutika mit lokalanästhesierenden, expektorierenden, reizlindernden oder antiseptischen Eigenschaften ergänzen die Therapie.

3.1 Rhinologika

3.1.1 Sympathomimetika

Zur lokalen Schleimhautabschwellung im Nasenraum werden Wirkstoffe vom Typ α-Sympathomimetika, Ephedrin verwendet (Tab. 1).

Applikations- und Zubereitungsformen sind:

– orale Formen (meist Retardpräparate),
– Nasensalben, Nasengele,
– Nasentropfen, Nasensprays, sie sind wegen der austrocknenden Wirkung mit der Folge einer chronischen Rhinitis und Rhinitis sicca weniger gut geeignet als Salben und Gele,
– Öle, sie sollten wegen der Gefahr einer Ölpneumonie nicht verwendet werden.

> Bei der Anwendung von Sympathomimetika sind systemische Nebenwirkungen auf Kreislauf und Atmung zu beachten. Vor allem bei Säuglingen und Kleinkindern sind die Dosis und Anwendungsdauer auf ein Minimum zu beschränken!

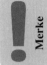

Merke

Präparate

Tabelle 1: Sympathomimetika

Wirkstoff	Handelspräparate
Xylometazolin	Balkis®, Olynth®, Otriven®, Rhino-stas®
Tramazolin	Ellatun®, Rhinospray®
Oxymetazolin	Nasivin®, Larylin®
Tetryzolin	Rhinopront®, Tyzine®
Naphazolin	Piniol®
Phenylephrin	Vibrocil®
Chlorphenamin	Contac 700®
Carbinoxamin	Rhinopront®

RHINOLO-
GIKA, MUND-,
HALS-,
RACHEN-
THERA-
PEUTIKA

3.1.2 Andere Wirkstoffe

Neben den unter 3.1.1 genannten Sympathomimetika werden bei Rhinitis, Sinusitis, Heuschnupfen u.ä. Krankheitsbildern Wirkstoffe aus den Bereichen Expektorantien, ätherische Öle, Corticoide, Mediatorhemmstoffe oder Vitamine und Emser Salz verwendet.

Präparate

> Präparateauswahl
>
> Emser® Nasensalbe, Nisita® Nasensalbe, Piniol® Nasensalbe
> Bepanthen® Augen- und Nasensalbe
> Coldastop® Nasenöl
> Wick® Inhalierstift
> Sinupret®, Sinfrontal®, Sinuselect®
> Intal®, Lomupren®, Vividrin®, Allergocrom®, Stadaglicin®
> Dexa-Rhinospray®❖, Otriven-H®❖

3.2 Mund-, Hals-, Rachentherapeutika

3.2.1 Hinweise zur Anwendung

Zur Behandlung der mit Erkältungskrankheiten einhergehenden Beschwerden in Mund-, Hals- und Rachenraum ist eine lokale Therapie grundsätzlich erwünscht. Es können so systemische Nebenwirkungen vermieden werden. Auch wird eine höhere Arzneistoffkonzentration am Wirkort erreicht. Allerdings ist sie auch mit Problemen behaftet. Im Mund-, Hals-, Rachenraum herrschen ungünstige anatomische Gegebenheiten, die eine gleichmäßige Verteilung des Wirkstoffes verhindern. Im Speichel und in Sekreten vorhandene Proteine vermindern die Wirkung, wobei Viren sowieso schwer zu bekämpfen sind. Die Kontaktzeit mit den Erregern ist kurz.

3.2.2 Lokalanästhetika

Lokalanästhetika dienen der örtlichen Schmerzlinderung (Benzocain, Tetracain, Polidocanol). Sie sind z.B. enthalten in Dolo-Dobendan®, Dorithricin®, Hexoraletten®, Lemocin®.

Entsprechende Wirkstoffe finden sich auch in Salben und Gelen zur Schmerzlinderung bei Entzündungen an Zahnfleisch, Mundschleimhaut und Lippen. Handelspräparate sind Dynexan®, Recessan®.

3.2.3 Antibiotika

Antibiotika sind lokal wenig sinnvoll, da die meisten Krankheiten viral bedingt sind, andererseits bei Streptokokken-Tonsillitis ein energisches Eingreifen mit systemischen Penicillinen nötig ist.

Lokal anzuwendende Antibiotika sind z.B. Bacitracin (Tonsilase®, Anginomycin®) oder Tyrothricin (Stas®, Lemocin®, Dorithricin®, Trachisan®).

RHINOLO-
GIKA, MUND-,
HALS-,
RACHEN-
THERA-
PEUTIKA

3.2.4 Antiseptika, ätherische Öle und reizlindernde Stoffe

Antiseptika (quartäre Ammoniumverbindungen, Chinolin- und Akridin-Abkömmlinge, Chlorhexidin und Hexetidin) und Adstringentien (Aluminiumverbindungen, Drogenauszüge aus Tormentilla, Ratanhia, Eichenrinde) sind enthalten in: Neoangin®, Doreperol®, Frubienzym®, Hexoral®, Mallebrin®, Chlorhexamed®, Dobendan®, Dorithricin®, Lemocin®, Stas®, Anginomycin®, Trachisan®, Imposit®.

Ätherische Öle (aus Eukalyptus, Salbei, Pfefferminze, Thymian, Anis) bzw. deren Wirkstoffe (Cineol, Menthol, Thymol, Anethol) sind enthalten in: Anginos®, Neoangin®, Rheila®, Stas®, Trachisan®, Laryngsan®, Salbei-Bonbons.

Reizlindernde Wirkstoffe aus Schleimdrogen (s. Expektorantien) sind auch in zahlreichen Hustenbonbons enthalten.

3.2.5 Fermente

Frubienzym®, Tonsilase® enthalten Lysozym und Papain zur enzymatischen Schleimlockerung und Zellschädigung der Erreger.

Fragen zur Lernkontrolle

1. Nennen Sie fünf häufige Erkrankungen der oberen Atemwege.
2. Was ist bei der Anwendung von Sympathomimetika als Rhinologika zu beachten?
3. Welche Wirkstoffgruppen finden bei Mund-, Hals-, Rachentherapeutika Verwendung. Nennen Sie jeweils zwei Handelspräparate?
4. Welches sind die Vor- und Nachteile einer lokalen Therapie von Mund-, Hals-, Rachenentzündungen?

Gichttherapeutika

C. Groth-Tonberge

Begriffs-erklärung

Gichttherapeutika sind Arzneimittel zur Behandlung des akuten Gichtanfalls und der chronisch verlaufenden Gicht. Sie bilden keine einheitliche Arzneimittelgruppe, da verschiedene Wirkmechanismen zur Therapie geeignet sind.

1. (Patho-)physiologische Grundlagen

Harnsäure entsteht im Organismus durch Abbau körpereigener und durch die Nahrung aufgenommener Purine. Körpereigene Purine sind wichtige Bausteine der Nukleinsäuren. In Pflanzen sind sie Grundkörper einiger Inhaltsstoffe, z.B. von Coffein. Eine Hyperurikämie, d.h. eine Erhöhung des Harnsäurespiegels kann sich als Gicht (Arthritis urica) manifestieren, wenn die Harnsäure aufgrund ihrer schlechten Wasserlöslichkeit im Gewebe auskristallisiert (Uratkristalle). Dies geschieht vornehmlich in Geweben mit geringem Stoffwechsel (Gelenke, Schleimbeutel). Bei Nichtbehandlung können die Gelenke versteifen. Die Uratkristalle werden von Leukozyten phagozytiert. Diese zerfallen und setzen Enzyme frei, welche zu entzündlichen Reaktionen im umgebenden Gewebe führen. Dies entspricht einem akuten Gichtanfall mit Symptomen wie Hautrötungen, Schwellungen, Fieber, Schmerzen und Tachykardie. Akute Anfälle treten meist nachts auf und werden vor allem durch Ablagerungen am Großzeh verursacht. Ohne Behandlung würde durch die entzündungsbedingte pH-Erniedrigung erneut Harnsäure auskristallisieren und im Sinne eines circulus vitiosus den akuten Verlauf verlängern. Es schließen sich symptomfreie Intervalle an, die Monate bis Jahre dauern können. Manifestiert sich die Gicht chronisch, oft erst nach 5 bis 10 Jahren, häufen sich die Anfälle, nehmen aber an Intensität ab. Es finden sich dann auch Ablagerungen an Ohrmuscheln, Händen und Füßen (sogenannte Tophi).

Man unterscheidet die primäre von der sekundären Gicht.

Die primäre, meist chronisch verlaufende Form beruht auf einer erblich bedingten Störung des Purinstoffwechsels, z.B. gestörte renale Harnsäureausscheidung (häufig) oder erhöhte Bildung von Harnsäure (bei weniger als 1 % der Patienten). Neben der erblich bedingten Komponente fördern häufig äußere Faktoren wie Alkoholabusus, Adipositas und Fehlernährung die Manifestation der Krankheit. Betroffen sind vor allem Männer im mittleren bis höheren Lebensalter.

Ursache der sekundären Gicht sind meist Komplikationen von Krankheiten, die einen erhöhten Harnsäurespiegel mit sich bringen, z.B. bei der myeloischen Leukämie oder aber als Folge von Strahlen- oder Chemotherapie. Gicht ist aber nicht nur eine

Gelenkerkrankung. Gleichzeitig finden sich bei vielen Patienten u.a. Störungen im Kohlenhydratstoffwechsel, Fettleber, Schädigung der Nierentubuli (Gichtniere), Hyperlipoproteinämie, Hypertonie und frühzeitige Atherosklerose. Man kann also auch von einer schweren Allgemeinerkrankung sprechen.

GICHTTHERA-PEUTIKA

2. Medikamentöse Therapie der Gicht

Die medikamentöse Gichtbehandlung zielt im akuten Anfall auf eine schnelle Linderung der Beschwerden ab, ohne den Harnsäurespiegel senken zu können. Dies erfolgt dann durch Weiterbehandlung während der symptomfreien Intervalle bzw. bei der chronischen Gicht (Abb. 1).

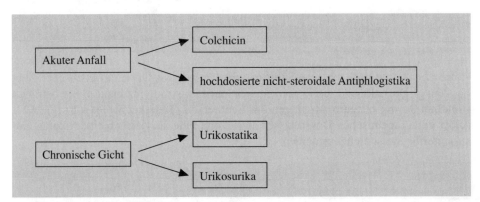

Abb. 1: Medikamentöse Behandlung der Gicht

Als unterstützende Maßahme zu jeder medikamentösen Therapie der Gicht sollte unbedingt auf purinarme – insbesondere fleischarme (keine Innereien) – Ernährung geachtet werden, z.B. ovo-lacto-vegetabile Kost, d.h. vegetarische Ernährung einschließlich Ei- und Milchprodukte. Auch der Alkoholkonsum und eventuelles Übergewicht sind zu reduzieren. Die Flüssigkeitszufuhr muß reichlich sein, um die Nieren zu schonen und der Nierensteinbildung vorzubeugen.

3. Arzneimittelgruppen zur Gichttherapie

Eine Übersicht über die verschiedenen Gruppen der Gichttherapeutika gibt Tabelle 2.

4. Arzneimittel zur Gichttherapie

4.1 Arzneimittel zur Behandlung des akuten Gichtanfalls

Zur Behandlung des akuten Anfalls eignet sich vor allem Colchicin.

Colchicin wirkt in akuten Fällen durch Herabsetzung der Phagozytoseaktivität der Leukozyten und verhindert damit die Freisetzung von schmerzauslösenden Mediatoren, ohne selbst analgetisch zu wirken oder den Blutharnsäurespiegel zu senken.

Präparate

Tabelle 2: Gichttherapeutika

Wirkstoffgruppe	Wirkstoff	Handelspräparate
	Colchicin (zur Anfallskupierung)	Colchicin Dispert®❖ Colchysat Bürger®❖
Urikostatika	Allopurinol	Zyloric®❖ Uripurinol®❖ Foligan®❖ Urosin®❖
Urikosurika	Benzbromaron Probenecid	Narcaricin®❖ Probenecid®❖
Nicht-steroidale Antiphlogistika (NSA)	Indometacin Piroxicam Diclofenac	Amuno®❖ Felden®❖ Voltaren®❖

Colchicin ist eine stark toxische Substanz; die letale Dosis für den Erwachsenen liegt bei 20 mg! Deshalb sind die Dosierungsvorschriften strikt einzuhalten. Sie betragen stündlich 0,5 mg bis zum Abklingen der Schmerzen (Tageshöchstdosis 5 mg). Aber selbst in therapeutischen Dosen lassen sich Durchfälle als Zeichen einer akuten Gastroenteritis meist nicht vermeiden.

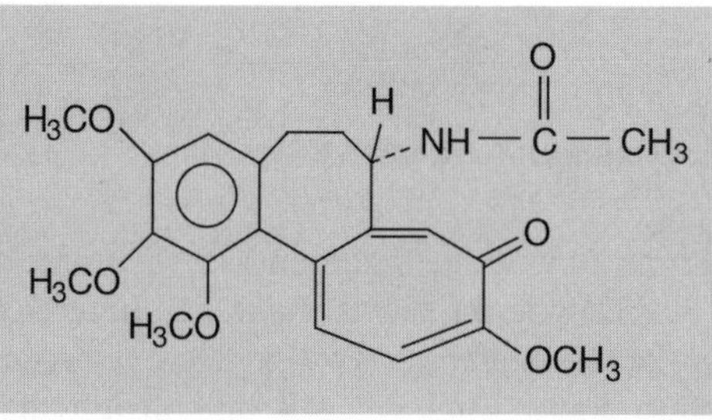

Abb. 1: Strukturformel von Colchicin

Auch nicht-steroidale Antiphlogistika (NSA) kommen im akuten Anfall zur Anwendung. Die benötigten Dosen dieser Substanzen sind jedoch so hoch, daß mit Nebenwirkungen zu rechnen ist. Nur in Ausnahmefällen sollen Corticoide verwendet werden.

4.2 Arzneimittel zur Behandlung der chronischen Gicht sowie der symptomfreien Intervalle

Ziel der Langzeittherapie ist es, dauerhaft den Harnsäurespiegel zu senken. Neben diätetischen Maßnahmen stehen folgende Arzneimittel zur Verfügung:

4.2.1 Urikostatika

Wirkprinzip

Substanzen, die durch eine enzymatische Hemmung die Harnsäurebildung verhindern, nennt man Urikostatika. Ein solches Urikostatikum ist Allopurinol (z.B. Zyloric®❖). Die Dosierung von Allopurinol beträgt 100 bis 300 mg pro Tag nach dem Essen mit reichlich Flüssigkeit. GICHTTHERA-PEUTIKA

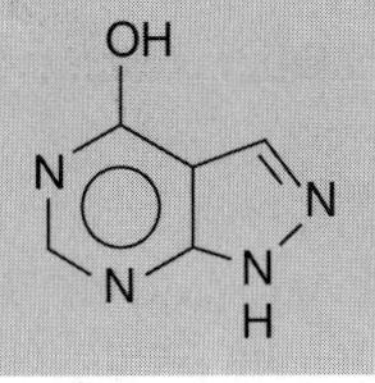

Abb. 2: Strukturformel von Allopurinol

Nebenwirkungen

Gastrointestinale Störungen und allergische Reaktionen sind selten. Zu Beginn der Therapie können vermehrt Gichtanfälle auftreten, so daß während der ersten Therapiewochen eine Colchicinprophylaxe angezeigt ist.

Wichtige Arzneimittelinteraktionen

Zu Beginn einer Leukämiebehandlung wird häufig Allopurinol mit dem Zytostatikum Puri-Nethol®❖ (6-Mercaptopurin) kombiniert. Durch den starken Zellzerfall zu Beginn einer Zytostatikatherapie fallen große Mengen Purin an, die den Harnsäurespiegel erhöhen. Bei gleichzeitiger Gabe dieser beiden Arzneistoffe ist die Dosis des 6-Mercaptopurins um ein Drittel zu reduzieren, da Allopurinol den enzymatischen Abbau und die Elimination von 6-Mercaptopurin hemmt und so mit stärkeren Nebenwirkungen von 6-Mercaptopurin zu rechnen ist. Das gleiche gilt für Imurek®❖ (Azathioprin). Allopurinol erhöht auch die Wirkung von indirekten Antikoagulantien (z.B. Marcumar®❖) und verstärkt die durch Zytostatika hervorgerufenen Blutbildschäden. Für die Gichtbehandlung stehen zur Zeit keine weiteren Urikostatika zur Verfügung.

4.2.2 Urikosurika

Wirkprinzip

Die Substanzen senken den Harnsäurespiegel durch vermehrte renale Harnsäureausscheidungen aufgrund gehemmter tubulärer Rückresorption. Dieser Effekt wird von strukturell ganz unterschiedlichen Substanzen hervorgerufen. Urikosurisch wirksame Substanzen sind Narcaricin®❖ (Benzbromaron) und Probenecid®❖ (Probenecid). Die Dosierung der beiden Substanzen sollte einschleichend erfolgen. Nach Normalisierung der Harnsäurewerte sollte man schrittweise die Dosis reduzieren. Um das Ausfallen von Uratkristallen in der Niere (Nierensteine) zu vermeiden, alkalisiert man gleichzeitig den Harn mit Natriumhydrogencarbonat oder Uralyt® U (einem Alkalicitratgemisch) und erhöht die Flüssigkeitszufuhr. Auch bei der urikosurischen Therapie können zu Beginn akute Anfälle auftreten, so daß auch hier eine vorübergehende Colchicinprophylaxe indiziert ist.

GICHTTHERA-
PEUTIKA

Nebenwirkungen

Als Nebenwirkung für Probenecid kann es initial zur Bildung von Harnsäurekristallen in der Niere und in den ableitenden Harnwegen kommen; gelegentlich werden gastrointestinale Beschwerden und Hautreaktionen beschrieben. Nach Benzbromaron kann es darüber hinaus zu Durchfällen kommen.

Wichtige Arzneimittelinteraktionen

Die gleichzeitige Gabe von Salicylaten schwächt die Wirkung von Probenecid und Benzbromaron ab; das gleiche gilt für die Kombination von Probenecid mit Diuretika und Pyrazinamid (Tuberkulosemittel). Eine Kombination von sauren Substanzen, z.B. Allopurinol, Indometacin und andere nicht-steroidale Antiphlogistika, Sulfonamide u.a., mit Probenecid führt unter Umständen zu deren Kumulation. Die Ausscheidung von Betalactam-Antibiotika, z.B. Penicilline, Cephalosporine, kann bei Kombination mit Probenecid verlangsamt werden.

Fragen zur Lernkontrolle

1. Welche Erscheinungen der Gicht kennen Sie?
   – Wie äußern sie sich?
2. Worauf zielt die medikamentöse Therapie der Gicht ab?
3. Nennen Sie je zwei bis drei Fertigarzneimittel zur Behandlung der akuten Gichtanfälle sowie der chronischen Gicht!
4. Wie wirken Urikosurika und Urikostatika?
   – Nennen Sie jeweils ein Fertigarzneimittel!
5. Was ist bei der Dosierung von Urikosurika zu beachten?
6. Worauf beruht die Wirkung von Colchicin?
   – Welche Nebenwirkungen treten nach Überdosierung auf?

Lipidsenker

E. Schwarzmüller

Lipidsenker sind Medikamente, die zur Senkung pathologisch erhöhter Blutlipid-spiegel eingesetzt werden. Sie werden therapeutisch genutzt, wenn diätetische Maß-nahmen nicht ausreichen, die Blutfettwerte in den physiologischen Bereich abzusen-ken. Die verwendeten Wirkstoffe sollen den Triglyceridspiegel und insbesondere den Cholesterinspiegel normalisieren, wobei die Reduzierung erhöhter LDL-Chole-sterinwerte im Vordergrund steht. Dagegen sollen die HDL-Cholesterinwerte erhöht werden, weil sie die Gefäßwand schützen.

1. (Patho-)physiologische Grundlagen

Risikobewertung von Hyperlipidämien

Krankheiten des Herz-Kreislaufsystems sind die häufigste Todesursache in den In-dustrieländern. Der Grund dafür sind häufig fortgeschrittene atherosklerotische Ver-änderungen der Gefäßwände. Neben Übergewicht, Hypertonie, Rauchen und Diabe-tes zählt die Hyperlipidämie, insbesondere die Hypercholesterinämie zu den wich-tigsten Risikofaktoren der Atherosklerose. Ein sinnvoller Ansatz für die Prophylaxe und in gewissem Umfang auch für die Therapie dieser Erkrankung und ihrer Folgen (Koronarinsuffizienz, Herzinfarkt, Hirnschlag und periphere Verschlußkrankheiten) besteht darin, erhöhte Plasmalipidspiegel zu senken.

Bedeutung der verschiedenen Lipidfraktionen im Blut

Als Plasmalipide können Triglyceride (Neutralfette), Phospholipide, Cholesterin, Cholesterinester und freie Fettsäuren unterschieden werden. Im Blut werden diese Lipide nicht frei transportiert, sondern in Form sogenannter Lipoproteine, d.h. ge-bunden an Trägerproteine. Diese Lipoproteine werden aufgrund ihrer unterschied-lichen Dichte in einzelne Fraktionen unterteilt (Tab. 1).

Diese Lipoproteine haben verschiedene physiologische und pathophysiologische Bedeutung. Sie können in unterschiedlicher Weise erhöht sein, was die Einteilung in verschiedene Typen von Hyperlipidämien ergibt. Je höher der Cholesteringehalt der entsprechenden Lipoproteine ist, um so mehr nimmt das atherosklerotische Potential zu. So sind neben den VLDL-Lipoproteinen vor allem die LDL-Lipoproteine mit ihrem besonders hohen Cholesterinanteil für die Entstehung der Atherosklerose ent-scheidend mitverantwortlich. Sie werden von sogenannten Schaumzellen aufgenom-men und in Plaques des Gefäßendothels eingelagert, der Atheroskleroseprozeß

Tabelle 1: Einteilung der Lipoproteine

Bezeichnung	Charakterisierung
HDL (High-density-Lipoproteine)	Lipoproteine mit hoher Dichte, einem besonders hohen Protein- und einem relativ niedrigen Cholesteringehalt
IDL (Intermediate-density-Lipoproteine)	Cholesterinreiche Lipoproteine mittlerer Dichte
LDL (Low-density-Lipoproteine)	Lipoproteine mit niedriger Dichte und sehr hohem Cholesterinanteil
VLDL (Very-low-density-Lipoproteine)	Lipoproteine sehr geringer Dichte mit hohem Cholesterin- und Triglyceridanteil

kommt in Gang. Die HDL-Lipoproteine mit ihrem relativ geringen Cholesterinanteil haben dagegen eine Gefäßschutzfunktion. Denn sie sind in der Lage, in der Gefäßwand abgelagertes Cholesterin zu mobilisieren und für Biosynthesezwecke (Aufbau von Sexualhormonen, NNR-Hormonen, Vitamin D und Gallensäuren) zu nutzen.

2. Therapiemöglichkeiten

Grundlage jeder Behandlung einer Hyperlipoproteinämie sind zunächst diätetische Maßnahmen mit einer Normalisierung des Körpergewichtes und einer gesunden Ernährung, die neben einer cholesterinarmen Kost (< 300 mg Cholesterin/Tag) die reichliche Zufuhr von mehrfach ungesättigten Fettsäuren, z.B. in Sonnenblumenöl, Distelöl, Keimölen usw. enthalten, sowie eine ausreichende Ballaststoffaufnahme gewährleistet. Ferner ist im Hinblick auf eine nachhaltige Senkung der Lipidwerte darauf zu achten, daß die tägliche Kalorienaufnahme sich in vernünftigen Grenzen bewegt (je nach Tätigkeit 1800 bis 2600 Kcal).

Schließlich ist regelmäßige Bewegung und sportliche Betätigung wichtig. So kann man mit regelmäßigem Ausdauersport die HDL-Spiegel anheben und das Atheroserisiko auf diesem Wege mindern. Lipidsenkende Arzneimittel sind angezeigt, wenn trotz der diätetischen Maßnahmen keine ausreichende Normalisierung des Lipidblutspiegels erreicht wird (Tab. 2).

Tabelle 2: Anzustrebende Lipidwerte

Gesamtcholesterin	< 200 mg/dl
LDL-Konzentration	< 155 mg/dl
HDL-Konzentration	> 35 mg/dl
Triglyceride	< 200 mg/dl
(dl = 100 ml)	

Eine mäßiggradige Hypercholesterinämie (Gesamtcholesterin 200 bis 250 mg/dl) LIPIDSENKER bei gleichzeitigen Triglyceridwerten < 200 mg/dl und keinem weiteren Risikofaktor erfordert häufig keine medikamentöse Behandlung, insbesondere wenn der Quotient Cholesterin/HDL-Cholesterin < 4 beträgt. Diätetische Maßnahmen reichen hierbei meist aus.

3. Arzneimittelgruppen

Folgende Stoffgruppen werden bei der medikamentösen Behandlung von Hyperlipoproteinämien allein oder in Kombination therapeutisch genutzt:

- Nicotinsäurederivate,
- Fibrate,
- Anionenaustauscherharze,
- HMG-CoA-Reduktase-Hemmer,
- Sitosterol,
- Knoblauchpräparate und Omega-3-Fettsäuren, sie sind jedoch mehr als diätetisch wirksame Präparate zu verstehen.

4. Präparategruppen

4.1 Nicotinsäurederivate

Diese Wirkstoffe senken dosisabhängig Triglycerid- und Cholesterinspiegel. Der cholesterinsenkende Effekt tritt in der Regel erst nach einer Abnahme der Triglyceridspiegel auf. Die lipidsenkende Wirkung beruht auf einer Lipolysehemmung. Für eine wirksame Therapie sind hohe Dosen über einen längeren Zeitraum erforderlich.

Nebenwirkungen

Als Nebenwirkungen können Flush-Syndrom, Blutdruckabfall auftreten; bei längerer Anwendung kann es zu Leberfunktionsstörungen mit verminderter Kohlenhydrat-Toleranz kommen, d.h. ein latenter Diabetes kann klinisch manifest werden. Aufgrund der Nebenwirkungen sollten Nicotinsäurepräparate nur bei Patienten mit schweren Stoffwechselstörungen eingesetzt werden.

4.2 Fibrate

Diese Präparate erniedrigen vor allem erhöhte Triglyceridblutspiegel, während die Cholesterinwerte nicht in gleichem Maße gesenkt werden. Die stärkste Wirksamkeit haben die neueren Vertreter dieser Stoffklasse, also Bezafibrat, Fenofibrat und Gemfibrozil. Diese Substanzen sollen den LDL-Blutspiegel senken und den HDL-Spiegel leicht erhöhen.

Nebenwirkungen

Fibrate können zu einer Gallensteinbildung führen. Bei Clofibrat sind in Tierversuchen vermehrt Lebertumore beobachtet worden.

Wechselwirkungen

Fibrate verstärken die Wirkung von Antikoagulantien, oralen Antidiabetika, Phenytoin durch Verdrängung dieser Substanzen aus der Bindung an Plasmaproteine. Estrogene vermindern die lipidsenkenden Effekte von Bezafibrat.

Tabelle 3: Lipidsenkende Arzneimittel (Auswahl)

Wirkstoffgruppe	Wirkstoff	Handelspräparate
Nicotinsäurederivate	Nicotinylalkohol Xantinolnicotinat	Ronicol® Complamin® spezial
Fibrate	Clofibrat Etofibrat Etofyllinclofibrat Bezafibrat Fenofibrat Gemfibrozil	Regelan®❖ Lipo-Merz®❖ Duolip®❖ Cedur®❖ Lipanthyl®❖, Normalip®❖ Gevilon®❖
Anionenaustauscherharze	Colestyramin Colestipol	Quantalan®❖ Cholestabyl®❖
CSE-Hemmer	Lovastatin Pravastatin Simvastatin	Mevinacor®❖ Pravasin®❖ Denan®❖, Zocor®❖
Pflanzliches Sterin	Sitosterol	Sitolande®
Knoblauchpräparate	Alliin, Allicin	Kwai® u.a.
Fischöle	Omega-3-Fettsäuren	Ameu® u.a.

4.3 Anionenaustauscherharze

Unlösliche Anionenaustauscher wie z.B. Colestyramin binden wegen ihrer hohen Affinität Gallensäuren und scheiden sie mit den Fäzes aus. Dadurch wird der enterohepatische Kreislauf für Gallensäuren durchbrochen und die sonst geringe Gallensäurenausscheidung bis fast auf das Zehnfache gesteigert. Das Defizit wird durch Neusynthese aus Cholesterin aufgefüllt, wodurch die Cholesterinkonzentration im Blut sinkt.

Nebenwirkungen

Als Nebenwirkungen können Obstipation oder Fettresorptionsstörungen auftreten. Bei langer Anwendung sind Hypovitaminösen der fettlöslichen Vitamine (A, D, E, K) möglich.

Wechselwirkungen

Colestyramin verringert die Resorption von Cumarinen, Digitalisglykosiden, Schilddrüsenhormonen und Tetracyclinen (Gefahr der Unterdosierung).

4.4 Hydroxymethyl-glutaryl-CoA-Reduktase-Hemmstoffe (HMG-CoA-Reduktase-Hemmer) bzw. Cholesterin-Synthese-Enzym-Hemmer (CSE-Hemmer)

LIPIDSENKER

Die bislang modernsten Lipidsenker blockieren die HMG-CoA-Reduktase, das Schlüsselenzym der Cholesterinbiosynthese. Dadurch sinkt die intrazelluläre Cholesterinkonzentration und über einen Feedback-Mechanismus werden an der Zelloberfläche mehr LDL-Rezeptoren gebildet, womit mehr Cholesterin aus dem Blut aufgenommen werden kann. Die Folge ist eine deutliche Abnahme des LDL-Cholesterins sowie des Gesamtcholesterins.

Nebenwirkungen

Als Nebenwirkungen können gastrointestinale Beschwerden, Kopfschmerzen, Müdigkeit, Schlafstörungen, Myalgien, Myopathien auftreten. Selten werden Linsentrübungen beobachtet.

Wechselwirkungen

Die Wirkung von Antikoagulantien kann verstärkt werden.

4.5 Sitosterol (β-Sitosterin)

Sitosterin, ein mit Cholesterin nahe verwandtes pflanzliches Sterin (im Tier- und Pflanzenreich vorkommende chemische Grundstruktur), verringert die Aufnahme von Cholesterin aus dem Magen-Darm-Trakt und die Veresterung in den Epithelzellen. Auf diese Weise wird eine mäßige Senkung des Cholesterinspiegels erreicht.

Nebenwirkungen

Als Nebenwirkungen können gastrointestinale Störungen, wie Völlegefühl, Blähungen, Verstopfung auftreten.

4.6 Knoblauchpräparate

Neben einem antibakteriellen Effekt, den man bei Verdauungsstörungen nutzt, und einer allgemein tonisierenden Wirkung zeigen Knoblauchpräparate lipidsenkende und antithrombotische Wirksamkeit. Der LDL-Spiegel wird maßvoll gesenkt und bei den HDL-Werten wurden leichte Steigerungen beobachtet. Somit kann man dem Knoblauch eine arteriosklerosehemmende Wirkung zusprechen. Außer der bekannten Geruchsbelästigung sind keine Nebenwirkungen bekannt.

4.7 Omega-3-Fettsäuren

Bestimmte Fischöle (z.B. Lachsöle) eignen sich wegen der darin angereicherten Omega-3-Fettsäuren zur Prävention von Herz-Kreislauf-Erkrankungen. Omega-3-Fettsäuren senken die Serumtriglyceridwerte und hemmen das Aggregationsvermögen von Thrombozyten. Hierdurch kann die Gefahr thrombotischer Gefäßverschlüsse gerade im Bereich der Herzkranzgefäße gemindert werden.

Durch die Kombination von Lipidsenkern mit unterschiedlichem Wirkmechanismus läßt sich eine Wirkungsverstärkung erreichen. Sinnvoll erscheint hierbei die Kombination von Ionenaustauscherharzen mit Nicotinsäurederivaten oder Fibraten sowie die gemeinsame Gabe von Ionenaustauschern mit CSE-Hemmern. Im letzten Falle werden drastische Senkungen des LDL-Cholesterins um bis zu 50 % erreicht. Allerdings muß bei allen Kombinationstherapien die eventuelle Addition der Nebenwirkungen berücksichtigt werden.

Tabelle 4: Wirkung der wichtigsten lipidsenkenden Medikamente auf die Blutfette

Wirkstoffgruppen	Wirkung (↓/↑) bei Maximaldosierung auf			
	Gesamt-cholesterin (%)	LDL-Cholesterin (%)	HDL-Cholesterin (%)	Triglyceride (%)
Ionenaustauscher	15–30 ↓	10–30 ↓	0–10 ↑	0–20 ↑
Fibrate	10–20 ↓	5–15 ↓	5–20 ↑	25–60 ↓
Nicotinsäure-derivate	10–25 ↓	15–30 ↓	5–15 ↑	40–60 ↓
HMG-CoA-Re-duktase-Hemmer	20–40 ↓	25–40 ↓	0–15 ↑	10–20 ↓

Während die Häufigkeit der koronaren Herzkrankheit durch konsequente und anhaltende Senkung der Blutlipidwerte reduziert werden kann, ist eine Verlängerung der Lebenserwartung oder ein positiver Einfluß auf die Gesamtsterblichkeit bisher nicht bewiesen. Damit bleibt der theapeutische Nutzen dieser Medikamentengruppe umstritten. Auch die Behandlungsbedürftigkeit von mäßig bis durchschnittlich erhöhten Cholesterinwerten (200 bis 260 mg/dl) bei Patienten über 65 Jahren wird kontrovers diskutiert.

Fragen zur Lernkontrolle

1. Welche Grenzwerte für Gesamtcholesterin, LDL- und HDL-Cholesterin sind therapeutisch anzustreben?
2. Welche Gesundheitsrisiken bringen zu hohe LDL- und zu niedrige HDL-Werte mit sich?
   – Welche Schutzfunktion haben hohe HDL-Spiegel?
3. Wie kann man den HDL-Wert im Serum auf nichtmedikamentösem Weg günstig beeinflussen?
4. Welche Nebenwirkungen sind bei CSE-Hemmern zu beobachten?
5. Welche Erkrankungen kann man durch Senkung der Lipidspiegel im Blut verhindern oder zumindest verzögern?
6. Welche Wechselwirkungen mit anderen Arzneimitteln kann Colestyramin verursachen?
   – Worauf beruhen diese Wechselwirkungen?

Leber- und Gallenwegstherapeutika

W. Speckner

1. Lebertherapeutika

Zu den Lebertherapeutika gehören verschiedene Arzneimittelgruppen, die degenerative, toxische oder infektiös bedingte Lebererkrankungen günstig beeinflussen können: Antiphlogistika, Corticoide, Immuntherapeutika, Impfstoffe, lipotrope Stoffe, pflanzliche Präparate, Lactulose, Vitamine, Aminosäuren, Kohlenhydrate und andere Stoffe.

1.1 (Patho-)physiologische Grundlagen

Die Leber ist das zentrale Stoffwechselorgan, wiegt etwa 1,5 kg und besteht aus 50.000 bis 100.000 Leberläppchen.

Sie hat zahlreiche Aufgaben zu erfüllen:

- Syntheseleistungen im Eiweiß-, Fett- und Kohlenhydratstoffwechsel,
- Entgiftung von körperfremden Stoffen,
- Produktion der Gallenflüssigkeit (täglich etwa 600 bis 800 ml).

Geschädigt wird die Leber vor allem durch Alkohol, falsche Ernährung, Infektionen (durch Viren), Umweltgifte oder Medikamente.

Die hauptsächlichen Leberkrankheiten sind:

- Hepatitis (Leberentzündung),
- Fettleber (Fettablagerung),
- Leberzirrhose (fortschreitende Leberzellzerstörung),
- Leberinsuffizienz (ungenügende Funktionsfähigkeit).

1.1.1 Hepatitis

Verschiedene Viren können eine Leberentzündung (Hepatitis) hervorrufen. Man unterscheidet dabei mehrere Formen (Tab. 1): Hepatitis A, Hepatitis B und Hepatitis C (früher: Non A - Non B). Inzwischen sind auch andere Hepatitisviren gefunden (D, E, ...).

Die akute Hepatitis A wird vorwiegend fäkal-oral (Schmierinfektion) übertragen; die Inkubationszeit beträgt 15 bis 50 Tage. Sie heilt auch ohne Behandlung ab, verläuft kaum chronisch.

Die Hepatitis B wird parenteral, z.B. durch Bluttransfusion, verunreinigte Spritzen und beim Geschlechtsverkehr übertragen. Sie verläuft zu 5 bis 10 % chronisch. Die Inkubationszeit schwankt zwischen 8 und 20 Wochen.

Die Hepatitis C ist noch relativ wenig erforscht, es gibt keinen Impfstoff. Sie verläuft zu 30 bis 50 % chronisch und ist die häufigste Hepatitisform, die durch Bluttransfusionen übertragen wurde (ca. 4 bis 7 % aller Empfänger). Ein Antikörpertest ist seit 1992 daher Pflicht.

Tabelle 1: Hepatitis-Arten

	Hepatitis A	Hepatitis B	Hepatitis C	Hepatitis D	Hepatitis E
Virus	HAV	HBV	HCV	HDV	HEV
Nukleinsäure	RNA	DNA	RNA	RNA	RNA
Virusfamilie	Picorna	Hepadna	Flavi	?	Calici
Übertragung	enteral	parenteral	parenteral	parenteral	enteral
chronischer Verlauf	nein	in 5–10%	zu über 50%	ca. 5–10%	nein
Immunität	ja	ja	?	?	?
Prophylaxe	aktive u. passive Immunisierung		keine	keine	keine
Risiko der Infektion durch Bluttransfusion	gering	klein 1:5000-50000	groß 1:50-5000	?	gering
Resistenz gegenüber Umwelt und Desinfektion	sehr hoch	hoch	gering	hoch	sehr hoch

1.1.2 Fettleber, Leberzirrhose, Leberinsuffizienz, Leberkoma

Bei anhaltender Schädigung der Leber kommt es zur Verfettung, fortschreitenden Zellzerstörung und Funktionsunfähigkeit. Toxische Stoffwechselprodukte (wie z.B. Ammoniak) werden nicht mehr ausgeschieden und es können Folgekrankheiten wie die hepatisch verursachte Enzephalopathie (krankhafte Hirnveränderung) bis hin zum Koma auftreten.

1.2 Behandlungsmöglichkeiten

1.2.1 Behandlung mit Arzneimitteln

Therapeutische Effekte mit Arzneimitteln sind bei Lebererkrankungen nur schwer möglich. Zum einen besteht eine hohe Selbstheilungstendenz bei akuten Lebererkrankungen, zum anderen sind chronische Verläufe schwer beeinflußbar.

1.2.2 Nichtmedikamentöse Maßnahmen

Weitere Maßnahmen sind Bettruhe, lokale Wärmeanwendung, leicht verdauliche, fettarme Nahrung und Alkoholkarenz.

1.3 Arzneimittelgruppen

Im Rahmen der Therapie oder Prophylaxe von Leberkrankheiten werden eingesetzt:

- Impfstoffe, Immuntherapeutika,
- Antiphlogistika, Corticoide,

– lipotrope Substanzen und Phospholipide,
– Lactulose und andere ammoniaksenkende Substanzen,
– Aminosäuren (vor allem Valin, Leucin, Isoleucin, Ornithin, Arginin),
– Vitamine, Kohlenhydrate,
– Orotsäure, Liponsäure,
– pflanzliche Präparate.

1.4 Einzeldarstellung der Präparategruppen

1.4.1 Impfstoffe

Gegen die Hepatitis A und B kann aktiv geimpft werden. Die Schutzimpfung ist besonders im Falle der Hepatitis B wichtig (für Ärzte und Krankenschwestern, Laborpersonal). Der gentechnologisch hergestellte, und daher in puncto eventueller Virusübertragung absolut sichere Impfstoff (Gen H-B-Vax®❖, Engerix®❖) wird dreimal verabreicht. Der neuerdings verfügbare Impfstoff gegen Hepatitis A (Havrix®❖) empfiehlt sich für Risikogrupen, z.B. Küchenpersonal (Tab. 2).

Tabelle 2: Arzneimittel zur Behandlung von Lebererkrankungen

Indikation	Wirkstoff	Handelspräparate
Hepatitis A	Hepatitis A-Oberflächen-Antigen	Havrix®❖
	Immunglobulin	Beriglobin®❖
Hepatitis B	Hepatitis B-Oberflächen-Antigen	Gen H-B-Vax®❖, Engerix®❖
	Immunglobulin	Aunativ®❖, Hepatect®❖, Hepaglobin®❖, Hepatitis-B-Immunglobulin Behring®❖,
(chronisch aktives Stadium)	Interferon	Roferon®❖, Intron®❖
Hepatitis C (chronisch-aktives Stadium)	Interferon	Roferon®❖, Intron®❖
Leberzirrhose	Glucocorticoide	Decortin®❖, Urbason®❖, Ultralan®❖
	Azathioprin	Imurek®❖
	Penicillamin	Metalcoptase®❖
Fettleber	Methidrin	Hepsan®, Hepalipon®
	Clobin	Hepatofalk®, Hepalipon®, Hepsan®
	essentielle Phospholipide	Essentiale®
Hyperammoniämie bei Leberinsuffizienz	Neomycin	Bykomycin®❖, Neomycin®❖
	Paromomycin	Humatin®❖
	Lactulose	Bifiteral®, Eugulac®, Hepa-Merz Lact® Lactuflor®, Lactulose® Neda®
	Lactitol	Importal®❖
	Aminosäurelösungen	Eubiol®, Rocmalat®, Hepa Merz®

Präparate

1.4.2 Immunglobuline und Interferon

Die klinische Manifestation der Hepatitis A bei Viruskontakt kann verhindert werden, wenn schnell nach der Infektion, spätestens jedoch eine Woche vor Ausbruch der Krankheit, Gammaglobulin i.m. (Beriglobin®❖) injiziert wird (Tab. 2).

Eine Behandlungsmöglichkeit nach Exposition besteht auch im Falle von Hepatitis B: mit einem speziellen Immunglobulin mit hohem Antikörpergehalt (Hepatitis B-Immunglobulin Behring®❖).

Für die Hepatitis C gibt es weder Impfstoff noch Immunglobulin.

Wie bei Hepatitis B zeichnen sich aber bei der Non A-Non B-Hepatitis (z.B. Hepatitis C) im chronisch-aktiven Stadium Erfolge mit Alpha-Interferon (Roferon A®❖) ab.

1.4.3 Entzündungshemmende Substanzen

Bei Leberzirrhose und chronisch-entzündlichen Lebererkrankungen können außer nichtmedikamentösen Allgemeinmaßnahmen evtl. die immunsuppressiven Glucocorticoide, Azathioprin (Imurek®❖) und Penicillamin (Metalcaptase®❖) helfen.

Bei Aszites (Bauchwassersucht) als Komplikation der Zirrhose kann mit Spironolacton in Kombination mit Saluretika behandelt werden, z.B. Osyrol-Lasix®❖ (siehe Kapitel Diuretika).

1.4.4 Lipotrope Substanzen

Die meist alkoholbedingte Fettleber kann evtl. mit lipotropen Substanzen behandelt werden, z.B. Methionin (Hepsan®) und Cholin (Hepatofalk®), die zum Aufbau von Lecithin benötigt werden. Lecithin transportiert die Fette aus der Leber. Lecithine und eine Spezialfraktion daraus, die essentiellen Phospholipide (Essentiale®), sollen der Leberverfettung durch Emulsionsbildung entgegen wirken und den Zellstoffwechsel fördern.

1.4.5 Lactulose und andere ammoniaksenkende Arzneimittel

Bei Leberinsuffizienz ist lediglich die Beeinflußbarkeit der Hyperammoniämie gesichert, d.h. wenn der bei der Verdauung entstehende Ammoniak nicht mehr entgiftet werden kann und dann das Gehirn (hepatische Enzephalopathie) bis hin zum Coma hepaticum schädigt:

– Die Ammoniakbildung im Kolon kann durch nicht resorbierbare Antibiotika (Neomycin oder Paromomycin) verhindert werden.

– Die Ammoniakresorption wird durch die nichtresorbierbaren Disaccharide Lactulose (Bifiteral®) und Lactitol (Importal®❖), die im Kolon in Essigsäure und andere organische Säuren gespalten werden, verhindert (Abb. 1). Dies geschieht durch pH-Wert-Erniedrigung und Verschiebung des Gleichgewichts zum nicht resorbierbaren H NH_4^+.

Außerdem fungieren Lactulose und Lactitol als osmotisch wirkende Laxantien (siehe Kapitel Laxantien).

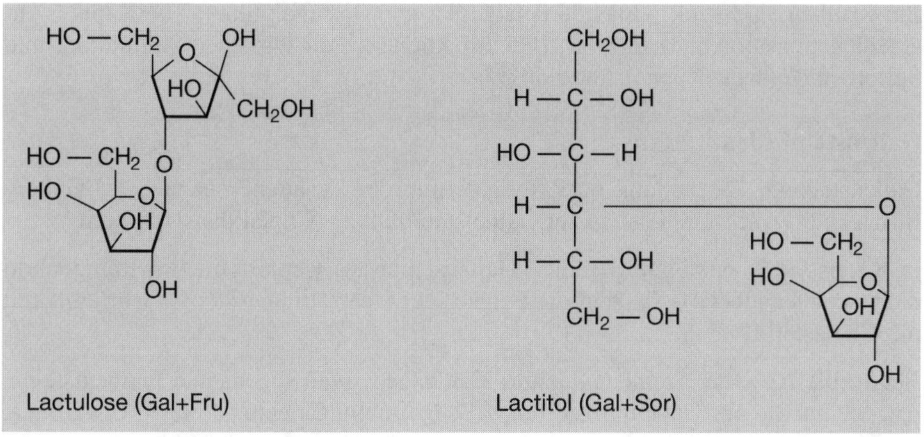

Lactulose (Gal+Fru)   Lactitol (Gal+Sor)

Abb. 1: Strukturformel von Lactulose und Lactitol

Bei solchen Lebererkrankungen werden auch parenterale Aminosäurenlösungen mit höherem Anteil an verzweigtkettigen (Valin, Leucin, Isoleucin) und niedrigerem Anteil an aromatischen Aminosäuren (Tyrosin, Phenylalanin) verwendet, meist erkennbar an dem Zusatz »hepa«, sowie Arginin (Rocmalat®), Ornithin (Hepa-Merz®). Vorsicht ist aber geboten bei Nierenfunktionsstörungen und Störungen im Aminosäurenstoffwechsel.

1.4.6 Vitamine und andere Substanzen

Keinen nachgewiesenen Einfluß auf den Verlauf von Leberkrankheiten haben Vitamin B_{12} und andere Vitamine (Hepabionta®, Hepsan®, Hepagrisevit®). Dasselbe gilt für Fructose, Glucose, Alpha-Liponsäure (Thioctsäure, z.B. Thioctacid®), Orotsäure (in Orotofalk® u.a.), Äpfelsäure, Leberhydrolysate (Pro-Hepar®), pflanzliche Kombinationspräparate und Silymarin (Legalon®).

2. Gallenwegstherapeutika

Gallenwegstherapeutika dienen der Behandlung von Erkrankungen der Gallenwege, z.B. Gallenblasenentzündung (Cholezystitis) und Gallengangsentzündung (Cholangitis).

2.1 (Patho-)physiologische Grundlagen

Die Galle enthält Cholesterin, abgebauten Blutfarbstoff, Gallensäuren und -salze und dient der Emulgierung der Nahrungsfette im wäßrigen Darmsaft.

Entzündungen

Gallenentzündungen treten auf bei Infektionen oder Gallenstauungen infolge von vegetativen Dysfunktionen, angeborenen Anomalien im Gallenblasenhals oder Steinleiden.

Die wichtigsten Symptome sind Schmerzen, Verdauungsbeschwerden, Fieber und Ikterus.

Bei Koliken sind stark wirkende Analgetika und Spasmolytika (siehe Kapitel Analgetika, Spasmolytika) indiziert, bei Infektionen breit wirkende Antibiotika und Sulfonamide (siehe Kapitel Antibiotika).

Gallensteinleiden

Gallenstauung, Entzündung oder Veränderung der Zusammensetzung der Gallenflüssigkeit (Dyscholie) können zur Gallensteinbildung (Cholelithiasis) führen.

In 80 bis 90 % der Fälle bestehen Gallensteine aus Cholesterin (im Röntgenbild nicht schattengebend). Sie sind die Folge einer Übersättigung der Gallenflüssigkeit mit Cholesterin.

Bei 10 bis 20 % der Steine handelt es sich dagegen um sogenannte Pigmentsteine, d.h. Steine, die aus Gallenfarbstoffen, z.B. Bilirubin, Calciumcarbonat, Eiweiß u.a. bestehen. Sie treten gehäuft bei Patienten mit hämolytischer Anämie und Leberzirrhose auf.

2.2 Behandlungsmöglichkeiten

2.2.1 Nichtmedikamentöse Maßnahmen

Wie bei den Leberkrankheiten spielen auch bei Gallenleiden nichtmedikamentöse Maßnahmen eine große Rolle: Schonkost und Verzicht auf fette Speisen sind als unterstützende Maßnahme bei Gallenbeschwerden richtig und wohltuend.

Cholesteringallensteine lassen sich durch Fasten, Gewichtsabnahme und cholesterinarme Diät beeinflussen. Pigmentgallensteine können nur über die Grundkrankheiten behandelt werden.

2.2.2 Therapie mit Arzneimitteln

Nach Rückgang der akuten Entzündung spielen für die weitere Behandlung die sogenannten Choleretika eine große Rolle; sie fördern die Gallensekretion der Leberzellen.

Cholekinetika sind Stoffe, die im Gallensystem Kontraktionen anregen, so daß es zur Entleerung der Gallenblase kommt. Meist treten beide Effekte gleichzeitig auf.

Früher wurde als Oberbegriff für beide Gruppen der Ausdruck »Cholagoga« (gallenflußfördernde Arzneimittel) verwendet.

2.3 Arzneimittelgruppen

Man kann Leber-Gallenpräparate unterscheiden in:

- chemisch definierte Präparate,
- pflanzliche und Organpräparate zur Behandlung der Cholezystitis oder Cholangitis sowie
- Gallensteintherapeutika.

2.4 Einzeldarstellung der Arzneimittel

2.4.1 Chemisch definierte Stoffe

Gallenwirksame synthetische Substanzen sind Dehydrocholsäure, das Propanolderivat Febuprol (Valbil®❖) und das Cumarinderivat Hymecromon (Cholspasmin® forte, Cholonerton®).

2.4.2 Pflanzliche Präparate und Organpräparate

Nachfolgend einige Beispiele für pflanzliche Präparate und Organpräparate mit spasmolytisch und choleretisch wirksamen Drogen:

LEBER- UND GALLEN-WEGSTHERA-PEUTIKA

Arzneipflanzen		Handelspräparate
Schafgarbe	(Hb. Millefolii)	Aristochol®
Artischocke	(Hb. Cynarae)	Bilicura®
Tollkirsche	(Rd. Belladonnae)	Chelidophyt®
Schöllkraut	(Hb. Chelidonii)	Cholagutt®
Curcumawurzel	(Rhiz. Curcumae longae)	Cholagogum Nattermann®
Löwenzahn	(Rd., Hb. Taraxaci)	Chol-Kugeletten®
Kamille	(Flor. Chamomillae)	Gallosanol®
Mariendistelfrüchte	(Fr. Cardui mariae)	Hepaticum-Medice®
Boldoblätter	(Fol. Boldo)	Panchelidon®
Pfefferminze	(Fol. Menthae pip.)	Solu-Hepar® Tee

2.4.3 Gallensteintherapeutika

Ursodesoxycholsäure (Ursofalk®❖) und Chenodesoxycholsäure (Chenofalk®❖) versetzen die Gallenflüssigkeit in einen Dauerzustand der Cholesterinuntersättigung, so daß sich Cholesteringallensteine möglicherweise über mehrere Monate wieder auflösen.

Nebenwirkungen dieser Langzeit-Therapie sind Durchfälle und Erhöhung der Transaminasenwerte. Kontraindikationen sind Schwangerschaft, Cholangitis, Cholezystitis, schwere gastrointestinale Erkrankungen und Nierenfunktionsstörungen.

Fragen zur Lernkontrolle

1. Welche Arzneimittelgruppen werden bei Fettleber, Leberzirrhose und Leberinsuffizienz eingesetzt?
2. Welche Formen von Hepatitis gibt es?
   – Welche Viren sind die Ursache und wie werden sie übertragen?
3. Nennen Sie verschiedene Impfstoffe bzw. Immuntherapeutika zur Prophylaxe und Therapie der verschiedenen Hepatitis-Formen!
4. Welche Krankheiten im Zusammenhang »mit der Galle« kennen Sie?
5. Welche Wirkprinzipien haben Gallenwegstherapeutika?
6. Welche Arzneipflanzen lassen sich zur Behandlung von Gallenerkrankungen verwenden?
7. Welche nichtpflanzlichen Gallenwegstherapeutika kennen Sie außerdem?
8. Welche Arzneimittel sind zur Auflösung von Gallensteinen geeignet?

Infusionen und künstliche Ernährung

Th. Wurm

Th. Wurm

Begriffs-erklärung

Infusionen sind keimfreie (sterile) Arzneimittel zur parenteralen (meist intravenösen) Applikation mit einem Volumen von über 100 ml. Sie müssen frei sein von Pyrogenen (fiebererzeugenden Stoffen), z.B. Stoffwechselprodukten von Bakterien, Gummipartikeln vom Stopfen und von Schwebstoffteilchen.

1. (Patho-)physiologische Grundlagen

An pathophysiologisch bedeutsamen Elektrolyten sind Natrium-, Kalium-, Calcium- und Magnesium-Kationen sowie Hydrogencarbonat- und Chlorid-Anionen zu nennen. Natrium ist im extrazellulären Raum, Kalium im intrazellulären Raum höher konzentriert. Man findet Veränderungen des Natrium- und Wasserhaushalts z.B. nach Erbrechen, Durchfällen, Verbrennungen oder starkem Schwitzen. Auch Erkrankungen z.B. der Niere beeinflussen möglicherweise die Konzentration von Elektrolyten in den Körperflüssigkeiten. Veränderungen in der Kalium-, Calcium- oder Magnesiumbilanz können sich auf die Funktion der Nerven, Muskeln und des Herzmuskels auswirken.

2. Behandlung mit Infusionen

Hauptindikationen sind Störungen im:

– Wasser- und Elektrolythaushalt,
– Säure-/Basenhaushalt,
– Energiehaushalt (Defizit an Kohlenhydraten, Aminosäuren, Fetten).

Weitere Indikationen:

– Applikation von parenteralen Medikamenten, z.B. Antibiotika, Zytostatika,
– verstärkte Ausschwemmung von Giften über die Niere (forcierte Diurese),
– Ersatz von Flüssigkeit, z.B. bei starken Blutverlusten,
– Offenhalten venöser Zugänge, z.B. bei Intensivpatienten.

3. Arzneimittelgruppen

Man kann Infusionslösungen einteilen in nicht-kalorische und kalorische Lösungen.

3.1 Nicht-kalorische Lösungen

3.1.1 Infusionen zur Bilanzierung von Wasser-Elektrolyt-Defiziten

Je nach Elektrolytkonzentration werden die Lösungen eingeteilt in 1/3-, 1/2-, 2/3- und Vollelektrolytlösungen und Elektrolytkonzentrate (Tab. 1). Man bezieht sich dabei auf die normale Elektrolytzusammensetzung und Elektrolytkonzentration des Plasmas.

3.1.2 Acidose-/Alkalose-korrigierende Lösungen

Eine Verschiebung des pH-Wertes des Blutes unter 7,35 bezeichnet man als Acidose, eine Verschiebung über 7,45 als Alkalose. Falls diese Veränderung metabolisch verursacht ist, z.B. bei Niereninsuffizienz oder entgleistem Diabetes, kann man als Base z.B. Natriumhydrogencarbonat- und als Säure z.B. L-Argininhydrochlorid-Lösung einsetzen.

3.2 Kalorische Lösungen

Patienten müssen »künstlich« (enteral oder parenteral) ernährt werden, wenn sie nicht essen können, dürfen oder wollen.

Der tägliche Energiebedarf eines Erwachsenen liegt bei ca. 2000 kcal (8400 kJ), erhöht sich aber nach Operationen, bei Fieber oder Verbrennungen. Falls der Organismus zu wenig oder gar keine Energie und Eiweiße erhält, kann dies den Heilungsprozeß bei Kranken verzögern, und es werden bald die körpereigenen Proteine der Leber, der Dünndarmmukosa und des Enzymsystems, später die Immunglobuline und Gerinnungsfaktoren verstoffwechselt.

Indikationen für eine künstliche Applikation von Nahrung können sein:

– hirnorganische Erkrankungen, z.B. Bewußtseinsstörungen, Schluckstörungen,
– mechanische Behinderung der Nahrungspassage, z.B. bei Operationen oder Tumorerkrankungen im Mund oder Ösophagus,
– Zustände nach Magen- oder Dünndarmresektionen,
– hoher Energiebedarf, z.B. bei Schädel-Hirn-Trauma oder Tumoren.

Man unterscheidet nach Art der Applikation zwischen enteraler und parenteraler Ernährung. Grundsätzlich ist die enterale Zufuhr gegenüber der parenteralen zu bevorzugen, da sie einfacher, wirtschaftlicher, sicherer und eventuell zu Hause durchführbar ist.

3.2.1 Enterale Ernährung

Die Nahrungszufuhr erfolgt über eine Sonde, die z.B. durch die Nase in den Magen oder Dünndarm gelegt wird. Die flüssige Sondennahrung wird entweder über die Schwerkraft oder mit Hilfe einer Spritze oder Pumpe gegeben. Dazu gibt es spezielle Applikationssysteme. Da die Eigenherstellung von Sondennahrung zeitaufwendig ist und oft zu Infektionen geführt hat, verwendet man heute meist industriell hergestellte Produkte.

INFUSIONEN
UND KÜNST-
LICHE ER-
NÄHRUNG

Man unterscheidet zwischen Nährstoff-definierter, Nährstoff-modifizierter und chemisch definierter Nahrung.

Nährstoff-definierte Nahrung entspricht normaler Nahrung und ist hochmolekular. Es gibt sie ballaststoffreich und -frei. Sie findet Anwendung bei normalem Stoffwechsel und normaler Verdauung.

Nährstoff-modifizierte Nahrung ist hochmolekular. Es gibt sie u.a. eiweißreich, hochkalorisch, für Diabetiker, für Tumor- oder Leberpatienten. Sie findet Anwendung bei veränderter Stoffwechsellage aber normaler Verdauung.

Chemisch definierte Nahrung ist biochemisch »vorverdaut«, niedermolekular und vollresorbierbar. Angewandt wird sie bei eingeschränkter Verdauung und eventuell veränderter Stoffwechsellage.

Beispiele für industriell gefertigte Sondennahrung sind die Biosorb®-, Fresubin®- und Survimed®-Reihen, Nutrodrip®, Salvimulsin®.

Tabelle 1: Übersicht über Infusionslösungen

Gruppe (Indikation)	Handelspräparate
Elektrolytlösungen ohne bzw. mit Kohlenhydraten: G(lucose), X(ylit)	
• Vollelektrolytlösungen ($Na^+ > 120$ mmol/l)	Ringer-Lösung, Tutofusin®
• 2/3-Elektrolytlösungen (Na^+ 91–120 mml/l)	Tutofusin® OP, Parenteral® OP
• Halbelektrolytlösungen (Na^+ 61–90 mmol/l)	Jonosteril HD 5, elomel® HG 5
• 1/3-Elektrolytlösungen ($Na^+ < 60$ mmol/l)	Tutofusin® BG, Sterofundin® BG
• Lösungen zum Ersatz spez. Elektrolyte	$NaHCO_3$-Lösung 8,4 %, Inzolen® Amp., Tutofusin® Päd., Jonosteril® päd
Kohlenhydratlösungen	Glucose 5 %, 10 %, 20 %, 40 %, Xylit 20 %
Aminosäurenlösungen • Standardlösungen	Aminofusin® 10 %, Aminoplasmal® 10 %, Intrafusin® 15 %, Thomaeamin® n 15 %
• bei Nierenerkrankungen	Nephroplasmal®, Nephrosteril®, essentielle Aminosäurenlösung
• bei Lebererkrankungen	Aminofusin® Hepar, Aminosteril® Hepa, Comafusin® Hepar
Fettlösungen	Abbolipid® 10 %, 20 %, Intralipid® 10 %, 20 %, Lipovenös® 10 %, 20 %, Lipofundin® mit und ohne MCT 10 %, 20 %, Lipofundin® 10 %, 20 %
Komplettlösungen zur parenteralen Ernährung	AKE® 1100 mit Glucose, Aminomix® 1, Periamin® G, Periplasmal® mit Glucose, Glucoplasmal® 3,5 %, Combifusin® 3,5 %, Combiplasmal® 4,5 % GXE

3.2.2 Parenterale Ernährung

INFUSIONEN
UND KÜNST-
LICHE ER-
NÄHRUNG

Ein Patient wird parenteral ernährt, wenn eine enterale Ernährung nicht geraten ist, z.B. bei unstillbarem Erbrechen, ständigen Durchfällen, Magen-Darm-Atonie oder Problemen, eine Sonde zu legen. Man verwendet dabei Kohlenhydrat-, Aminosäuren- und Fett-Infusionen oder Kombinations- oder Komplettlösungen (Tab. 1).

Fragen zur Lernkontrolle

1. Wie ist eine Infusionslösung definiert, welche Anforderungen muß sie erfüllen?
2. Welchen therapeutischen Zwecken können Infusionslösungen dienen?
3. Wann muß enteral oder parenteral ernährt werden?
4. Welche Infusionsbestandteile werden zur Kalorienzufuhr genutzt?

Vitamine, Mineralien und Spurenelemente

Th. Wurm

Begriffs-erklärung

1. Vitamine

Vitamine sind lebensnotwendige, physiologisch wirksame, organische Verbindungen, die im menschlichen Organismus entweder nicht selbst gebildet werden können oder unter bestimmten äußeren Bedingungen, z.B. Mangel an UV-Licht, nur unzureichend gebildet werden. Sie müssen daher dem Organismus von außen, mit der Nahrung, zugeführt werden.

1.1 (Patho-)physiologische Grundlagen

Vitamine sind entscheidend für den Ablauf verschiedenster Stoffwechselvorgänge. Sie besitzen katalytische oder steuernde Funktion. Es werden stets alle Vitamine gleichzeitig benötigt.

Man unterscheidet *fettlösliche* (Vitamine A, D, E, K) und *wasserlösliche* (Vitamine B, C, Niacin, Folsäure, Pantothensäure) Vitamine.

Dies gibt einen Hinweis, in welchen Nahrungsmitteln das Vitamin vorkommt. Weiterhin kann man aufgrund der Löslichkeit der Vitamine beurteilen, ob Überdosierungen schädlich sind oder nicht. Wasserlösliche Vitamine können nämlich mit dem Urin ausgeschieden werden, während sich fettlösliche Vitamine bei Überdosierung im Körper anreichern und so Gesundheitsschäden hervorrufen können.

Möglicherweise kann auch eine Einteilung in »antioxidative« Vitamine in Zukunft größere Bedeutung erlangen. Zu dieser Gruppe zählen die Vitamine E und C, mit Einschränkung A, sowie die Substanz Beta-Carotin (Provitamin A). Diesen Stoffen wird eine Schutzfunktion gegenüber bestimmten Krebsarten, eventuell auch Arteriosklerose oder chronischen Entzündungen zugesprochen.

1.2 Behandlung mit Vitaminen

Eine gesunde, vollwertige, abwechslungsreiche Ernährung garantiert eine ausreichende Vitaminversorgung. Nur in Ausnahmesituationen, Schwangerschaft, Stillzeit, Säuglingsalter, einseitige Ernährung, Behandlung mit Breitbandantibiotika, kann es zu Mangelerscheinungen kommen, die durch Substitution des entsprechenden Vitamins therapiert werden.

Vitamine stehen sowohl in Form von *Mono-* als auch *Kombinationspräparaten* zur Verfügung (Tab. 1 und 2). Da die meisten Ursachen für Vitaminmangel mehrere Vitamine zugleich betreffen, werden häufig Kombinationspräparate gegeben. Die Dosierung der einzelnen Vitamine sollte sich in einem sogenannten *Multivitaminpräparat* nach den Empfehlungen der Deutschen Gesellschaft für Ernährung richten. Für therapeutische Zwecke kann die Einzeldosis z.B. der dreifachen Tagesdosis der einzelnen Vitamine entsprechen (ausgenommen Vitamine A und D!). Als Prophylaxe eignet sich z.B. die halbe oder einfache Tagesdosis (Beispiele von Multivitaminpräparaten siehe Tab. 2).

Schließlich seien noch *Vitamin-B-Komplex-Präparate* erwähnt. Sie werden bei Mangel an B-Vitaminen und in großem Umfang bei schmerzhaften Neuritiden (Nervenentzündungen) und Polyneuropathien (Nervenleitungsstörungen) eingesetzt (Tab. 2).

VITAMINE, MINERALIEN UND SPUREN- ELEMENTE

2. Mineralien und Spurenelemente

Der Körper braucht Mineralien u.a. als Baustoffe und Bestandteile von Enzymen.

Mineralstoffe sind unterteilbar in *Mengenelemente,* das sind die eigentlichen Mineralstoffe, die in größerer Menge (mehrere g) im Organismus vorkommen, und in *Spurenelemente,* die nur in mg-Mengen vorkommen.

Begriffs- erklärung

2.1 (Patho-)physiologische Grundlagen

Die wichtigsten Aufgaben der Mineralstoffe und Spurenelemente sind:

– Aufbau von Knochen und Zähnen als Bausteine,
– Steuerung des Stoffwechsels durch die Aktivierung von Enzymen,
– Ausbildung des Membranpotentials der Zelle und damit der neuromuskulären Erregbarkeit von Herz und Muskeln,
– Regulation des Wasserhaushaltes durch Aufrechterhaltung des osmotischen Drucks (siehe Kapitel Infusionen),
– Erhaltung des Säure-Basen-Gleichgewichtes durch Aufbau von Puffersystemen.

Mineralstoffe gehen dem Körper durch Schweiß, Harn und Stuhl verloren. Sie müssen deshalb auch außerhalb der Wachstumsphasen durch die Nahrung zugeführt werden.

Einen Überblick über die einzelnen Mengen- und Spurenelemente und deren Funktion gibt Tabelle 3.

2.2 Behandlung mit Arzneimitteln (Monopräparate)

Eine vollwertige und abwechslungsreiche Ernährung sorgt neben einer ausreichenden Vitaminversorgung auch für die bedarfsgerechte Aufnahme von Mineralstoffen und Spurenelementen. Eine Substitutionstherapie ist somit nur bei einem Mangel des jeweiligen Elementes gerechtfertigt.

Die Elemente Calcium, Magnesium und Fluor werden allerdings auch wegen ihrer pharmakologischen Eigenschaften als Arzneimittel eingesetzt (Tab. 4). Calcium dient zur Prophylaxe der Osteoporose. Die antiallergische Wirkung von Calcium ist

VITAMINE,
MINERALIEN
UND SPUREN-
ELEMENTE

umstritten. Magnesium soll die Krampfbereitschaft der Muskulatur herabsetzen und Fluor wirkt der Entwicklung von Karies und auch Osteoporose entgegen.

2.3 Behandlung mit Kombinationspräparaten

Die Arzneitherapie mit Mineralstoffen ist entweder bei konkreten Mangelsituationen oder für den Fall gewünschter pharmakologischer Wirkungen des eingesetzten Mineralstoffes indiziert. Daher kommen Kombinationspräparate vor allem für prophylaktische Zwecke zum Einsatz. Für diesen Fall sind Mineralstoffe oft mit Vitaminen kombiniert (Tab. 2). Bei Durchfallerkrankungen werden Kombinationspräparate eingesetzt, um Elektrolytverluste auszugleichen, bestehen sie aus Natrium- und Kaliumsalzen und Glucose. Kombinationen aus Fluorid mit Vitamin D besitzen eine große Bedeutung in der Rachitis- und Kariesprophylaxe bei Säuglingen und Kleinkindern.

Fragen zur Lernkontrolle

1. Welches sind die fettlöslichen, welches die wasserlöslichen Vitamine?
2. Welche Schlüsse kann man aus dieser Einteilung ziehen?
3. Nennen Sie Mangelerscheinungen von z.B. Vitamin A, C, D.
4. Welche Vitamine besitzen antioxidative Eigenschaften?
5. Nennen Sie Beispiele von Mengenelementen.
6. Nennen Sie Beispiele von Spurenelementen.
7. Wozu benötigt der menschliche Organismus Calcium, Magnesium, Iod, Eisen, Fluor?

Tabelle 1: Einzeldarstellung der Vitamine mit Beispielen von Monopräparaten

Vitamin (Handelspräparate)	Funktion	Mangelerscheinungen	Quellen
A = Retinol (A-Mulsin®)	Beteiligung am Sehvorgang, greift in Aufbau und Funktionserhaltung von Haut und Schleimhäuten ein, wichtig für ein intaktes Immunsystem	Nachtblindheit, Wachstumsstörungen, Austrocknen der Schleimhäute	Kalbsleber, Feldsalat, Spinat, Grünkohl
D = Calciferol (Rocaltrol®)	Wichtig im Calcium- und Phosphorstoffwechsel, beeinflußt die Mineralisierung der Knochen und Zähne	Rachitis, Knochendeformation	Hering, Lachs, Aal
E = Tocopherol (Evion®)	Schützt ungesättigte Fettsäuren und Vitamin A im Körper vor Zerstörung durch Oxidation (natürliches Antioxidans)	unsicher	Weizenkeimöl, Sonnenblumenöl, Grünkohl, Erbsen
K = Phytomenadion (Konakion®)	Wichtig für das Blutgerinnungssystem	Störungen der Blutgerinnung, Hämorrhagien	Tomaten, Kopfsalat, Leber, grünes Gemüse
B_1 = Thiamin (Betabion®)	Wichtig im Kohlenhydratstoffwechsel, für das Nervensystem	Beri-Beri (= große Schwäche), verminderte Leistungsfähigkeit, Polyneuritis	Schweinefleisch, Vollkornbrot, Kartoffeln
B_2 = Riboflavin	Beteiligt am Fett-, Kohlenhydrat-, Eiweißstoffwechsel	Mundwinkelrhagaden, Haut- und Schleimhautläsionen, Lichtscheu	Trinkmilch, Buttermilch, Schweine- und Rinderleber
B_6 = Pyridoxin (Benadon®)	Wichtig im Eiweißstoffwechsel und für das Nervensystem	Dermatitis, Anämien, Neuritiden	Sardinen, Makrelen, Kotelett, Bananen
B_{12} = Cobalamin (Cytobion®)	Trägt zur Bildung der roten Blutkörperchen bei, verhindert bestimmte Formen der Anämie (Blutarmut)	perniziöse Anämie	Kalbsleber, Trinkmilch, Speisequark
Biotin	Wichtig bei der Synthese von Kohlenhydraten und Fettsäuren	Dermatitis	Trinkmilch, Leber, Sojabohnen

Übersicht

Präparate

Fortsetzung von Tabelle 1

Vitamin (Handelspräparate)	Funktion	Mangelerscheinungen	Quellen
Folsäure (Folsan®)	Wichtig für die Zellteilung und Zellneubildung, besonders für rote und weiße Blutzellen, verhindert gewisse Formen von Anämie	unsicher	Leber, Tomaten (roh), Blumenkohl, Weißkohl (roh), Wirsingkohl
Niacin (Nicobion®)	Wichtig für am Energieumsatz beteiligte Enzyme, in den Zellen, für Herzfunktion und zentrales Nervensystem	Pellagra (Dermatitis, Dementia, Diarrhoe) Gewichtsverlust	Erbsen, Rind- und Schweinefleisch (ohne Fett), Brathuhn, Sardinen
Pantothensäure (Bepanthen®)	Wichtig beim Abbau von Fetten, Kohlenhydraten und Aminosäuren, sowie beim Aufbau von Fettsäuren und bestimmten Hormonen	unsicher	Ostseehering, Leber, Steinpilze, Erbsen, Wassermelone
C = Ascorbinsäure (Cebion®)	Verbessert die Eisenaufnahme aus der Nahrung, ist wichtig für die Bildung und Funktionserhaltung von Bindegewebe und Knochen, stimuliert die körpereigenen Abwehrkräfte	Skorbut, Blutungen, Muskelschwäche, Störungen der Zahnbildung	schwarze Johannisbeeren, Paprika (roh), Weißkohl (roh), Kiwi, Orange, Erdbeeren

Tabelle 2: Kombinationspräparate mit Vitaminen beziehungsweise Vitaminen, Mineralstoffen und/oder Spurenelementen

Präparate

Präparategruppe	Handelspräparate	Vitamin A	Vitamin B$_1$	Vitamin B$_2$	Vitamin B$_6$	Vitamin B$_{12}$	Nicotinamid	Pantothenat	Biotin	Folsäure	Vitamin C	Vitamin D	Vitamin E	Mineralstoffe/ Spurenelemente
Multivitamin-präparate	Multibionta®	x	x	x	x	x	x	x	x	x	x	x	x	
	xam®	x	x	x	x	x	x	x			x	x	x	
Vitamin B-Komplex-Präparate	BVK-Roche®		x	x	x		x	x	x					
	Neurobion® N		x		x									
	Neurotrat® N		x		x	x								
	Neurotrat® S		x		x									
	Neuro-ratioph.®		x		x	x								
Multivitamin-präparate mit Mineralstoffen und/oder Spurenelementen	cobidec® n	x	x	x	x	x	x					x	x	Fe,Mg,Mo,Cu,Mn
	Eunova®	x	x	x	x	x	x	x		x	x	x	x	Mg
	Multibionta plus Mineral®	x	x	x	x	x	x	x		x	x			Fe,Cu,Mn,Zn
	Supradyn®	x	x	x	x	x	x	x			x		x	Ca,Fe,Mg,Mn,Cu,Mo

Tabelle 3: Funktionen von Mengen- und Spurenelementen

Übersicht

Elemente	Funktion
Mengenelemente	
Natrium, Kalium	Beteiligung v.a. an der Nervenreizleitung
Calcium	Als Calciumphosphat Bestandteil von Knochen und Zähnen, Beteiligung an der Blutgerinnung, Dämpfung der Erregbarkeit der Nerven und Muskeln
Magnesium	Aktivierung einiger Enzyme, v.a. des Energiestoffwechsels
Schwefel	Baustein bestimmter Aminosäuren
Phosphor	siehe Calcium(phosphat), als Phosphat im Energiehaushalt der Zelle (in Form von ATP)
Chlor	Beteiligung als Chlorid zusammen mit Natrium an der Regulation des osmotischen Drucks im EZR
Spurenelemente	
Chrom	Wirkung noch unbekannt
Eisen	Wichtiger Baustein des Hämoglobins, des Myoglobins und der Atmungsenzyme
Fluor	Förderung der Bildung eines harten Zahnschmelzes
Iod	Bestandteil der Schilddrüsenhormone
Kobalt	Bestandteil des Vitamin B$_{12}$
Kupfer, Mangan, Molybdän, Nickel, Selen, Vanadium und Zink	Bestandteile von Enzymen und Enzymaktivatoren

Tabelle 4: Mineralpräparate

Mineral(ien)	Handelspräparate
Calcium	Calcium-Sandoz®, Frubiase Calcium®, Löscalcon®
Kalium	Kalinor®, Kalitrans®
Magnesium	Magnesium-Diasporal®, Magnetrans®
	Magnesium Verla®
Natrium, Kalium (Begleittherapie bei Durchfall)	Elotrans®, Oralpädon®
Fluorid (in Kombination mit Vitamin D)	D-Fluoretten®, D-Vigantoletten®
Fluorid (zur Osteoporoseprophylaxe)	Ossin®, Tridin® (mit Calcium kombiniert)

Präparate

Antibakterielle Chemotherapeutika

E. Strehl

Chemotherapeutika sind Wirkstoffe, die im tierischen und menschlichen Körper (in Blut und Gewebe) Mikroorganismen (Bakterien, Viren, Pilze, Protozoen und Würmer) oder entartete Zellen (Tumorzellen) im Wachstum hemmen oder sogar abtöten. Die unterschiedlichen Chemotherapeutika sollen bereits in Konzentrationen wirken, die den Wirtsorganismus (Mensch, Tier) möglichst nicht schädigen, sondern lediglich selektiv toxisch auf die zu eliminierenden Zellen wirken.

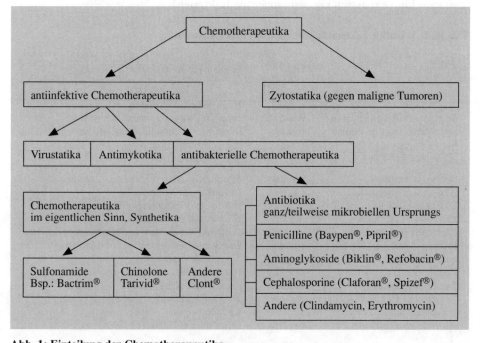

Abb. 1: Einteilung der Chemotherapeutika

Antibakterielle Chemotherapeutika schädigen ausschließlich Bakterien. Sie können rein synthetisch hergestellt sein (z.B. Sulfonamide, Chinolone), aber auch entweder unveränderte Stoffwechselprodukte von Bakterien, Pilzen und (seltener) höheren Pflanzen sein oder chemisch abgewandelte (teilsynthetische) Produkte dieser Mikroorganismen (Antibiotika im engeren Sinn). Durch chemische Abwandlung natürlicher Antibiotika wird die antibakterielle Wirksamkeit meist deutlich gesteigert.

Nachfolgend werden alle antibakteriellen Wirkstoffe in der Regel zusammenhängend und vereinfachend nur noch als »Antibiotika« angesprochen, auch wenn dies bei den totalsynthetischen Wirkstoffen definitionsgemäß nicht korrekt ist.

1. (Patho-)physiologische Grundlagen von Infektionskrankheiten

1.1 Klassifizierung bakterieller Infektionserreger

Infektionen entstehen bevorzugt in Körperregionen, in denen die natürliche Abwehrkraft (Immunität) herabgesetzt ist. Sehr viele Infektionskrankheiten, z.B. Gonorrhoe, Keuchhusten, Scharlach, Syphilis, Tuberkulose, Typhus, werden durch Bakterien verursacht und sind deshalb mit antibakteriellen Chemotherapeutika heilbar. Die infektionsauslösenden Bakterien weisen eine unterschiedliche Antibiotikaempfindlichkeit auf. Bakterien, die beispielsweise bei der Gram-Färbung positiv reagieren, werden häufig durch andere Antibiotika besser gehemmt als gramnegative Bakterien. Ebenso unterscheiden sich Bakterien, die nur unter Luftzutritt (aerob) wachsen können, in ihrer Antibiotikaempfindlichkeit von solchen, die unter Sauerstoffausschluß existieren können (anaerobe Bakterien).

Tabelle 1: Wichtige bakterielle Infektionserreger (Auswahl)

Erreger	Gram-Reaktion	verursachte Infektionen (Beispiele)
Staphylococcus aureus	positiv	Haut-/Wundinfektionen, Osteomyelitis
Staphylococcus epidermidis	positiv	Haut-/Wundinfektionen, Osteomyelitis
Streptococcus pneumoniae	positiv	Sinusitis, Pneumonie, Otitis media
Streptococcus faecalis (Enterokokken)	positiv	Harnwegsinfektionen
Neisseria meningitidis	negativ	Meningitis
Neisseria gonnorhoeae	negativ	Urethritis, Zervizitis
Escherichia coli	negativ	Harnwegs-/Gallenwegsinfektionen
Enterobacter/Citrobacter	negativ	Harnwegsinfektionen
Klebsiella pneumoniae	negativ	Harnwegs-/Gallenwegs-/Atemwegsinfektionen
Proteus-Arten	negativ	Harnwegsinfektionen/Peritonitis/Otitis
Salmonella typhi	negativ	Typhus abdominalis
Pseudomonas aeruginosa	negativ	Harnwegs-/Wundinfektionen, Sepsis
Legionella-Arten	negativ	Atemwegsinfektionen
Bacteroides fragilis	negativ	Bauch-/Genitalinfektionen
Bordetella pertussis	negativ	Keuchhusten
Haemophilus influenzae	negativ	Sinusitis, Otitis, Bronchitis

1.2 Ursachen für das Versagen einer Antibiotikatherapie

Verschiedene Bakterienarten sind gegenüber bestimmten Antibiotika von Anfang an resistent (widerstandsfähig, unempfindlich). Man spricht dann von einer primären Resistenz. Andere Bakterien entwickeln erst während der Therapie eine erworbene Resistenz (sekundäre Resistenz). Deshalb muß mit Hilfe eines sogenannten Antibiogramms laufend getestet werden, ob die Eliminierung eines bestimmten Erregers mit einem ausgewählten Antibiotikum entweder überhaupt begonnen oder nach einiger Antibakte- Zeit noch erfolgreich weitergeführt werden kann. Das Antibiogramm gibt Aufschluß rielle darüber, welches aus einer Anzahl von getesteten Antibiotika gegen den krankheits- Chemothe- verursachenden Erreger therapeutisch am wirksamsten sein dürfte. rapeutika

Kreuzresistenz = Parallelresistenz (Synonym!) besagt, daß ein zweites Antibiotikum gegenüber einem bestimmten Bakterium (z.B. Klebsiella) ebenso unwirksam ist, wie das zuerst angewandte. Denn entweder ist es mit diesem chemisch verwandt oder es weist einen sehr ähnlichen bzw. den gleichen Wirkungsmechanismus auf.

Eine Superinfektion stellt eine gefährliche Komplikation bei der Antibiotikatherapie dar. Sie entsteht, wenn die bisher eingesetzten Antibiotika die körpereigene physio-logische Bakterienflora, z.B. auf der Darmschleimhaut oder in der Mundhöhle, ver-nichtet haben. Als Folge wird dort die Ausbreitung normalerweise unterdrückter Bakterien und Pilze erleichtert, die ihrerseits nun ungehemmt eine neue Infektion auslösen können.

2. Begriffe und Beurteilungskriterien in der antibakteriellen Chemotherapie

Antibiotika lassen sich durch verschiedene Kriterien charakterisieren (Tab. 2):

Tabelle 2: Kriterien zur Charakterisierung von Antibiotika

Kriterium	Erläuterung
Wirkspektrum	Es umschreibt die empfindlichen grampositiven, -negativen, aeroben, anaeroben Bakterien
Wirktyp	Entweder bakterizid = bakterienabtötend oder bakteriostatisch = zwar wachstumshemmend, aber nicht vernichtend
Wirkmechanismus	z.B. Schädigung der Zellwand, der Zellmembran, des bakteriellen Stoffwechsels, der DNS …
Wirkstärke = Wirkintensität	Sie besagt, welche Wirkstoffkonzentration für einen antibakteriellen Effekt erforderlich ist, angegeben als MHK-Wert: Minimale Hemm-Konzentration = geringste wirksame Antibiotikakonzentration (je geringer der MHK-Wert, desto wirksamer ist das Antibiotikum!)

3. Klassen von Antibiotika

Nach ihrer chemischen Struktur bzw. biologischen Herkunft lassen sich die heute verwendeten Antibiotika in mehrere teils umfangreiche und verzweigte Klassen ein-teilen.

ANTIBAKTE-
RIELLE
CHEMOTHE-
RAPEUTIKA

Betalactam-Antibiotika
- Penicilline
- Cephalosporine
- sonstige Betalactam-Verbindungen (Monobactame, Carbapeneme)
Aminoglykoside
Tetracycline
Sulfonamid(e)/-Kombination
Makrolide
Chinolone (»Gyrasehemmer«)
Glycopeptide
Chloramphenicol
Antituberkulotika (heterogene Gruppe)

4. Einzeldarstellung wichtiger Wirkstoffgruppen und Präparate

4.1 Betalactam-Antibiotika (Penicilline, Cephalosporine, Carbapeneme ...)

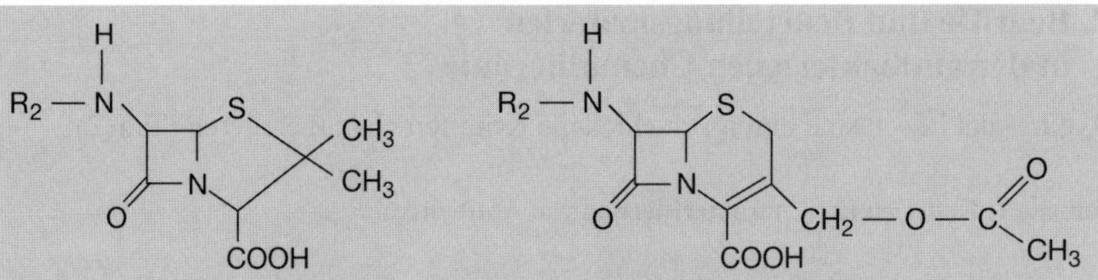

6-Aminopencillansäure   7-Aminocephalosporansäure

R = variabler Substituent (= Seitenkette)

Abb. 2: Grundgerüst der Penicilline und Cephalosporine

4.1.1 Penicilline

Die Penicilline und Cephalosporine sind die wichtigsten Untergruppen der sogenannten Betalactam-Antibiotika. Sie haben diesen Namen nach der gemeinsamen
chemischen Grundstruktur, dem Betalactam-Ring, erhalten (Abb. 2). Das älteste Penicillin, Penicillin G, wurde 1928 von Sir Alexander Fleming als Stoffwechselprodukt eines Schimmelpilzes entdeckt. Penicillin G (z.B. Megacillin®❖, Penicillin G®❖) wirkt fast ausschließlich gegen grampositive Bakterien, es hat somit ein relativ schmales Spektrum. Penicillin tötet Bakterien durch Schädigung der Zellwand
ab (bakterizide Wirkung). Die Bakterizidie kann nur in der Wachstumsphase der
Bakterien wirksam werden, also dann, wenn gerade neue Zellwand »gestrickt« wird.
Ruhende Bakterien werden von Penicillinen also nicht abgetötet. Penicillin G kann
nicht oral verabreicht werden, da es durch die Magensäure weitgehend zerstört würde. Ausgehend von Penicillin G wurden durch chemische Abwandlung Penicillin-
Derivate synthetisiert, die teilweise sowohl oral verabreicht werden können als auch
vielfach ein breites Spektrum aufweisen, d.h. diese Präparate töten grampositive und
gramnegative Bakterien gleichermaßen ab (Tab. 3).

Tabelle 3: Fertigarzneimittel mit Penicillinderivaten und Kombinationspartnern

Wirkstoff	Handelspräparate	Applikation
• schmales Spektrum		
Penicillin G	Megacillin®❖, Penicillin G®❖	i.v.
Penicillin V	Isocillin®❖, Megacillin®❖ oral	oral
Flucloxacillin	Staphylex®❖ (gegen Staphylokokken)	i.v., oral
Ampicillin	Amblosin®❖, Binotal®❖	i.v., oral
Amoxicillin	Amoxypen®❖, Clamoxyl®❖	i.v., oral
• spektrumserweiternde Kombinationen		
Ampicillin/Amoxicillin		
plus Staphylokokkenpenicillin	Summopenil®❖, Totocillin®❖	i.v., oral
Ampicillin/Amoxicillin		
plus Betalactamasen-Hemmstoff	Augmentan®❖, Unacid®❖	i.v., oral
• breites Spektrum (u.a. Ureidopenicilline)		
Azlocillin	Securopen®❖	i.v.
Mezlocillin	Baypen®❖	i.v.
Piperacillin	Pipril®❖	i.v.
Apalcillin	Lumota®❖	i.v.
Temocillin	Temopen®❖ (nur gramnegative)	i.v.
• spektrumserweiternde Kombinationen		
Mezlocillin		
plus Staphylokokkenpenicillin	Optocillin®❖	i.v.
Piperacillin		
plus Staphylokokkenpenicillin	Fluxapril®❖	i.v.
Piperacillin		
plus Betalactamasen-Hemmstoff	Tazobac®❖	i.v.

Die wichtigsten Indikationsgebiete für Penicilline allgemein sind:

– Mandelentzündung (Angina tonsillaris),
– Lungenentzündung (Pneumonie) und andere Atemwegsinfektionen z.B. Bronchitis,
– bakterielle Allgemeininfektionen = Sepsis (»Blutvergiftung«),
– Hirnhautentzündung (Meningitis),
– Geschlechtskrankheiten wie Gonorrhoe und Lues (Syphilis),
– Harnwegsinfektionen,
– Haut- und Weichteilinfektionen.

Nebenwirkungen der Penicilline

Penicilline sind im allgemeinen gut verträglich. In einigen Fällen reagieren Patienten auf Penicilline allerdings allergisch. Die Penicillinallergie kommt bei 0,5 bis10% der Behandlungen vor. Bei der milden Verlaufsform kommt es lediglich zu Ausschlag und Nesselfieber. Die schwerste Ausprägung einer Penicillinallergie ist jedoch der anaphylaktische Schock, der zum Tod führen kann. Penicilline sollen nicht lokal angewendet werden, da hierbei eine hohe Gefahr der Sensibilisierung besteht.

ANTIBAKTE-
RIELLE
CHEMOTHE-
RAPEUTIKA

Resistenz gegen Penicilline

Viele Bakterienstämme (z.B. Staphylokokken) erwerben während der Therapie die Fähigkeit, Penicilline enzymatisch zu inaktivieren. Dies geschieht im Zellinnern durch Enzyme, die Penicillinasen genannt werden. Diese zerstören den für die Wirkung unverzichtbaren Betalactam-Ring (vgl. Formelbilder der Penicilline und Cephalosporine). Andere (z.B. Pseudomonas aeruginosa) lassen die meisten Penicilline schon gar nicht erst durch die Zellwand dringen. In beiden Fällen liegt also Resistenz gegen Penicilline vor. Es muß dann auf andere Antibiotikaklassen umgestiegen werden. Bei einer Vielzahl von Bakterienarten (z.B. Staphylokokken, E.coli, Klebsiellen, Bacteroides fragilis u.a.) kann die Unempfindlichkeit von Penicillinasen bildenden, resistenten Stämmen durchbrochen werden durch Kombinationspräparate, die sogenannte Betalactamasen-Hemmstoffe, z.B. Clavulansäure, Sulbactam, Tazobactam, enthalten.

4.1.2 Cephalosporine

Cephalosporine sind mit den Penicillinen chemisch verwandt (Betalactam-Antibiotika; Abb. 2). Sie werden ebenfalls von Pilzen gebildet und wirken gleichfalls bakterizid durch Schädigung der Zellwand der sich teilenden Bakterien. Ihr Wirkungsspektrum entspricht ungefähr dem der Breitspektrum-Penicilline, teilweise ist es sogar noch breiter. Cephalosporine werden in geringerem Ausmaß durch bakterielle Enzyme (Cephalosporinasen) zerstört als Penicilline. Penicillinasen und Cephalosporinasen werden gemeinsam als Betalactamasen bezeichnet. Cephalosporine verursachen auch seltener eine Allergie und sind weitgehend atoxisch. Außerdem sind Cephalosporine oft auch noch bei Penicillinresistenz wirksam. Die Anwendungsgebiete ähneln denen der Penicilline (siehe dort). Von den vielen auf dem Markt befindlichen Cephalosporin-Präparaten sind nur einige stellvertretend in Tab. 4 genannt.

Präparate

Tabelle 4: Bedeutende Cephalosporin-Präparate (Auswahl)

Applikationsart	Wirkstoffgruppe	Handelspräparate
• orale		
ältere	Cephadroxil	Bidocef®❖
	Cephalexin	Ceporexin®❖, Oracef®❖
	Cephaclor	Panoral®❖
neuere	Cefixim	Cephoral®❖, Suprax®❖
	Cefuroxim-Axetil	Elobact®❖, Zinnat®❖
	Ceftibuten	Keimax®❖
	Loracarbef	Lorafem®❖
	Cefpodoxim-Proxetil	Orelox®❖, Podomexef®❖
• parenterale		
ältere	Cefazolin	Elzogram®❖, Gramaxin®❖
	Cefazedon	Refosporin®❖
weiterentwickelte	Cefoxitin	Mefoxitin®❖
	Cefotiam	Spizef®❖
	Cefuroxim	Zinacef®❖
neuere	Cefotaxim	Claforan®❖
	Ceftriaxon	Rocephin®❖
auch pseudomonaswirksam	Ceftazidim	Fortum®❖

4.1.3 Sonstige Betalactam-Antibiotika

Weder zu den Penicillinen noch zu den Cephalosporinen zählen das Monobactam-Präparat Aztreonam (Azactam®❖), das nur gegen gramnegative Bakterien wirkt. Weiterhin ist das Carbapenem-Derivat Imipenem (Zienam®❖) zu nennen, das das breiteste Spektrum aller heutiger Klinikantibiotika aufweist. Beide Präparate besitzen jedoch den für die Betalactam-Antibiotika charakteristischen Betalactam-Ring im Molekül.

4.2 Aminoglykoside

Auch die Aminoglykosid-Antibiotika sind eine von Bakterien produzierte Antibiotika-Klasse. Sie besitzen alle eine ähnliche chemische Struktur, ein breites Wirkspektrum und wirken fast alle bakterizid. Auch problematische gramnegative Erreger, wie z.B. Pseudomonas aeruginosa, werden durch Aminoglykoside abgetötet. In der antibakteriellen Therapie werden sie fast ausschließlich in Kombination, meist mit Betalactam-Antibiotika eingesetzt, um bei lebensbedrohlichen Infektionen eine möglichst sichere Bakterienabtötung zu erzielen.

Nebenwirkungen der Aminoglykoside

Den Vorzügen stehen allerdings zwei gravierende Nebenwirkungen gegenüber, die ihren Einsatz auf schwere bakterielle Infektionen einengen. Die Aminoglykoside schädigen bei längerer hochdosierter Anwendung den 8. Hirnnerv (Nervus statoacusticus), so daß irreparable Gehör- und Gleichgewichtsstörungen auftreten (Ototoxizität). Auch die Nierenleistung kann unter einer Aminoglykosidbehandlung beträchtlich abnehmen (Nephrotoxizität). Sie sind außerdem im Gegensatz zu den Betalactam-Antibiotika in der Schwangerschaft kontraindiziert.

Einige Aminoglykoside werden als sogenannte Lokalantibiotika als Wirkstoffe in Salben, Pudern bzw. Wundeinlagen angewendet, z.B. Framycetin (Leukase®❖), Neomycin (Nebacetin®❖) oder Gentamicin (Refobacin®❖, Septopal®❖, Sulmycin®❖ Implant).

Oral verabreicht wirken Aminoglykoside nicht (ungenügende Resorption), sie werden deshalb parenteral (oder lokal, s.o.) appliziert. Parenterale Aminoglykosid-Präparate sind z. B. Amikacin (Biklin®❖), Netilmicin (Certomycin®❖), Gentamicin (Gentamicin®❖, Refobacin®❖) oder Tobramycin (Gernebcin®❖)

4.3 Tetracycline

Die Tetracyclin-Antibiotika werden ebenfalls von Bakterien gebildet (Abb. 3). Sie hemmen jedoch lediglich das Wachstum von Bakterien; sie wirken also bakteriostatisch, indem sie die Proteinsynthese der Erreger stören. In dieser Hinsicht sind sie somit den bakterizid wirkenden Penicillinen, Cephalosporinen und Aminoglykosiden unterlegen. Das Spektrum der Tetracycline ist jedoch zum Teil sogar noch breiter, weil es beispielsweise seltenere Erreger wie Chlamydien und Mykoplasmen einschließt. Die Verträglichkeit ist ungünstiger als die der Penicilline und Cephalosporine.

R_{1-5} = variable Substituenten (= Seitenketten)

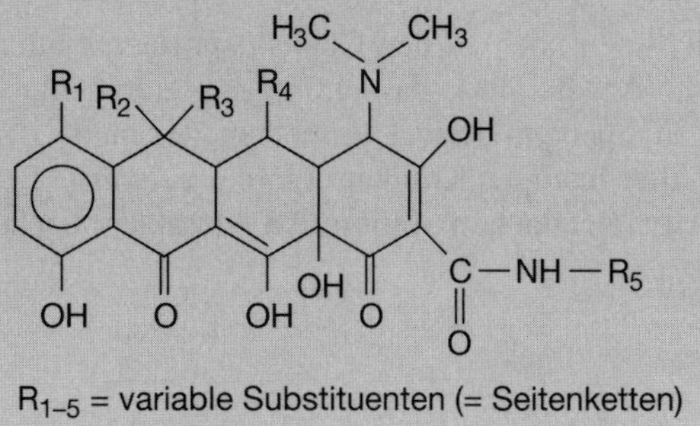

Abb. 3: Grundgerüst der Tetracycline

Indikationsgebiete

Hauptindikationen für Tetracycline sind Bronchitiden, Harn- und Gallenwegsinfektionen und Akne (in niedriger Dosierung).

Nebenwirkungen der Tetracycline

Tetracycline lagern sich z.B. in Zähne und Knochen ein, Folgen: Zahnverfärbung, Wachstumsstörungen, und sollten deshalb nicht während der Schwangerschaft und an Kinder unter acht Jahren verabreicht werden. Ferner verursachen sie aufgrund ihres breiten Wirkspektrums durch Vernichtung der physiologischen Darmbakterien häufiger Durchfälle und begünstigen dort und auf anderen Schleimhäuten (Mund, Scheide) Superinfektionen z.B. durch pathogene Pilze. Außerdem ist unter einer Tetracyclintherapie intensive Sonnenbestrahlung zu meiden (Allergisierung mit Exanthembildung).

Wechselwirkungen

Tetracycline sollen nicht mit Milch, Eisenpräparaten oder Antacida zusammen eingenommen werden, da sie dann nicht oder ungenügend resorbiert werden (infolge chemischer Komplexbildung mit Calcium, Eisen, Magnesium u.a.) mit der Gefahr eines Therapieversagens.

Von den verschiedenen im Handel befindlichen Tetracyclinpräparaten sollen stellvertretend angeführt werden: Tetracyclin (Hostacyclin®❖, Supramycin®❖), Minocyclin (Klinomycin®❖), Rolitetracyclin (Reverin®❖), Tetracyclin, Doxycyclin (Supracyclin®❖, Vibramycin®❖, Vibravenös SF®❖; auch in vielen Generika enthalten).

4.4 Sulfonamide

Die Sulfonamide werden nicht von Mikroorganismen gebildet, sondern totalsynthetisch hergestellt. Aus dieser Gruppe wurden früher viele Präparate therapeutisch ein-

gesetzt. Heute haben sie nur noch geringe Bedeutung wegen der raschen Resistenz- ANTIBAKTE-
entwicklung, wegen der Allergisierung besonders bei Anwendung auf Haut und RIELLE
Wunden und wegen der möglichen Schädigung von Blut und Nieren, besonders CHEMOTHE-
wenn nach Anwendung zu wenig getrunken wird. Sie besitzen ein relativ breites RAPEUTIKA
Wirkspektrum.

Breit angewendet wird allerdings noch die Kombination eines Sulfonamids mit dem
antibakteriellen Wirkstoff Cotrimoxazol, z.B. als Bactrim®❖, Eusaprim®❖ erhältlich.
Diese Kombination ist bedeutend wirksamer als ein einzelnes Sulfonamid (geringere
Resistenzentwicklung).

Cotrimoxazol wird u.a. eingesetzt bei Bronchitiden, Wund- und Gallenwegsinfektionen, Typhus und Parathyphus oder Prostatitis und Harnwegsinfektionen.

Cotrimoxazol darf nicht verabreicht werden bei schweren Blutbild- und Leberschäden sowie im ersten Schwangerschaftsdrittel und zu Beginn der Stillzeit.

4.5 Makrolid-Antibiotika, Lincosamide und Metronidazol

Makrolide sind vorwiegend bakteriostatisch gegen grampositive Bakterien wirksame Antibiotika. Sie werden von Mikroorganismen gebildet. Ihr Wirkspektrum ist
dem des Penicillin G und V sehr ähnlich. Deshalb werden sie vornehmlich als Re-
servemittel bei Penicillinallergie verwendet. Sie haben sich besonders bei Atemwegsinfektionen und in der Kinderheilkunde bewährt. Die wichtigsten Makrolide
sind Erythromycin (Erythrocin®❖, Monomycin®❖), Josamycin (Wilprafen®❖), Clari-
thromycin (Klacid®❖) und Roxithromycin (Rulid®❖). Ein neues Derivat, Azithromy-
cin (Zithromax®❖) zeichnet sich durch eine besonders lange Wirkdauer sowie durch
Wirksamkeit selbst gegen einige gramnegative Erreger aus.

Lincomycin (Albiotic®❖) und Clindamycin (Sobelin®❖) sind chemisch miteinander
verwandte Stoffwechselprodukte von Mikroorganismen. Wie die Makrolide ist diese
als Lincosamide bezeichnete Gruppe fast ausschließlich gegen grampositive Bakterien (z.B. Staphylokokken) aktiv. Außerdem erfassen sie gut solche Keime, die nur
unter Sauerstoffausschluß wachsen können (Anaerobier).

Außer Clindamycin besitzt das vollsynthetisch hergestellte Metronidazol (Clont®❖)
eine ausgezeichnete Wirksamkeit gegen Anaerobier. Metronidazol wird außer bei
Infektionen durch anaerobe Bakterien auch bei Trichomonadeninfektionen angewendet.

4.6 Chinolone (»Gyrasehemmer«)

Eine weitere eigenständige Gruppe von antibakteriell wirksamen Chemotherapeuti-
ka ist die vielfach als »Gyrasehemmer« bezeichnete totalsynthetisch hergestellte
Wirkstoffgruppe der Chinolone (Tab. 5). Die Bezeichnung Gyrasehemmer rührt da-
her, daß diese Präparate das Bakterienenzym DNS-Gyrase blockieren, das für die
Verdrillung des Gens verantwortlich ist. Nur in einem extrem verknäueltem Zustand
findet der DNS-Strang in dem bis zu tausendfach kleineren Bakterienkörper Platz.
Sie wirken bakterizid und haben ein sehr breites, grampositive und gramnegative
Keime umfassendes Spektrum.

Präparate

Tabelle 5: Chinolonpräparate

	Wirkstoff	Handelspräparate
Harnwegstherapeutika (ältere, schwächer, wirksame)	Nalidixinsäure Pipemidsäure	Nogram®❖ Deblaston®❖
Moderne Chinolone	Norfloxacin Ofloxacin Ciprofloxacin Enoxacin	Barazan®❖ Tarivid®❖ Ciprobay®❖ Gyramid®❖

Weitere Verbindungen werden gerade klinisch geprüft. Von Ciprobay®❖ und Tarivid®❖ gibt es sowohl orale als auch parenterale Darreichungsformen. Da die letzteren wesentlich teurer sind als Tabletten mit derselben Wirkstoffmenge, gebietet es ein verantwortungsvolles Kostenbewußtsein, so früh wie möglich von Infusionen auf Tabletten umzustellen.

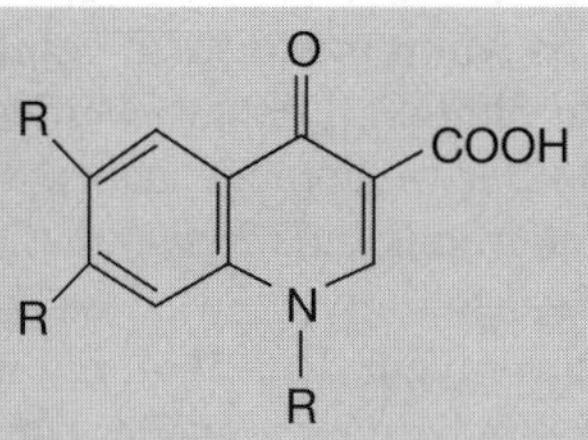

R = variabler Substituent (= Seitenkette)

Abb. 4: Grundgerüst der Chinolone

4.7 Glykopeptid-Antibiotika

Staphylokokken bereiten bei der Infektionstherapie besonders im Krankenhaus oft Probleme, weil sie schnell gegen eine Vielzahl von Routineantibiotika restistent werden. Für diese Fälle stehen Präparate aus der Gruppe der bakteriziden Glyko-peptid-Antibiotika – z.B. Teicoplanin (Targocid®❖) und Vancomycin (Vanco-mycin®❖) – als Reserve zur Verfügung. Eine weitere Indikation ist die orale Gabe bei der bedrohlichen Darmentzündung »Pseudomembranöse Colitis« (PMC). Sie ent-wickelt sich oftmals erst unter Antibiotikaanwendung durch Überwucherung des ge-gen viele Antibiotika unempfindlichen Erregers Clostridium difficile.

4.8 Chloramphenicol

Ein Stoffwechselprodukt von Bakterien, später aber totalsynthetisch hergestelltes Antibiotikum, ist Chloramphenicol, das mit keiner anderen Antibiotika-Gruppe ver-wandt ist (z.B. Paraxin®❖). Es wirkt bakteriostatisch durch Hemmung der Protein-synthese und besitzt ein den Tetracyclinen vergleichbares breites Wirkspektrum; al-lerdings werden Bakterien gegen Chloramphenicol rasch resistent.

Nebenwirkungen von Chloramphenicol

Nachteilig ist das hohe Risiko einer Knochenmarksschädigung mit starkem Abfall der Erythrozyten-, Thrombozyten- und Leukozytenzahl und das Vorhandensein sonstiger Nebenwirkungen (Kreislaufkollaps, Neuritiden u.a.). Deshalb wird Chloramphenicol praktisch nur noch eingesetzt bei Salmonelleninfektionen (Typhus, Paratyphus) sowie schweren Infektionen (besonders bei Meningitis), bei denen ungefährlichere Antibiotika nicht mehr wirken. Die Höchstdosierung von Chloramphenicol muß strengstens beachtet werden!

Tabelle 7: Klassen-Charakteristika von Antibiotika

Antibiotikaklasse		systemische Wirksamkeit[1]			Spektrumsbreite[2]		
	(Textstelle)	nur oral	nur parenteral	oral und parenteral	vorwiegend grampositiv	vorwiegend gramnegativ	grampositiv u. gramnegativ
Penicilline	(4.1.1)			x			x[3]
Cephalosporine	(4.1.2)			x			x
Aminoglykoside	(4.2)		x				x
Tetracycline	(4.3)			x			x
Makrolide	(4.5)			x	x[3]		
Chinolone	(4.6)			x			x
Glykopeptide	(4.7)		x			x	

1) Die systemische Wirksamkeit steht im Gegensatz zu einer lokalen Anwendung bzw. Wirksamkeit; sie ist erforderlich bei einer innere Organe bzw. den Gesamtorganismus betreffenden Infektion.
2) Die Spektrumsbreite gibt einen Hinweis darauf, ob die Präparategruppe auch zur Behandlung einer Infektion mit unbekannten Erregern gut geeignet ist.
3) Die Kennzeichnungen in der Tabelle sind u.U. nicht für alle Vertreter der betreffenden Antibiotikaklasse gültig; näheres vgl. Querverweis auf Textbesprechung.

4.9 Behandlung der TBC mit Tuberkulostatika (Antituberkulotika)

Der Erreger der Tuberkulose (TBC), Mycobakterium tuberculosis (Tuberkelbakterium), wurde 1882 von Robert Koch entdeckt. Er wird fast immer durch »Tröpfcheninfektion« (Niesen, Husten) übertragen. Das Tuberkelbakterium ist einerseits gegen die meisten Chemotherapeutika von vornherein widerstandsfähig und wird andererseits oft auch unter der Therapie gegen die verwendeten Präparate resistent. Außerdem wird dieser Erreger im Gewebe, das durch den tuberkulösen Prozeß zerstört und von der Blutversorgung abgeschnitten wird, von Antituberkulotika schlecht erreicht. Daraus ergeben sich für die TBC-Therapie folgende Anforderungen:

– In regelmäßigen Abständen muß geprüft werden, ob der Erreger auf die momentane Therapie noch anspricht.

– Die Gesamt-Therapiedauer muß 6 bis 12 Monate betragen; dabei ist stets auch auf die Verträglichkeit der Präparate zu achten.

– Zur Verzögerung der Resistenzentwicklung wird anfänglich eine 3er- bzw. 4er-Kombination von Tuberkulostatika verabreicht (Tab. 8). Nach dieser mehrmona-

ANTIBAKTE-
RIELLE
CHEMOTHE-
RAPEUTIKA

tigen Initialphase wird mit einer 2er-Kombination fortgefahren, meist wird Ethambutol weggelassen.

Da Isoniazid eine Neuritis verursacht, wird gleichzeitig zur Vorbeugung Vitamin B_6 gegeben.

Tabelle 8: Gebräuchliche Basistherapie bei Tuberkulose

Wirkstoff	Handelspräparate
Isoniazid (INH)	Isozid®❖, Neoteben®❖, Tebesium S®❖
+ Rifampicin	Rifa®❖, Rimactan®❖
+ Ethambutol	Myambutol®❖, EMB®❖, etibi®❖
+ evtl. Pyrazinamid	Pyrafat®❖, Pyrazinamid®❖

Neben den genannten Basis-Tuberkulostatika gibt es noch einige Reserve-Antituberkulotika, z.B. Streptomycin (ein Aminoglykosid), p-Aminosalicylsäure (PAS), Protionamid, die unter verschiedenen Handelsbezeichnungen auf dem Markt sind.

5. Wichtige Hinweise für das Vorbereiten von Antibiotika zur Anwendung

Parenteral anzuwendende Antibiotika sowie Trockensäfte sind nach dem Auflösen der Trockensubstanz – meist als schnelllösliches Lyophilisat vorliegend – im Kühlschrank aufzubewahren, wenn der Inhalt einer Flasche aufgeteilt auf mehrere Teildosen verabreicht werden muß bzw. wenn parenterale Antibiotika aus anderen Gründen nicht sogleich injiziert oder infundiert werden können. Der Gebrauchsinformation des Präparates bzw. entsprechenden Tabellen kann entnommen werden, wie lange ein als Trockensubstanz vorliegendes Präparat nach dem Auflösen unter den vorgeschriebenen Lagerbedingungen (Kühlschrank bzw. Zimmertemperatur) noch verwendbar ist. Besonders sorgfältig ist bei dieser Wirkstoffgruppe auf das Verfallsdatum zu achten!

Fragen zur Lernkontrolle

1. In welche zwei Untergruppen sind die Chemotherapeutika allgemein unterteilbar?
2. Was verstehen Sie unter folgenden Begriffen:
   – Antibiotikaresistenz
   – Wirkspektrum
   – Antibiogramm
   – Superinfektion
3. Nennen Sie verschiedene Klassen von Antibiotika!
   – Welche davon wirken bakterizid?
4. Nennen Sie verschiedene Penicillin-Präparate (Handelsnamen)!
5. Nennen Sie verschiedene Cephalosporin-Präparate (Handelsnamen)!
6. Nennen Sie die zwei gravierenden Nebenwirkungen von Aminoglykosiden!

7. Welche Antituberkulotika (Handelsnamen) werden in der Regel zur Basistherapie
   der Tbc verwendet?
8. Worauf muß geachtet werden, wenn eine Antibiotika-Trockensubstanz bereits
   aufgelöst wurde?

ANTIBAKTE-
RIELLE
CHEMOTHE-
RAPEUTIKA

Antivirale Chemotherapeutika

B. Frick

Begriffs-
erklärung

Virustatika sind Wirkstoffe, die gegen Viren in der Vermehrungsphase aktiv sind und die bei verschiedenen Viruserkrankungen eingesetzt werden.

1. (Patho)-physiologische Vorbemerkungen

Viren sind Krankheitserreger ohne eigenen Stoffwechsel, die bei Mensch und Tier ansteckende, oft seuchenhaft verlaufende Krankheiten verursachen. Sie dringen in eine lebende Wirtszelle ein, koppeln sich an deren Stoffwechsel an und vermehren sich dort. Diese enge Verknüpfung von Wirtszellen und Viren macht die kausale Behandlung einer Virusinfektion schwierig. Die heute zur Verfügung stehenden Chemotherapeutika haben ein vergleichsweise enges Wirkungsspektrum und führen in unterschiedlichem Ausmaß auch zu einer Schädigung der Wirtszellen.

2. Medikamentöse Behandlung von Virusinfektionen

Viren sind die häufigsten Erreger menschlicher Infektionskrankheiten. Die meisten Virusinfektionen sind banal und heilen von selbst wieder aus. Dies gilt insbesondere für die meist durch Viren verursachten leichten fieberhaften Erkrankungen der oberen Atemwege, die unter die Sammelbezeichnung »grippale Infekte« fallen. Eine kausale medikamentöse Therapie ist hierbei weder möglich noch notwendig. Mit Schmerzmitteln, Nasentropfen, Halstabletten und Hustentherapeutika lassen sich die einzelnen Beschwerden nach Bedarf symptomatisch lindern. Nur bei schweren Krankheitsverläufen und bei gefährdeten Personen, z.B. bei älteren Menschen, ist eine Antibiotikatherapie ratsam, um einer bakteriellen Superinfektion vorzubeugen. Einer kausalen Behandlung mit Virustatika bedürfen nur schwere Virusinfektionen wie z.B. eine Varizella zoster-Infektion oder eine Infektion mit dem Cytomegalie-Virus (CMV).

Mit den heute zur Verfügung stehenden Virustatika lassen sich nur wenige Viruskrankheiten bekämpfen. Eine generelle Chemotherapie, wie sie bei bakteriellen Infektionen üblich ist, wird es in absehbarer Zeit nicht geben. Der Schwerpunkt der Bekämpfung von Virusinfektionen liegt heute bei den Impfungen, wobei die aktive Immunisierung gegen epidemiologisch bedeutsame Infektionen, z.B. Pocken, Hepatitis, Kinderlähmung, Röteln, von besonderem Interesse ist (siehe Kapitel Sera und Impfstoffe).

3. Einteilung der antiviralen Chemotherapeutika

Virustatika verhindern/unterbrechen virale Infektionen, indem sie:

- die Einschleusung von Viren in die Wirtszellen hemmen,
- als Antimetaboliten die Nukleinsäuren- und Proteinvervielfältigung der Viren hemmen,
- die Wirtszellen in einen Zustand versetzen, in dem die Virusvermehrung unmöglich ist.

Eingeteilt nach ihrem Wirkmechanismus haben heute folgende Virustatika Bedeutung:
- Amantadin,
- Antimetaboliten,
- Interferone.

4. Virushemmende Arzneistoffe

Für eine systemische Therapie eignen sich heute nur wenige Substanzen, einige weitere können wegen ihrer hohen Toxizität nur lokal eingesetzt werden.

4.1 Amantadin (PK-Merz®❖)

Amantadin wird sowohl als Parkinsontherapeutikum als auch zur Prophylaxe und Therapie der Virusgrippe eingesetzt. Der Einsatz als Virustatikum sollte auf ungeimpfte Risikopatienten beschränkt werden. Es hemmt wahrscheinlich das Austreten der Virusnukleinsäuren aus der viralen Hülle (Uncoating), das Voraussetzung für eine Infektion der Wirtszelle ist.

4.2 Antimetaboliten

Antimetaboliten sind synthetische Substanzen, die den natürlichen Bausteinen der DNS (Desoxyribonukleinsäure) strukturell ähnlich sind und in die Erbinformation der Viren eingebaut werden. Durch diese falschen Bausteine ist die Erbinformation der DNS so geschädigt, daß die Virusvermehrung abbricht. Aus der Abbildung 1 ist die strukturelle Verwandschaft des natürlichen Bausteins Desoxyguanosin mit den Antimetaboliten Aciclovir und Ganciclovir ersichtlich. Die teilweise gravierenden Nebenwirkungen der Antimetaboliten kommen zustande, da sie in gewissem Ausmaß auch in die menschliche DNS eingebaut werden und auch in diesen Zellen Stoffwechselvorgänge gestört werden.

Aciclovir (z.B. Zovirax®❖)

Zovirax®❖, ein Antimetabolit, brachte einen bedeutenden Fortschritt in der Therapie von Virusinfektionen, da es spezifischer auf virusinfizierte Zellen wirkt als auf Wirtszellen. Bei schweren Herpes simplex- und Varizella zoster-Infektionen ist die *parenterale* Gabe von Aciclovir die Therapie der Wahl. Die *orale* Therapie mit Aciclovir ist angezeigt bei Herpes-genitalis-Infektionen und zur Infektionsprophylaxe bei immunsupprimierten Patienten, z.B. vor und nach Transplantationen. Zur *lokalen* Anwendung stehen eine Creme sowie eine Augensalbe zur Verfügung.

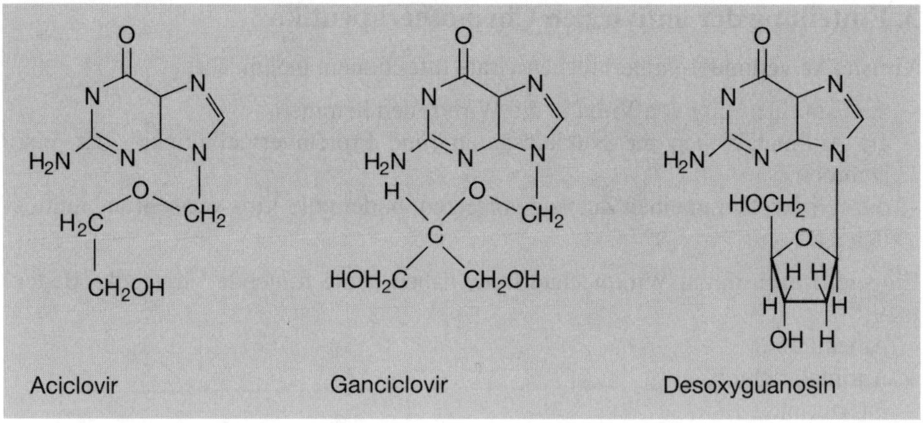

Abb. 1: Strukturelle Verwandtschaft von Aciclovir, Ganciclovir und Desoxyganosin

Ganciclovir (Cymeven®❖)

Mit dieser Substanz steht ein Virustatikum zur Bekämpfung des Cytomegalie-Virus zur Verfügung. Wegen der relativ schweren Nebenwirkungen (Neutropenie, Thrombopenie, Hodenatrophie) ist Ganciclovir nur bei lebensbedrohlichen Cytomegalie-Virusinfektionen indiziert, wie sie bei immunsupprimierten Patienten auftreten.

Foscarnet (Foscavir®❖)

Foscavir®❖ ist seit 1992 im Handel. Wie Ganciclovir wird es gegen das Cytomegalie-Virus eingesetzt. Es hat den Vorteil geringerer blutbildschädigender Nebenwirkungen; nachteilig wirkt sich die hohe Nierentoxizität aus.

Zidovudin = Azidothymidin = AZT (Retrovir®❖)

Retrovir®❖ wirkt gegen HTLV = HIV und ist das erste klinisch eingeführte systemisch wirksame AIDS-Therapeutikum. Es ist indiziert sowohl im Stadium von AIDS als auch beim AIDS-related complex (ARC, eine Vorstufe des ausgeprägten Krankheitsbildes). Zidovudin bewirkt eine vorübergehende Zunahme der T-Helferzellen und führt zu einem verringerten Auftreten von opportunistischen Infektionen. Die Patienten fühlen sich subjektiv besser, die Letalität ist reduziert. Der Einsatz von Zidovudin wird auch im asymptomatischen Stadium empfohlen.

Schwerwiegendste Nebenwirkungen sind Blutbildschäden (Anämie, Leuko- und Neutropenie), die häufig eine Dosisreduktion oder gar den Abbruch der Therapie erforderlich machen.

Zalcitabin (Hivid®❖), Didanosin (Videx®❖)

Hivid®❖ und Videx®❖ werden im fortgeschrittenen ARC oder AIDS-Stadium eingesetzt, wenn Zidovudin nicht toleriert wird oder unwirksam ist. Hämatopoetische Nebenwirkungen sind, im Gegensatz zu Retrovir®❖, bei beiden Präparaten nicht vorhanden. Als bedeutendste Nebenwirkung treten nach Einnahme von Hivid®❖ peri-

Tabelle 1: Virustatika

Wirkstoff	Handelspräparate	Hemmung von	Applikationsart
Amantadin	Pk-Merz®❖	Influenza-A-Viren	oral
Aciclovir	Zovirax®❖	Herpes simplex-Viren	parenteral, oral, lokal
	Zovirax® Creme	Varicella zoster-Viren	
Ganciclovir	Cymeven®❖	Cytomegalie-Virus	parenteral
Foscarnet	Foscavir®❖	Cytomegalie-Virus	parenteral
Idoxuridin	Virunguent®❖	Herpes simplex-Viren	lokal
Vidarabin	Vidarabin®❖	Herpes simplex-Viren	lokal am Auge
		Varicella zoster-Viren	
Zalcitabin	Hivid®❖	Human-Immunode-ficiency Virus (HIV)	parenteral, oral
Zidovudin	Retrovir®❖	Human-Immunode-ficiency Virus (HIV)	parenteral, oral
Didanosin	Videx®❖	Human-Immunode-ficiency Virus (HIV)	oral
Interferon alpha	Intron A®❖, Roferon A®❖	Hepatitis B-Viren Hepatitis-Viren	parenteral
Interferon beta	Fiblaferon®❖	Varicella zoster-Viren Humanes Papilloma-Virus	parenteral, lokal

Alle Präparate, mit Ausnahme der Zovirax® Creme, sind verschreibungspflichtig = ❖!

phere Neuropathien auf, bei Videx®❖ entwickeln ca. 10 % der Patienten eine schwere Pankreatitis.

Idoxuridin (IDU®❖, Virunguent®❖, Zostrum®❖)

Diese Substanz verfälscht als Antimetabolit die Information der viralen Nukleinsäuren. Idoxuridin kann nur topisch am Auge, an den Lippen und den Genitalien gegen Herpes-Simplex-Viren angewendet werden.

Vidarabin (Vidarabin®❖)

Früher als Zytostatikum angewendet, wirkt dieser Antimetabolit durch Unterdrückung der intrazellulären Virusvermehrung bei Herpes simplex- und Varizella zoster-Infektionen. Vidarabin wird bevorzugt als Salbe bei Virusinfektionen des Auges eingesetzt.

4.3 Interferone (IFN)

Interferone werden heute sowohl in der antiviralen Therapie als auch in der Therapie von Tumoren und Autoimmunkrankheiten eingesetzt. Im Kapitel »Immunmodulatoren« werden die Anti-Tumor-Wirkung und Anti-Autoimmun-Wirkung dieser Substanzen besprochen. Hier soll nur kurz auf ihre antivirale Wirkung eingegangen werden.

Interferone sind Bestandteile der körpereigenen Abwehr, die von Säugetierzellen auf äußere Reize hin gebildet werden und die Vermehrung der meisten Viren, allerdings

ANTIVIRALE
CHEMOTHE-
RAPEUTIKA

unterschiedlich stark, hemmen. Sie aktivieren in den Zellen Enzyme, die über verschiedene Stufen die virale Proteinsynthese stören. Therapeutisch eingesetzte Interferone werden gentechnologisch hergestellt.

Interferon alpha (Intron®✧A bzw. Roferon®✧A) werden bei den chronisch-aktiven Formen der Hepatitis B und Hepatitis C eingesetzt. Interferon beta (Fiblaferon®✧) ist indiziert bei sonst unbeherrschbaren Virusinfektionen, z.B. Virusenzephalitis, generalisierter Herpes zoster. Lokal wird Fiblaferon®✧ Gel bei Feigwarzen verwendet, die durch das Humane Papilloma-Virus verursacht wurden.

Wegen der schweren Nebenwirkungen, wie z.B. Fieber, Muskelschmerzen und Blutbildveränderungen, und der hohen Behandlungskosten werden die Interferone systemisch nur bei den oben erwähnten sehr schweren Virusinfektionen eingesetzt.

Fragen zur Lernkontrolle

1. Nennen Sie drei bis vier synthetische Virustatika!
2. Nennen Sie zwei bis drei Interferon-Arzneimittel!
3. Gegen welche Viruserkrankungen werden Interferone eingesetzt?
4. Welche Virustatika können AIDS-Kranken verabreicht werden? (Handelspräparate nennen!)
5. Welche Virustatika werden bei einer Cytomegalie-Virus-Infektion eingesetzt?

Antimykotische Chemotherapeutika

B. Frick

Antimykotika sind Wirkstoffe, die zur Behandlung von pathogenen Pilzinfektionen (Mykosen) dienen. In dieser Gruppe finden sich sowohl Naturstoffe (Antibiotika) als auch synthetisch hergestellte Wirkstoffe.

1. Einteilung der humanpathogenen Pilze

Es gibt schätzungsweise 100.000 Pilzarten, von denen jedoch nur etwa 60 humanpathogen, d.h. für den Menschen krankmachend, sind. Die drei wichtigsten Gruppen und die dadurch verursachten Pilzinfektionen sind in Tab. 1 aufgeführt.

Tabelle 1: Einteilung der pathogenen Pilze und dadurch verursachte Infektionen

Pathogene Pilze	Pilzerkrankung und deren Lokalisation
Dermatophyten (Hautpilze, Fadenpilze)	Fußpilz, Kopfhautmykosen, Nagelmykosen
Hefen (z.B. Candida-Arten)	Mundsoor, Genitalsoor, Candida-Infektion der Haut, des Darms, der Harnwege oder der Lunge
Schimmelpilze (z.B. Aspergillus Arten)	Aspergillusinfektion der Lunge, Aspergillus-Sepsis

Die Membranen der Pilzzelle enthalten als wichtigen Bestandteil Ergosterol. Dieses in der menschlichen Zelle nicht vorhandene Ergosterol ist der Angriffspunkt für alle Antimykotika. Eine Hemmung der Ergosterolsynthese führt zu einer Herabsetzung der Stabilität der Pilzmembranen, zur Beeinträchtigung von Stoffwechselvorgängen und letztlich zum Absterben der Pilzzelle.

2. Therapie von Pilzinfektionen

Pilzkrankheiten stellen im allgemeinen keine bedrohlichen Krankheiten dar. Beim gesunden Menschen beschränken sich Pilzinfektionen auf kleinere Bereiche der Haut oder Schleimhaut. Diese Infektionen sind einer lokalen Therapie mit einer antimykotisch wirkenden Substanz gut zugänglich. Nur wenn die lokale Therapie erfolglos war, muß eine systemische Therapie durchgeführt werden.

Für immunsupprimierte Patienten besteht die Gefahr, daß Pilze innere Organe befallen (sogenannte Organmykosen). Der vermehrte Einsatz von immunsuppressiv wir-

ANTIMYKO-
TISCHE CHE-
MOTHERA-
PEUTIKA

kenden Medikamenten (Immunsuppressiva nach Transplantationen, Zytostatika) und das Auftreten von AIDS führen heutzutage zu einer steigenden Anzahl von solchen lebensbedrohlichen Pilzinfektionen, die nur mit einer konsequenten systemischen Therapie behandelt werden können.

3. Arzneimittel gegen Mykosen

Die Wirkstoffe gegen humanpathogene Pilze lassen sich unterteilen in:

– Antimykotika zur systemischen Anwendung:
  Antibiotika,
  synthetische Substanzen.

– Antimykotika zur lokalen, d.h. äußerlichen Anwendung:
  Azolderivate,
  Antibiotika,
  sonstige.

4. Antimykotisch wirkende Substanzen

4.1 Systemische Antimykotika

Lange Zeit standen für eine systemische Anwendung lediglich die Antibiotika Amphotericin B und Griseofulvin sowie die Synthetika Flucytosin und Miconazol zur Verfügung. Erst in jüngster Zeit führte die Entwicklung von weiteren synthetischen Substanzen wie den Azolderivaten Fluconazol und Itraconazol oder dem Allylamin Terbenafin zu erweiterten Möglichkeiten der systemischen Bekämpfung von Mykosen (Tab. 2).

Präparate

Tabelle 2: Systemische Antimykotika

Wirkstoff	Handelspräparate	Applikation
Antibiotika		
Amphotericin B	Amphotericin B®❖	parenteral (auch lokal)
Griseofulvin	Fulcin®❖, Likuden®❖, Polygris®❖	oral
Synthetische		
Flucytosin	Ancotil®❖	parenteral, oral
Fluconazol	Diflucan®❖, Fungata®❖	parenteral, oral
Itraconazol	Sempera®❖, Siros®❖	oral
Ketoconazol	Nizoral®❖	oral (auch lokal)
Miconazol	Daktar®❖	parenteral (auch lokal)
Terbinafin	Lamisil®❖	oral (auch lokal)

4.1.1 Antibiotika

Amphotericin B (Amphotericin B®❖) weist ein breites antimykotisches Wirkungs-spektrum auf. Es stört die Membrandurchlässigkeit der Pilzzellen so effektiv, daß diese bisher kaum Resistenz gegen diesen Wirkstoff entwickeln konnten. Amphotericin B wird bei tiefen Organmykosen als Infusion angewendet. Nachteilig sind die schweren Nebenwirkungen dieser Substanz (Nierenschädigung, Anämie), die eine strenge Indikationsstellung erfordern. Die neueste Entwicklung ist eine liposomale Darreichungsform von Amphotericin B (Ambisome®❖).

Griseofulvin (Fulcin®❖, Likuden M®❖, Polygris®❖) wirkt nur gegen Dermatophyten (enges Wirkspektrum), deren Proteinsynthese es hemmt. Griseofulvin reichert sich nach oraler Aufnahme bevorzugt in der Haut und keratinhaltiger Substanz (Nägel) an. Deshalb ist es indiziert bei Haut- und Nagelmykosen, wenn eine lokale Therapie keinen Erfolg zeigt. Die Indikation soll streng gestellt werden, da embryotoxische und mutagene Wirkungen diskutiert werden.

4.1.2 Synthetische Antimykotika

Flucytosin (Ancotil®❖) wird parenteral angewendet und wirkt ausschließlich auf Hefen, deren DNS-Synthese es stört. Dieses enge Spektrum und eine rasche Resistenzentwicklung bei alleiniger Anwendung sind sehr nachteilig. Deshalb muß Ancotil® bei bedrohlichen Pilzinfektionen mit Amphotericin B kombiniert werden. Ancotil® muß zwischen 15 und 23 °C gelagert werden. Unterhalb dieser Temperatur kristallisiert der Wirkstoff aus, oberhalb dieses Bereiches bildet sich langsam das Zytostatikum Fluorouracil (Abb. 1).

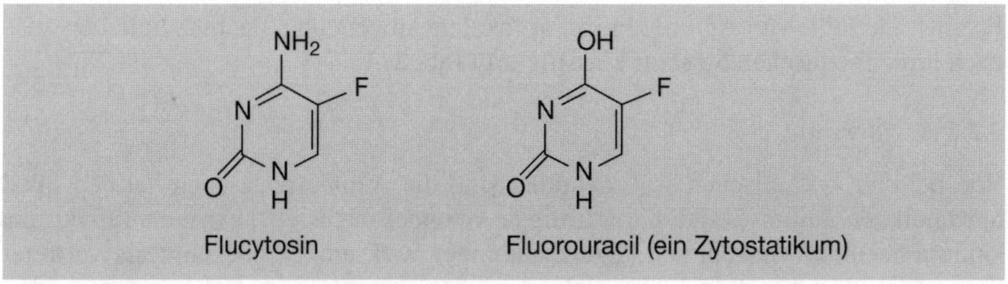

Abb. 1: Strukturformel von Flucytosin und Fluorouracil

Die sogenannten *Azolderivate* sind heute die wichtigsten Vertreter der systemisch (und lokal) verwendeten Antimykotika. Sie werden so benannt, weil ein Azolring, meistens Imidazol, ihr gemeinsames chemisches Strukturmerkmal ist (Abb. 2).

Ketoconazol (Nizoral®❖) war das erste Azolderivat, das oral verabreicht werden konnte. Es wirkt auf ein breites Spektrum von humanpathogenen Pilzen, die bisher selten Resistenz gegen diese Substanz entwickeln konnten. Nach peroraler Aufnahme wird es gut resorbiert und verteilt sich im Organismus mit besonderer Anreicherung im Bindegewebe und in den Haaren. Unter Ketoconazol-Behandlung kommt es jedoch zu veränderten Leberfunktionswerten, nach langer Anwendung selten auch zu einer Hepatitis.

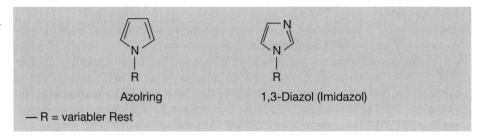

Azolring   1,3-Diazol (Imidazol)

— R = variabler Rest

Abb. 2: Grundstruktur der Azolderivate

Fluconazol (Diflucan®❖, Fungata®❖), Itraconazol (Sempera®❖, Siros®❖)

Diese Substanzen wurden 1990 bzw. 1991 zugelassen. Gegenüber Ketoconazol sollen sie besser verträglich sein. Fluconazol kann oral und parenteral verabreicht werden. Haupteinsatzgebiete sind die Nachbehandlung von Organmykosen nach initialer Amphotericin B-Behandlung, Candidamykosen der Luftwege und des Harntraktes sowie rezidivierende Vaginalmykosen. Itraconazol, das nur oral verabreicht wird, hat die gleichen Einsatzgebiete. Es ist zudem wirksam bei einer Aspergillus-Infektion, die eine schwerwiegende Komplikation der immunsuppressiven Therapie darstellt.

Terbinafin (Lamisil®❖) ist zugelassen zur Behandlung von Nagelmykosen und schwerer therapieresistenter Pilzinfektionen der Hände und Füße.

4.2 Topisch anzuwendende Antimykotika

Es gibt eine Fülle von Antimykotika zur lokalen Anwendung, die man üblicherweise nach ihrer chemischen Struktur klassifiziert (Tab. 2).

4.2.1 Azolderivate

Wie bei den systemischen Antimykotika sind die Azolderivate auch bei den lokal anwendbaren Antimykotika die wichtigste Gruppe. Als Breitspektrumantimykotika sind sie bei einer Vielzahl von Pilzerkrankungen wirksam. Der bekannteste Vertreter dieser Stoffklasse ist das Clotrimazol, von dem es eine Reihe von Handelspräparaten gibt. Fast alle Azolpräparate werden für die lokale Anwendung in verschiedenen Darreichungsformen angeboten (Creme, Lösungen, Puder usw.). Neuere Entwicklungen sind Fenticonazol (Lomexin®❖) und Croconazol (Pilzcin®❖).

4.2.2 Antibiotika

Die antimykotisch wirkenden Antibiotika Nystatin (Candio Hermal®, Moronal®) und Amphotericin B (Ampho Moronal®) sind aufgrund ihrer Struktur und ihres Einsatzgebietes eng verwandt. Sie sind indiziert z.B. bei Candida albicans-Infektionen der Mundhöhle, des Magen-Darm-Traktes oder der Vagina (Suspension bzw. Vaginalovula). Insbesondere Nystatin wird häufig bei Candida-Infektionen (z.B. Mundsoor) von Säuglingen eingesetzt. Lokal angewendet werden beide Substanzen *nicht* resorbiert und sind gut verträglich. Zu bemerken ist, daß das Schlucken von

Tabelle 2: Topisch anzuwendende Antimykotika

Wirkstoff	Handelspräparate	Darreichungsformen
Azolderivate		
Clotrimazol	Canesten®, Canifug®, Cutistad®, Mycofug®, u.a.	Creme, Lösung, Puder, Vaginalcreme, Vaginaltablette
Bifonazol	Mycospor®	Creme, Gel, Lösung, Puder
Econazol	Epi-Pevaryl®, Gyno-Pevaryl®	Creme, Lotio. Lösung, Puder Vaginalcreme, Vaginalovula
Ketoconazol	Nizoral®	Creme
Miconazol	Daktar®, Epi-Monistat®	Creme, Lotio, Mundgel, Puder
Fenticonazol	Lomexin®❖	Creme, Lösung, Spray
Croconazol	Pilzcin®❖	Creme, Gel
Antibiotika		
Amphotericin B	Ampho-Moronal®❖	Creme, Salbe, Suspension, Tabletten, Lutschtabletten, Genitalcreme, Genitalovula
Nystatin	Moronal®, Bifonal®, Candio-Hermal®, Nystatin »Lederle«®	Creme, Salbe, Suspension, Paste, Dragee, Tabletten, Genitalcreme, Genitalovula
Sonstige		
Ciclopiroxolamin	Batrafen®❖	Creme, Lösung, Puder, Genitalcreme
Terbinafin	Lamisil®❖	Creme
Tolnaftat	Tonoftal®	Creme, Lösung, Puder
Amorolfin	Loceryl®❖	Creme, Nagellack

z.B. Moronal Suspension oder Dragees eine lokale Anwendung darstellt. Aufgrund der fehlenden Resorption wirkt das Antimykotikum nur auf die Hefepilze, die die Schleimhaut der Mundhöhle und des Magen-Darm-Traktes besiedeln.

4.2.3 Sonstige

Weitere antimykotisch wirkende Substanzen zur topischen Anwendung sind Ciclopiroxolamin (Batrafen®❖), Tolnaftat (Tonoftal®), Terbinafin (Lamisil®❖) und Amorolfin (Loceryl®❖). Batrafen®❖ und Loceryl®❖ können auch zur Behandlung von Nagelmykosen eingesetzt werden, da sie sich im Gegensatz zu anderen lokalen Antimykotika auch in der Nagelmatrix anreichern. Auch einige Farbstoffe wie z.B. Gentianaviolett (Pyoktanin) werden als Antimykotika eingesetzt.

4.2.4 Anwendungshinweise

Zur lokalen Behandlung einer Hautpilzerkrankung stehen u.a. Lösungen, Cremes und Puder zur Verfügung. Lösungen bzw. Sprays empfehlen sich für die Therapie an schwer zugänglichen Stellen, Cremes eignen sich bei trockener Haut, Puder bei nässenden Pilzinfektionen. Die Medikation muß lange genug durchgeführt werden, d.h. nach Verschwinden der Symptome sollte noch ein bis zwei Wochen weiterbehandelt werden. Bei Fußpilz sind flankierende Maßnahmen wie tägliches Wechseln der

ANTIMYKO-
TISCHE CHE-
MOTHERA-
PEUTIKA

Strümpfe, Vermeiden eines feuchtwarmen Klimas in den Schuhen und sorgfältiges Abtrocknen der Zehenzwischenräume nach dem Waschen für den Therapieerfolg ebenfalls wichtig.

Clotrimazolhaltige Vaginalcreme (z.B. Gyno-Canesten®) ist seit kurzem nicht mehr verschreibungspflichtig. Die Patientinnen sollten jedoch darauf hingewiesen werden, daß die Verwendung dieser Präparate im Rahmen der Selbstmedikation eingeschränkt ist. So sollte z.B. die Anwendung ohne ärztlichen Rat nicht länger als drei Tage dauern. Bei rezidivierenden Vaginalmykosen sollte in jedem Fall ein Arzt aufgesucht werden.

Fragen zur Lernkontrolle

1. Welche drei großen Gruppen humanpathogener Pilze sind unterscheidbar?
2. Nennen Sie drei bis vier systemisch anzuwendende Antimykotika!
3. Nennen Sie drei bis vier topisch anzuwendende Antimykotika!
4. – Bei welchen Pilzinfektionen wird Amphotericin B systemisch und bei welchen lokal eingesetzt?
   – Wie ist die Verträglichkeit jeweils zu beurteilen?

Sera und Impfstoffe

E. Strehl

Sera und Impfstoffe sind Arzneimittel zur Erzielung einer Immunität. Sera (Immunseren, Antikörperkonzentrate) erzeugen eine sogenannte passive Immunisierung ohne Mitwirkung des Organismus. Impfstoffe (Antigenkonzentrate) gewährleisten eine sogenannte aktive Immunisierung, bei der der menschliche Organismus auf den Reiz der mit dem Impfstoff zugeführten Antigene spezifische Antikörper bildet.

Begriffs-
erklärung

1. (Patho-)physiologische Grundlagen

Das Immunsystem hat die Aufgabe, unseren Organismus vor Schädigung durch Infektionserreger, eingedrungene Fremdstoffe jeglicher Art sowie vor körpereigenen entarteten Zellen (Krebszellen) zu schützen. Dieses leisten unspezifische und spezifische Abwehrreaktionen, an denen sowohl humorale (in Körperflüssigkeiten enthaltene) wie auch zelluläre Komponenten beteiligt sind.

Unspezifische Abwehrreaktionen laufen dann ab, wenn der Körper zum ersten Mal mit schädlichen Stoffen in Kontakt kommt. Prozesse dieser natürlichen oder angeborenen Immunität sind die Phagozytose (Aufnahme und »Verdauung« von Krankheitserregern durch Leukozyten) und lokale Entzündungsreaktionen, die u.a. zur Anlockung weißer Blutkörperchen führen. Eine Reihe von Plasmafaktoren, wie z.B. Komplementsystem, Lysozym und Interferone sind daran beteiligt. Ebenfalls zur unspezifischen zellulären Abwehr dienen Makrophagen und natürliche Killerzellen (spezielle Art von T-Lymphozyten), die insbesondere Viren und Tumorzellen zerstören.

Die spezifische Immunabwehr versetzt den Körper in die Lage, Antikörper zu bilden, die sich spezifisch nur gegen einen bestimmten Fremdstoff (Antigen) richten und diesen in einer Antigen-Antikörper-Reaktion neutralisieren und eliminieren. Diese Reaktion kann allerdings erst nach wiederholtem Kontakt mit dem betreffenden Antigen einsetzen, da sie das Vorhandensein von Antikörpern ja bereits voraussetzt. Die spezifische Immunität muß also erst aufgebaut werden, man spricht deshalb von erworbener Immunität. Die Antikörper selbst werden von Plasmazellen gebildet, die aus sogenannten B-Lymphozyten hervorgegangen sind.

2. Aktive und passive Immunisierung mit Arzneimitteln

2.1 Aktive Immunisierung

Antigen-Antikörper-Reaktion

Stoffe, die den Organismus veranlassen, einen aktiven Infektionsschutz aufzubauen, werden als Antigene bezeichnet. Antigene sind für den Organismus als fremd empfundene Substanzen, z.B. Bestandteile von Bakterien, Bakterientoxine oder Viren. Diese rufen im Blut und im Gewebe immunologische Abwehrreaktionen hervor. Antigene werden vorübergehend von spezifischen, gegen sie gerichteten Abwehrstoffen (Antikörper) gebunden (Antigen-Antikörper-Reaktion). Mit dieser Antigen-Antikörper-Reaktion kann der Körper also das die Gesundheit bedrohende Antigen unschädlich machen: er wird gegen das Antigen aktiv, d.h. aus eigener Kraft, immun.

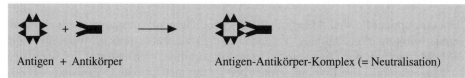

Antigen + Antikörper   Antigen-Antikörper-Komplex (= Neutralisation)

Bei der aktiven Immunisierung mittels aktiver Schutzimpfung erfolgt somit nach Injektion modifizierter Antigene, z.B. Bakterien, Viren oder Toxine, im Organismus des Impflings eine Antikörperbildung. Die auf diese Weise erworbene Immunität verleiht dem Organismus häufig einen jahrelangen Schutz. Wird die entsprechende Krankheit selbst durchgemacht, kann sogar eine lebenslange Immunität resultieren, z.B. gegen Masern.

Grundimmunisierung/Auffrischimpfung

Auf eine Grundimmunisierung, die häufig erst nach mehreren Impfungen (meist in drei Impfschritten) erreicht wird, folgt nach einigen Jahren eine Auffrischimpfung, durch die der abgefallene Antikörpertiter (Antikörpergehalt im Blut) wieder auf das erforderliche Schutzniveau angehoben wird. Beispielsweise schließt sich bei der Tetanusimpfung an die erste Impfung im Abstand von 4 bis 8 Wochen die zweite Impfung an und nach weiteren 6 bis 12 Monaten wird die Grundimmunisierung mit einer dritten Impfung abgeschlossen. Dieser Impfschutz soll dann spätestens nach 10 Jahren durch eine einfache Wiederholungsimpfung aufgefrischt werden.

Eine durch eine Auffrischimpfung erzeugte Erhöhung des Antikörperspiegels, auch »Booster-Effekt« genannt, entsteht auch durch natürlichen Kontakt mit dem entsprechenden Erreger. Bei intaktem Immunsystem erhält sich bzw. entsteht ein ausreichender Antikörperschutz auch, wenn der Organismus die Infektion klinisch latent (ohne sichtbare Krankheitssymptome) durchmacht. Man spricht in diesem Fall von einer »Stillen Feiung« (Immunität nach unauffällig verlaufener Infektion).

Routine- oder Standardimpfungen/Indikationsimpfungen

Bei der Aktivimpfung unterscheidet man zwischen Routine- oder Standardimpfungen und Indikationsimpfungen.

Routineimpfungen bieten einen guten Schutz gegen weitverbreitete und gefährliche SERA UND Infektionskrankheiten. Sie sind im allgemeinen gut verträglich und werden staatlich IMPFSTOFFE meist schon ab dem Kleinkindalter empfohlen. Hierzu gehören z.B. Impfungen gegen Diphtherie, Tetanus, Poliomyelitis, Masern, Mumps und bei Mädchen die Röteln-Schutzimpfung.

Indikationsimpfungen werden nur unter besonderen Bedingungen, d.h. bei speziellen Risiken u.a. bei Fernreisen durchgeführt. Beispiele: BCG-Impfung (Tuberkuloseimpfung), Hepatitis A- und B-Impfung, FSME (Frühsommer-Meningoenzephalitis)-Impfung, Grippeimpfung, Tollwutimpfung, Gelbfieberimpfung.

Während der aktiven Immunisierung darf der Körper nicht durch Infektionskrankheiten geschwächt sein; körperliche Überbelastungen sind außerdem zu meiden. Weiterhin ist bei Folgeimpfungen genau auf die Einhaltung der empfohlenen bzw. vorgeschriebenen Impfabstände zu achten.

2.2 Passive Immunisierung

Stoffe, die den Organismus in die Lage versetzen, eingedrungene Antigene zu neutralisieren, also unschädlich zu machen, werden als Antikörper bezeichnet. Bei der passiven Immunisierung entstehen keine körpereigenen Antikörper, sondern es werden Antikörperpräparate (Sera) von außen zugeführt. Die injizierten Antikörper wurden in einem anderen Organismus, d.h. in fremden Menschen oder Tieren, gebildet. Erfolgt die Antikörperbildung in Tieren (Pferd, Rind, Hammel), erhält man heterologe Antikörper. Werden die Antikörper dagegen im menschlichen Organismus gebildet, spricht man von homologen Antikörpern. Für die aus menschlichem Blut stammenden Antikörperpräparationen haben sich die Bezeichnungen Immunglobuline, bzw. bei starker Anreicherung und hoher Spezifität, Hyperimmunglobuline durchgesetzt.

3. Impfstoffe und Sera

3.1 Impfstoffe

Bei der aktiven Immunisierung wird grundsätzlich zwischen Lebend- und Tot-Impfstoffen unterschieden.

Lebend-Impfstoffe enthalten vermehrungsfähige, apathogene oder avirulente Keime. Tot-Impfstoffe bestehen aus abgetöteten Erregern bzw. aus inaktivierten Viren. Zu den Tot-Impfstoffen zählen auch die sogenannten fraktionierten Impfstoffe sowie die Toxoid-Impfstoffe.

Ferner sind Einfachimpfstoffe und Kombinationsimpfstoffe zu unterscheiden:

- Einfachimpfstoffe (monovalente Impfstoffe), wie z.B. Tetanus-, Masern-, Tollwut-Impfstoff

- Kombinationsimpfstoffe (polyvalente Impfstoffe), wie z.B. Diphtherie-, Pertussis-, Tetanus-Impfstoff (DPT-Impfstoff) oder Masern-Mumps-Impfstoff (MM-Impfstoff).

- Eine spezielle Präparation ist der sogenannte Adsorbat-Impfstoff, bei dem die immunisierenden Antigene an Adsorptionsstoffe gebunden sind. Dadurch wird die

Freisetzung verzögert und die Antikörperbildung, verglichen mit normalen Fluid-Impfstoffen, verstärkt.

3.2 Sera

Wie unter 2.2 ausgeführt, lassen sich die zur passiven Immunisierung verwendeten Serum- und Antikörperpräparate qualitativ unterteilen in homologe Seren und heterologe Seren.

Nach ihrer quantitativen Zusammensetzung können die homologen Seren angesprochen werden als Immunglobuline oder Hyperimmunglobuline.

4. Einzeldarstellung der Impfstoffe und Sera

4.1 Impfstoffe

4.1.1 Indikationen für aktive Immunisierung

Tabelle 1: Impfstoffe (Auswahl)

Impfstofftyp	Handelsname	Lebend-Impf-stoff	Tot-Impf-stoff	Toxoid-Impf-stoff
Einfachimpfstoffe gegen				
Cholera	Cholera-Impfstoff Behring®❖		+	
Diphtherie	Diphtherie-Adsorbat-Impfstoff Behring®❖			+
FSME	FSME-Immun®❖, FSME-Vaccine Behring®❖		+	
Grippe	Begrivac®❖, Influvac®❖		+	
Haemophilus influenzae	HIB-Mérieux®❖, HIB-Vaccinol®❖		+	
Hepatitis A	Havrix®❖		+	
Hepatitis B	Gen H-B-Vax®❖, Hevac B Pasteur®❖, Engerix B®❖		+	
Masern	Masern-Impfstoff Mérieux®❖ Masern-Vaccinol®❖	+		
Meningokokken	Meningokokken-Impfstoff®❖ A + C Mérieux®❖		+	
Mumps	Mumpsvax®❖	+		
Pneumokokken	Pneumovax 25®❖		+	
Polio peroral	Oral-Virelon®❖	+		
Polio subcutan	Virelon C®❖		+	
Röteln	Röteln-Vaccinol®❖, Rubellovac®❖	+		
Tetanus	Tetanol®❖, Tetavax®❖, T-Immun®❖			+
Tollwut	Rapipur®❖, Rapivac®❖		+	
Tuberkulose	BCG-Vaccine Behring®❖	+		
Typhus	Typhoral L®❖	+		
Varicellen	Varicella-RIT®❖	+		
Kombinationsimpfstoffe gegen				
Diphtherie-Tetanus	DT-Impfstoff Behring®❖, Td-Impfstoff®❖			+
Diphtherie-Pertussis-Tetanus	DPT-Impfstoff Behring®❖		+	+
Masern-Mumps	M-M Vax®❖	+		
Masern-Mumps-Röteln	M-M-R Vax®❖	+		

In der vorstehenden Tab. 1 sind unter Impfstofftyp die Anwendungsgebiete einiger wichtiger Handelspräparate aufgeführt. Darüberhinaus sind sie nach Art des antigenen Inhalts charakterisiert.

In der Rubrik Tot-Impfstoffe sind auch fraktionierte Impfstoffe mit aufgeführt. Zu den fraktionierten Impfstoffen gehören beispielsweise die Präparate gegen Hepatitis B, Grippe, der Meningokokken-Impfstoff sowie Pneumovax®✣.

4.1.2 Nebenwirkungen

Die meisten Impfstoffe sind recht gut verträglich, d.h. Impfreaktionen sind selten. Gelegentlich werden lokale Reaktionen an der Einstichstelle (Rötung, Schwellung, Schmerzen) sowie allgemeine Reaktionen beobachtet (Fieber, Kopfschmerzen, Abgeschlagenheit und bei Schluckimpfungen auch Übelkeit, Erbrechen und Durchfälle). In extrem seltenen Fällen können auch gefährliche Impfreaktionen, wie z.B. neurologische Ausfallserscheinungen auftreten.

Lagerungshinweise

Alle Impfstoffe sind bei Kühlschranktemperatur (4 bis 8 °C) zu lagern. Lebendimpfstoffe erfordern darüberhinaus beim Transport eine lückenlose Kühlkette.

Merke

!

4.2 Sera

4.2.1 Indikationen für eine passive Immunisierung

Indiziert ist eine passive Immunisierung bei:

- hohem Infektionsrisiko,
- beim Fehlen eines spezifischen Impfstoffes zur aktiven Immunisierung,
- bei zu kurzer Inkubationszeit der entsprechenden Infektion, wo eine eigene Antikörperproduktion zu spät käme,
- beim Fehlen einer wirksamen Chemotherapie nach Ausbruch der Infektion.

Der Vorteil der passiven Immunisierung gegenüber der aktiven Schutzimpfung besteht in der sofortigen Verfügbarkeit der Antikörper, d.h. der angestrebte Schutzeffekt ist sofort vorhanden. Von Nachteil ist aber die kurze Dauer des Impfschutzes, der bei tierischen Immunseren 8 bis 14 Tage, bei Immunglobulinen vom Menschen einige Wochen beträgt. In manchen Fällen wird die passive mit einer aktiven Immunisierung kombiniert. Eine solche Simultan-Impfung ist z.B. zur sicheren Abwendung einer Tetanus- oder Tollwutinfektion erforderlich. Sera und Impfstoffe sollen also den Ausbruch einer Infektionskrankheit vereiteln.

In wenigen Fällen ist bei bereits ausgebrochener Erkrankung auch eine Serumtherapie möglich. Die Verabreichung von Serum- oder Immunglobulinen ist aber nur dann hilfreich, wenn eine stärkere Vermehrung der Erreger (vor allem von Viren) oder die gewebeschädigende Bindung von Erregertoxin an körpereigene Strukturen noch nicht überhand genommen hat.

4.2.2 Nebenwirkungen

Heterologe Seren induzieren im Menschen die Bildung von Antikörpern gegen das artfremde tierische Eiweiß. Diese verkürzen die Wirkdauer von Tierseren im Vergleich zu menschlichen Seren. Das Serum derselben Tierart darf wegen der Gefahr eines anaphylaktischen Schocks (ausgelöst durch spezifische Antikörper gegen diese Tierimmunglobuline) nur ein einziges Mal verabreicht werden.

Tabelle 2: Antisera und Immunglobulin-Präparate zur passiven Immunisierung (Auswahl)

Indikation	Handelspräparate
Homologe Seren	
Cytomegralie	Cytoglobin®-Tropon❖
FSME	Cytomegalie-Immunglobulin Behring❖
	FSME-Bulin Immuno❖
	FSME-Immunglobulin S Behring❖
Hepatitis A	Beriglobin®❖, Gammaglobulin A Immuno❖
Hepatitis B	Aunativ®❖
	Gammaprotect® Heptatitis❖
	Hepatitis B-Immunoglobulin S Behring❖
Pseudomonas aeruginosa-Infektionen	Psomaglobin®❖
Rh_0(D)-Erythrozyten	Rhesogam®S❖[1], Rhesonativ®300❖[1]
Röteln	Röteln-Immunglobulin S Behring❖
Tetanus	Tetagam®S❖, Tetanobulin®S❖
Tollwut	Tollwutglobulin Mérieux®S❖
Varizellen	Varicellon®S❖, Varitect®❖
Heterologe Seren	
Botulismus	Botulismus-Antitoxin Behring❖
Diphtherie	Diphtherie-Antitoxin Behring❖
Gasbrand	Gasbrand-Antitoxin Behring❖
Schlangenbiß	Schlangengift-Immunserum Behring❖

[1] Das Präparat enthält Antikörper gegen Rhesus Rh_0-Erythrozyten und beugt u.a. einer Bildung von Antikörpern (Sensibilisierung) im Blut der Schwangeren/Mutter vor, die einen Morbus haemolyticus neonatorum (= Hämolyse) bei Rh-positiven Neugeborenen verursachen würden.

Fragen zur Lernkontrolle

1. Welche Vor- und Nachteile besitzt die passive Immunisierung?
2. Nennen Sie einige Immunglobulin-Präparate!
3. In welchen Fällen muß auf tierische, also heterologe Immunseren zurückgegriffen werden?
4. Wie unterscheiden Sie Routineimpfungen von Indikationsimpfungen?
   – Nennen Sie jeweils einige Beispiele für Routineimpfungen und Indikationsimpfungen!
5. Was ist eine Simultanimpfung und in welchen Fällen ist sie angezeigt?
6. Was versteht man unter einem Booster-Effekt?

Zytostatika und andere Antineoplastika

E. Strehl

Zytostatika (Stoffe, die das Zellwachstum hemmen), synonym auch als Antineoplastika (Arzneimittel gegen Gewebsneubildungen) bezeichnet, sind zytotoxische (zellschädigende) Substanzen, die das Wachstum und die Vermehrung sowohl von entarteten als auch von gesunden Körperzellen hemmen.

1. (Patho-)physiologische Grundlagen

Wachstum und Vermehrung normaler und entarteter Körperzellen

Alle Körperzellen durchlaufen – wenn auch mit unterschiedlicher Geschwindigkeit und in unterschiedlichen zeitlichen Abständen – Phasen der Vermehrung der Zellsubstanz, der Zweiteilung der Zelle und Zeiten der Ruhe. Diese Wachstums- und Ruhevorgänge von Körperzellen können aus verschiedenen Ursachen in ihrer Geschwindigkeit oder Frequenz unphysiologisch entarten, d.h. außer Kontrolle geraten, z.B. durch Immundefekte, Umwelteinflüsse u.a. Solche Körperzellen werden zu Krebszellen. An der Entstehung solcher bösartiger Gewebsneubildungen (Malignome) haben wahrscheinlich eine Reihe karzinogener (tumorauslösender) Faktoren entscheidende Anteile (Abb. 1).

Krebszellen weisen folgende pathologische Merkmale auf:

– sie infiltrieren (dringen ein in) benachbarte gesunde Gewebe und Organe,
– sie destruieren (zerstören) das befallene Gewebe,
– sie metastasieren (bilden Ableger) in weiter abliegenden Körperregionen.

2. Ziele der medikamentösen Krebstherapie

Körperzellen, die sich gerade in der Ruhephase befinden, werden durch typische Antitumormittel nicht bzw. kaum beeinträchtigt. Dagegen werden sich vermehrende Körperzellen, sowohl unauffällige (normal funktionierende, gesunde) als auch sich unkontrolliert vermehrende (Malignomzellen), wenn sie sich gerade in einer Wachstumsphase bzw. vor oder in der Teilung befinden, durch Zytostatika geschädigt. Zellen mit von Natur aus hoher Wachstumsgeschwindigkeit und -frequenz sind umso stärker betroffen. Dazu gehören z.B. Zellen des Knochenmarks, der Keimzellen, der Haare, des Dünndarmepithels und natürlich auch die unkontrolliert schnellwachsenden Zellen eines Malignoms selbst. Um Tumorzellen in verschiedenen Wachstums-

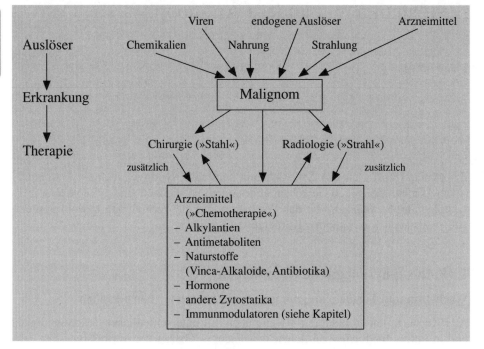

Abb. 1: Krebsauslöser und Behandlungsmöglichkeiten

stadien mit Arzneimitteln effizient treffen und ausschalten zu können, ist oft eine Kombinationstherapie nach unterschiedlichen Therapieprotokollen mit verschiedenen Zytostatika erforderlich. Dadurch steigt zwar auch die Anzahl möglicher Nebenwirkungen, allerdings wird deren Schweregrad teilweise reduziert, vor allem dann, wenn durch eine kombinierte Zytostatikatherapie die Dosierung der einzelnen Präparate nicht bis zum Maximum ausgereizt werden muß und wenn die verschiedenen Zytostatika unterschiedliche Nebenwirkungen verursachen.

Zytostatika werden hauptsächlich bei solchen bösartigen Gewebsneubildungen eingesetzt, die im Körper nicht genau lokalisierbar sind (Systemtumoren, z.B. Leukämie) und bei solchen, die keine klaren Gewebsgrenzen aufweisen. Denn in diesen Fällen können bösartige Gewebsneubildungen nicht durch Operation oder Bestrahlung eliminiert werden.

Zytostatika dienen außerdem zur Bekämpfung von Fernmetastasen sogenannter solider (umgrenzter) Tumoren. In solchen Situationen sollen Zytostatika Absiedlungen von Tochtergeschwülsten der Tumoren in anderen Organen (-systemen) hemmen bzw. bereits entstandene zerstören.

Ein weiteres Ziel der Behandlung mit Zytostatika besteht darin, die Tumormasse vor einer Operation zu verkleinern und damit die operative Entfernung des Tumors zu erleichtern.

Bei Tumoren mit geringer Aussicht auf Heilung (= kurativ) werden Zytostatika noch palliativ, d.h. zur Verzögerung der Krebsausbreitung angewendet, z.B. wird eine Verlängerung der rezidivfreien Intervalle angestrebt.

3. Gruppen antineoplastisch wirkender Arzneimittel

Entsprechend ihrer chemischen Herkunft und ihrer Wirkweise kann die Vielzahl der heute in der Therapie verwendeten Zytostatika in verschiedene Präparategruppen eingereiht werden:

- Alkylantien,
- Antimetaboliten,
- zytotoxische Naturstoffe (z.B. Alkaloide, Antibiotika),
- Hormone,
- sonstige zytotoxische Verbindungen.

4. Wichtige Arzneimittel/Arzneimittelgruppen

4.1 Alkylierende Zytostatika

Die alkylierenden Zytostatika (Alkylantien) leiten sich von den chemischen Kampfstoffen des ersten Weltkriegs (z.B. Gelbkreuzkampfstoff = Lost) ab. Diese Präparate durchbrechen die Zellvermehrung, indem sie DNS-Stränge irreparabel chemisch miteinander vernetzen, so daß sich die Erbinformation nicht mehr auf zwei Tochterzellen verteilen kann (Tab. 1). Auf eine ähnliche Weise wirken auch Platin-Verbindungen zytostatisch, z.B. Cisplatin (Cisplatin®❖) und Carboplatin (Carboplat®❖).

4.2 Antimetaboliten

Antimetaboliten hemmen spezifisch die DNS-Neubildung. Sie besitzen eine große, strukturelle Ähnlichkeit mit Molekülbestandteilen der DNS bzw. mit Zellenzymen, deren biologische Funktionen sie aber nicht erfüllen können. Dadurch brechen die zum Fortbestand bzw. zur Teilung der Zelle erforderlichen Stoffwechselreaktionen zusammen. Als Antimetaboliten tumortoxisch wirkende Pharmaka finden sich in Tabelle 1.

Methotrexat®❖ unterbindet die physiologischen Wirkungen der wichtigen Zellsubstanz Folsäure. Um die zytotoxische Wirkung des Folsäure-Antagonisten Methotrexat auf gesunde Nichtkrebszellen zu reduzieren, wird bei der Krebsbekämpfung mit Methotrexat das Methotrexat-Antidot Calciumfolinat (Leucovorin®❖, Rescuvolin®❖) verabreicht.

4.3 Zytotoxisch wirkende Naturstoffe

Bei systematischen Prüfungen von Pflanzeninhaltsstoffen und Stoffwechselprodukten von Mikroorganismen auf Verwendbarkeit für die medikamentöse Therapie werden immer wieder auch für die Krebsbehandlung geeignete Naturstoffe gefunden.

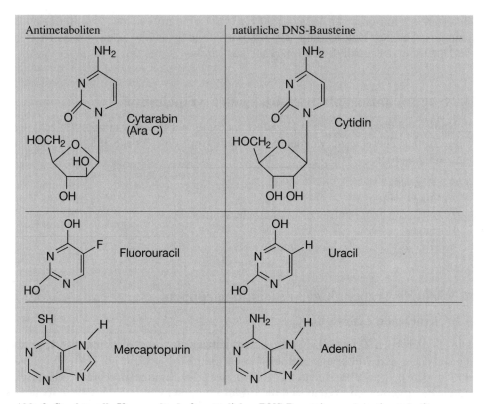

Abb. 2: Strukturelle Verwandtschaft natürlicher DNS-Bausteine und Antimetaboliten

4.3.1 Alkaloide

Die Alkaloide (stickstoffhaltige und damit basisch reagierende pflanzliche Wirkstoffe) Vincristin = Oncovin, Vinblastin und Vindesin werden aus Immergrün-Gewächsen isoliert. Sie stören als sogenannte Mitosehemmstoffe die Zellteilung, indem sie die Verteilung der Mutterzell-DNS auf die Tochterzellen unterbinden. Alkaloid-Fertigarzneimittel sind in Tabelle 1 genannt.

4.3.2 Antibiotika

Verschiedene Antibiotika (von Mikroorganismen, z.B. Bakterien, Pilzen produziert) kommen für die Behandlung von mikrobiellen Infektionen aufgrund der schweren damit verbundenen Nebenwirkungen, z.B. Kardiotoxizität, starke Blutbildveränderungen, nicht in Frage. Sie werden jedoch wegen ihrer Zytotoxizität für Malignomzellen in der Behandlung von Tumoren mit Erfolg eingesetzt, für die vergleichbar effektive, aber gleichzeitig verträglichere Substanzen bisher nicht zur Verfügung stehen.

Antibiotika, die nicht nur die Vermehrung bakterieller, sondern auch entarteter menschlicher Körperzellen hemmen, sind in Tabelle 1 aufgelistet. Eine markante Nebenwirkung der genannten zytotoxischen Antibiotika ist ihre mehr oder weniger stark ausgeprägte Kardiotoxizität.

4.4 Hormone und ihre Gegenspieler

Bei den in der Tumortherapie eingesetzten Hormonen und Hormonantagonisten handelt es sich um keine Zytostatika im eigentlichen Sinn (Tab. 1).

Tumore, deren Wachstum durch das (vermehrte) Wirken von körpereigenen Hormonen stimuliert werden, z.B. Krebsgeschwülste an Prostata und Brust, können mit »Gegen-Hormonen« beeinflußt werden. Hormonabhängige Tumore können beispielsweise durch operative Entfernung der Keimdrüsen als den Produktionsstätten der tumorbegünstigenden Hormone bekämpft werden. Hormonstimulierte Krebsgeschwülste können aber auch durch die Verabreichung gegengeschlechtlicher Hormone bzw. durch Antagonisten der physiologischen Hormone gebremst oder gestoppt werden. So kann etwa ein durch Estrogene stimuliertes Mammakarzinom durch Gabe männlicher Sexualhormone behandelt werden. In der Tumortherapie eingesetzte Hormone und Gegenspieler davon gehören den folgenden Gruppen an:

– Hormone des Hypothalamus, z.B. bei Prostata- und Mammakarzinom,
– weibliche Sexualhormone,
  – Estrogene, z.B. bei Prostatakarzinom,
  – Gestagene, z.B. bei Uteruskarzinom,
– Antiestrogene, z.B. bei inoperablem, metastasierendem Mammakarzinom,
– Androgene, z.B. bei metastasierendem Mammakarzinom,
– Antiandrogene, z.B. bei Prostatakarzinom,
– Glucocorticoide, z.B. bei Leukämie.

4.5 Sonstige zytotoxische Verbindungen

Die Zytostatika Mitoxantron (Novantron®❖ u.a.), Paclitaxel (Taxol®❖) und Etoposid (Vepesid®❖) gehören keiner der vorgenannten Wirkstoffgruppen an.

Tabelle 1: Wichtige in der Krebstherapie eingesetzte Pharmagruppen

Marginal note: ZYTOSTA-TIKA UND ANDERE ANTINEOPLASTIKA

Präparate

Wirkstoff	Handelspräparate
1. Alkylantien	
Cyclophosphamid	Endoxan®❖, Cyclostin®❖ u.a.
Ifosfamid	Holoxan®❖
Trofosfamid	Ixoten®❖
Melphalan	Alkeran®❖
Chlorambucil	Leukeran®❖
Busulfan	Myleran®❖
2. Antimetaboliten	
Cytarabin	Alexan®❖, Udicil®❖
5-Fluorouracil = 5FU	Fluoro-uracil®❖, Fluroblastin®❖ u.a.
Methotrexat	Methotrexat®❖, Farmitrexat®❖ u.a.
Mercaptopurin	Puri-Nethol®❖
3. Zytotoxische Naturstoffe	
Alkaloide	
Vincristin = Oncovin	Vincristin®❖
Vindesin	Eldesine®❖
Vinblastin	Velbe®❖, Vinblastin®❖

Fortsetzung Tabelle 1

Wirkstoff	Handelspräparate
3. Zytotoxische Naturstoffe (Fortsetzung)	
Antibiotika	
Aclarubicin	Aclaplastin®❖
Doxorubicin = Adriamycin = Hydroxydaunomycin	Adriblastin®❖ u.a.
Daunorubicin	Daunoblastin®❖, Daunorubicin R.P.®❖
Bleomycin	Bleomycinum®❖
Epirubicin	Farmorubicin®❖
Idarubicin	Zavedos®❖
Mitomycin	Mitomycin®❖
4. Hormone und Hormonantagonisten	
Hypothalamushormone	
Buserelin	Suprefact®❖
Goserelin	Zoladex®❖
Leuprorelin	Enantone®❖, Carcinil®❖
Triptorelin	Decapeptyl®❖
weibliche Sexualhormone	
Estrogene	
Estradiol	Progynon® Depot❖
Fosfestrol	Honvan®❖
Estramustin	Estracyt®❖
Gestagene	
Progesteron-Derivat	Clinovir®❖, Farlutal®❖
Megestrol	Megestat®❖
Antiestrogene	
Tamoxifen	Kessar®❖, Nolvadex®❖, Tamofen®❖
Aminogluthetimid	Orimeten®❖
Formestan	Lentaron®❖
männliches Sexualhormon	
Testosteron-Derivat	
Testolacton	Fludestrin®❖
Antiandrogene	
Flutamid	Fugerel®❖
Glucocorticoide	
Hydrocortison	Decortilen®❖, Decortin®❖

4.6 Nicht-konventionelle Krebstherapeutika

Außerhalb des Arzneimittel-Arsenals der klassischen »Schulmedizin«, Therapierichtungen, die an Medizinischen Hochschulen gelehrt werden, werden großteils »biologische« Präparate bei Krebserkrankungen eingesetzt, deren Wert und Nutzen umstritten sind. Ihre Wirksamkeit richtet sich vornehmlich weniger gegen die Krebszellen direkt, vielmehr sollen sie die Abwehrlage des Kranken stärken.

Hierzu gehören u.a. Helixor®, Iscador® (Auszüge aus diversen Mistel-Arten (Viscum album)), Plenosol N®, Wobe-Mugos® (eiweißspaltende Enzympräparationen), Polyerga® (Glyco-/Polypeptide) oder Ney Tumorin® (tierische Organlysate).

5. Generelle Nebenwirkungen von Zytostatika

Zytostatika beeinträchtigen aufgrund ihrer zellschädigenden bzw. -abtötenden Wirksamkeit eine Vielzahl von unterschiedlichen Körperzellen, Organen und Körperfunktionen. Gewebe mit hoher Teilungsrate treffen sie besonders schwer. Hierzu gehören Magen-Darm-Epithel, Knochenmark, Keimdrüsen, Haarwurzeln (Tab. 2).

Tabelle 2: Generelle Nebenwirkungen von Zytostatika

Nebenwirkung	Folge/Abhilfe
Leukopenie	Reduzierte Immunabwehr (Abhilfe z.B. mit CSF, vgl. Kapitel Immunmodulatoren)
Thrombopenie	Erhöhte Blutungsneigung
Magen-Darm-Störungen	Appetitlosigkeit, Diarrhoe, Übelkeit, Erbrechen[1]
Haarausfall	(kann abgeschwächt werden durch eine durchblutungsdrosselnde Kältehaube während der Zytostatikagabe)
Nervenschäden	Schwindel, Benommenheit, Reizleitungsstörungen, Krämpfe, Hörschäden
Zweittumoren	Verschlechterung des Krankheitsbildes

1) Ein durch Zytostatika bedingtes Erbrechen kann durch die prophylaktische Gabe von Antiemetika, z.B. Metoclopramid (Paspertin®❖), Triflupromazin (Psyquil®❖), Alizaprid (Vergentan®❖), Ondansetron (Zofran®❖), Tropisetron (Navoban®❖), gemildert bzw. verhindert werden. Flankierend werden vielfach zur Steigerung der Antiemetikawirkung zusätzlich Glucocorticoide, z.B. Fortecortin®❖ und/oder Psychopharmaka, z.B. Tavor®❖ appliziert.

6. Richtige Handhabung von Zytostatika

Wie bereits erwähnt, können Zytostatika selbst arteigene Krebsgeschwülste und auch Erbschäden (auch bei Gesunden) auslösen. Deshalb muß mit dieser Substanzgruppe besonders vorsichtig umgegangen werden. Bei der Vorbereitung zur Anwendung, bei der Applikation selbst und der Entsorgung der Reste und Abfälle sind die Vorschriften der Berufsgenossenschaft für Gesundheitsdienst und Wohlfahrtspflege (enthalten in Merkblatt M620) zu beachten. Kontakt von Zytostatika mit Haut oder Schleimhaut ist zu vermeiden.

Die folgenden Arbeitsschritte dürfen nur von nichtschwangeren Pflegekräften durchgeführt werden:

– Zuerst die Gebrauchsinformation des Zytostatikums studieren,

– Türen und Fenster zur Vermeidung aerosol- und partikelbewegender Zugluft geschlossen halten,

– hochgeschlossenen Schutzkittel, Einmalhandschuhe (Latex, ärmelüberlappend), Schutzbrille und Mundschutz tragen,

– Arbeitsfläche, möglichst in einer Laminar-Air-Flow-Werkbank oder wenigstens einer Berner Box arbeiten, mit einer saugfähigen Unterlage auslegen und nach Abschluß der Arbeiten mit Seifenlösung reinigen,

– Spritze zum Entlüften mit einem Tupfer abdecken,

– zubereitetes Medikament mit Patientename, Dosis und Herstellungszeit beschriften,

– bei versehentlicher Kontamination von Haut bzw. Schleimhaut mit dem Krebsmittel betroffene Stelle(n) mit reichlich Wasser abspülen,

– Zytostatikaabfälle in ein separates, gekennzeichnetes Behältnis und zum Sondermüll geben.

Krankenhausapotheker/-innen beraten gerne im sachgerechten Umgang mit Zytostatika; vielerorts werden diese sogar zentral in der Apotheke zubereitet. Dies reduziert Zytostatikaabfälle und spart gleichzeitig viel Geld.

Bei Auftreten einer Zytostatikaparavasation (= das Krebsmittel gelangt in Gewebe außerhalb der kanülierten Vene) ist sofort ein in der Onkologie erfahrener Arzt zu verständigen und notfalls wegen Gegenmaßnahmen beim Hersteller anzufragen!

Fragen zur Lernkontrolle

1. Welche drei Merkmale weisen Malignomzellen grundsätzlich immer auf?
2. Welche großen Gruppen von Krebstherapeutika lassen sich unterscheiden?
3. Nennen Sie Krebsarten, die mit Hormonpräparaten behandelbar sind!
4. Nennen Sie einige unter der Zytostatikatherapie generell häufig auftretende Nebenwirkungen!
5. Welche Arzneimittel/Arzneimittelgruppen können prophylaktisch oder therapeutisch gegen zytostatikabedingtes Erbrechen eingesetzt werden?

Immunmodulatoren

E. Strehl

Zu den »Immunmodulatoren« zählen körpereigene bzw. synthetische Stoffe, die das geschwächte menschliche Immunsystem zu verstärkter Aktivität anregen. Man bezeichnet sie daher als Immunstimulantien. Immunmodulatoren können aber auch die Immunantworten drosseln bzw. unterdrücken. Man spricht bei diesen Substanzen auch von Immunsuppressiva. Immunstimulantien und -suppressiva beeinflussen also die ureigenste Aufgabe des Immunsystems, die Integrität des Organismus zu bewahren, d.h. Schadstoffe wie z.B. Viren, Bakterien und sonstige körperfremde Zellen (z.B. Organtransplantate) zu vernichten und zu eliminieren.

Begriffs-
erklärung

1. (Patho-)physiologische Grundlagen

B-Lymphozyten und T-Lymphozyten

Das Immunsystem hat die Aufgabe, mit Hilfe von Lymphozyten in den Körper gelangte Fremdstoffe (Antigene) zu erkennen und unschädlich zu machen. Dieses leisten im wesentlichen zwei Hauptklassen von Lymphozyten: die B- und die T-Lymphozyten.

Die B-Lymphozyten produzieren körpereigene Abwehrstoffe (Antikörper, Immunglobuline), die eingedrungene, körperfremde Stoffe binden können.

Die T-Lymphozyten erfüllen mehrere Funktionen: Sie wandeln sich nach Bindung an ein Antigen in Effektorzellen um, die die Antigen-tragenden Zellen zerstören. Weiterhin sezernieren sie sogenannte Lymphokine, die andere Zellen (u.a. Granulozyten) für Abwehrreaktionen zu Hilfe rufen, und sie regulieren die Stärke von Immunreaktionen.

Bei sogenannten Autoimmunerkrankungen kann der Körper nicht mehr zwischen »körpereigen« und »körperfremd« unterscheiden und bildet Antikörper selbst gegen körpereigene Bestandteile, z.B. gegen Insulin. In diesem Fall wird pharmakologisch versucht, mit Immunsuppressiva die Lymphozytenfunktion unspezifisch zu beeinträchtigen und Immunreaktionen zu unterdrücken. Auch bei Organtransplantationen muß man Immunreaktionen unterdrücken, da ansonsten die Gefahr besteht, daß der Körper das fremde Organ abstößt. Dabei muß in Kauf genommen werden, daß der Patient infektionsanfällig wird, weil eingedrungene Infektionserreger nicht mehr wirkungsvoll bekämpft werden können. Deshalb werden Immunsuppressiva nur nach strenger Indikationsstellung eingesetzt, z.B. bei akuten Schüben der rheumatischen Arthritis, und auch dann nur, wenn andere therapeutische Methoden versagt haben bzw. kontraindiziert sind.

2. Behandlung mit Immunmodulatoren

Das medizinische Wissen um die Feinregulation unseres Immunsystems und die Möglichkeiten es zu beeinflussen, expandiert augenblicklich sehr. Außer mit Arzneimitteln wird das Immunsystem u.a. durch Bestrahlung moduliert. Hier sollen nur die medikamentösen Ansätze näher betrachtet werden.

3. Immunmodulatoren

3.1 Immunstimulantien – Zytokine

Die nachfolgend beschriebenen immunstimulierenden Pharmaka leiten sich von den biogenen Zytokinen ab. Zytokine sind lösliche Eiweißstoffe (Peptide, Proteine). Sie regulieren als chemische Vermittlersubstanzen (Mediatoren) bereits in winzigsten Mengen (Nanogramm, Picogramm) Wechselwirkungen zwischen ganz unterschiedlichen Zellen und kontrollieren deren Milieu. Zu den Zytokinen gehören u.a. Interleukine, Lymphokine (lymphozytäre Zytokine), Interferone (IFN), kolonie-stimulierende Faktoren (CSF) und Erythropoietin.

3.1.1 Interleukine

Inzwischen sind mindestens 13 Subtypen von Interleukinen bekannt. Als erstes davon wurde bei uns das gentechnologisch hergestellte Interleukin 2 (IL2) unter dem Handelsnamen Proleukin®❖ therapeutisch beim metastasierenden Nierenkarzinom (Hypernephrom) eingesetzt.

3.1.2 Interferone

Interferone sind spezifische Zellproteine, die in einer Zelle nach Eindringen von Viren oder auf einen anderen antigenen Reiz hin gebildet werden und eine weitere Virusvermehrung hemmen. Interferone hemmen außerdem die Zellvermehrung und modulieren das Immunsystem. Inzwischen kennt man drei Haupttypen von humanen Interferonen (α-, β-, γ-Interferone).

Folgende gentechnologisch hergestellte (rekombinante) Interferon-Präparate werden bereits eingesetzt:

– Alpha-Interferon (Intron A®❖ und Roferon®-A3❖) werden bei Haarzellenleukämie injiziert. Hoch dosiertes α-Interferon, z.B. Roferon®-A18❖ hat die Indikation AIDS-assoziiertes Kaposi-Sarkom. Ein weiteres wichtiges Anwendungsgebiet für α-Interferone ist die chronisch-myeloische Leukämie (CML).

– Beta-Interferon (Fiblaferon®❖) wird zur Behandlung schwerer unbeherrschbarer Erkrankungen durch Viren z.B. Nasopharynxkarzinom, Virusenzephalitis, Herpes zoster angewendet.

– Gamma-Interferon (Imufor®Gamma❖) hat als Indikation: Unterdrückung schwerer Infektionen bei Patienten mit chronischer (septischer) Granulomatose (Granulozytendefekt mit der Folge häufiger Infektionen). IMMUNMODULATOREN

3.1.3. Kolonie-stimulierende Faktoren (CSF) und Erythropoietin

In der Malignomtherapie werden Granulozyten- und Makrophagen-stimulierende Faktoren erprobt. Sie verkürzen die durch Zytostatika verursachte Neutropenie-Dauer und reduzieren dadurch die Infektionsgefahr in der Immunsuppressionsphase (bei geschwächter Abwehr). Die Kolonie-stimulierenden Faktoren (CSF) gehören neben einigen Interleukinen und Erythropoietin zu den sogenannten hämatopoetischen Wachstumsfaktoren. Es sind u.a. unterscheidbar:

– Granulozyten-stimulierender Faktor (G-CSF) Filgrastim (Neupogen®❖)
                                              Lenograstim (Granocyte®❖)
– Granulozyten-Makrophagen-stim. F. (GM-CSF) Molgramostim (Leucomax®❖)
– Erythropoietin (EPO, rHuEPO)   Erypo®❖, Recormon®❖

Neupogen®❖, Granocyte®❖ und Leucomax®❖ sind zugelassen für die Indikation Neutropenie nach myelotoxischer Chemotherapie (auch bei Knochenmarktransplantation). Erythropoietin wird im Kapitel Gewebshormone/Antihistaminika kurz besprochen.

3.2 Immunsuppressiva

Als Immunsuppressiva werden heute folgende Wirkstoffe (-gruppen) eingesetzt:

– Zytostatika (Arzneimittel gegen bösartige Gewebswucherungen),
– Glucocorticoide (Hormone der Nebennierenrinde),
– Ciclosporin,
– Antilymphozytenglobulin.

3.2.1 Zytostatika

Zytostatika wie Cyclophosphamid (Cyclostin®❖ Endoxan®❖), Methotrexat (Farmitrexat®❖, Methotrexat®❖) und das Immunsuppressivum Azathioprin (Imurek®❖) schädigen besonders die in Teilung befindlichen Zellen, somit auch die in die Immunabwehr eingeschalteten Lymphozyten.

Als Nebenwirkungen treten unter der Therapie Störungen der Blutbildung (Leuko-, Thrombozytopenie), gastrointestinale Beschwerden etc. auf. Bei schwerer Knochenmarkdepression, starken Leber- und Nierenfunktionsstörungen sind Zytostatika sogar kontraindiziert.

Heute werden jedoch bevorzugt Pharmaka eingesetzt, die möglichst selektiv Lymphozytenfunktionen hemmen, wie die Glucocorticoide oder Ciclosporin.

3.2.2 Glucocorticoide

Glucocorticoide bewirken eine Immunsuppression durch eine verminderte Sekretion von Interleukin-2 durch T-Lymphozyten. Sie werden vor allem bei der rheumati-

schen Arthritis angewendet. Bei dieser Indikation spielt aber auch die gute antiphlogistische Wirkung der Glucocorticoide eine Rolle. Das bevorzugte Glucocorticoid-
Derivat ist hierbei Prednison, z.B. enthalten in Decortin®❖, Prednison®❖, Ultra-
corten®❖.

3.2.3 Ciclosporin

Ciclosporin A (Sandimmun®❖) ist ein von einem Pilz gebildetes Polypeptid, das Immunreaktionen unterdrückt, ohne dabei die bakterielle Abwehr des Organismus
merklich zu beeinflussen. Ciclosporin reduziert die Synthese und Sekretion von In-
terleukin-2 und damit die Zell-zu-Zell-Kommunikation im Immungeschehen. Da
Ciclosporin im Gegensatz zu Zytostatika wenig knochenmarktoxisch ist, wird es wie
bei anderen Organtransplantationen auch bei der Knochenmarktransplantation eingesetzt. Ein Spezialeinsatzgebiet von Ciclosporin ist ferner die Verzögerung der
Ausbildung des Typ-I-Diabetes (juveniler Diabetes), da auch hierfür Autoimmun-
reaktionen mitverantwortlich sind.

An Nebenwirkungen können eine dosisabhängige Nierenschädigung, reversible
Störungen der Leberfunktion, Tremor, Ödeme und eine vermehrte Behaarung bei
Frauen (Hirsutismus) auftreten.

Fragen zur Lernkontrolle

1. Nennen Sie körpereigene Eiweißstoffe, die als Zytokine bezeichnet werden können!
2. Nennen Sie Fertigarzneimittel, die rekombinante Interferone (α- β-, γ-Interferon)
enthalten!
3. Von welchen hämatopoetischen Wachstumsfaktoren können Sie das dazugehörige
Markenpräparat nennen?
4. Geben Sie die Haupteinsatzgebiete für Immunsuppressiva an!
5. Nennen Sie verschiedene Arzneimittelgruppen, die zur Immunsuppression eingesetzt werden?
6. Nennen Sie Zytostatika, die als Immunsuppressiva eingesetzt werden!
7. Welche Nebenwirkungen können unter einer Ciclosporingabe auftreten?
   – Welche Nebenwirkung der immunsuppressiven Zytostatika weist Ciclosporin
   jedoch nicht auf?

Arzneimittel zur Anwendung an Auge oder Ohr

W. Speckner

1. Ophthalmika

Ophthalmika (Augenarzneimittel) werden als Tropfen, Salbe oder Bad am Auge angewendet und müssen steril, isotonisch, euhydrisch und frei von Schwebstoffen sein (siehe Kapitel Topische und sonstige Arzneiformen).

1.1 (Patho-)physiologische Grundlagen

Die Bindehautentzündung (Konjunktivitis) ist eine Reizung des Auges (Rötung, Brennen, Schwellung) durch äußere Einflüsse wie Staub, Chemikalien, bakterielle Infekte, Pollen, Luftzug oder Überanstrengung. Die Hornhautentzündung (Keratitis) kann bakteriell oder viral bedingt sein. Das Gerstenkorn ist eine bakteriell verursachte Entzündung der Talgdrüsen des Augenlides.

Grüner Star (Glaukom) ist eine Erhöhung des Augeninnendrucks durch Störung des Kammerwasserabflusses oder übermäßige Kammerwasserproduktion und führt zur fortschreitenden Verringerung der Sehkraft bis zur Erblindung. Grauer Star (Katarakt) ist eine altersbedingte Eintrübung der Augenlinse und führt zu Sehschwäche bis zur Erblindung.

1.2 Medikamentöse Behandlung

Grundsätzlich können brennende, tränende, juckende oder schmerzende Augen zwar selbst behandelt werden. Dennoch sind gewisse Einschränkungen zu machen:

Hinweise:

- Bei Verschlimmerung sofort oder bei ausbleibender Besserung spätestens nach einer Woche den Augenarzt aufsuchen!

- Sofort in die Hände des Arztes gehören Symptome wie Schielen, länger anhaltendes Fremdkörpergefühl, Schleier/Flecken/Spinnweben vor den Augen, starke Augenschmerzen oder plötzliches Nachlassen der Sehkraft.

- Ein verletztes Auge nicht berühren, mit sauberem Verbandmull abdecken, darüber mit Watte polstern und mit einer Binde fixieren!

- Bei Verätzungen so schnell wie möglich mit viel Flüssigkeit (was am schnellsten verfügbar ist) spülen!

1.3 Ophthalmikagruppen

Ophthalmika können nach Indikationen eingeteilt werden in:

– Diagnostika,
– Lokalanästhetika,
– Antiinfektiva,
– entzündungshemmende Mittel,
– Augentonika,
– Glaukommittel,
– Antikataraktika.

1.3.1 Diagnostika

Zur Pupillenerweiterung bei Augenuntersuchungen werden mydriatisch wirkende Parasympatholytika (Atropin) oder Sympathomimetika (Adrenalintyp) verwendet. Beispiele hierfür sind: Atropin (Atropin-Dispersa®❖), Tropicamid (Mydriaticum Stulln®❖), Cyclopentolat (Cyclopentolat®❖), Phenylephrin (Neosynephrin®❖)

1.3.2 Lokalanästhetika

Für operative und diagnostische bzw. therapeutische Eingriffe werden Lokalanästhetika eingesetzt, wie z.B. Proxymetacain (Chibro-Kerakain®❖), Oxybuprocain (Benoxinat SE®❖), Tetracain (in Ophtocain®❖).

1.3.3 Antiinfektiva

Bei infektiös bedingten Kojunktivitiden, Keratitiden oder Gerstenkorn werden antibakterielle (Chloramphenicol, Sulfonamide, Aminoglykoside) oder virustatische (gegen Herpes cornea gerichtete) Wirkstoffe verwendet (Tab. 1).

Tabelle 1: Antibiotika und Virustatika zur Anwendung am Auge

Wirkstoff	Handelspräparate
Chlortetracyclin	Aureomycin®❖
Oxytetracyclin	in Terramycin®❖
Chloramphenicol	Aquamycin®❖, Oleomycetin®❖
Kanamycin	Kanamytrex®❖
Neomyin, Bacitracin	Nebacetin®❖
Polymyxin	in Polyspectran®❖, Terramycin®❖
Gentamicin	Refobacin®❖, Gentamytrex®❖, Gentamicin-POS®❖
Tobramycin	Tobramaxin®❖
Natamycin	Pima-Biciron®❖
Ofloxacin	Floxal®❖
Aciclovir	Zovirax®❖
Trifluridin	TFT Thilo®❖, Trifluorthymidin®❖

1.3.4 Entzündungshemmende Mittel

Bei Reizungen nichtinfektiöser Art werden gefäßverengende Sympathomimetika, Antihistaminika, Antiallergika, Adstringentien, Antiphlogistika oder Glucocorticoide verwendet (Tab. 2).

ARZNEI-
MITTEL ZUR
ANWENDUNG
AN AUGE
ODER OHR

Tabelle 2: Entzündungshemmende Arzneimittel zur Anwendung am Auge

Wirkstoffgruppe/Wirkstoff	Handelspräparate
Sympathomimetika	
Tetryzolin	Yxin®, Cleer®, Vasopos®
Naphazolin	Oculosan®, Privin®
Xylometazolin	Otriven®
Tramazolin	Biciron®
Phenylephrin	Visadron®, Vistosan®
Antazolin	in Antistin-Privin®, Spersallerg®
Oxedrin	in Ophtalmin®
Antiallergika	
Cromoglicinsäure	Cromo Hexal®, Opticrom®, Vividrin®, Duracroman®
Antiphlogistika	
Diclofenac	Voltaren ophtha®❖
Flurbiprofen	Ocuflor®❖
Indometacin	Chibro-Amuno®❖
Corticoide	
Prednisolon	Ultracortenol®❖, Inflanefran®❖
Hydrocortison	in Terracortril®❖, Ficortril®❖
Dexamethason	Spersadex®❖, Cortisumman®❖, Dexa-POS®❖

1.3.5 Augentonika

Vitamine (A, B, C, Panthenol), Drogenauszüge (Melisse, Fenchel, Digitalis, Achtung: keine Kamille wegen Lidrandekzemen!) sollen die Sehleistung vor allem zur Nacht oder bei Blendung verbessern:

Präparatebeispiele zur lokalen Anwendung sind: Ophtol®, Vitamin A-POS®, Retinol®, Solan®, Ophtosan®, Augentropfen Stulln®❖, Bepanthen®.

Orale gefäßaktive Formen sind z.B. Ca-dobesilat (Dexium®❖), Pentifyllin (Cosaldon®❖), Troxerutin (Pherarutin®, Lentinorm®, Vitamin A, Thiamin, Calciumlactat).

1.3.6 Ophthalmika bei Grünem Star (Glaukom)

Beim Grünen Star wird eine Senkung des Augeninnendrucks angestrebt. Dies kann erreicht werden mit Parasympathomimetika wie Pilocarpin oder Neostigmin, die durch Kontraktion des Irismuskels den Kammerwasserabfluß über den Schlemmschen Kanal fördern. Seltener eingesetzt werden β-Sympatholytika oder Clonidin.

Nebenwirkungen sind:

– Sehstörungen durch miotische Wirkung und Kurzsichtigkeit,
– Hornhautreizungen durch verminderte Tränensekretion,
– systemische Wirkungen auf Herz und Kreislauf.

Pilocarpin wird als wäßrige oder ölige Lösung (mit längerer Wirkung für die Nacht) und als therapeutisches System (Ocusert zur gleichmäßigen Freigabe des Arzneistoffs über mehrere Tage) angeboten z.B. Pilopos®❖, Pilomann®❖, Pilocarpol®❖, Spersacarpin®❖, Borocarpin®❖.

Weitere Wirkstoffe sind: Isopto-Carbachol (Isopto-Carbachol®❖), Clonidin (Isoglaucon®❖), Epinephrin (Epiglaufrin®❖), Metipranolol (Betamann®❖), Timolol (Chibro-Timoptol®❖) oder Pindolol (Glauco-Stulln®❖).

Zur oralen bzw. parenteralen Anwendung steht Azetazolamid (Diamox®❖) zur Verfügung.

Bei Vorliegen eines Glaukoms ist auf Kontraindikationen für systemische Arzneimittel zu achten, z.B. Sympathomimetika, Parasympatholytika, Antiparkinsonmittel!

1.3.7 Antikataraktika

Der Graue Star kann eigentlich nur über einen Linsenersatz sinnvoll therapiert werden. Bei Linsen- und Glaskörpertrübungen werden verwendet: Uridin, Inosin (Antikataraktikum® oral o. AT), Pirenoxin (Clarvisor®❖), Iodpräparate (z.B. Pherajod®, Vitreolent®), Organpräparate (z.B. Conjunctisan®).

2. Otologika

Otologika (Ohrenarzneimittel) werden in Tropfenform in den Gehörgang eingebracht (siehe Kapitel Topische und sonstige Arzneimittel).

2.1 (Patho-)physiologische Grundlagen

Eine Mittelohrentzündung (Otitis media) entsteht häufig nach grippalen Infekten, Masern, Scharlach, Keuchhusten etc., wenn die Krankheitserreger vom Nasen-Rachen-Raum weiterwandern. Gefürchtet ist der Trommelfelldurchbruch bei Eiterbildung im Mittelohr. Symptome wie Ohrgeräusche, Schwindel, Erbrechen, unkontrollierte Augenbewegungen und Nackensteife deuten darauf hin, daß bei der vorliegenden Erkrankung bereits das Innenohr beteiligt ist.

Ohrenschmerzen treten auf bei Mittelohrentzündung, ernsten Erkrankungen im Schädelinneren, Ekzemen und Furunkeln im Gehörgang oder als Ausstrahlen von Schmerzen an anderer Stelle (Kiefer, Rachenmandeln) her. Daher sollte eine Differentialdiagnose durch den Arzt nicht versäumt werden!

Schwerhörigkeit oder Taubheit kann folgende Ursachen haben:

– angeborene Fehlentwicklung,
– Verstopfung durch Fremdkörper oder zuviel Ohrenschmalz,
– Lärmbelastung,
– Gifte (Kohlenmonoxid),
– Arzneistoffe (Tuberkulosemittel, Aminoglykoside),
– Krankheiten (Mittelohrentzündung, Masern, Syphilis).

Durchblutungsstörungen oder Menière'sche Krankheit führen zu Schwindel, Übelkeit, Erbrechen, Ohrensausen, Vergeßlichkeit (siehe Kapitel Arzneimittel zur Beeinflussung von Blutdruck und Durchblutung).

ARZNEI-
MITTEL ZUR
ANWENDUNG
AN AUGE
ODER OHR

2.2 Medikamentöse Behandlung

Wegen einer meist besseren oralen oder parenteralen Behandlung ist eine Indikation für Ohrentropfen selten.

2.3 Gruppen von Otologika

2.3.1 Otologika zur Behandlung bakterieller Infektionen

Tabelle 3 enthält Beispiele für Präparate, die bei Infektionen verwendet werden:

Tabelle 3: Otologika zur Behandlung bakterieller Infektionen

Wirkstoff	Handelspräparate
Dexamethason, Cinchocain, Butandiol	Otobacid®❖
Polymyxin, Bacitracin, Hydrocortison	Polyspectran®❖
Polymyxin, Fludrocortison, Lidocain	Panotile®❖
Dequalinium, Lidocain, Glycerol	Otolitan®❖
Chloramphenicol	Aquamycetin®❖

2.3.2 Analgetisch wirkende Otologika

Schmerzmittel zur Anwendung am Ohr sind (in Glycerol gelöste) Wirkstoffe vom Pyrazolontyp und Lokalanästhetika: Otodolor®, Otalgan® (Phenazon, Procain, Glycerol).

2.3. Otologika zur Entfernung von Ohrenschmalz

Ohrenschmalz (Cerumen) kann mit lauwarmer, verdünnter Wasserstoffperoxid-Lösung oder Natriumhydrogencarbonat-Lösung entfernt werden. Arzneipräparate sind Cerumenex®, Otowaxol®.

Fragen zur Lernkontrolle

1. Welche Wirkstoffgruppen werden zur Behandlung des Glaukoms verwendet und wie ist die Wirkung zu erklären?
2. Welche Wirkstoffe sind in Augenarzneimitteln enthalten und wofür werden sie verwendet?
3. Welche Hinweise geben Sie grundsätzlich bei der Abgabe von Augentropfen an den Kunden?
4. Welche Wirkstoffgruppen sind in Otologika enthalten?

Desinfektionsmittel

Desinfektionsmittel haben die Aufgabe, krankmachende Keime abzutöten, die Mensch und Tier infizieren können. Die Desinfektion ist ein Ersatzverfahren für die Sterilisation und wird dann angewandt, wenn Materialien durch eine Sterilisation Schaden nehmen würden oder einer Sterilisation nicht zugänglich sind.

Desinfektionsmittel gehören ganz verschiedenen Stoffklassen an und zeichnen sich durch unterschiedliche Wirkstärke, Wirkspektren und durch verschiedene Wirkmechanismen aus. Die einzelnen Arten von phatogenen Mikroorganismen zeigen gegenüber Desinfektionsmitteln unterschiedliche Empfindlichkeiten.

1. Grundlagen der Desinfektionswirkung

Die gewünschte Wirkung von Desinfektionsmitteln wird im wesentlichen durch folgende Mechanismen erzielt:

– Schädigung der Zytoplasmamembran und Veränderung ihrer Durchlässigkeit,
– Zerstörung von Zellsystemen durch Wasserentzug,
– Enzymhemmung durch Denaturierung von Enzymen oder Blockade von SH-Gruppen,
– Reaktion mit Nukleinsäuren.

Viren sind infolge des fehlenden eigenen Stoffwechsels meist schwieriger zu inaktivieren als Bakterien. Dabei sind allerdings mit einer Lipoproteinhülle ausgestattete Viren (HIV-Viren) leichter zu eliminieren als Viren, denen eine solche Hülle fehlt (z.B. Hepatitis B-Viren). Auch die Sporen von Sporenbildnern (z.B. Bacillen und Clostridien) sowie Mykobakterien (z.B. Tuberukuloserreger) und Pilze sind gegenüber Desinfektionsmitteln besonders widerstandsfähig.

Die Wirksamkeit eines Desinfektionsmittels ist von folgenden Faktoren abhängig:

– Empfindlichkeit der Mikroorganismen,
– Kozentration des Desinfektionsmittels,
– Einwirkzeit,
– Einwirktemperatur.

2. Einsatz von Desinfektionsmitteln

Nach ihrer Anwendung unterscheidet man Grob- und Feindesinfektionsmittel. Grobdesinfektionsmittel dienen der Desinfektion von Räumen, Flächen, Betten, Abwäs-

sern, Krankheitsprodukten (z.B. Eiter, Sputum, Stuhl). Feindesinfektionsmittel wer- DESINFEK-
den zur Desinfektion von Wäsche, Instrumenten, zur chirurgischen Händedesinfek- TIONSMITTEL
tion und z.B. präoperativ zur Haut- und Schleimhautdesinfektion eingesetzt. An
Desinfektionsmitteln sind eine ganze Reihe von Anforderungen zu stellen (Tab. 1).
Keines der im Handel befindlichen chemischen Desinfektionsmittel erfüllt sie jedoch völlig. Aus der Vielfalt der erlaubten chemischen Wirkstoffe müssen vielmehr
Kombinationen und Konzentrationen ausgewählt werden, die immer nur für bestimmte Indikationsgebiete mehr oder weniger optimale Bedingungen schaffen.

Tabelle 1: Anforderungen an Desinfektionsmittel

- Breites Wirkspektrum
- Rasche und zuverlässige Wirkung
- Niedere Anwendungskonzentration (Wirtschaftlichkeit im Umgang)
- Gute Verträglichkeit auf Haut und Schleimhaut
- Geringe Toxizität
- Geringes Sensibilisierungsrisiko
- Keine Schädigung der zu desinfizierenden Materialien
- Keine Inaktivierung durch Sputum, Blut, Eiter, Wundsekrete und Fremdstoffe
- Lange Haltbarkeit
- Keine Umweltbelastung
- Keine Geruchsbelästigung

3. Wirkstoffgruppen

Folgende desinfizierende Stoffgruppen werden je nach der gestellten Indikation allein oder in Kombination eingesetzt:

- Halogene,
- Oxidationsmittel,
- Alkohole,
- Aldehyde,
- Phenole und Phenolderivate,
- Quartäre Ammoniumverbindungen,
- Biguanide,
- Anorganische und organische Metallverbindungen.

Aus ökologischen und toxikologischen Gründen haben Metallverbindungen zunehmend an Bedeutung verloren.

4. Wirkstoffgruppen und ihre praktische Anwendung

Je nach Indikationsstellung werden die entsprechend passenden Desinfektionsmittel
angewandt. In Tabelle 2 sind die gebräuchlichsten Desinfektionsmittel nach Wirkstoffgruppen mit dem jeweiligen Einsatzbereich, den üblichen Anwendungskonzen-
trationen und den zu beachtenden Wirkdefiziten zusammengefaßt.

In der Tabelle 3 werden einige wichtige Handelspräparate (unvollständige Auswahl)
mit ihren Wirkstoffen und der Hauptindikation angeführt.

Tabelle 2: Gebräuchliche Desinfektionsmittel

Wirkstoffgruppe	Einsatzbereich	Anwendungs-konzentration	Wirkdefizite Einschränkungen
Halogene • Chlor, Hypochlorite	Trinkwasser- und Bade-wasserentkeimung, Grobdesinfektion	0,5–5 %	Schwache Wirkung auf Sporen und Pilze
• Chloramin	Wäschedesinfektion Flächendesinfektion	1–5 %	Schwache Wirkung auf Sporen und Pilze
• Jodophore (PVP-Iod)	Haut- und Schleim-hautdesinfektion, Spülungen	2,5–10 %	Geringe Wirkung im neutralen und alkali-schen Bereich
• Bromverbindungen	Haut- und Schleim-hautdesinfektion	1–3 %	
Oxidationsmittel • Wasserstoff-peroxid	Wunddesinfektion, in Mund- und Gurgel-wässern	0,3–0,6 % (1 Eßlöffel 3prozentige Lösung in 1 Glas Wasser)	Geringe Eindringtiefe und kurze Wirkdauer
• Persäuren	Instrumenten- und Flächendesinfektion	1–5 %	Schwache Pilzwirkung
• Kaliumpermanganat	Wunddesinfektion, Spülungen	0,1–0,3 %	Eiweißfehler*, Ver-färbungen
Alkohole • Ethanol	Händedesinfektion	70 %	Fehlende Sporenwirkung
• Isopropylalkohol	Handedesinfektion	50–60 %	Fehlende Sporenwirkung
• n-Propanol	Händedesinfektion	60–70 %	Fehlende Sporenwirkung
Aldehyde • Formaldehyd	Raum- u. Flächen-desinfektion	0,5–5 %	Schwache Wirkung auf Sporen und Pilze
• Glutardialdehyd	Instrumenten-desinfektion	1–2 %	Schwache Wirkung auf Sporen und Pilze
Phenole und Phenolderivate • Biphenylol	Flächen- und Instru-mentendesinfektion	2–5 %	Fehlende Sporenwirkung, schwache Wirkung auf Mykobakterien und Pilze
• Chlorphenol	Flächen- und Instru-mentendesinfektion	2–5 %	Fehlende Sporenwirkung schwache Wirkung auf Mykobakterien und Pilze
• Chlorthymol	Flächen- und Instru-mentendesinfektion	2–5 %	Fehlende Sporenwirkung schwache Wirkung auf Mykobakterien und Pilze
• Kresole	Flächen- und Instru-mentendesinfektion	2–5 %	Fehlende Sporenwirkung schwache Wirkung auf Mykobakterien und Pilze
Quartäre Ammo-niumverbindungen • Benzalkonium-chlorid	Haut- und Schleim-hautdesinfektion	0,05–0,2 %	Keine Wirkung auf Sporen und Mykobakterien
• Cetylpyridinium-chlorid	Haut- und Schleim-hautdesinfektion	0,05–0,1 %	Eiweiß-*, Serum-* und Seifenfehler*

Übersicht

Fortsetzung Tabelle 2

Wirkstoffgruppe	Einsatzbereich	Anwendungs-konzentration	Wirkdefizite Einschränkungen
Biguanide			
• Chorhexidin	Haut- und Schleim-hautdesinfektion	0,1–0,2 %	Schwache Wirkung gegen Mykobakterien und Pilze
• Polyhexamethylen-biguanid	Oberflächen-desinfektion	1–2 %	Keine Wirkung auf Sporen

* Unter Eiweiß-, Serum- oder Seifenfehler versteht man, daß die betreffenden Desinfektionsmittel in ihrer Wirksamkeit durch solche Begleitkomponenten beeinträchtigt werden.

Tabelle 3: Desinfektionsmittel: Handelspräparate (Auswahl)

Wirkstoff	Handelspräparate	Einsatzgebiet
Formaldehyd	Lysoform®	• Grob- und Flächen-desinfektion
Formaldehyd, Glyoxal, Tributylzinn(IV)-benzoat	Incidin®	
Biphenylol	Amocid®	
Ethanol, 1-Propanol, Glyoxal	Antifect®	
Glyoxal, Formaldehyd, Glutaral, 2-Ethylhexanal	Buraton®	
Benzalkoniumchlorid	Wäsche-Sagrotan®	• Wäschedesinfektion
Glutaral	Cidex®	• Instrumenten-desinfektion
Bernsteinsäuredialdehyd, Dimethoxytetrahydrofuran, Formaldehyd	Gigasept®	
Glyoxal, Glutaral	Sekusept® extra	
Benzalkoniumchlorid	Sagrotan®	• Hautdesinfektion
Benzalkoniumchlorid	Zephirol®	
2-Propanol, Benzalkoniumchlorid	Cutasept®	
Ethanol, Biphenylol, 2-Benzyl-4-chlorphenol	Frekaderm®	
2-Propanol, 1-Propanol, 2-Biphenylol	Kodan®	
PVP-Iod	Betaisodona®	
PVP-Iod, 2-Propanol	Braunoderm®	
3,5-Dibrom-4-hydroxybenzolsulfonsäure-Na, Bromchlorophen, 2-Propanol	Dibromol®	
Chlorhexidindigluconat	Chlorhexamed®	• Schleimhaut-desinfektion
Hexitidin	Hexoral®	
PVP-Iod wäßrig	Betaisodona	
Ethanol, Benzethoniumchlorid	Manusept® forte	• Chirurgische und hygienische Händedesinfektion
2-Propanol, 1-Propanol, Mecetronium-etilsulfat	Sterillium®	
Ethanol, 2-Biphenylol, 2-Benzyl-4-chlorphenol, Benzalkoniumchlorid	Frekasept®	
Ethanol, Tetrabrom-o-cresol	Desderman®	
Chlorhexidin-2HCl, 1-Propanol, 2-Propanol	Desmanol®	
1-Propanol, 2-Propanol	Frekasteril®	
Ethanol, 2-Propanol, Benzylakohol	Spitacid®	

Fragen zur Lernkontrolle

1. Welche verschiedenen Anwendungsgebiete für chemische Desinfektionsmittel sind Ihnen bekannt?
2. Welche Wirkstoffgruppen sind Ihnen aus der Reihe der Desinfektionsmittel bekannt?
3. Wo liegt der Schwachpunkt in der Desinfektionswirkung von Alkoholen?
4. Nennen Sie für jedes Anwendungsgebiet von Desinfektionsmitteln ein bis zwei Handelspräparate!

Geriatrika (und Tonika)

Th. Wurm

Geriatrika sollen das Auftreten altersbedingter Symptome verzögern oder entsprechende Erscheinungen lindern oder heilen. Als Symptome des Alters wären z.B. verminderte geistige und körperliche Beweglichkeit, Nachlassen der Konzentrationsfähigkeit oder Verschleiß- bzw. Abnutzungserscheinungen zu nennen.

1. (Patho-)physiologische Grundlagen

Im Alter ist die Versorgung der Gewebe mit nötigen Aufbau- und Nährstoffen wegen weniger durchlässiger Kapillarmembranen geringer, Stoffwechselprozesse laufen langsamer ab. Somit nimmt die Fähigkeit ab, physiologisch auftretende geringfügige Schädigungen sofort wieder zu reparieren.

2. Behandlung mit Arzneimitteln

Bei der Arzneimitteltherapie altersbedingter Beschwerden stehen folgende Gedanken im Vordergrund:

- Verbesserung einer altersbedingten »Stoffwechselschwäche« durch die Gabe von Substanzen, die zu Überträgerstoffen (v.a. Acetylcholin) im (zentralen) Nervensystem verstoffwechselt werden,
- Zufuhr von Vitaminen und Mineralstoffen, die wegen unausgewogener Ernährung im Alter oft nicht ausreichend aufgenommen werden,
- Gabe von mild wirkenden Phytopharmaka, die z.B. die Herzleistung oder die Durchblutung verbessern sollen,
- Placebo-Effekt.

Folgende Arzneimittel sollen hier nicht besprochen werden, die im Alter zwar gehäuft aber nicht ausschließlich angewandt werden. Dies sind Arzneimittel bei arteriellen Durchblutungsstörungen, Hypertonie, Herzinsuffizienz und rheumatischen Erkrankungen (siehe dazu die jeweiligen Kapitel).

GERIATRIKA
(UND
TONIKA)

3. Arzneimittelgruppen

Vorstufen des Acetylcholins

Dazu gehören:

– Procain (Wirkstoff »H3«),
– Dimethylaminoethanol (»DMAE«),
– Lecithin (enthält einen Cholinanteil; siehe Kapitel Lebertherapeutika),
– Cholin.

Vitamine (siehe Kapitel Vitamine)

Mineralstoffe und Spurenelemente (siehe Kapitel Mineralstoffe)

Pflanzenextrakte

Tabelle 1: In Geriatrika oft eingesetzte Phytopharmaka und ihre Wirkungen

Arzneipflanze	Wirkung
Eleutherokokk (Taigawurzel)	Steigerung der Aktivität und der Abwehrkräfte
Ginkgo	durchblutungsfördernd
Ginseng	Steigerung der Aktivität und der Abwehrkräfte
Knoblauch	gegen Arterosklerose, blutdrucksenkend
Roßkastanie	gegen venöse Stauungen
Weißdorn	bei beginnender leichter Herzinsuffizienz (Altersherz)

4. Einzeldarstellung der Präparate

Tabelle 2: Präparatebeispiele und ihre Inhaltsstoffe

Handelspräparate	Inhaltsstoffe			
	Vorstufen des Acetylcholin	Vitamine	Mineralstoffe	Sonstige
Geriatric Pharmaton®	DMAE	+	+	+
Gero H3-Aslan®	Procain			+
K.H.3®	Procain			+
Vita-Gerin-Geistlich®	DMAE	+	+	+

Problematik dieser Arzneimittelgruppe

Die Sinnhaftigkeit von solchen Multikombinationen ist sicher kaum zu beweisen. Auch wenn die Einzelkomponenten bei bestimmten Erkrankungen wirksam sind, werden die notwendigen Dosierungen im Rahmen der Kombinationen kaum erreicht.

Ob die Apotheke solche pharmakologisch und klinisch nicht begründbaren Präparate empfehlen sollte, müssen die jeweils Verantwortlichen entscheiden. Möglicherweise kann das Ziel der eigenen Profilierung als Arzneimittelfachmann/-frau besser erreicht werden, wenn man auf den Wunsch nach Geriatrika ein konkreteres Therapieziel beim Kunden herausfindet und mit einem rational begründbaren Arzneimittel zur entsprechenden Indikation weiterhilft. Zur Auswahl stünden z.B. ausreichend dosierte Weißdorn-, Knoblauch-, Ginkgo- oder Roßkastaniensamenpräparate.

GERIATRIKA
(UND
TONIKA)

Fragen zur Lernkontrolle

1. Welches therapeutische Ziel verfolgt man mit der Gabe von Geriatrika?
2. Welche Erkrankungen treten im Alter gehäuft auf, müssen aber spezifisch therapiert werden?
3. Welche Substanzen bzw. Substanzklassen sind in Geriatrika üblicherweise enthalten?
4. Welchem Zweck sollen diese Stoffe dienen?
5. Wo liegt die Problematik der Geriatrika für den Abgebenden (und auch für den Kunden)?

Homöopathische Arzneimittel

Th. Wurm

Begriffs-
erklärung

Homöopathika sind Arzneimittel, die nach den Vorschriften des Homöopathischen Arzneibuches (HAB) hergestellt sind. Sie enthalten niedrig dosierte Arzneistoffe, die in hohen Dosen bei Gesunden ähnliche Erscheinungen wie die zu behandelnde Krankheit auslösen können (Ähnlichkeitsregel).

1. (Patho-)physiologische Grundlagen

Das hervorstechende Merkmal der Homöopathie ist die *Ähnlichkeitsregel*. Man nimmt an, daß Stoffe in sehr geringer Dosierung die selbstheilenden Kräfte des Organismus anstoßen können. Um die Stoffe zu finden, die bei bestimmten Krankheitsbildern helfen sollen, prüft man die Stoffe am gesunden Menschen: falls ein Stoff hier (in hoher Dosierung) entsprechende Symptome auslöst, gilt er in kleinen Dosen als therapeutisch geeignet.

Der Homöopath spricht von *spezifischer Reiztherapie*, die, abgestimmt auf die jeweilige Krankheit, eine selbstregulatorische Aktivität eines Organs, eines Gewebes oder der Gesamtperson hervorrufen soll. Diese Denkweise erinnert an die arzneiliche Immunisierung mit Hilfe von Impfstoffen oder Immunmodulatoren (siehe Kapitel Impfstoffe bzw. Immunmodulatoren).

2. Behandlung mit Arzneimitteln

Der Therapeut muß ein Arzneimittel auswählen, das individuell exakt zum Typ des Patienten paßt, d.h. das bei ihm im gesunden Zustand die entsprechenden Symptome auslösen würde. Dazu wird z.B. der Zustand der Haut, der Lippen und der Zunge, der Gesichtsausdruck, die Stimmung des Patienten, der Puls, die Temperatur oder eine eventuelle Licht- oder Geräuschempfindlichkeit beurteilt.

Aus dem sogenannten *Arzneimittelbild* einer Arznei ist ersichtlich, ob diese zum beschriebenen Patienten und den Symptomen paßt. Da ein Arzneimittel oft vollkommen verschiedene Symptome beim Gesunden hervorruft, ergeben sich daraus auch verschiedene Indikationen.

Ein Problem stellt noch die Wahl der geeigneten *Potenz* (Verdünnungsgrad) dar. Es gibt dafür keine festen Normen. Die am häufigsten eingesetzten Potenzen für akute Erkrankungen dürften D4 oder D6 sein. Für chronische Erkrankungen werden oft höhere Potenzen (höhere Verdünnungen) gewählt.

3. Arzneimittelgruppen

Die in der Homöopathie verwendeten Arzneistoffe stammen meist entweder aus dem Pflanzen- oder Tierreich oder sind mineralischen Ursprungs. Entsprechende Beispiele wären Allium Cepa (Küchenzwiebel), Apis mellifica (Honigbiene) oder Calcium carbonicum (Calciumcarbonat).

Homöopathische Arzneimittel werden bei der Herstellung grundsätzlich mit Alkohol verschüttelt oder mit Milchzucker verrieben. Die homöopathische Besonderheit liegt darin, daß die Ausgangsstoffe in einer vorgeschriebenen Weise *schrittweise verdünnt* (potenziert) werden. Die Verdünnung 1:10 bzw. 1:100 heißt *D(ezimal)-Potenz* bzw. *C(entesimal)-Potenz*. Die Stufe D6 besagt z.B., daß dieser Vorgang sechsmal durchgeführt worden ist.

Folgende Arzneiformen werden häufig angewandt:

– Urtinkturen und daraus hergestellte Dilutionen (verdünnte Lösungen),
– Streukügelchen (Globuli),
– Verreibungen und daraus hergestellte
– Tabletten.

4. Einzeldarstellung homöopathischer Präparate

4.1 Einzelmittel

Einzelmittel werden aus einem Arzneistoff gemäß den homöopathischen Vorschriften hergestellt. Tabelle 1 gibt einen beispielhaften Überblick über therapeutisch eingesetzte Arzneimittel mit einer üblichen Indikation.

Tabelle 1: Häufig eingesetzte homöopathische Arzneimittel und ihre Symptomatik bzw. Indikation

Symptomatik		Arzneimittel
Kopfschmerzen	hämmernd	Belladonna D4, D6
	vom Nacken ausgehend	Gelsemium semperv. D6
	als Folge von Alkohol	Nux vomica D6, D12
	und Nikotin	
Husten	mit allgemeinen Grippesymptomen	Bryonia D4, D6
Reizhusten	mit Heiserkeit	Ammonium bromatum D3
Grippe	mit Kopfschmerz und allgem. Müdigkeit	Gelsemium semperv. D6
	mit Muskelschmerzen	Eupatorium D4

Die Verordnung von Einzelmitteln trägt neben dem Arzneistoff und dessen Potenz häufig den Herstellernamen. Geläufige Hersteller sind z.B. DHU, Iso, Staufen-Pharma usw.

HOMÖOPA-
THISCHE
ARZNEI-
MITTEL

4.2 Komplexmittel

Sie sind Kombinationen aus mehreren Einzelmitteln. Nach reiner homöopathischer Lehre dürfte nur mit Einzelmitteln therapiert werden. Heute ist es jedoch eine Streitfrage, ob man mit Komplexmitteln tatsächlich bessere Erfolge erzielen kann oder deren Einsatz eine nicht exakte und individuelle Arzneimittelauswahl nach dem Arzneimittelbild ersetzen soll. Manche Gruppen von Komplexmitteln tragen vom Hersteller kreierte Eigennamen, z.B. Oligoplexe (von Madaus), Pentarkane (von DHU), Homaccorde (von Heel) usw.

Es gibt auch Komplexmittel, deren homöopathischer Ursprung nicht an der Bezeichnung erkennbar ist.

Als Beispiele enthalten die folgenden Arzneimittel eine Kombination von homöopathischen Arzneistoffen, die bei den genannten Anwendungsgebieten auch als Einzelmittel eingesetzt werden. Eine differenzierte Beurteilung, in welcher Form die Beschwerden auftreten (wie in Tabelle 1, Spalte 2 ersichtlich), kann entfallen.

– Contramutan® (u.a. bei grippalen Infekten; enthält u.a. Echinacea, Belladonna, Eupatorium),
– Sinfrontal® (bei Erkrankungen der Stirn- und Nebenhöhlen; enthält u.a. Chininum arsenicosum, Ferrum phosphoricum),
– Tonsiotren® (bei Entzündungen im Rachenraum; enthält u.a. Atropin sulfuricum, Kalium bichromatum, Silicea).

4.3 Spezielle Aspekte der homöopathischen Therapie

Homöopathika gelten als *nebenwirkungsarme bzw. -freie Arzneimittel.*

Die Arzneimittelprüfung nimmt man am gesunden Menschen vor. Damit sind Tierversuche in der Homöopathie nicht nötig und unüblich (obwohl allerdings auch die Homöopathie als Therapieform an Tieren angewendet wird).

Die Produktion homöopathischer Arzneimittel kann man als umweltschonend bezeichnen: zur Gewinnung der Arzneistoffe sind keine aufwendigen chemischen Prozesse nötig. Wichtigste Hilfsstoffe für die Arzneiformen sind Ethanol und Milchzucker.

Fragen zur Lernkontrolle

1. Wie findet man in der Homöopathie die »richtigen« Arzneimittel gegen eine bestimmte Krankheit oder ein Symptom?
2. Welche typischen homöopathischen Arzneiformen kennen Sie?
3. Welche Angaben auf einer Verordnung charakterisieren ein homöopathisches Arzneimittel eindeutig?
4. Was sind Komplexmittel?

Phytotherapeutika

E. Schwarzmüller

Phytotherapeutika, auch Phytopharmaka genannt, sind Arzneimittel, die als arzneilich wirksame Stoffe Zubereitungen aus Pflanzenteilen in einer bestimmten galenischen Form, wie z.B. Teeauszüge, Tropfen, Tabletten, Dragees, Kapseln oder Ampullen, enthalten. Sie unterscheiden sich demnach von einem chemischen Arzneimittel dadurch, daß an die Stelle einer chemisch-synthetischen Substanz eine Pflanzenzubereitung als wirksames Prinzip tritt.

Enthält ein Phytopharmakon als »Wirkstoff« lediglich einen Pflanzenextrakt, so ist es ein Monopräparat, enthält es dagegen zwei oder mehr Extrakte als »Wirkstoffe«, spricht man von einem Kombinationspräparat.

Thematische Abgrenzung

Arzneimittel auf der Basis isolierter pflanzlicher Einzelstoffe (z.B. Digitoxin, Atropin) werden nicht zu den Phytotherapeutika im engeren Sinn gezählt, weil ihnen die natürlichen Begleitstoffe eines Pflanzenextraktes fehlen. Die typische Einheit von wirrelevanten Inhaltsstoffen, Begleitstoffen und Ballaststoffen ist bei solchen Arzneimitteln nicht mehr gegeben. Ebenfalls nicht zu den Phytotherapeutika im eigentlichen Sinne gehören homöopathische und anthroposophische Arzneimittel.

Die Wurzeln für die Therapie mit pflanzlichen Arzneimitteln liegen in der Volksheilkunde, d.h. das im Volk überlieferte Erfahrungswissen begleitete von Anfang an diese Form der Naturheilkunde.

Die volkstümlich verbreitete Meinung, pflanzliche oder natürliche Heilmittel seien prinzipiell »nebenwirkungsfrei« oder »unbedenklich«, ist ebenso falsch wie gefährlich. So stammen einige der stärksten Gifte bzw. arzneilichen Wirkstoffe, wie z.B. das Digitoxin oder Digoxin des Fingerhutes, das Atropin der Tollkirsche sowie das Colchicin der Herbstzeitlosen aus dem Pflanzenreich und damit aus der Natur.

1. Gewinnung und Herstellung

Pflanzliche Arzneimittel werden überwiegend in Form von Pflanzenauszügen verwendet. Unterschieden werden alkoholische Auszüge, die man Tinkturen nennt, und wäßrige Auszüge, wozu vor allem die Teezubereitungen und die eigentlichen Extrakte gehören. Unter dem Begriff Extrakt werden die verschiedenen Formen wie Fluid-, Spissum- oder Trockenextrakt zusammengefaßt (Abb. 1).

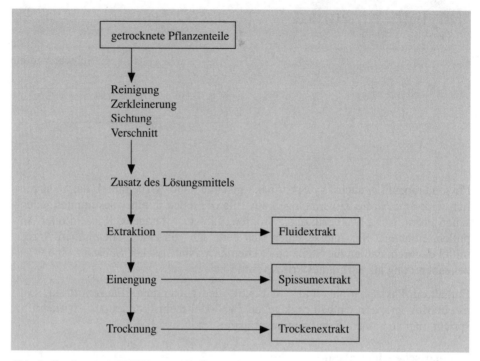

Abb. 1: Gewinnung von Pflanzenextrakten

Für die Qualität des Pflanzenextraktes sind folgende Faktoren bestimmend:

– Pflanzenspezies,
– verwendete Pflanzenteile,
– Pflanzenmaterial,
– standardisiertes Herstellungsverfahren,
– Standardisierung des Extraktes.

Von einer Arzneidroge werden in der Regel die Pflanzenteile für die Herstellung eines Extraktes eingesetzt, die den höchsten Wirkstoffgehalt besitzen. Verwendet werden Blüten (Flores), Früchte (Fructus), Samen (Semen), Blätter (Folia), Kraut (Herba), Rhizom = unterirdischer Wurzelstock (Rhizoma), Wurzeln (Radices) und Rinde (Cortex).

Für die Extraktgewinnung ist zunächst die Wahl der Pflanzenspezies wichtig, da unterschiedliche Pflanzenspezies naturgemäß voneinander abweichende phytochemische Inhaltsstoffe aufweisen können (z.B. Hundskamille, römische Kamille, offizinelle Kamille). Auch verschiedene Pflanzenteile derselben Spezies variieren teilweise stark in ihrem Wirkstoffmuster. Die Qualität des verwendeten Pflanzenmaterials ist ferner abhängig von einer weitgehenden Standardisierung der Anbaubedingungen und Erntezeiten. Schließlich erzielt man bei einem Pflanzenextrakt dann eine möglichst gleichbleibende Qualität, wenn das Herstellungsverfahren konstant ist und die fertigen Extrakte auf einen oder mehrere wirksamkeitsrelevante Inhaltsstoffe eingestellt werden.

2. Inhaltsstoffe

Die bei der Extraktion von Heilpflanzen herausgelösten Inhaltsstoffe lassen sich in wirksamkeitsrelevante Stoffe und in Begleitstoffe ohne medizinische Bedeutung unterscheiden. Stoffe, denen eine pharmakologische Wirkung zugesprochen wird, sind beispielsweise:

- ätherische Öle,
- Alkaloide,
- Bitterstoffe,
- Gerbstoffe,
- Glykoside,
- Harze,
- Saponine,
- Schleime.

Ätherische Öle

Ätherische Öle sind leicht flüchtige Pflanzeninhaltsstoffe mit charakteristischem aromatischem Geruch. Sie sind stets komplexe Stoffgemische. Gewonnen werden sie durch Wasserdampfdestillation oder durch Extraktion mit organischen Lösungsmitteln. Ihre medizinische Bedeutung liegt in ihrer desinfizierenden, leicht reizenden, sowie in ihrer geruchs- und geschmacksverbessernden Wirkung. Auch spasmolytische und beruhigende Wirkungen kommen vor.

Alkaloide

Alkaloide sind stickstoffhaltige, basisch reagierende Naturstoffe, die im Pflanzenreich weit verbreitet sind. Sie besitzen häufig eine starke, sehr spezifische physiologische Wirkung, wobei ausgeprägte Wirkungen auf das menschliche Nervensystem im Vordergrund stehen. Wegen dieser starken Wirkungen kommen alkaloidhaltige Arzneidrogen – mit Ausnahme des coffeinhaltigen Schwarztees – für Teezubereitungen nicht in Betracht.

Bitterstoffe

Bitterstoffe sind intensiv bitter schmeckende Pflanzeninhaltsstoffe, die reflektorisch die Speichel-, Magensaft- und Pankreassaftsekretion steigern. Sie verbessern die Verdauung und wirken appetitanregend. Bitterstoffe kommen in sehr vielen Pflanzenfamilien vor und sind beispielsweise in der Enzianwurzel, im Wermutkraut und im Tausendgüldenkraut enthalten.

Gerbstoffe

Die therapeutische Bedeutung von Gerbstoffen beruht auf ihren adstringierenden Wirkungen, d.h. auf der Fähigkeit, die Eiweißstoffe der obersten Gewebeschichten der Schleimhäute und des Bindegewebes zu fällen. Dadurch setzen sie die Reizempfindlichkeit der Nervenendigungen herab, sie wirken also reizmildernd, entzündungswidrig und schwach lokalanästhetisch. Auf Wunden bilden sie Koagulationsmembranen und fördern so die Heilung. Gerbstoffe sind im Pflanzenreich weit verbreitet. Wichtige Gerbstoffdrogen sind u.a. Eichenrinde, Ratanhiawurzel, Walnußblätter, Brombeerblätter und das Rhizom der Blutwurz.

Glykoside

Glykoside sind Pflanzeninhaltsstoffe, die aus einem Zuckeranteil und aus einem zuckerfreien Molekülteil, dem sogenannten Aglykon, bestehen. Der Nichtzuckeranteil ist für die pharmakologische Wirkung verantwortlich, während die zuckerhaltige Seitenkette für das pharmakokinetische Verhalten, also für die Resorption, Verteilung und Ausscheidung von Bedeutung ist. Von therapeutischem Interesse sind z.B. die herzaktiven Digitalisglykoside sowie die abführend wirkenden Anthrachinonglykoside, die wirksame Bestandteile von Sennesblättern, Faulbaumrinde, Rhabarber und Aloe sind.

Harze

Harze sind nichtflüchtige feste Stoffe, die in reiner Form gewöhnlich durchsichtig sind. Ihre therapeutische Bedeutung ist stark zurückgegangen. Zu erwähnen sind die Myrrhe, ein Gummiharz, das in Form der Tinktur in Mundwässern als Adstringens und Desinfiziens verwendet wird. Lösungen von Harzen in ätherischem Öl bezeichnet man als Balsame, z.B. Perubalsam.

Saponine

Medizinisch wichtig sind besonders Saponindrogen, die auf reflektorischem Wege eine Sekretionssteigerung in den Bronchien herbeiführen können. So werden in Hustenmitteln Primel- und Süßholzwurzel wegen ihrer schleimlösenden Saponinwirkung eingesetzt.

Wegen enger Verwandtschaft in ihren Molekülstrukturen werden darüber hinaus einige natürliche Saponine als wichtige Rohstoffe bei der Halbsynthese von Steroidhormonen gebraucht.

Schleime

Schleimstoffe ergeben mit Wasser hochviskose kolloidale Systeme. Sie besitzen die Eigenschaft, mit Wasser aufzuquellen und gallert-schleimige Lösungen zu bilden. Einige Vertreter wie z.B. Leinsamen und Flohsamen werden als gut verträgliche milde Abführmittel verwendet, weil die schleimartigen Inhaltsstoffe im Darm Wasser binden und somit die Peristaltik anregen. Andere Schleimdrogen wie Eibischwurzel oder Malvenblüten sind häufige Bestandteile von Hustentees.

3. Therapeutischer Stellenwert, Wirksamkeitsbeurteilung

Die Eingruppierung der Phytotherapie im 2. AMG als besondere Therapierichtung drückt diesen Präparaten leicht eine Sonderstellung im Sinne von Arzneimitteln »minderer Qualität« auf. Die Wertigkeit und die therapeutische Bedeutung der

Phytopharmaka wird in Fachkreisen kontrovers diskutiert. Denn für den Wirksamkeitsnachweis bei Phytotherapeutika ergeben sich folgende Schwierigkeiten:

- typisch für die Wirkung ist eine große therapeutische Breite,
- die Wirkungen treten erst nach längerer Anwendung auf,
- Phytopharmaka werden vielfach rein symptomatisch und zur Linderung von Leiden in »nichtvitalen« Indikationen bei chronischen Erkrankungen eingesetzt,
- ein nach naturwissenschaftlichen Erkenntnissen durchgeführter Doppelblindversuch zur objektiven Beurteilun der Arzneimittelwirkung ist oft nicht oder nicht zufriedenstellend möglich,
- oft ist das subjektive Urteil des Patienten und des Arztes das einzige relevante Kriterium für die Wirksamkeit.

Trotz dieser Einwände haben viele Phytopharmaka, wenn man nicht schnelle spektakuläre Wirkungen erwartet, sondern ihren Einsatz als vorbeugende, helfende und andere Therapieformen unterstützende Maßnahmen bei leichteren Erkrankungen versteht, ihren therapeutischen Stellenwert. Das ist das Ergebnis alltäglicher Erfahrung, wenn man zu einer vorurteilsfreien Bewertung bereit ist.

Bei einer kritischen Würdigung sollte man deshalb die derzeit noch existierenden Grenzen der Methodik des kontrollierten klinischen Versuchs anerkennen und dem Urteil des Patienten und des Arztes zur Absicherung der Wirksamkeitsbeurteilung eines Phytopharmakons stärkere Bedeutung einräumen. Bei der ärztlichen Verordnung von Phytopharmaka sollte, ebenso wie bei der Anwendung in der Selbstmedikation, solchen Präparaten der Vorzug gegeben werden, die bei der Herstellung strengen Qualitätskriterien unterzogen werden und deren pharmazeutischer Standard hohen Ansprüchen genügt.

4. Anwendungsgebiete

Phytotherapeutika sind im allgemeinen keine Mittel der Akut- und Notfallmedizin. Ihre medizinische Bedeutung liegt vielmehr in der Behandlung von chronischen Erkrankungen, die keiner klinischen Therapie bedürfen, sowie von Befindlichkeitsstörungen des Alltags. Auch vieldeutige Krankheitserscheinungen, bei denen eine wissenschaftlich eindeutige Diagnose häufig gar nicht gestellt werden kann, gehören zum Indikationsgebiet von Phytopharmaka. Weiterhin können solche Mittel klassische Behandlungsverfahren als sogenannte Adjuvantien unterstützen. Auch zur Prophylaxe sind Phytotherapeutika geeignet. Mit wenigen Ausnahmen werden Phytopharmaka milde Wirkungen bei gleichzeitig großer therapeutischer Breite zugeschrieben – man spricht auch von »mite«-Arzneimitteln.

Als typische Anwendungsgebiete für Phytotherapeutika können angesehen werden:

- katarrhalische Erkrankungen der Atmungsorgane,
- funktionelle Erkrankungen der Verdauungsorgane und andere Beschwerden im Gastrointestinaltrakt,
- Herz- und Kreislauferkrankungen aufgrund vegetativer Fehlsteuerungen sowie leichte Formen der Herzleistungsschwäche (z.B. Altersherz),

PHYTOTHE-
RAPEUTIKA

– Hirnleistungsstörungen,
– chronisch periphere Durchblutungsstörungen,
– Venenerkrankungen,
– Erkrankungen im Urogenitaltrakt, z.B. die konservative Behandlung der benignen Prostatahyperplasie (gutartige Prostatavergrößerung),
– psychovegetative Erkrankungen wie z.B. nervöse Angst-, Spannungs- und Unruhezustände sowie leichte Schlafstörungen,
– Hauterkrankungen.

Nebenwirkungen bei der Anwendung von pflanzlichen Arzneimitteln sind in der Regel selten und nicht schwerwiegend. Zu denken ist vor allem an Magen-Darm-Beschwerden, allergische Erscheinungen oder Photosensibilisierung bei einzelnen Drogen, z.B. Johanniskrautpräparaten.

Wechselwirkungen und Gegenanzeigen sind nur bei ganz wenigen Phytopharmaka bisher bekannt.

Tabelle 1: Indikationsbereiche für Arzneipflanzen

Indikation	Drogen	Handelspräparate
Halsschmerzen	Salbeiblätter	Salvysat®
	Kamillenblüten	Kamillosan®
Erkältungskrankheiten,	Holunderblüten	
grippale Infekte,	Lindenblüten	
Schnupfen	Pfefferminzöl	
	Eukalyptusöl	
	Kiefernnadelöl	
Reizhusten	Eibischwurzel	
	Malvenblätter, -blüten	
	Wollblumenblüten	Eres® N
	Isländisch Moos	Isla-Moos®
Verschleimungshusten	Primelwurzel	
	Efeublätter	Bronchoforton®, Prospan®
	Süßholzwurzel	
	Thymiankraut	Expectal®, Melrosum®
	Spitzwegerichkraut	
	Fenchelsamen	
Schlafstörungen,	Baldrianwurzel	Valdispert®
Angst- und	Hopfenzapfen und -drüsen	Euvegal®, Hovaletten®
Spannungszustände	Melissenblätter	
	Passionsblumenkraut	Plantival®, Passiorin®
Depressionen	Johanniskraut	Hyperforat®
Appetitlosigkeit	Wetmutkraut	
	Tausendgüldenkraut	
	Angelikawurzel	
	Enzianwurzel	
Blähungen	Anisfrüchte	
	Fenchelfrüchte	
	Kümmelfrüchte	

Fortsetzung Tabelle 1

Indikation	Drogen	Handelspräparate
	Kamillenblüten	
	Pfefferminzblätter	
Gallenbeschwerden	Gelbwurz	Aristochol®, Meteophyt®
	Ingwerwurzel	
	Löwenzahnkraut	
	Schafgarbenkraut	
	Schöllkraut	Cholagogum®
Verstopfung	Leinsamen	Linusit®
	Weizenkleie	
	Flohsamen	Agiocur®
	Sennesblätter	Liquidepur®, Pursennid®
	Rhabarberwurzel	Cesralax®
	Faulbaumrinde	Normacol®
Durchfälle	Heidelbeeren	
	Johannisbrotsamen	
	Schwarztee	
	Brombeerblätter	
Hämorrhoiden	Hamamelisextrakt	Hametum®
	Kamillenblüten	
Herz-, Kreislaufmittel	Weißdornblätter, -blüten, -früchte	Crataegutt®, Korodin®
	Adoniskraut	Miroton®
	Maiglöckchenkraut	Convacard®
	Meerzwiebel	Szillosan®
Venenleiden	Roßkastaniensamen	Venostasin®, Venoplant®, Venopyron®
Hirnleistungsstörungen, periphere arterielle Durchblutungsstörungen	Ginkgo biloba Blätter	Tebonin®
Immunschwäche	Sonnenhutkraut, -wurzel (Echinacea-Arten)	Echinacin®
	Lebensbaum (Thuja-Zweigspitzen)	
Nieren- und Blasenleiden	Birkenblätter	Bucotean®
	Bärentraubenblätter	Uvalysat®
	Orthosiphonblätter	
	Brennesselblätter	
	Wacholderbeeren	
	Löwenzahnblätter, -wurzel	
Benigne Prostata-hyperplasie	Brennesselwurzel	Bazoton®
	Kürbissamen	Prostalog®
	Früchte der Sägepalme (Sabalextrakt)	Prostagutt®
	pflanzliche Sitosterole	Harzol®, Prostasal®
Prellungen, Verstauchungen, Hämatome	Arnikablüten	
Wundbehandlung	Kamillenblüten	Kamillosan®
	Ringelblumenblüten	

Fragen zur Lernkontrolle

1. Definieren Sie den Begriff »Phytotherapeutika« und grenzen Sie diese Arzneimittel gegen andere Naturheilmittel ab!
2. In welchen Zubereitungen werden Phytopharmaka angewendet?
3. Welche Faktoren bestimmen die Qualität von Pflanzenextrakten?
4. Welchen Gruppen von Pflanzeninhaltsstoffen werden pharmakologische Wirkungen zuerkannt?
5. Welche Indikationsgebiete für Phytotherapeutika sind Ihnen bekannt?
6. Welche Arzneipflanzen werden beispielsweise bei den folgenden Atemwegserkrankungen eingesetzt?
   - Angina,
   - Husten,
   - Erkältungskrankheiten.

Röntgenkontrastmittel und andere Diagnostika

C. Groth-Tonberge

Kontrastmittel sind Hilfsmittel bei bildgebenden Verfahren wie Röntgendiagnostik (einschließlich Computertomographie) und Kernspintomographie. Gemäß Arzneimittelgesetz gehören auch Diagnostika zu den Arzneimitteln, obwohl sie keine heilende oder lindernde Wirkung auf Krankheiten und ihre Symptome haben.

1. Vorbemerkungen zur Diagnostik

Röntgenkontrastmittel dienen der kontrastreichen Abbildung von Hohlorganen und Hohlräumen des Körpers. In das gewünschte Organ eingebracht erfüllen sie ihre Funktion dadurch, daß sie die Röntgenstrahlung stärker absorbieren, als das abzubildende Körpergewebe. Das Organ läßt sich auf dem Röntgenbild besser darstellen. Fehlbildungen oder Fehlfunktionen können auf diese Weise in vielen Fällen festgestellt werden. Eine pharmakologische Wirkung üben sie nicht aus. Die anderen Diagnostika dienen der Prüfung verschiedener Körperfunktionen und Zustände des Organismus.

2. Einsatz von Kontrastmitteln und Diagnostika

Folgende Organe werden mittels Einsatz von Röntgenkontrastmitteln dargestellt (vielfach werden Fachbezeichnungen für die einzelnen Methoden verwendet):

– Magen-Darm-Kanal
– Gallenblase und Gallenwege (Cholezystographie und Cholangiographie)
– Nierenbecken und ableitende Harnwege (Pyelographie, Urographie)
– Gefäße (Angiographie)
– Bronchien (Bronchographie)
– Uterus und Eileiter (Hysterosalpingographie).

Kontrastmittel für die Kernspintomographie haben andere Eigenschaften, da die Kernspintomographie auf einem anderen Prinzip der Kontrastgebung beruht.

Die verschiedenen Diagnostika (vgl. 4.3) werden zur Funktionsprüfung von Organen wie Niere oder Bauchspeicheldrüse herangezogen sowie zur Bestimmung von Hormonen oder anderer Körperzustände.

3. Übersicht der verschiedenen Kontrastmittel

Neben dem wasserunlöslichen Bariumsulfat ($BaSO_4$) zur Darstellung des Gastro-intestinaltraktes gehören hauptsächlich wasserlösliche Kontrastmittel auf der Basis der Triiodbenzoesäure zu den Röntgenkontrastmitteln. Letzere werden in ionische und nicht ionische Substanzen unterteilt. Für die Kernspintomographie steht zur Zeit nur ein Präparat namens Magnevist®❖ zur Verfügung.

4. Kontrastmittel und Diagnostika

4.1 Röntgenkontrastmittel

4.1.1 Bariumsulfathaltige Röntgenkontrastmittel

Bariumsulfat ist sehr schwer wasserlöslich und kann deshalb trotz seiner Giftigkeit in Form von Suspensionen mit guter Kontrastwirkung für die Darstellung des Magen- und Darmkanals eingesetzt werden. Handelspräparate für bariumsulfathaltige Röntgenkontrastmittel sind z.B. Micropaque®❖, Microtrast®❖, Unibaryt®❖C.

4.1.2 Iodhaltige wasserlösliche Röntgenkontrastmittel

Sie finden Anwendung für die Darstellung von Gefäßen, Gallenblase, -wegen, Nierenbecken und ableitenden Harnwegen, Uterus und Eileiter.

Ionische Verbindungen

Zunächst waren nur ionische Substanzen in Form der Natrium- oder Methylglucaminsalze der Triiodbenzoesäure gebräuchlich (Tab. 1). Da bei diesen ionischen Präparaten die Osmolarität (Anzahl gelöster Teilchen pro Volumeneinheit) höher ist als die des Blutes, besteht bei der notwendigen hohen Dosierung oftmals die Gefahr von Störungen im Wasser- und Elektrolythaushalt.

Für die Darstellung des Magen-Darm-Kanals gibt es die Ioxitalaminsäure (Telebrix® Gastro*), sowie die Amidotrizoesäure (Gastrografin®❖) auch zur oralen Anwendung.

Präparate

Tabelle 1: Iodhaltige Röntgenkontrastmittel

Typ	Wirkstoff	Handelspräparate
Ionische Röntgenkontrastmittel	Amidotrizoesäure	Urografin®❖
	Iotalaminsäure	Conray®❖
	Ioxitalaminsäure	Telebrix®❖
	Iotroxinsäure	Biliscopin®❖
Nichtionische Röntgenkontrastmittel	Iohexol	Omnipaque®❖
	Iopentol	Imagopaque®❖
	Iopromid	Ultravist®❖
	Iopamidol	Solutrast®❖
	Ioversol	Optiray®❖

Nichtionische Verbindungen

Die neueren Röntgenkontrastmittel sind nichtionische Substanzen, besitzen eine geringere Osmolarität und sind deshalb besser verträglich (Tab. 1).

Auf einer anderen Struktur beruht das Mischpräparat Iopydol/Iopydon (Hytrast®❖), das in der Bronchographie angewendet wird. Für die Lymphographie und spezielle Aufnahmen in der Myelographie sind wäßrige Lösungen ungeeignet. Hierfür stehen iodierte Öle wie Lipiodol® Ultra Fluid❖ zur Verfügung.

Nebenwirkungen

Während bei der oralen Anwendung nur selten Nebenwirkungen zu beobachten sind, ist bei parenteraler Zufuhr mit Überempfindlichkeitsreaktionen bis hin zum Schock zu rechnen.

Wichtig ist es daher, vor jeder intravasalen Anwendung der Substanz dafür zu sorgen, daß sofort eine wirksame Therapie bei eventuell auftretenden Überempfindlichkeitsreaktionen möglich ist. Bei einer Hyperthyreose sind iodhaltige Röntgenkontrastmittel kontraindiziert, da im Organismus das Iod teilweise aus dem Molkül freigesetzt wird.

4.2 Kontrastmittel für die Kernspintomographie

Die Kernspinresonanz-Tomographie ist ein computergestütztes bildgebendes Verfahren, bei dem statt ionisierender Strahlung, wie bei der konventionellen Röntgendiagnostik, ein äußeres Magnetfeld zum Einsatz kommt. Die Kernspintomographie wird hauptsächlich in der Tumordiagnostik, vor allem bei Verdacht auf spinale und kraniale Tumore angewendet.

Für die Kernspintomographie steht zur Zeit das Megluminsalz der Gadopentetsäure (Magnevist®❖) zur Verfügung. Die kontrastgebende Wirkung beruht auf der paramagnetischen Eigenschaft des Gadolinium, d.h. der Fähigkeit, den Elektronenspin im magnetischen Feld auszurichten. Da Gadolinium sehr toxisch ist, kann es nur in Form sehr stabiler Komplexe eingesetzt werden. Als Nebenwirkungen können lokales Wärme- und Schmerzgefühl sowie süßliches Geschmacksempfinden auftreten.

4.3 Andere Diagnostika (Auswahl)

4.3.1 TRH (Protirelin = Thyreotropin releasing hormone (Antepan®❖, Relefact TRH®❖ u.a.)

Das Hypothalamus-Hormon TRH setzt das Hypophysenhormon Thyreotropin (TSH) aus der Hypophyse frei. TSH stimuliert das Schilddrüsenwachstum und die Freisetzung der Schilddrüsenhormone T_3 und T_4 (siehe Kapitel Schilddrüsenhormone).

Beim TRH-Test wird vor und 30 Minuten nach TRH-Applikation die Konzentration an TSH im Blut gemessen. Bei einer Hyperthyreose steigt die TSH-Konzentration nach TRH-Gabe kaum an, da die TSH-Sekretion durch zu viel zirkulierendes Schild-

RÖNTGEN-
KONTRAST-
MITTEL U.A.
DIAGNO-
STIKA

drüsenhormon (T_3 und T_4) gehemmt ist. Bei einer Hypothyreose kommt es dagegen zu einem überschießenden Anstieg von TSH.

4.3.2 LH-RH = GnRH (Gonadorelin = Gonadoliberin = Gonadotropin releasing hormone) (Relefact® LH-RH, LH-RH®❖, GnRH-Serono®❖ u.a.)

Mit diesem Diagnostikum wird untersucht, ob durch Gonadorelin-Gabe die hypophysäre Ausschüttung von luteinisierendem Hormon (LH) und follikelstimulierendem Hormon (FSH) – beide sind keimdrüsenstimulierende Hormone der Frau – stimulierbar ist, d.h. ob hormonelle Fruchtbarkeitsstörungen vorliegen (siehe Kapitel Sexualhormone).

4.3.3 Ceruletid (Takus®❖)

Takus® wird u.a. zur Prüfung der Pankreasfunktion und röntgendiagnostisch zur intraoperativen Darstellung der Gallenwege verwendet.

4.3.4 Dexto OGT®

Dexto® OGT wird für den oralen Glucose-Toleranztest verwendet. Dieser Test dient zur Bestimmung des Blutzuckers nach Belastung mit Glucose im Vergleich zum Nüchternwert.

4.3.5 Multitest Mérieux®❖

Der Multitest ist ein Teststempel mit sieben verschiedenen Antigenen zur Bestimmung des Immunstatus. Enthaltene Antigene sind: Tuberkulin, Tetanus, Diphtherie, Streptokokken, Trichophyten, Candida und Proteus.

4.3.6 Tuberkulintest Mérieux®❖

Er dient zur Testung auf eine Tuberkulinallergie.

Fragen zur Lernkontrolle

1. Welche Nebenwirkungen iodhaltiger Röntgenkontrastmittel kennen Sie?
2. Warum sind die neuen nichtionischen Kontrastmittel besser?
3. Nennen Sie ein iodfreies Röntgenkontrastmittel mit entsprechendem Anwendungsgebiet!
4. Welche Präparate zur nicht-röntgenologischen Diagnose kennen Sie?
   – Geben Sie deren Anwendungsgebiete an!

Glossar

R. van Gemmern

A

Abhängigkeitspotential	Fähigkeit einer Substanz, zur Abhängigkeit zu führen
Abort	Fehlgeburt
Absencen	kleiner Anfall: flüchtige Bewußtseinsstörung mit vegetativen Begleiterscheinungen
Abusus	Mißbrauch
Acidose	Senkung des pH-Wertes des Blutes unter pH 7,38
Adhäsion	Anhaftung, Verwachsung
adipös	fettleibig
Adipositas	Fettleibigkeit
Adjuvans	Arzneimittel, das die Wirkung eines anderen Arzneimittels unterstützt
adrenerg	durch Katecholamine, wie Adrenalin oder Noradrenalin, hervorgerufen
Adsorbentien	Stoffe, an deren Oberfläche andere chemische Substanzen anhaften
Adsorption	Anlagerung von Stoffen an der Oberfläche fester oder flüssiger Substanzen
adstringierend	zusammenziehend
aerob	in Gegenwart von Sauerstoff
afferent	zuführend, von der Peripherie zentralwärts führend
Aglykon	zuckerfreier Teil eines Moleküls
Agonist	Substanz, die mit einem Rezeptor in Wechselwirkung tritt und dadurch eine pharmakologische Wirkung hervorruft.
Agranulozytose	starke Verminderung oder Fehlen der Granulozyten im strömenden Blut
AIDS	Aquired Immune Deficiency Syndrome, durch das HIV-Virus erworbene Immunschwäche
AIDS-related complex	ARC: eine Vorstufe des ausgeprägten AIDS-Krankheitsbildes
Akathisie	Unvermögen, ruhig zu sitzen
Akinese	Bewegungsarmut
Akkomodation	Fähigkeit des Auges, unterschiedliche Gegenstände durch Veränderung der Brechkraft der Linse auf der Netzhaut abzubilden
Akne (vulgaris)	Hautkrankeit, durch verstärkte Talgproduktion hervorgerufen, mit Bildung von Mitessern, Pusteln, Narben einhergehend, im Gesicht, Nacken, am Rücken
Akupunktur	Methode zur reflektorischen Beeinflussung von Organkrankheiten durch Punktion bestimmter Hautstellen
Albuminurie	Ausscheidung von Eiweiß im Urin, korrekter: Proteinurie
Alkaloide	stickstoffhaltige und basisch reagierende pflanzliche Wirkstoffe
Alkalose	Anstieg des Blut-pH-Wertes auf mehr als 7,41
Allergen	Stoff, der eine allergische Krankheit hervorruft
Alopezie	Haarausfall
Alveolen	Lungenbläschen

Amenorrhoe	Ausbleiben der monatlichen Regelblutung
AMG	Arzneimittelgesetz
anabol	den Eiweißaufbau fördernd
anaerob	unter Ausschluß von Sauerstoff
Anästhesie	1. Unempfindlichkeit gegenüber Schmerz-, Temperatur-, Berührungsreize; 2. siehe Narkose
Analfissur	Afterschrunde, schmerzhafte, brennende Rhagade an der Afterfalte
Analgesic	Schmerzfreiheit
analgetisch	schmerzstillend
Anämie	Blutarmut
Anaphylaxie	Überempfindlichkeitsreaktion eines sensibilisierten Organismus nach Wiederkontakt mit dem betreffenden Antigen
anatomisch	den Körperbau betreffend
Angina pectoris	anfallsartiger Schmerz im Oberbauchbereich und Brustbein, in den linken Arm ausstrahlend
Angina tonsillitis	Mandelentzündung
Angiographie	Röntgendarstellung der Gefäße
Angioneuropathie	funktionelle Störung durch Fehlsteuerung der Gefäßregulation
Angioneurotisches Syndrom	Quincke Ödem; akutes umschriebenes Ödem, zumeist bei Frauen im Gesicht, an den Augenlidern oder der Haut der Fingergelenke auftretend und Stunden bis Tage anhaltend
antagonisieren	aufheben
Antagonist	Gegenspieler
anthroposophisch	in der Medizin: gemäß der von Rudolf Steiner begründeten Therapierichtung
antidepressiv	gegen eine Depression gerichtet
Antibiogramm	Empfindlichkeitsbestimmung pathogener Keime gegenüber einzelner Antibiotika oder Antibiotikagruppen
Antidiurese	Einschränkung, Hemmung der Harnausscheidung
Antidot	Gegenmittel
antiemetisch	den Brechreiz unterdrückend
Antigen	Substanz, die im Organismus eine Immunreaktion auslösen kann
Antikoagulation	Maßnahmen zur Verhinderung der Blutgerinnung
antikonvulsiv	krampflösend
Antikörper	(Glyko-)Protein von Immunglobulinstruktur, für Immunantworten verantwortlich
Antimetaboliten	Stoffe, die den Zellstoffwechsel schädigen, z.B. Verdrängung der Nukleinsäuren in der Nukleinsäurebiosynthese
antimykotisch	das Wachstum von Pilzen hemmend
antineoplastisch	Gewebsneubildungen hemmend
antiphlogistisch	entzündungshemmend
antiproliferativ	Gewebswucherungen hemmend
antipsychotisch	gegen Psychosen, d.h. Störungen der geistigen Funktion gerichtet
antipyretisch	fiebersenkend
antitussiv	hustenstillend
antiviral	gegen Viren gerichtet
anxiolytisch	angstlösend
Apathie	Lust- und Antriebslosigkeit
apathogen	nichtkrankmachend, normal, physiologisch
Apnoe	Atemstillstand
Apoplex	Hirninfarkt
Applikation	Aufbringen oder Einbringen eines Arzneimittels auf/in den Organismus
applizieren	anwenden
ARC	AIDS-related complex (siehe dort)

Arrhythmie	unregelmäßige Herzschlagfolge, Herzrhythmusstörung
Arteriosklerose	Atherosklerose, Arterienverkalkung
Arthritis urica	Gicht
Arthritis	Gelenkentzündung
Arthrose	degenerative Gelenkserkrankung mit Schädigung der Knorpelsubstanz, Knochenwucherungen, etc.
aseptisch	frei von krankmachenden Keimen
Aspergillen	Schimmelpilze
Asphyxie	Atemstillstand, infolge Atemlähmung oder Atemwegsverlegung: Zyanose, Pulslosigkeit
Asthma	anfallsweise auftretende Behinderung der Atmung
Asthma bronchiale	Bronchialasthma; ungewöhnlich starke atemwegsverengende Reaktion auf überwiegend inhalative Reize: Anfälle hochgradiger Atemnot
Asthma cardiale	Herzasthma, Atemnot infolge Versagens der linken Herzkammer und dadurch bedingter Lungenstauuung
asymptomatisch	ohne Krankheitszeichen
Aszites	stauungsbedingte Wasseransammlung in der Bauchhöhle
Ataxie	Störung der Bewegungskoordination
Atherosklerose	Arteriosklerose, krankhafte Veränderung der Arterien mit Verhärtung, Elastizitätsverlust und Einengung des Lumens
Äthiologie	Lehre von den Krankheitsursachen
Atonie	Schlaffheit, Erschlaffung infolge fehlender Gewebespannung
ATP	Adenosin-Triphosphat
Atrophie	Schwund, Rückbildung, z.B. der Organe
Aura	die dem Anfall vorangehenden, meist nur Sekunden dauernden Vorboten
Autoimmunreaktion	Antigen-Antikörperreaktion zwischen Antikörpern und körpereigenen Substanzen
autonomes Nervensystem	vegetatives Nervensystem
AV-Block	Atrioventrikularblock, Typ von Herzrhythmusstörungen

B

bakteriostatisch	das Wachstum der Bakterien hemmend
bakterizid	Bakterien abtötend
Basalganglien	Stammganglien, subkortikale Kerne des Endhirns
Bathmotropie	Erregungsbildung
Bayliss-Effekt	reaktive Kontraktion einer Gefäßwand bei Erhöhung des intravasalen Drucks
BCG	Bacillus-Calmette-Guérin; Anwendung: Impfstoff gegen Tuberkulose
benigne	gutartig
Betalactamasen	Enzyme, die den Betalactamring von Penicillinen und Cephalosporinen spalten
biliär	über die Galle
Biosynthese	Bildung eines Stoffes in der belebten Natur
Biotransformation	biochemischer Umbau eines Wirkstoffs im Organismus
Bioverfügbarkeit	Geschwindigkeit und Ausmaß, mit deren ein Arzneistoff aus einer Arzneiform freigesetzt, resorbiert und am Wirkort verfügbar wird
Blasenatonie	Erschlaffung der Blasenmuskulatur mit der Folge einer unvollständigen Entleerung, eines fehlenden Harndrangs
Blepharospasmus	Lidkrampf
BNS-Krämpfe	Blick-Nick-Salaam-Krämpfe
Booster-Effekt	durch Auffrischimpfung erzeugte Erhöhung des Antikörperspiegels
Bradykardie	Herzfrequenz unter 50 Kontraktionen/min
Bronchitis	Bronchialkatarrh, Entzündung der Bronchialschleimhaut

Bronchographie	Röntgendarstellung der Bronchien
Bronchokonstriktion	Verengung der Bronchien
Bronchospasmus	Bronchialmuskelkrampf
BTM	Betäubungsmittel
Bursitis	Schleimbeutelentzündung
Bypass	Umgehungsplastik; Einsetzen eines Gefäßtransplantats um eine obliterierende Gefäßstrecke oder eine Stenose zu umgehen

C

Candida-Arten	Hefepilze
Candidamykosen	durch Hefepilze verursachte Erkrankungen
cerebral	das Gehirn betreffend
Charge	die jeweils in einem einheitlichen Herstellungsgang produzierten Arzneimittel
Chemotherapie	Therapie mit synthetischen Arzneimitteln
Chlamydien	bakterienähnliche Mikroben, die man früher wegen ihres obligaten Parasitismus zu den »großen Viren« rechnete.
Cholangitis	Gallengangentzündung
Cholelithiasis	Gallensteinbildung
Cholezystangiographie	Röntgendarstellung der Gallenwege
Cholezystitis	Gallenblasenentzündung
Cholezystographie	Röntgendarstellung der Gallenblase
chronisch	langsam sich entwickelnd, langsam verlaufend
chronotrop	die Herzfrequenz beeinflußend
Chronotropie	Schlagfrequenz
circulus vitiosus	Teufelskreis
Colitis ulcerosa	geschwürige Dickdarmentzündung
Coma hepaticum	Schädigung des Gehirns durch mangelhafte Entgiftungsfunktion bei Leberzirrhose
Compliance	Mitarbeit, Befolgung der ärztlichen Anweisung
Computertomographie	neue Röntgenuntersuchungstechnik zur direkten Darstellung von Weichteilstrukturen, bei der aus den von einem Computer aufbereiteten Meßergebnissen ein Dichteverteilungsgrad der untersuchten Schichten rekonstruiert wird
Corpus luteum	Gelbkörper
Cortex	anatomisch: Großhirnrinde; in der Biologie: Rinde
CSF	kolonie-stimulierender Faktor = Wachstumsfaktor
Cushing-Syndrom	durch vermehrte Bildung oder längere Gabe hoher Dosen von Glucocorticoiden bedingt, Symptome: Vollmondgesicht, Stammfettsucht, Hypertonie, Steroiddiabetes, etc.
Cystitis	Blasenentzündung

D

Darmmucosa	Darmschleimhaut
Defäkation	Darmentleerung
Degeneration	Entartung
degenerativ	entartet, zurückgebildet
Dehydratation	Abnahme des Körperwassers durch gesteigerte Wasserabgabe
dental	zu den Zähnen gehörend, die Zähne betreffend
Depolarisation	Veränderung des Potentials einer erregbaren Zelle, Bildung eines Aktionspotentials
Depression	spezielle Psychose mit allgemein gedrückter Stimmungslage
Dermatophyten	niedere Pilzarten, die Hautmykosen hervorrufen können
Desinfektion	Abtötung von Erregern ansteckender Krankheiten an Mensch und Tier, an Gegenständen und in Räumen durch chemische oder physikalische Verfahren

destruieren	zerstören
Detrusor (vesicae)	veraltete Bezeichnung für die Entleerung der Harnblase zuständige Muskulatur
Diabetes mellitus	Zuckerkrankheit
diabetisches Koma	Coma diabeticum, hyperglykämisches Koma, d.h. Zustand tiefster Bewußtlosigkeit
diabetogen	einen Diabetes mellitus auslösend
Diagnostik	Maßnahmen zur Erkennung und Beschreibung von Krankheiten
Diarrhoe	Durchfall
Diastole	Erschlaffungsphase des Herzens
diastolisch	während der Erschlaffungsphase des Herzens
Diffusion	allmähliche selbsttätige Vermischung von Gasen, Flüssigkeiten oder festen Stoffen, die untereinander in Berührung stehen, bis zur völligen Einheitlichkeit
digitalisieren	mit Herzglykosiden einstellen
dilatieren	erweitern
Dilution	verdünnte Lösung
Diphtherie	durch Toxine von Corynebacterium diphtheriae hervorgerufene Krankheit, Symptome: starke Rötung des Rachens mit Fibrinbelägen; Gefahr einer Herzmuskelschädigung
disseminieren	aussäen; Ausbreiten von Krankheitserregern im Einzelorganismus oder in der Bevölkerung
distal	körperfern, weiter von der Körpermitte entfernt liegend
Diurese	Harnausscheidung
DNS (DNA)	Desoxyribonukleinsäure
Dromotropie	Erregungsleitung
Drug-dependence	Arzneimittel- und Drogenabhängigkeit
Dyskinesie	motorische Fehlfunktion
Dysfunktion	Funktionsstörung
Dysmenorrhoe	schmerzhafte Regelblutung
Dysphorie	Mißstimmung
Dyspnoe	Atemstörung, erschwertes Atmen
Dystrophie	chronische Ernährungsstörung

E

ED_{50}	Effektive Dosis 50; Dosis, die bei 50 % der Versuchstiere einen bestimmten Effekt auslöst
Ekzem	Juckflechte, häufigste, juckende, schubweise auftretende, flächenhafte, ohne Narbenbildung abheilende Erkrankung der Oberhaut und der Kapillarkörper
Elektroenzephalogramm	EEG; Methode zur Messung von Potentialschwankungen des Gehirns (Hirnstromwellen)
Elektrolyte	Verbindungen (Säuren, Basen, Salze), die in wäßriger Lösung in Ionen zerfallen
Elimination	Ausscheidung
Embolie	Verstopfung eines Gefäßes durch einen Blutpfropf
Embryo	Frucht in der Gebärmutter, während der Zeit der Organentwicklung im Drittel der Schwangerschaft
embryotoxisch	fruchtschädigend
Emesis	Erbrechen
emotional	gefühlsmäßig
endogen	im Körper selbst entstanden, nicht durch äußere Einflüsse bedingt, inneren Ursprungs
endokrin	Drüsen mit innerer Sekretion betreffend
Endometriose	wenn Gewebe der Gebärmutter-Schleimhaut außerhalb des Uterus gefunden wird

Endorphine	körpereigene Stoffe mit morphinähnlicher Wirkung
Endoskopie	Untersuchung von Körperhöhlen mit elektrischer Lichtquelle und optischer Vorrichtung (Linsensystem)
Endothel	einschichtige, zellige Auskleidung der Gefäße und serösen Höhlen
enteral	in bezug auf den Darm
Enzephalitis	Entzündung der Gehirnhaut
Enzephalopathie	krankhafte Hirnveränderung
Enzyme	Biokatalysatoren, Fermente
Enzyminduktion	Aktivierung arzneimittelabbauender Enzyme in der Leber durch die betreffende Substanz selbst oder durch andere
Enzyminhibition	Hemmung der enzymatischen Steuerung eines physiologischen Ablaufs
epikritische Sensibilität	in der Schmerzempfindung: scharfer, schneller Schmerz
Epilepsie	Fallsucht, Krampfleiden
Epiphysenfugen	»Wachstumsfugen« der Knochen
Epithel	oberste Zellschicht (Deckgewebe) des menschlichen und tierischen Haut- und Schleimhautgewebes
Erektion	Anschwellen und Festwerden von Schwellkörpern durch Blutstauung, Steifwerden des männlichen Gliedes
ergotrop	auf Arbeitsleistung und Energieverbrauch hin ausgerichtet
erosiv	annagend; oberflächliche Schädigung, insbesondere der Haut- und Schleimhäute
Erythem	entzündliche Rötung der Haut, bedingt durch Hyperämie
Erythropoese	Bildung der roten Blutkörperchen
Erythrozyt	rotes Blutkörperchen
euhydrisch	Einstellung auf einen möglichst günstigen pH-Wert: 7 bis 9
Euphorie, euphorisch	gehobene Stimmungslage
Evasion	Arzneimittelausscheidung
Exanthem	Hautausschlag
Exitation	Erregung
exogen	äußeren Ursprungs
Exophthalmus	Hervortreten der Augäpfel
Expandereffekt	Effekt eines infundierten Plasmaersatzmittels, dem das Gefäß umgebenden Gewebe Flüssigkeit zu entziehen, so daß der Volumenzuwachs größer ist als dem infundierten Volumen entspricht
expektorierend	auswurffördernd
Exposition	Gesamtheit der äußeren Krankheitsbedingungen, denen ein Organismus ausgesetzt ist
extern	äußerlich
extrakorporal	außerhalb des Körpers, in vitro
extrapyramidal	außerhalb der Pyramidenbahnen liegend. Das sogenannte extrapyramidale System reguliert den Muskeltonus, die unwillkürlichen und Koordinationsbewegungen, die Körperhaltung, die Ausdrucks- und Abwehrbewegungen und das Gleichgewicht
Extrasystole	Herzerregung zwischen zwei normalen Schlägen
extrazellulär	außerhalb der Zelle
Extremitäten	Gliedmaße: Arme, Beine
EZR	Extrazellulärraum

F

Faeces, Fäzes	Kot, Stuhlausscheidung
fakultativ	freiwillig, gelegentlich, nach Belieben
Feedback	Rückkopplung
Feiung, stille	Immunität nach unauffällig verlaufener Infektion
fetal, fötal	den Fetus (Fötus, Leibesfrucht) betreffend
Fibrinolyse	Auflösung von Blutgerinnseln

First-pass-Effekt	Einfluß der 1. Leberpassage
flankierend	begleitend
Flores	Blüten
Flush-Syndrom	Karzinoid-Syndrom, Krebserkrankung mit vielen, höchstens kirschgroßen Wucherungen
fokal	einen Krankheitsherd betreffend, von ihm ausgehend
Folia	Blätter
forciert	verstärkt
Formatio reticularis	maschenförmig angeordnetes Nervengewebe im Rückenmark und Hirnstamm (Schaltzentrale)
Fructus	Frucht
FSH	follikelstimulierendes Hormon
FSME	Frühsommer-Meningoenzephalitis
Furunkel	umschriebene akut-eitrige Entzündung eines Haarbalgs und seiner Talgdrüse, meist durch Staphylokokken hervorgerufen.

G

Gangrän	Brand (im engeren Sinn: feuchter Brand: meist an den Extremitäten auftretende Zersetzung abgestorbenen Gewebes durch Fäulnisbakterien)
Gastritis	Entzündung der Magenschleimhaut
Gastrointestinaltrakt	Magen-Darm-Trakt
Generika	Nachahmerpräparate
genital	die Geschlechtsorgane betreffend
Gewebshormone	Stoffe mit Hormonwirkung, die nicht in einer endokrinen Drüse, sondern im Gewebe (z.B. Magenwand) gebildet werden
Gingiva-Hyperplasie	Zahnfleischentzündung und -wucherung
Glaukom	grüner Star
Globuli	Streukügelchen
Glomerulonephritis	primär nicht infektionsbedingte Nierenerkrankung mit Entzündungsvorgängen in den Nierenkörperchen
Glomerulus	1. Gefäßknäuel, 2. Gefäßknäuel in einem Corpusculum renis, in dem die erste Phase der Harnbildung stattfindet
Gluconeogenese	Neubildung von Zuckern aus Nichtzuckern
Glucosidasen	zuckerspaltende Enzyme
GnRH	Gonadotropin-Releasing-Hormon vom Hypothalamus gebildetes Hormon, das den Hormonhaushalt der Keimdrüsen (Eierstock und Hoden) reguliert
Gonorrhoe	Tripper, durch Neisseria gonorrhoeae hervorgerufene Geschlechtskrankheit, die hauptsächlich die Urogenitalschleimhäute befällt
Grand mal	großer Anfall
Granula	Bestandteile der Zell-Speicherkammern
Granulomatose, sept.	Granulozytendefekt mit der Folge häufiger Infektionen
Granulozyten	Unterart der weißen Blutkörperchen
Gynäkomastie	ein- oder doppelseitige Vergrößerung der männlichen Brustdrüse
Gyrase	Enzym, das die Verdrillung der DNS kataylisiert

H

Halluzination	Wahnvorstellung
Hämatome	Blutergüsse
Hämatopoese	Blutbildung
Hämaturie	Blutharn; Ausscheidung von roten Blutkörperchen im Urin
Hämodialysat	durch Dialyse aus Blut gewonnen
Hämodilution	Blutverdünnung
hämopoetisch	die Blutbildung betreffend
Hämorrhagie	Blutung

hämorrhagisch	Ausscheidung von Blut
Hämorrhoiden	Erweiterung der analen Blutgefäße; gewöhnlich von entzündlichem Gewebe umgeben und knotenförmig vorspringend
Hämostase	Blutstillung
Hangover	Überhangeffekte bei Schlafmitteln mit längerer Wirkdauer, die am nächsten Tag nachwirken
Hepatitis	Leberentzündung
Herba	Kraut
Herpes corneae	Herpes der Hornhaut des Auges
Herpes simplex	Virus, 2 Stämme: 1. Stamm läßt sich von Haut und Mundschleimhaut, 2. Stamm von den Genitalen isolieren
Herpes zoster	Gürtelrose, Viruserkrankung
Herzinsuffizienz	Herzmuskelschwäche, unzureichende Funktion des Herzens
heterolog	abweichend, nicht übereinstimmend
highdose	hohe Dosis
Hirnorganisches Psychosyndrom	nach Hirnschädigung auftretende Änderungen der psychischen Stimmungslage und/oder intellektueller Leistungen
Hirsutismus	verstärkte Behaarung bei Frauen
HIV	Human Immundefiency Virus; Erreger von AIDS
HLA-Antigene	human-leucocyte-antigen-system; spezifische Gewebsantigene in den Membranen jeder Körperzelle, die für die Gewebsverträglichkeit bei Transplantationen entscheidend sind
homogenisieren	gleichmäßig verteilen
homolog	übereinstimmend
Homöopathika	auf Hahnemann zurückgehende Heilmittel
Hormon	körpereigener Botenstoff, Vermittler wichtiger physiologischer Aufgaben
HTLV	human T-cell-leucaemia-virus, Bezeichnung für humane lymphotrope Retroviren
humanpathogen	krankmachend für den Menschen
humoral	die Körperflüssigkeiten betreffend
hydrophil	wasserliebend
hyperämisierend	durchblutungsfördernd
Hyperammoniämie	Störung der Harnstoffsynthese mit erhöhten Blutammoniakwerten
Hypercalcämie	erhöhte Blutcalciumwerte
Hyperemesis gravidarum	Schwangerschaftserbrechen
Hyperkaliämie	erhöhte Blutkaliumwerte
Hyperlipidämie	Erhöhung der Blutfettwerte
Hyperlipoproteinämie	Hyperlipidämie, Vermehrung der Blutfette
Hypermagnesiämie	erhöhter Blutmagnesiumspiegel
Hypernephron	spezieller Nierentumor
Hyperplasia uteri	Vergrößerung des Uterus
Hyperplasie	Organvergrößerung durch krankhafte Zellvermehrung
Hyperthermie	Wärmestau, hohes Fieber
Hyperthermie, maligne	genetisch bedingt, massive Erhöhung der Körpertemperatur unter Narkotikaeinfluß, ohne Behandlung letal
Hyperthyreose	Schilddrüsenüberfunktion
Hypertonie	Bluthochdruck
Hyperurikämie	erhöhte Harnsäurespiegel im Blut (> 65 mg/l)
Hyperventilation	übermäßige Steigerung der Atmung
Hypocalcämie	erniedrigte Blutcalciumwerte
Hypoglykämie	Unterzuckerung, Erniedrigung der Blutzuckerwerte
Hypokaliämie	verminderter Kaliumgehalt des Serums 2 bis 4,0 mval/l
Hypophyse	Hirnanhangdrüse
Hypoplasie	Unterentwicklung
Hyposensibilisierung	schrittweises Herabsetzen der Ansprechbarkeit auf Allergene

Hypothalamus	unterhalb des Thalamus gelegene zentralnervöse Region, Teil des Zwischenhirns, für wichtige Regulationsvorgänge (Atmen, Blutdruck, etc.) verantwortlich
Hypothyreose	Schilddrüsenunterfunktion
Hypotonie	erniedrigte Blutdruckwerte
Hypoventilation	alveoläre Minderbelieferung gemessen am Stoffwechselbedarf des Körpers (Abfall des Sauerstoff-Partialdrucks, Anstieg des CO_2-Partialdrucks)
Hypovitaminosen	Unterversorgung mit Vitaminen
Hypoxie	Sauerstoffmangel, Sauerstoffnot
Hysterosalpingographie	Röntgendarstellung des Uterus und der Harnwege

I

I.E.	Internationale Einheiten
i.m.	intramuskulär
i.v.	intravenös
idiopatisch	selbständig, ohne erkennbare Ursache entstanden
Ileus	Darmverschluß
Immunglobuline	spezifische Antikörper
Immunisierung	erzielte Unempfindlichkeit gegen Krankheitserreger
Immunität	Unempfindlichkeit gegenüber Krankheitserregern
Immunstatus	Zustand des Immunsystems/Abwehrlage
Immunstimulantien	Stoffe, die das Immunsystem zu verstärkter Aktivität anregen
Immunsuppresiva	drosseln bzw. unterdrücken der Immunantworten
Immunsuppression	Abwehrschwäche
immunsuppressiv	Immunreaktionen unterdrückend
immunsupprimiert	in der Abwehr geschwächt
Implantation	Einpflanzung
Impotenz	Zeugungsunfähigkeit
Indikation	Heilanzeige – zwingender Grund der Anwendung eines bestimmten Heilverfahrens oder Arzneimittels
indiziert	angezeigt
Infektion	Ansteckung, Eindringen von Krankheitserregern in den Körper und dort Vermehrung
Infertilität	Unfruchtbarkeit der Frau
Infiltration	eindringen
Influenza	Grippe
Inhalation	lokale Applikation von Aerosolen
initial	einleitend, anfänglich
Inkompatibilität	Unverträglichkeit zwischen zwei Arzneimitteln, die sich durch physikalische Reaktion wie Salzbildung, Ausfällung, Verflüssigungen in ihrer Wirkung beeinträchtigen
INN	Freinname, International nonproprietary name
inotrop	die Kontraktionskraft des Herzens beeinflußend
Inotropie	Kontaktionskraft des Herzens
insuffizient	leistungseingeschränkt
Insult	Anfall
Interaktion	Wechselwirkung
interindividuell	zwischen zwei oder mehr Einzelwesen ablaufend, mehrere Einzelwesen betreffend
interstitielle Nephritis	vorwiegend im Interstitium (siehe dort) sich abspielende Nierenentzündung
Interstitium	Zell-Zwischenräume
Intoleranz	Unverträglichkeit
Intoxikation	Vergiftung
intraartikulär	in das Gelenk

intracutan	in die Haut
intravasal	in ein Blutgefäß
intravenös	in die Vene
intrinsische Aktivität	Fähigkeit eines Pharmakons, nach der Bildung eines Komplexes mit dem Rezeptor einen Reiz auszulösen
Intubation	Einführen eines Schlauches oder Rohres durch den Mund oder die Nase in den Schlund oder die Luftröhre
Invasion	1. Prozeß, der abläuft von der Applikation des Arzneistoffs bis zu seinem Erscheinen am Wirkort 2. Eindringen von Krankheitserregern
irreversibel	nicht umkehrbar
Ischämie	Blutleere von Organen bzw. Organteilen infolge unzureichender Blutzufuhr
Isoionie	Konstanz der Elektrolytzusammensetzung im Organismus
Isotonie	Konstanthaltung des osmotischen Drucks im Extrazellulärraum
Isotopen	an der gleichen Stelle des Periodensystems stehende, chemisch gleichartige Elemente von verschiedener Atommasse
IZR	Intrazellulärraum, der von Zellwand umgebene Raum

J

juvenil	jugendlich

K

Kachexie	Auszehrung, Kräfteverfall, schlechter Ernährungszustand
Kanzerogenität	Eigenschaft, Krebsgeschwülste hervorzurufen
kapillar	haarfein, besonders die kleinsten Blutgefäße, Haargefäße
Kapillarpermeabilität	Durchlässigkeit der kleinen Gefäße
Kaposi-Sarkom	Effloreszenzen im Bereich der Haut und des subkutanen Bindegewebes von bräunlich-livider Färbung, einem Sarkom entsprechend; Begleiterscheinung von AIDS
kardial	das Herz betreffend
kardiodepressiv	dämpfend auf die Herzfunktion
kardioselektiv	ausschließlich das Herz betreffend
Kardiotoxizität	Giftigkeit für das Herz
kardiovaskulär	Herz und Gefäße betreffend
Karenz	Entbehrung, Aussetzen, Verzicht
karzinogen	krebserregend
Karzinogenität	Eigenschaft, krebserregend zu wirken
Karzinom	bösartiger epithelialer Tumor
katabol	zum Abbaustoffwechsel, speziell zum Eiweißabbau gehörig
katalytisch	durch einen Katalysator, chemische Stoffe, die ohne selbst verändert zu werden, chemische Reaktionen beschleunigen, bewirkt
Katarakt	Grauer Star: altersbedingte Eintrübung der Augenlinse, Folge: Sehschwäche bis zur Erblindung
Katarrh	seröse Entzündung von Schleimhäuten mit Beimengung von viel Schleim und abgestoßenen Epithelien (z.B. viral bedingt)
Katheter	röhrenförmiges Instrument zur Einführung in Organe (z.B. die Blase), um Inhalt zu entleeren oder Substanzen einzuführen
Katheterdilatation	Erweiterung eines Gefäßes mittels eines Katheters mit aufblasbarem Ballon
kausal	ursächlich, die Ursache betreffend
Keratitis	Hornhautentzündung
Kernspintomographie	bildgebendes Verfahren, dessen kontrastgebende Wirkung auf der paramagnetischen Eigenschaft des Gadolinums beruht, d.h. der Fähigkeit, den Elektronenspin in einem von außen angelegten Magnetfeld auszurichten

Killerzellen	sensibilisierte Lymphozyten, die die Zellsubstanz anderer Zellen schädigen
Kinetose	Reisekrankheit
klinisch latent	ohne sichtbare Krankheitssymptome
klonische Krämpfe	Krämpfe mit heftigen Zuckungen und Schütteln
Koagulation	Ausfallen, Ausflocken kolloidaler Stoffe aus ihrer kolloidalen Lösung
Kolik	krampfartige Leibschmerzen, schmerzhaftes Zusammenziehen eines Hohlorganes
Kollagen	zu den Gerüsteiweißkörpern gehörige Eiweiße, die enzymatisch kaum zerlegt werden können
Kollagenose	Autoimmunerkrankung, die das kollagene Gewebe (Stützapparat) betreffen
Kollaps	Versagen des peripheren Kreislaufs
Kollektiv	Gruppe, Gemeinschaft
Kolloid	jeder Verteilungsgrad (Dispersionsgrad) einer Lösung, bei dem das Vorhandensein von dispersen Teilchen nur ultramikrokopisch, nicht aber makro- oder mikroskopisch erkennbar ist
Kolon	Dickdarm
Koma	tiefe Bewußtlosigkeit
kompetitiv	sich mitbewerbend, konkurrierend
Komplikation	Verwicklung, Erschwerung, Verschlimmerung
Konjunktivitis	Augenbindehautentzündung
Kontaktallergie	Allergie nach direkter Berührung
Kontamination	mit pathogenen Keimen, radioaktiven und zytostatischen Stoffen verunreinigt
Kontraindikation	Anwendungseinschränkung, Gegenanzeige
Kontraktilität	Fähigkeit sich zusammenzuziehen
Kontraktion	Zusammenziehung
Kontrazeption	Schwangerschaftsverhütung
Koordination	geordnete Bewegung
Koronarinsuffizienz	Durchblutungsstörung der Herzkranzgefäße; unzureichende Leistungsfähigkeit der Herzkranzgefäße
Koronarsklerose	Arteriosklerose der Herzkranzgefäße
Kretinismus	auf einem Versagen der Schilddrüsenfunktion (Iodmangel) beruhender angeborener hochgradiger Schwachsinn, verbunden mit unter anderem Kleinwuchs, Kropf, Taubstummheit
Krypten	verborgene Gruben an der Tonsillenoberfläche, worin sich Bakterien ansiedeln
Kumulation	Anhäufung eines Pharmakons im Organismus, wenn pro Zeiteinheit mehr Substanz zugeführt als ausgeschieden wird
Kupierung	Abkürzung, Aufhebung

L

labil	schwankend, leicht aus dem Gleichgewicht kommend
Lactatacidose	metabolische Acidose durch Vermehrung von Lactat (Milchsäure im Blut)
larviert	versteckt
Laryngitis	Kehlkopfentzündung
latent	verborgen, versteckt
Latenzzeit	1. Zeit zwischen Einwirkung einer krankheitserregenden Ursache oder eines Schadstoffes bis zur Manifestation einer Erkrankung
	2. Zeit zwischen Strahleneinwirkung und dem Auftreten von Folgeerscheinungen
LD_{50}	letale Dosis, in diesem Fall wird die Wirkstoffmenge ermittelt, bei der 50 % der Versuchstiere sterben

LD_{50}/ED_{50}	therapeutischer Quotient
Leberinsuffizienz	unzureichende Funktion der Leber
Leberzirrhose	fortschreitende Leberzellzerstörung
letal	tödlich
Letalität	Maß für die Tödlichkeit einer bestimmten Krankheit
Leukämie	Tumor hämopoetischer Systeme mit entsprechender Zellvermehrung im peripheren Blut, man unterscheidet zwischen lymphatischen und myeloischen Leukämien
Leukopenie	krankhafte Verminderung der Leukozyten, unter $5000/mm^3$
Leukozyten	weiße Blutzellen
Leukozytopenie	siehe Leukopenie
LH	luteinisierendes Hormon
Libido	Geschlechtstrieb
Limbisches System	Teil des Endhirns, dessen Bezeichnung daher rührt, daß es wie ein Saum (Limbus) das Corpus callosum umgibt
lingual	auf der Zunge
Lipide	Blutfette
Lipolyse	gesteigerte Freisetzung von Triglyceriden aus dem Fettgewebe
Lipom	gutartige Fettgeschwulst
Lipophilie	Bezeichnung für die Eigenschaft von Stoffen bzw. Molekülgruppen, die sich in Fetten, Ölen oder fettähnlichen Medien leicht lösen
Lipoprotein	Komplexe aus Apo-Lipoproteinen, Cholesterin, Triglyceriden, Phospholipiden
Liposomen	mikroskopisch kleine Körperchen aus membranähnlichen Lipidschichten, die wäßrige Kompartimente umgeben
lipotrop	den Fettabbau beschleunigend
Liquor cerebro spinalis	Gehirn-Rückenmarkflüssigkeit
lokal	örtlich
LOST	Gelbkreuzkampfstoff
low dose	niedrige Dosis
Lumen	lichte Weite bei röhrenförmigen Körpern und Hohlorganen
Lungenembolie	Embolie (siehe dort) in einem Ast der Lungenarterie
Lupus erythematodes disseminatus	Kollagenose mit zahlreichen Herden am Gesicht, am Stamm
Lymphopenie	krankhafte Verminderung der Lymphozyten im strömenden Blut
Lyophylisat	nach Gefriertrocknung erhaltener Feststoff, der sich sehr gut im Lösungsmittel (meistens Wasser) löst
lysosomal	den Abbau organischer Substanz katalysierend
Lysozym	Enzym als Teil des körpereigenen Abwehrsystem, das speziell Murein zu Disacchariden spaltet und damit bakteriolytisch wirkt; z.B. in Tränen und Speichel vorkommend

M

Magenmotilität	Bewegung des Magens
Makromoleküle	Riesenmolekül, Moleküle mit Molekularmassen von 10.000 bis 500.000
Makrophage	Wanderzelle des Gewebes – an entzündliche Prozesse und an der Abwehr beteiligt
Malignom	Bezeichnung für eine bösartige Geschwulst
Mamma	Brustdrüse
Mammakarzinom	Brustdrüsenkrebs
Manie	psychotischer Zustand mit übersteigerter Stimmungslage
manifest	sichtbar
Manipulation	geschickte Handhabung, Handgriff, Kunstgriff
Mastitis	Brustdrüsenentzündung

Mastzellen	Zellen im Bindegewebe, vor allem in der Umgebung kleinerer Blutgefäße
Matrix	gitterartiges Gerüst
Mediator	Vermittler von physiologischen Vorgängen, Überträgersubstanz
Medulla oblongata	verlängertes Rückenmark
Megaloblastenanämie	durch Auftreten von Megaloblasten, abnorm großer roter Blutkörperchen charakterisierte Anämie
Melancholie	syn. Depression
Melanom	bösartiger, meist schwarzgefärbter Hauttumor
Menièe'sche Krankheit	Symptome: anfallsweiser Drehschwindel mit Übelkeit, Erbrechen, flukturierender Innenohrschwerhörigkeit und subjektiven Ohrgeräuschen
Meningitis	Hirnhautentzündung
menstrual	die Regelblutung betreffend
Mesenchym	embryonales Bindegewebe
Metabolisierung	biochemische Veränderung zur Verbesserung der Ausscheidungsfähigkeit, Verstoffwechselung von Arzneistoffen
Metabolit	jeder im biologischen Stoffwechsel umgesetzte Stoff; Zwischenprodukte beim intermediären Stoffwechsel; im Organismus synthetisierter Stoff
Metastase	Tochtergeschwulst
metastasieren	Ableger bilden; in der Onkologie: Tochtergeschwülste
MHK	Minimale Hemmkonzentration
Miktion	Harnlassen
Miosis	Verengung der Pupille
Mitralstenose	Verengung des Lumens der zwischen dem linken Vorhof und dem linken Ventrikel gelegen Herzklappe (Mitralklappe)
Monopräparat	Präparat mit nur einem Wirkstoff
Morbus Basedow	Schilddrüsenüberfunktion mit den von Basedow beschriebenen Symptomen: Exophthalmus, Struma, Tachykardie
Morbus Bechterew	Spondylitis ankylosans; chronisch-entzündlich-rheumatische Erkrankung des Achsenskletts (z.B. der Wirbelsäure), der Extremitätengelenke und Sehnenansätze
Morbus Crohn	besondere Form der Darmentzündung unklarer Ätiologie mit Granulationen und Neigung zur Fistelbildung
Morbus haemolyticus neonatorum	hämolytische Anämie des Neugeborenen, bedingt durch die Unverträglichkeit der kindlichen und mütterlichen Blutgruppenfaktoren
Morbus Parkinson	Schüttellähmung, Parkinsonsche Krankheit
Multiple Sklerose	Erkrankung des Nervensystems mit Bildung zahlreicher in der Folge sklerotischer Entmarkungsherde, verbunden mit Lähmungserscheinungen
Musculus ciliaris	Ziliarmuskel; für die Akkomodation bedeutsamer Muskel im Auge
muskulotrop	auf die Muskulatur einwirkend
mutagen	Veränderungen des Erbgutes hervorrufend
Mutagenität	Eigenschaft der Erbgutschädigung
Myalgie	Muskelschmerz
Myasthenia gravis	Muskelschwäche bzw. Ermüdung infolge gestörter neuromuskulärer Reizübertragung durch Acetylcholin
Mydriasis	Erweiterung der Pupillen
Myelographie	Röntgendarstellung des Spinalkanals
myeloisch	das Knochenmark betreffend, vom Knochenmark ausgehend
myelotoxisch	schädlich für das Knochenmark
Mykoplasmen	gramnegative Mikroorganismen ohne Zellwand, sondern mit dreischichtiger Plasmamembran als äußerer Begrenzung
Mykosen	Pilzerkrankungen
Myokard	Herzmuskel

Myokardinfarkt	Herz(muskel)infarkt, Koronarinfarkt, Untergang von Herzmuskelgewebe durch Ischämie infolge Koronararterienveränderung
Myokardinsuffizienz	Herzmuskelschwäche
Myokarditis	entzündliche Erkrankung des Herzmuskels
myoklonisch-astatisches Petit mal	Stehaufmännchen-Anfälle im Kleinkindalter
myoklonisches Petit mal	stoßartig, in Salven auftretender epileptischer Anfall, vor allem im Bereich der Arme und des Schultergürtels, im Jugendalter auftretend
Myopathien	Muskelerkrankungen
Myxödem	Einlagerung schleimähnlicher Substanzen in das Bindegewebe der Haut und anderer Organe

N

Nahrungskarenz	Zeitraum der Nichtaufnahme von Nahrung
Narkolepsie	anfallsweise Schlafanfälle während des Tages
Narkose	ein durch bestimmte Arzneistoffe hervorgerufener Zustand, unter dem chirurgische Eingriffe bei Bewußtlosigkeit, ohne Schmerzempfindung und Abwehrreaktionen durchgeführt werden können
narkotisierend	Bewußtlosigkeit hervorrufend
Nasopharynx	Nasen-Rachen-Raum
Nausea	Übelkeit, Brechreiz
Nekrose	örtlicher Gewebstod
Nephron	kleinste funktionelle Einheit der Niere, aus Nierenkörperchen und Nierenkanälchen bestehend; Aufgabe: Harnbereitung
Nephrotoxizität	Schädlichkeit für die Nieren
Nervus statoacusticus	8. Hirnnerv
Neuritis	Nervenentzündung
neurogen	die Nerven betreffend
Neuroleptanalgesie	spezielles Narkoseverfahren durch Kombination eines starken Analgetikums mit einem starken Neuroleptikum
Neuropathie	Nervenerkrankung
Neurose	psychische Störung bedingt durch fehlerhafte oder fehlende Problemverarbeitung als Ursache
Neurotransmitter	Überträgerstoff im Nervensystem
neurotrop	auf die Nerven wirkend
Neutropenie	Verminderung der neutrophilen Granulozyten im Blut
Nidation	Einnistung des befruchteten Eis in die Schleimhaut des Uterus (oder der Tube)
Niereninsuffizienz	mangelhafte Tätigkeit der Nieren infolge verschiedener Ursachen
Noxe	Schädlichkeit, krankheitserregende Ursache
Nozirezeptoren	Schmerzfasern
NSAR	nicht-steroidale Antirheumatika

O

Obstipation	Stuhlverstopfung
obstipierend	verstopfend
Obstruktion	Einengung, Verstopfung
Ödem	Schwellung des Gewebes durch verstärkte Flüssigkeitsansammlung in den Interzellulärräumen nach Austritt aus den Lymphgefäßen und Blutkapillaren infolge Eiweißmangels, Durchblutungsstörungen, etc.
ökologisch	die Umwelt betreffend
Oligopeptide	Eiweißstoffe, bestehend aus bis zu 10 Aminosäuren
on-off-Phänomen	spontaner Wechsel guter Beweglichkeit und Steifheit bei der Parkinsonschen Krankheit

onkogen	geschwulsterzeugend
»opportunistische Erreger«	von Fall zu Fall, in Bezug auf Mikroorganismen: Keime, die unter bestimmten Bedingungen (z.B. bei geschwächten Patienten) pathogen sein können
oral	den Mund betreffend, durch den Mund
Organmykosen	Befall innerer Organe mit pathogenen Pilzen
Orthostatisches Syndrom	Blutdruckabfall bei zu schnellem Wechsel von horizontaler in vertikale Lage
Osmolarität	Anzahl gelöster Teilchen pro Volumeneinheit
Osmose	Anziehung von Wasser durch eine wasserbindende Substanz
Osmotherapie	Infusionstherapie mit osmotisch wirksamen Lösungen (z.B. Mannitol, HES)
osmotisch	siehe Osmose
Ösophagus	Speiseröhre
Osteomalazie	mangelhafter Einbau von Mineralien in das Knochengerüst: Folge: erhöhte Weichheit und Verbiegungstendenz
Osteomyelitis	Knochenmarkentzündung
Osteoporose	Mangel an Knochengewebe, unzureichende Bildung von Knochengewebe
Otitis media	Mittelohrentzündung
Ototoxiziät	Schädlichkeit für das Gehör
Ovarialkarzinom	Geschwulst des Eierstocks
Ovarien	Eierstöcke
Ovulation	Eisprung

P

palliativ	lindernd (im Unterschied zu kurativ = heilend)
Pankreas	Bauchspeicheldrüse
Pankreasinsuffizienz	unzureichende Leistungsfähigkeit der Bauchspeicheldrüse
Pankreatitis	Entzündung der Bauchspeicheldrüse
Papillom	den Hautpapillen ähnliche Geschwulst
paradox	widersinnig; der allgemeinen Erfahrung entgegengesetzt
Parallelresistenz	Kreuzresistenz: gleichzeitige Unempfindlichkeit eines Erregers gegen mehrere Arzneimittel mit ähnlicher chemischer Struktur und damit gleichem Wirkmechanismus
Paralyse	Lähmung
Parasiten	Schmarotzer; Lebewesen, das ganz oder teilweise auf Kosten anderer Organismen lebt
Parästhesien	Fehlempfindungen wie Kribbeln, »Ameisenlaufen«, Schmerzen
Paratyphus	typhusähnliche, jedoch leichter verlaufende und von anderen Erregern verursachte Infektionskrankheit
parenteral	unter Umgehung des Magen-Darm-Trakts
Paresen	Lähmungen, Lähmungserscheinungen
Parkinsonsche Krankheit	Paralysis agitans, »Schüttellähmung«, Erkrankung des extrapyramidalen Systems
pathogen	krankmachend
PCTA	percutaneous transluminal coronary angioplasty = Koronarangioplastie
Penetration	Durchdringen
Penicillinasen	Penicillinspaltende Enzyme
Peptid	ein aus Aminosäuren aufgebautes Eiweißmolekül
per os	über den Mund, durch Schlucken
Perfusor	spezielle Spritzenpumpe zur kontinuierlichen Infusion von Lösungen
Peristaltik	fortschreitende Bewegung von Hohlorganen (z.B. des Darms)
Peritonitis	Bauchfellentzündung

perivasal	in die Umgebung eines Gefäßes
perlingual	über die Zunge
Permeabilität	Durchlässigkeit
peroral	durch den Mund
Petit mal	kleiner Anfall
Phagozytose	Aufnahme von Fremdkörpern in lebende Zellen
Phäochromozytom	Tumor des Nebennierenmarks oder anderer Teile des chromaffinen Gewebes, bildet vorwiegend Adrenalin, das ausgeschüttet wird
Pharmakodynamik	Wirkung eines Arzneistoffs auf den Organismus
Pharmakokinetik	Untersuchung der Einflüsse des Organismus auf Arzneimittel
Pharmakologie	Lehre von den biologischen Wirkungen der Arzneimittel auf den gesunden und kranken Organismus
Pharyngitis	Rachenkatarrh
Pharynx	Rachen
Phobie	exzessive, unangepaßte Angstphänomene
photolabil	mangelnde Stabilität bei Lichteinwirkung
Physiologie	Lehre von den normalen Lebensvorgängen
physiologisch	normale Lebensvorgänge betreffend
Placebo-Effekt	Effekt durch ein Scheinmedikament infolge rein psychischer Beeinflussung
Plaques	umschriebener, erhöhter Hautfleck; Auflagerungen
Plasma	Blutplasma = der fibrinogenhaltige, flüssige Anteil des Blutes ohne Blutzellen, jedoch mit Bluteiweißkörpern und Fibrinogen
Plasmahalbwertszeit	Zeitspanne, nach der die Konzentration eines Arzneistoffs im Blut auf die Hälfte abgesunken ist
Plasmaproteine	Eiweißstoffe des Blutes
Plazenta	Mutterkuchen, Nachgeburt
Pneumonie	Lungenentzündung
polar	gegensätzlich bei wesenhafter Zusammengehörigkeit; entgegengesetzt wirkend
Poliomyelitis	Kinderlähmung
Polyarthritis	Entzündung zahlreicher Gelenke
Polypeptide	Eiweißstoffe, bestehend aus mehr als 10 Aminosäuren
Polysaccharid	Vereinigung einer Vielzahl von Einfachzuckern zu einem Molekül
positiv inotrop	die Kontraktionskraft des Herzens steigernd
Prostata	Vorsteherdrüse
postganglionär	im vegetativen Nervensystem: Nervenfasern, die den Umschaltstellen – Ganglien – nachgeschaltet sind
postoperativ	nach einer Operation
Potenz	in der Homöopathie: Verdünnungsgrad, ansonsten: Stärke, Zeugungsfähigkeit
präklinisch	im Vorfeld einer klinischen Untersuchung oder Behandlung
Prämedikation	Gabe von Arzneimitteln zur Vorbereitung auf einen Eingriff
präoperativ	vor dem Eingriff
primär	essentiell, d.h. die Entstehung ist weitgehend unbekannt
primäre, chronische Polyarthritis	rheumatoide Arthritis, konstitutionell bedingte, familiär-erbliche Allgemeinerkrankung, die schleichend oder in Schüben verläuft
Proband	gesunder Versuchsteilnehmer
Prohormon	inaktive Vorstufe eines Hormons
Proliferationsstadium	Phase des Menstruationszyklus, Vermehrung der Uterusschleimhaut
prophylaktisch	vorbeugend
Prophylaxe	Vorbeugung
Prostataadenom	tumoröse Vergrößerung der Vorsteherdrüse (meist bei älteren Männern)
Prostatahyperplasie	gutartige Vergrößerung der Vorsteherdrüse
Prostatitis	Entzündung der Prostata

protopathische Sensibilität	Schmerzempfindung, dumpfer, bohrender Schmerz
Prototyp	Vorläufer
Protozoen	Urtierchen, Einzeller
Provokation	Hervorrufen bestimmter Erscheinungen durch Reizmethoden, Tests, etc.
Pruritus	Juckreiz, Hautjucken
pseudoallergisch	eine Allergie vortäuschend
Pseudomembranöse Colitis	PMC: Darmentzündung nach Antibiotikatherapie durch Clostridium difficile
Psoriasis	Schuppenflechte
psychomotorisch	die Psychomotorik betreffend: das sich nach psychischen Gesetzen vollziehende Bewegungsleben, in dem sich ein bestimmter normaler oder krankhafter Geisteszustand der Persönlichkeit ausdrückt
Psychose	Geisteskrankheit
Psychostimulantien	Aufputschmittel
psychovegetativ	vegetatives Syndrom: Erschöpfungs- und Verstimmungszustände
Pubertät	Entwicklungsperiode eines jungen Menschen, die durch geschlechtliche Reifung und tiefgreifende Veränderungen im körperlichen, psychischen und sozialen Bereich charakterisiert ist
Pulmo	Lunge
pulmonal	über die Lunge, mit dem Atem
Pyelographie	Röntgendarstellung der Nierenbecken
Pylorus	Magenausgang
Pylorospasmus	krampfhafter Verschluß des Magenausgangs (Pylorus)
Pyrogen	fiebererzeugender Stoff

Q

Quickwert	Maß für die Gerinnbarkeit des Blutes

R

Radixes	Wurzel
Raynaudsche Krankheit	durch Vasokonstriktion auftretende Ischämiezustände, meist an den Arterien der Finger
Rebound-Effekt	Rückpralleffekt – überschießende Reaktion nach Absetzen eines Arzneimittels
Reduktion	Senkung
reflektorisch	durch einen Reflex, d.h. eine unwillkürlich ablaufende Muskelkontraktion bedingter Vorgang
Reflexe	unwillkürliche Muskelkontraktionen, die durch äußere Reize unter Vermittlung eines Zentralorgans (z.B. des Rückenmarks) hervorgerufen werden
Refraktärzeit	Zeit, in der eine Zelle nicht erregbar ist
Regeneration	Erneuerung, Erholung
rektal	über die Darmschleimhaut
Rektum	Enddarm
Relaxation	Erschlaffung
REM	Rapid-eye-movements: schnelle Augenbewegungen, Kennzeichen des paradoxen Schlafs
renal	über die Niere; die Niere betreffend
Resektion	entfernen eines Organs oder teilweise Entfernung von Organteilen
Resistenz	Widerstandsfähigkeit, Unempfindlichkeit
Resorption	Aufnahme in die Blutbahn
Respirationstrakt	Atemwege
respiratorisch	durch Atmung
retardierend	verzögernd
Retention	Zurückhalten

Reuptake	Wiederaufnahme von Neurotransmittern in die präsynaptischen Nerven
reversibel	umkehrbar
Rezeptoren	Bindungsstellen
Rezidivprophlaxe	Vorbeugung eines Rückfalls
Rhinitis	Nasenkatarrh, Schnupfen, Nasenschleimhautentzündung
Rhinitis sicca	Ekzem mit Borkenbildung im Naseneingang u. an der Innenfläche der Nasenflügel
Rhinitis	Nasenkatarrh, Schnupfen, Katarrh der Nasenschleimhaut
Rhizom	unterirdischer Sproß
Rigor	Steifheit der Extremitäten aufgrund eines überhöhten Muskeltonus

S

s.c.	subcutan, unter die Haut
saluretisch	diuretisch, die Harnausscheidung steigernd
Sanierung	Gesundung, Gesundmachung
Sarkom	bösartiger epithelialer Tumor
Schock, anaphylaktischer	Schock, bedingt durch allergische Reaktion
Schulmedizin	Therapierichtung, die an Medizinischen Hochschulen gelehrt wird
Seborrhoe	Schmerfluß, gesteigerte und krankhaft veränderte Absonderung der Talgdrüsen
Sedation	Beruhigung
sedierend	beruhigend
Sekretion	Absonderungen aus Drüsen
Selektivität	Auswahl
Semen	Samen
Sensibilisierung	Empfindlichmachung gegenüber fremden Stoffen immunologisch: Antikörperbildung nach Antigenkontakt
Sepsis	bakterielle Allgemeininfektion, Blutvergiftung
Serum	Blutserum: der flüssige, ungerinnbare Teil des Blutplasmas, aus dem Fibrinogen entfernt wurde (enthält hauptsächlich Eiweißkörper)
Serumhalbwertszeit	siehe Plasmahalbwertszeit
Serumkrankheit	Überempfindlichkeit gegen artfremdes Eiweiß, wodurch es zu typischen allergischen Reaktionen bis zum Schock kommen kann
sezernieren	ausscheiden, absondern
Shigelose	Ruhr (durch Shigellen hervorgerufen)
Shunt	operativ angelegte Verbindung bei Dialysepatienten
Sinus	allgemein: Krümmung, bauschige Rundung; Ausbuchtung, Hohlraum z.B. Sinus paranasales = Nasennebenhöhle(n)
Sinusknoten	Nodus sinuatrialis: eines der Reizbildungszentren des Herzens zur Steuerung des Schlagrhythmus
Sinusitis	1. Nasennebenhöhlenentzündung, 2. Entzündung eines Hirnblutleiters
Spasmen	Krämpfe
spasmolytisch	krampflösend
Spastik	Vermehrung des Muskeltonus, Verkrampfung
Spezialität	Präparat mit speziellem Namen
Spezies	1. in der einzelnen Tier- oder Pflanzenart als Unterbegriff der Gattung; 2. bestimmte Teemischung aus Heilkräutern mit spezifischer Wirkung
Sphinkter	Schließmuskel
spinal	zur Wirbelsäule, zum Rückenmark gehörend
Spondylose	Arthrose, degenerative Gelenkerkrankung, der Wirbelkörper
Sprue	Chronisch-rezidivierende Erkrankung mit periodisch auftretenden fettreichen Gärungsstühlen, Zungenveränderungen und einem Blutbild wie bei der perniziösen Anämie

Sputum	Auswurf
Status epilepticus	Epilepsie: Häufung von Grand mal-Anfällen
Status asthmaticus	sehr häufige und langanhaltende Astma bronchiale-Anfälle
Steal effect	durch gefäßerweiternde Substanzen bewirktes Phänomen, daß zwar gesunde Bezirke durch Gefäßerweiterung besser versorgt werden, dieses Blut kranken Bereichen aber entzogen wird
Stenose	Enge, Verengung
steril	1. aseptisch; 2. unfruchtbar, nicht fortpflanzungsfähig
Steroidakne	durch Gabe von Glucocorticoiden hervorgerufene Akne
Stimulation	Anregung
Struma	Kropf, Vergrößerung der Schilddrüse
subcutan	unter die Haut
sublingual	unter der Zunge liegend
Substantia nigra	eine Schicht dunkelgrauer Nervensubstanz, die das Tegmentum (Decke) von dem Schenkel des Hirnstiels trennt
substituieren	medikamentös ergänzen
Substitution	Ersatz, Ergänzung
Substitutionsbehandlung	Ersatz, Ergänzung von normalerweise im Körper vorhandenen Stoffen
Superinfektion	bei noch bestehendem Primärinfekt und unvollständiger Immunität neuerliche Infektion mit dem gleichen Erreger
Suppression	Unterdrückung, Zurückdrängung
supraventrikulär	oberhalb der Herzkammer
Symptom	Krankheitszeichen
symptomatisch	die Krankheitszeichen betreffend
Synapse	Umschaltstelle für die diskontinuierliche Erregungsübertragung zwischen zwei Neuronen oder einem Neuron und dem Erfolgsorgan
Synergismus	Zusammenwirken mehrerer Arzneimittel mit gleicher oder sehr ähnlicher Wirkqualität, das in der Regel zur Wirkungsverstärkung führt
synergistisch	ergänzend zusammenwirken
synonym	sinnverwandt, gleichbedeutend
Synovialmembran	Gelenkinnenhaut
Syphilis	Geschlechtskrankheit, durch Treponema pallidum hervorgerufen, meist durch Geschlechtsverkehr übertragen
systemisch	ein ganzes Organsystem bzw. den ganzen Organismus betreffend
Systemtumor	Gewebsneubildungen, die im Körper nicht genau lokalisierbar sind, z.B. Leukämie
Systole	Kontraktionsphase des Herzens
systolisch	während der Kontraktionsphase des Herzens

T

Tachykardie	Herzrhythmusstörung, stark beschleunigte Herztätigkeit
TBC	Tuberkulose
teilsynthetisch	chemisch abgewandelt
Tendovaginitis	Sehnenscheidenentzündung
teratogen	die ungeborene Leibesfrucht schädigend, Mißbildungen hervorrufend
Teratogenität	Eigenschaft, Mißbildungen bei Feten hervorzurufen
Tetanie	Neuromuskuläre Übererregbarkeit bedingt durch erniedrigten Blutcalciumspiegel
Tetanus	Wundstarrkrampf, schwere Wundinfektionskrankheit, die durch das Toxin des Tetanusbazillus ausgelöst wird. Symptome: Muskelkrämpfe, Fieber, tonische Starre, Erstickungsanfälle, etc.
Thalamus (opticus)	Sehhügel, das größte Kerngebiet des Zwischenhirns
therapeutisch	mit Heilungsabsicht
therapieresistent	Wirkungslosigkeit einer Behandlungsmethode

Thromboembolie	akute Verlegung der arteriellen Strombahn im großen Kreislauf durch einen Blutpfropf
Thrombopenie	verminderte Zahl an Blutplättchen im Blut
Thrombophlebiden	Entzündungen der Venenwände im Bereich eines festsitzenden Blutpfropfs
Thrombose	Blutpfropfbildung; intravasale, intravitale Blutgerinnung
Thrombozyten	Blutplättchen für die Blutgerinnung
Thrombozytenaggregation	Zusammengehen und Verklumpung der Blutplättchen
Thrombozytopenie	krankhafte Verminderung der Thrombozyten
thymoanaleptisch	antriebssteigernd
thymoleptisch	stimmungsaufhellend
thymoretisch	antriebssteigernd
thyreotoxische Krise	dramatische Zunahme aller Symptome der Hyperthyreose
TIL-Zellen	Tumor infiltrierende Lymphozyten
Toleranz	vermindertes Ansprechen auf Arzneimittel, Gewöhnung
tonisch	durch eine anhaltende Muskelspannung charakterisiert
Tonsillae	Mandeln im Halse
Tonus	Spannung (z.B. Muskeltonus)
Tophie	Harnsäureabsiedelung an Ohrmuscheln, Händen und Füßen
topisch	örtlich, äußerlich
toxikologisch	die Giftwirkung betreffend
Toxin	Gift
Toxizität	Giftigkeit
Toxoid	durch Formaldehyd und Erwärmung (39 bis 41 °C) für 3 bis 4 Wochen entgiftete Toxine, die ihre immunisierende Wirkung behalten
Trance	Dämmerzustand, Übergangszustand zum Schlaf
transdermal	Aufnahme (z.B. von Arzneimitteln) über die Haut
Transdermales therapeutisches System	Pflaster, das ununterbrochen Wirkstoff freigibt
transitorisch	vorübergehend
Transplantation	Organübertragungen
Tremor	Muskelzittern, motorische Reizerscheinung mit abnormen, unwillkürlichen Bewegungen
TRH	Thyreotropin-Releasing-hormon
Triglyceride	Ester des dreiwertigen Alkohols Glycerol und Neutralfett
Trimenon	Drittel, z.B. 1. Trimenon = 1. Drittel der Schwangerschaft
trophotrop	auf den Wiederaufbau von Energiereserven hin angelegt
Tuberkulinreaktion	Reaktion auf lokale Applikation von Tuberkulin
Tuberkulose	durch Mykobakterium tuberculosis hervorgerufene Infektionskrankheit
Tubulus	Nierenkanälchen
Typhus abdominalis	Infektionskrankheit des Verdauuungskanals mit Fieber, Schmerzen, Milzschwellung, Benommenheit, Apathie, Durchfällen, Darmgeschwüren u.a.

U

Ulcus	Geschwür
Ulcus duodeni	Zwölffingerdarmgeschwür
Ulcus ventriculi	Magengeschwür
Uncoating	Austreten der Virusnukleinsäure aus der Virushülle
Ureter	Harnleiter
Urethritis	Entzündung der Harnröhre
Urikosurikum	Arzneimittel zur Steigerung der Harnsäureausscheidung in der Therapie der chronischen Gicht
Urogenitaltrakt	Harn- und Geschlechtsorgane
Urographie	Röntgendarstellung der ableitenden Harnwege

Urtikaria	Nesselsucht, Quaddelsucht
Uterus	Gebärmutter
Uteruskarzinom	Gebärmutterhalskrebs

V

Vagina	Scheide
Vagus	Nervus vagus: Hauptnerv des Parasympathikus
Varizella zoster	Zoster, Gürtelrose
Vas	ein röhrenförmiges, Körpersäfte führendes Gefäß, z.B. Blutgefäß
Vas afferens	aus der Arteria interlobularis kommendes und in den Glomerulus der Niere führendes Gefäß
Vas efferens	aus dem Glomerulus der Niere austretendes Gefäß
vasal	ein Blutgefäß betreffend
vaskulär	die Gefäße betreffend
vasodilatatorisch	gefäßerweiternd
Vasokonstriktion	Gefäßverengung
vasokonstriktorisch	gefäßverengend
Vasomotoren	Gefäßnerven
vegetative Reaktionen	unwillkürliche Reaktionen, die vom autonomen Nervensystem vermittelt werden: Atmung, Kreislauf, Drüsentätigkeit, Kreislauftätigkeit, u.a.
Ventrikel	Herzkammer
Verbrauchskoagulopathie	gesteigerte intravasale Gerinnung
Verum	Wirkstoff
Vesica urinaria	Harnblase
Vesikeln	Speicherbläschen
Virilisierung	Vermännlichung, Ausbildung männlicher sekundärer Geschlechtsmerkmale
virulent	giftig, ansteckend
Viskosität	Zähigkeit, innere Reibung einer Flüssigkeit
vital	lebenskräftig, -notwendig, -erhaltend

Y

Yersiniosen	durch Bakterien der Gattung Yersinia hervorgerufene Infektionen des Darmtrakts

Z

zerebrale Insuffizienz	unzureichende Hirnfunktion
Zervikalsyndrom	Sammelbegriff für die verschiedendsten Störungen im Bereich des Halses, Schultergürtels u. der oberen Extremitäten
Zervizitis	Entzündung der Schleimhaut des Gebärmutterhalses
Zilien	Flimmerhärchen der Luftröhre und der Bronchien
zirkadian	über den ganzen Tag verteilt oder tagesrhythmisch
Zyclothymie	spezielle Psychose = manisch-depressiver Zustand
Zytostatika-Paravasation	das Krebsmittel gelangt bei der Verabreichung in Gewebe außerhalb der kanülierten Vene und verursacht dort u.U. schwere Schäden
zytotoxisch	zellschädigend
Zytotoxizität	Zellgiftigkeit

Stichwortverzeichnis

O

E. Schumann
Chemisch-pharmazeutische
Übungen
für Pharmazeutisch-technische
Assistenten
7., neubearbeitete Auflage 1995,
322 Seiten, Broschur
Bestell-Nr. 0 001 1380

G. Wurm
Galenische Übungen
für das technologische Praktikum
und die pharmazeutische Praxis
15., überarbeitete Auflage 1995,
428 Seiten, zahlreiche Abbildungen, Broschur
Bestell-Nr. 0 001 2085

F. Gutheil, H. Münstermann,
H. Wittner
Physik in Theorie und Praxis
6., neubearbeitete Auflage 1994,
XIX, 352 Seiten, Broschur
Bestell-Nr. 0 001 0490

G. Wurm
Kleine Giftkunde
Gefahrstoffe, Pflanzenschutz und
Schädlingsbekämpfungsmittel
4. Auflage 1992, 260 Seiten, zahl-
reiche Abbildungen und Formeln
Bestell-Nr. 0 001 2088

R. Schiedermair, H.-U. Pohl
Gesetzeskunde für Apotheker
12. Auflage 1993, XXIV, 384 Seiten,
zzgl. 169 Seiten Anlageband mit
neuen Gesetzestexten (1994):
ApoG, ApBetrO, AMG, MPG,
VerschrV, BtMVV, GefStoffV,
Broschur
Bestell-Nr. 0 001 1108

W. Wirth
Praxisbezogenes Rechnen
für Pharmazeutisch-technische
Assistenten
4. Auflage 1993, 261 Seiten,
Broschur
Bestel-Nr. 0 001 2051

E. Löbenberg, L. Löbenberg
Drogenkunde
mit mikroskopischen Übungen
6. Auflage 1990, 343 Seiten, zahlreiche Abbildungen, Broschur
Bestell-Nr. 0 001 0829

E. Strehl
Arzneimittellehre
für Krankenpflegeberufe -
Ein Lernprogramm
3., neubearbeitete und erweiterte
Auflage 1993, 420 Seiten, Tabellen
und Diagramme, Broschur
Bestell-Nr. 0 001 1513

R. Braun, M. Schulz
Selbstbehandlung -
Beratung in der Apotheke
1994, 466 Seiten, einschließlich
ausführlichem Stichwortverzeichnis,
Loseblattwerk, 1 Ordner,
zur Fortsetzung
Bestell-Nr. 0 001 0294

Bitte bei uns
bestellen

GOVI-VERLAG
Postfach 5360
65728 Eschborn
Telefon 06196/928-250
Telefax 06196/928-259